Ulrich Sack (Hrsg.)

Zelluläre Diagnostik und Therapie

Ulrich Sack (Hrsg.)

Zelluläre Diagnostik und Therapie

DE GRUYTER

Herausgeber

Prof. Dr. med. Ulrich Sack
Universität Leipzig
Institut für Klinische Immunologie
Universitätsklinikum Leipzig
04103 Leipzig
E-Mail: sack@uni-leipzig.de

Das Buch enthält 94 Abbildungen und 48 Tabellen.

ISBN 978-3-11-034406-6
e-ISBN (PDF) 978-3-11-034407-3
e-ISBN (EPUB) 978-3-11-038368-3

Library of Congress Cataloging-in-Publication data
A CIP catalog record for this book has been applied for at the Library of Congress.

Bibliografische Information der Deutschen Nationalbibliothek
Die Deutsche Nationalbibliothek verzeichnet diese Publikation in der Deutschen Nationalbibliographie; detaillierte bibliografische Daten sind im Internet über http://dnb.dnb.de abrufbar.

Einbandabbildung: Ugreen/iStock/Thinkstock
Satz: Meta Systems Publishing & Printservices GmbH, Wustermark
Druck und Bindung: CPI books GmbH, Leck
♾ Gedruckt auf säurefreiem Papier
Printed in Germany

www.degruyter.com

Einführung des Herausgebers

Mit dem vorliegenden Buch „Zelluläre Diagnostik und Therapie“ erweitern wir die Reihe zur Labordiagnostik um eine Übersicht, die sich nicht nur ausschließlich medizinisch-diagnostischen Fragestellungen widmet, sondern gleichzeitig die Untersuchung von Zellen im Kontext aktueller und zukünftiger neuartiger Therapien berücksichtigt.

Die Analyse von Zellen in der Immunologie und in verwandten Fachgebieten hat in den letzten Jahren ein hohes Maß an Komplexität erlangt und ist gleichzeitig immer besser reproduzierbar geworden. Insbesondere die Anwendung der Durchflusszytometrie – heute meist unter gleichzeitiger Verwendung mehrerer fluoreszenzmarkierter Antikörper in einem Ansatz – aber auch funktionelle Untersuchungen in Zellkultur, Elispot oder Zytometer, die neuen Möglichkeiten der molekularen und genetischen Analytik und komplexe Algorithmen zur Analyse der bei diesen Methoden anfallenden großen Datenmengen, lassen eine detaillierte und zielgerichtete Untersuchung von Zellen zu.

Der Fokus der zu untersuchenden Zellen weitet sich dabei immer stärker von den Immunzellen bis hin zu Stammzellen, Zelltherapeutika sowie Tumorzellen. Der Kontext ist in diesem Fall nicht länger die reine Beschreibung des zellulären Befundes im untersuchten Organismus. Aspekte der Regenerativen Medizin, der zellulären Therapien und der Herstellung von neuartigen Therapien (ATMP) sowie der Transfusionsmedizin stellen neue Anforderungen an die Analytik von Zellen in Therapeutika. Diesem Aspekt versucht das vorliegende Buch gerecht zu werden. Neben der Darstellung zellulärer Untersuchungen in der Diagnostik wurden ganz bewusst Belange in den Mittelpunkt gerückt, die mit der gezielten zellbasierten Therapie in Zusammenhang stehen.

„Zelluläre Diagnostik und Therapie“ richtet sich damit nicht nur an die Spezialisten im immundiagnostischen oder hämatologischen Labor, sondern auch an alle interessierten Ärzte und Wissenschaftler, die die Brücke von der zellulären Diagnostik hin zur aktiven und zielgerichteten zellulären Therapie schlagen wollen oder vor der Herausforderung stehen, Zellen vor der Anwendung am Menschen zu beschreiben. Die besonderen Anforderungen der Transfusionsmedizin, insbesondere die neuesten Entwicklungen zu Erythrozyten und Thrombozyten, konnten in der gebotenen kompakten Darstellung des Buches nicht oder nur am Rande berührt werden, hier verweisen wir auf die vorliegenden Standardwerke.

Die meisten Kapitel fassen den aktuellen Stand des Wissens zusammen und können nicht auf alle Aspekte im Detail eingehen. Die Autoren verweisen in Detailfragen auf die relevante aktuelle Literatur – insbesondere auf Leitlinien und Reviews. Daneben wurden auch aktuelle Entwicklungen thematisiert, zum Beispiel zu den Separationsmethoden und zu den Mikrovesikeln.

Aufgrund der zentralen Rolle der Durchflusszytometrie in der Thematik des Buches beginnen die Beiträge mit einem Kapitel von Anne Gompf zu den Grundlagen dieser Technik. Neben technischen und funktionellen Informationen werden auch Farbstoffe und deren Fluoreszenzen dargestellt. Dem schließt sich der Beitrag von Alexandra Dorn-Beineke und Ulrich Sack zur Qualitätssicherung und Validierung in der diagnostischen Durchflusszytometrie an, wobei hier zahlreiche Praxisbezüge eine wichtige Hilfe für das Labor sein sollten. Oliver Frey stellt im Folgenden dar, wie Testkits und Fertigreagenzien in der Durchflusszytometrie eingesetzt werden können. Zudem wird auf die Zusammenstellung von diagnostischen Panels, die Verwendung von Kontrollen, die Geräteoptimierung und die Etablierung eigener Assays Bezug genommen.

Die Möglichkeiten funktioneller Untersuchungen an Zellen werden von Mariam Klouche und Ulrich Sack dargestellt. Diese schließen sowohl die Diagnostik von Fehlfunktionen des Immunsystems oder Immundefekten ein, bieten aber auch Möglichkeiten zur Bewertung der Wirksamkeit und/oder Sicherheit von neuartigen Therapien auf Leukozyten.

Alexander Scheffold, Petra Bacher und Florian Kern stellen danach die durchflusszytometrischen Analysen zur Detektion antigenspezifischer T-Zellen dar. Diese Technologie hat ein großes Potential, sensitivere und spezifischere Aussagen zur zellulären Immunität zu treffen. Dieses Kapitel ergänzt sich gut mit dem vorherigen Beitrag zu zellulären Stimulationsassays, die zum Teil auch zytometrisch durchgeführt werden können.

Bernd Giebel und Clemens Helmbrecht haben ein hoch aktuelles Kapitel über das aktuelle Wissen zu Mikrovesikeln, Exosomen und anderen extrazelluläre Vesikeln geschrieben. Nachdem die Untersuchung dieser Strukturen lange Zeit noch sehr experimentell und zum Teil fehlerbehaftet war, kann die Analytik heute sehr präzise durchgeführt werden, und die ersten therapeutischen Optionen sind bereits abzusehen.

Thomas Nebe fasst die hämatologische Diagnostik zusammen, eine klassische Domäne der zellulären Analytik. Daneben ist die immunologische Laboruntersuchung von angeborenen Immundefekten, dargestellt von Harald Renz, neben der HIV-Diagnostik die nächste Hauptsäule der Durchflusszytometrie.

Noch selten, aber mit zunehmender Bedeutung für die Entwicklung der individualisierten Therapien sind die beiden anschließenden Beiträge. Ursula Anderer und Vuk Savkovic stellen Zelltherapien in der Regenerativen Medizin vor, während Ronald Weiss zelluläre Immuntherapien bei Tumoren zusammenfasst.

Das Kapitel von Doris Schmid und Eva Rohde zu den mesenchymalen Stammzellen gibt einen aktuellen Überblick über diese vielversprechenden Zellen. Matthias Schiemann, Stefan Dreher, Christian Stemberger, Martin Hildebrandt und Dirk H. Busch stellen im Folgenden die Herstellung selektierter Zellprodukte vor und stellt hierbei jüngste technische Möglichkeiten dar. Daran schließt sich folgerichtig das Kapitel von Krasimira Aleksandrova, Stephan Klöß, Lubomir Arseniev und Ulrike Köhl zur Quantifizierung residualer Immunzellen in manipulierten Stammzell- und Immunzellpräparaten an; gefolgt von dem Kapitel „Qualitätskontrolle von hämatopoietischen Stamm- und Vorläuferzellen“ von Marcus Odendahl, Sarah Matko, Julia Riewaldt und Torsten Tonn.

Trotz des breiten Spektrums wird es nicht möglich sein, mit diesem Buch alle Aspekte der zellulären Diagnostik und Therapie vollständig zu behandeln. Zu rasch entwickelt sich das Gebiet, und zu groß ist die Vielfalt neuer Möglichkeiten, die auf die Umsetzung in die kurative Medizin warten.

Die Autoren und der Verlag sind daher für jede Rückmeldung dankbar und wünschen den Lesern des Buches viel Freude damit und einen reichen fachlichen Erkenntnisgewinn.

Leipzig, im September 2015 — Ulrich Sack

Inhalt

Einführung des Herausgebers — V

Autorenverzeichnis — XVII

Verzeichnis der Symbole und Abkürzungen — XXI

Anne Gompf
1 **Grundlagen der Durchflusszytometrie — 1**
1.1 Einleitung — **1**
1.2 Durchflusszytometer — **1**
1.2.1 Das Flüssigkeitssystem — **1**
1.2.2 Optik — **4**
1.2.3 Elektronik — **8**
1.2.4 Computer — **9**
1.3 Fluoreszenz und Anwendungsoptik — **14**
1.4 Zusammenfassung — **26**
1.5 Literatur — **27**

Alexandra Dorn-Beineke und Ulrich Sack
2 **Qualitätskontrolle und Validierung in der diagnostischen Durchflusszytometrie — 29**
2.1 Die Probe im hämatologischen und immunologischen Speziallabor — **29**
2.2 Angewandte Qualitätssicherung im durchflusszytometrischen Labor — **30**
2.2.1 Regelwerke für diagnostische Laboratorien — **31**
2.2.2 Anforderungen an die medizinische Diagnostik — **32**
2.3 Akkreditierung im durchflusszytometrischen Labor – die DIN EN ISO 15189 und ihre Anforderungen — **37**
2.4 Faktoren mit Einfluss auf durchflusszytometrische Analysen — **38**
2.5 Standardisierung und Harmonisierung in der Durchflusszytometrie — **41**
2.6 Verifizierung und Validierung im durchflusszytometrischen Labor — **42**
2.7 Schlüsselfaktoren für valide Durchflusszytometriedaten — **44**
2.8 Der analytische Prozess im durchflusszytometrischen Labor — **44**
2.9 Externe Qualitätskontrollen und Laborvergleiche — **45**
2.10 Häufige Qualitätsprobleme — **47**
2.11 Literatur — **50**

Oliver Frey
3 **Testkits und Fertigreagenzien in der Durchflusszytometrie — 52**
3.1 Einführung — **52**
3.2 CE-IVD-markierte Test-Kits — **53**
3.2.1 Quantifizierung von Lymphozyten-Subpopulationen — **53**
3.2.2 Quantifizierung von Stammzellen — **55**
3.2.3 Weitere Testsysteme — **56**
3.3 Sonstige Kits und Materialien — **60**
3.4 Etablierung eigener Assays aus Einzelreagenzien — **62**
3.4.1 Auswahl der optimalen Reagenzien — **62**
3.4.2 Geräteoptimierung — **64**
3.4.3 Praktisches Vorgehen — **66**
3.4.4 Titration und Vitalitätsfarbstoffe — **67**
3.4.5 Kontrollen — **69**
3.5 Literatur — **70**

Mariam Klouche und Ulrich Sack
4 **Leukozytenfunktionstests — 73**
4.1 Read-out-Parameter — **73**
4.2 Analysemethoden — **75**
4.3 Zellpopulationen — **75**
4.3.1 T-Zellen — **75**
4.3.2 Zytotoxische T-Zellen und NK-Zellen — **75**
4.3.3 B-Zellen — **76**
4.3.4 Basophile — **76**
4.3.5 Phagozyten — **76**
4.3.6 Zytometrischer Nachweis löslicher Faktoren — **77**
4.4 Applikationen — **77**
4.4.1 Immundefektscreening — **78**
4.4.2 Wirksamkeit immunmodulatorischer Therapien — **78**
4.4.3 Nachweis von immuntoxischen Eigenschaften — **78**
4.4.4 Wirksamkeit und Verträglichkeit zellulärer Therapien — **78**
4.4.5 Lymphocyte Crossmatching — **78**
4.5 Routineeinsatz von Lymphozytenfunktionstests — **79**
4.6 Literatur — **79**

Alexander Scheffold, Petra Bacher und Florian Kern
5 **Durchflusszytometrische Analysen zur Detektion antigenspezifischer T-Zellen — 82**
5.1 Zusammenfassung — **82**
5.2 Einführung/Hintergrund — **83**
5.2.1 Die Bedeutung der antigenspezifischen T-Zellen — **83**
5.3 Literatur — **95**

Bernd Giebel und Clemens Helmbrecht
6 Mikrovesikel, Exosomen und andere extrazelluläre Vesikel — 100
6.1 Einleitung — 100
6.1.1 Definition — 100
6.1.2 Funktion — 102
6.2 Aufreinigung extrazellulärer Vesikel (EV) — 103
6.3 Analysemethoden Extrazellulärer Vesikel — 105
6.3.1 Elektronenmikroskopie — 105
6.3.2 Dynamische Lichtstreuung (DLS) — 106
6.3.3 Nanoparticle Tracking Analysis (NTA) — 108
6.3.4 Resistive pulse sensing (RPS) — 111
6.3.5 Durchflusszytometrie — 112
6.3.6 Weitere Techniken — 114
6.4 Resümee — 117
6.5 Literatur — 119

Carl Thomas Nebe
7 Hämatologische Diagnostik — 125
7.1 Einführung — 125
7.2 Die Zellsysteme der Hämatopoese — 131
7.2.1 Erythrozyten — 135
7.2.2 Thrombozyten — 166
7.3 Leukozyten — 180
7.3.1 Vorläuferzellen — 181
7.3.2 Neutrophile Granulozyten — 184
7.3.3 Eosinophile Granulozyten — 186
7.3.4 Basophile Granulozyten — 187
7.3.5 Lymphozyten — 188
7.3.6 Lymphomdiagnostik — 193
7.3.7 Diagnostik akuter Leukämien — 212
7.4 Präanalytik — 218
7.4.1 Antikoagulantien — 218
7.4.2 Entnahmezeitpunkt und Infusionssysteme — 219
7.4.3 Aufmischen der Blutprobe — 220
7.4.4 Probentransport — 220
7.5 Bestimmungsmethoden — 221
7.5.1 Hb-Bestimmung — 221
7.5.2 Zellzählsysteme für das kleine Blutbild — 221
7.5.3 Maschinelles Differentialblutbild — 222
7.5.4 Mikroskopische Betrachtung der Blutzellen — 223
7.5.5 Knochenmarkzytologie und -histologie — 229
7.5.6 Punktatzytologie — 235

7.5.7 Immunphänotypisierung und Durchflusszytometrie — **236**
7.5.8 Zytogenetik — **259**
7.5.9 Molekularbiologische Diagnostik — **260**
7.5.10 Messgrößen im Serum — **265**
7.5.11 Synoptische Betrachtung der Blutzelldiagnostik — **266**
7.6 Literatur — **271**

Harald Renz
8 Immundefizienz und Immunmonitoring — 279
Zusammenfassung — **279**
8.1 Immundefekte — **279**
8.2 T-Zell-Defekte — **281**
8.3 B-Zell-Defekte — **283**
8.4 Immunmonitoring bei chronischen Entzündungen — **285**
8.4.1 Allergien und Asthma — **285**
8.5 Neue Biomarker für allergisches und nicht-allergisches Asthma — **286**
8.6 Periostin als neuer Biomarker? — **288**
8.7 Literatur — **289**

Ursula Anderer und Vuc Savkovic
9 Zelltherapien in der Regenerativen Medizin — 291
9.1 Grundlegendes und Anwendungsfelder — **291**
9.2 Knorpelgewebe – ein Spezialfall in der zellbasierten Regeneration von Gewebeschäden — **293**
9.3 Strategien zellbasierter Verfahrensmethoden – exemplarisch dargestellt an Möglichkeiten zur Regeneration von Gelenkknorpel — **294**
9.4 Mesenchymale Stammzellen in der Regenerativen Medizin, eine Erweiterung des Therapiepotentials – mit besonderer Berücksichtigung der Regeneration von Knorpel und Knochen — **300**
9.4.1 hMSCs – Parakrine Wirkung und trophische Effekte — **302**
9.4.2 hMSCs – Differenzierung zu spezialisierten Zelltypen — **303**
9.4.3 MSCs – Möglichkeiten für Zelltherapien bei Knochenerkrankungen — **305**
9.5 Biomaterialien – Strukturgeber und physiologischer Impulsgeber — **308**
9.6 Regenerative Zelltherapien für die Haut — **309**
9.6.1 Stammzell-Nischen der Haut mit therapeutischem Potenzial — **310**
9.6.2 Mesenchymale Stammzellen in der Hautregeneration — **312**
9.6.3 Therapeutische Strategien für die Hautregeneration — **313**
9.6.4 Herausforderungen und Perspektiven — **319**

9.7 Regenerative Zelltherapien für das Nervensystem — **320**
9.7.1 Periphere Nervenschäden — **320**
9.7.2 Rückenmark — **322**
9.7.3 Schlaganfall (Hirninfarkt) — **324**
9.7.4 Parkinsonerkrankung — **325**
9.7.5 Multiple Sklerose — **326**
9.8 Schlussbemerkung — **326**
9.9 Literatur — **327**

Ronald Weiß
10 Zelluläre Immuntherapien bei Tumoren — 342
10.1 Zelluläre Tumortherapie mit Dendritischen Zellen (DCs) — **343**
10.2 Zelluläre Tumortherapie mit T-Lymphozyten — **347**
10.3 Zelluläre Tumortherapie mit Natürlichen Killerzellen (NK-Zellen) — **350**
10.4 Zelluläre Tumortherapie mit Zytokin induzierten Killerzellen (ZIK-Zellen) — **352**
10.5 Schlussfolgerung — **352**
10.6 Literatur — **353**

Doris Schmid und Eva Rohde
11 Zelluläre Analyse mesenchymaler Stamm- und Progenitorzellen — 356
11.1 Einleitung — **356**
11.2 MSC-Kriterien und Terminologie — **356**
11.3 Gewebeherkunft von MSC — **357**
11.4 Die durchflusszytometrische Analyse von MSC — **358**
11.4.1 Durchflusszytometrische Analysen im Vergleich zur Mikroskopie: Die Rolle von Zellgröße und Autofluoreszenz — **358**
11.4.2 Phänotyp-Profil von MSC: Nachweis oder Fehlen typischer Oberflächenmoleküle — **361**
11.4.3 Artefakte durch *In-vitro*-MSC-Expansion — **364**
11.5 Konzepte für die klinische Anwendung von MSC — **364**
11.6 Zusammenfassung — **365**
11.7 Literatur — **366**

Matthias Schiemann, Stefan Dreher, Christian Stemberger, Martin Hildebrandt und Dirk H. Busch
12 Multimere und reversible Reagenzien — 370
Zusammenfassung — **370**
12.1 Einleitung — **370**
12.2 Hintergrund — **371**
12.3 Detektion von antigenspezifischen T-Zellen mit MHC-Multimeren — **372**

12.4 Färbung und Analyse mit MHC-Multimeren — 375
12.5 Reversible Multimer-Reagenzien — 376
12.5.1 MHC-Streptamere — 376
12.5.2 Fab-Streptamere — 377
12.5.3 T-CATCH-Technologie — 378
12.6 Klinische Anwendungen in der Zelltherapie — 379
12.7 Internetadressen und weiterführende Literatur — 380

Krasimira Aleksandrova, Stephan Klöß, Lubomir Arseniev und Ulrike Köhl
13 Quantifizierung von Leukozyten-Untergruppen in manipulierten Stammzell- und Immunzellpräparaten — 384
13.1 Immunomagnetische Aufreinigung von Stammzellpräparaten — 384
13.2 Quantitative Bestimmung von Immunzellen in manipulierten Zellpräparaten — 385
13.2.1 Bestimmung von T-Lymphozyten — 391
13.2.2 Bestimmung von B-Lymphozyten — 392
13.2.3 Bestimmung von Monozyten — 393
13.2.4 Bestimmung CD34-positiver oder CD133-positiver Stammzellen — 393
13.2.5 Bestimmung von TCRα/β-positiven und TCRγ/δ-positiven T-Zellen — 395
13.3 Vitalitätsbestimmung — 397
13.4 Anzahl der zu akquirierende Ereignisse und Bestimmung der Zellzahl — 398
13.5 Qualifizierung des Durchflusszytometers und der Methodenvalidierung — 399
13.6 Literatur — 400

Marcus Odendahl, Sarah Matko, Julia Riewaldt und Torsten Tonn
14 Qualitätskontrolle von hämatopoetischen Stamm- und Vorläuferzellen — 403
14.1 Einleitung — 403
14.2 Präanalytik — 404
14.2.1 Blutentnahme und Lagerung — 404
14.2.2 Probenvorbereitung — 404
14.2.3 Probenverdünnung — 405
14.2.4 Klassifizierung anti-CD34 spezifischer monoklonalen Antikörper — 405
14.3 Analytik — 406
14.3.1 Durchflusszytometrische Analyse — 406
14.3.2 Berechnung der Zellzahl CD34-positiver hämatopoetischer Stammzellen — 414

14.4 Qualitätssicherung — **415**
14.4.1 Interne/Externe Qualitätskontrollen — **415**
14.4.2 Gebrauch von Isotyp-/Isoklonischen Kontrollen — **415**
14.4.3 Qualitätskontrollen Durchflusszytometer — **416**
14.5 Phänotypisierung CD34-positiver hämatopoetischer Stammzellen — **416**
14.5.1 Zusammenfassung: Qualitätskontrolle CD34-positiver hämatopoetischer Stammzellen — **417**
14.5.2 Zusammenfassung: Analytik, Färbeprotokolle und Qualitätssicherung — **417**
14.6 Literatur — **419**

15 Sach-Register — 422

Autorenverzeichnis

Kapitel 1
Dr. rer. nat. Anne Gompf
Leibniz-Institut für Altersforschung
Fritz-Lipmann-Institut e. V. Jena
Beutenbergstraße 11, 07745 Jena
E-Mail: anne.gompf@gmx.de

Kapitel 2
Dr. Alexandra Dorn-Beineke
Institut für Labordiagnostik und Hygiene HSK,
Dr. Horst Schmidt Kliniken GmbH Klinikum
der Landeshauptstadt Wiesbaden
Ludwig-Erhard-Straße 100, 65199 Wiesbaden
E-Mail: alexandra.dorn-beineke@
hsk-wiesbaden.de

Prof. Dr. med. Ulrich Sack
Universität Leipzig
Institut für Klinische Immunologie
Universitätsklinikum Leipzig
04103 Leipzig
E-Mail: sack@uni-leipzig.de

Kapitel 3
PD Dr. habil. Oliver Frey
Institut für Klinische Chemie und
Laboratoriumsdiagnostik
Universitätsklinikum Jena
Erlanger Allee 101, 07743 Jena
E-Mail: Oliver.Frey@med.uni-jena.de

Kapitel 4
Prof. Dr. med. Ulrich Sack
Universität Leipzig
Institut für Klinische Immunologie
Universitätsklinikum Leipzig
04103 Leipzig
E-Mail: sack@uni-leipzig.de

Prof. Dr. med. Mariam Klouche
Laborzentrum Bremen
Friedrich-Karl-Straße 22, 28205 Bremen
E-Mail: m.klouche@laborzentrum-bremen.de

Kapitel 5
Prof. Dr. rer. nat. Alexander Scheffold
Charité Universitätsmedizin Berlin und
Deutsches Rheumaforschungszentrum
Berlin, ein Institut der Leibnizgemeinschaft,
AG Zelluläre Immunologie
Charitéplatz 1, 10117 Berlin
E-Mail: alexander.scheffold@charite.de

Dr. rer. nat. Petra Bacher
Charité Universitätsmedizin Berlin und
Deutsches Rheumaforschungszentrum
Berlin, ein Institut der Leibnizgemeinschaft,
AG Zelluläre Immunologie
Charitéplatz 1, 10117 Berlin
E-Mail:petra.bacher@charite.de

Prof. Dr. med. Florian Kern
Brighton and Sussex Medical School
Division of Medicine
Medical Research Building
Biology Road
University of Sussex
Brighton, BN1 9PS, United Kingdom
E-Mail: F.Kern@bsms.ac.uk

Kapitel 6
PD Dr. rer. nat. Bernd Giebel
Universitätsklinikum Essen
Institut für Transfusionsmedizin,
Transplantationsdiagnostik und FuE
Virchowstraße 179, 45147 Essen
E-Mail: bernd.giebel@uk-essen.de

Dr.-Ing. Clemens Helmbrecht
Particle Metrix GmbH
Am Latumer See 13, 40668 Meerbusch
E-Mail: helmbrecht@particle-metrix.de

Kapitel 7
Dr. med. Carl Thomas Nebe
Hämatologie-Labor Mannheim
Hans-Böckler-Straße 1, 68161 Mannheim
E-Mail: thomas.nebe@haema-labor.de

Kapitel 8
Prof. Dr. med. Harald Renz
Philipps-Universität Marburg
Institut für Laboratoriumsmedizin
Baldinger Straße, 35043 Marburg
E-Mail: renzh@med.uni-marburg.de

Kapitel 9
Prof. Dr. rer. nat. Ursula Anderer
Zellbiologie und Tissue Engineering
Brandenburgische Technische Universität
Cottbus-Senftenberg
Fakultät für Naturwissenschaften
Großenhainer Straße 57, 01968 Senftenberg
E-Mail: ursula.anderer@b-tu.de

Dr. rer. nat. Vuk Savkovic
Universität Leipzig
TRM – Translationszentrum für
Regenerative Medizin
Philipp-Rosenthal-Straße 55, 04103 Leipzig
E-Mail: vuk.savkovic@trm.uni-leipzig.de

Kapitel 10
Ronald Weiß
Universität Leipzig
Medizinische Fakultät
Institut für klinische Immunologie
Johannisallee 30, 04103 Leipzig
E-Mail: ronald.weiss@uni-leipzig.de

Kapitel 11
Mag. Dr. Doris Schmid
Universitätsklinik für Blutgruppenserologie
und Transfusionsmedizin, Salzburg,
Österreich

Univ.-Prof. Dr. med. Eva Rohde
Universitätsklinik für Blutgruppenserologie
und Transfusionsmedizin,
Salzburger Landeskliniken GesmbH (SALK)
Müllner Hauptstraße 48,
A-5020 Salzburg, Österreich
und
Spinal Cord Injury and Tissue Regeneration
Center Salzburg (SCI-TReCS),
Paracelsus Medizinische Privatuniversität
(PMU), Salzburg, Österreich
Strubergasse 21, A-5020 Salzburg
E-Mail: e.rohde@salk.at

Kapitel 12
Dr. rer. nat. Matthias Schiemann,
Dr. rer. nat. Stefan Dreher,
Prof. Dr. med. Dirk H. Busch*
Technische Universität München
Institut für Medizinische Mikrobiologie,
Immunologie und Hygiene
Trogerstraße 30, 81675 München
*E-Mail: dirk.busch@tum.de

Dr. rer. nat. Christian Stemberger
Technische Universität München
Institute for Advanced Study
Focus Group Clinical Cell Processing and
Purification

Prof. Dr. med. Martin Hildebrandt
TUMCells
Technische Universität München
Interdisziplinäres Zentrum für
Zelluläre Therapien
Fakultät für Medizin

Kapitel 13
Dr. Krasimira Aleksandrova,
Dr. Stephan Klöß,
Dr. med. Lubomir Arseniev,
Prof. Dr. Ulrike Köhl*
Medizinische Hochschule Hannover
Institut für Zelltherapeutika
Feodor-Lynen-Straße 21, 30625 Hannover
*E-Mail: Koehl.Ulrike@mh-hannover.de

Kapitel 14
Dr. rer. nat. Marcus Odendahl,
Sarah Matko,
Julia Riewaldt,
Prof. Dr. med. Torsten Tonn*
Institut für Transfusionsmedizin Dresden
Blasewitzer Straße 68/70, 01307 Dresden
*E-Mail: t.tonn@blutspende.de

Gender-Hinweis

Für alle Personen- und Funktionsbezeichnungen wird generell das generische (geschlechtsneutrale) Maskulinum verwendet, das die weibliche Form einschließt.

Verzeichnis der Abkürzungen

Allgemeine Abkürzungen sind im Verzeichnis der Symbole und Abkürzungen aufgeführt (s. S. XXI).

Verzeichnis der Symbole und Abkürzungen

Symbole

–	keine Expression eines bestimmten Antigens (keine Reaktivität eines Markers)
(+)	schwache Expression eines bestimmten Antigens (schwache Reaktivität eines Markers)
+	positive Expression eines bestimmten Antigens (normale Reaktivität eines Markers)
++	starke Expression eines bestimmten Antigens (starke Reaktivität eines Markers)

Abkürzungen

AA	Aplastische Anämie, *Aplastic Anemia*
AITL	AILD, angioimmunoblastisches T-Zell-Lymphom
ALL	Akute lymphatische Leukämie
AML	Akute myeloische Leukämie
APL	Akute Promyelozytenleukämie = PML = Promyelozytenleukämie = AML FAB M3, zytogenetische Translokation t(15;17) bzw. Fusionsgen PML-RARA, zwei Formen: AML M3 (granulozytäre Ausreifung, büschelweise Auerstäbchen = Fagott-Zellen) und AML M3v = feingranuläre Variante (monozytäre Ausreifung)
ATMP	Arzneimittel für neuartige Therapien (auch *ATMPs-Advanced Therapy Medicinal Products*)
BB	kleines Blutbild (WBC, RBC, PLT, Hb, HCT)
BCP	*B Cell Precursor* (ALL)
bcr-abl	Fusionsgen bei CML durch die Translokation t(9;22), Fusion aus der break point cluster region mit der Region *abelson leukemia virus*, kodiert für eine Tyrosinkinase
bm	*bone marrow*
CALLA	*Common Acute Lymphocytic Leukemia Antigen* (CD10)
CBC	*Complete Blood Count*, kleines Blutbild
cb-cc	*Centrocytic Centroblastic Lymphoma*, zentrozytisch-zentroblastisches Lymphom
CBF	*Core Binding Factor*
cc	*Centrocytic Lymphoma*, zentrozytisches Lymphom (meist ein Mantelzell-Lymphom, cave Zentrozyten beim follikulären Lymphom, der mittlerweile historische Begriff stammt wie auch cb-cc aus der der von Pathologen entwickelten Kiel-Klassifikation und nicht aus der Zytologie)
CD	*Cluster of Differentiation*, Cluster von Antikörpern, die das gleiche humane Leukozytenantigen erkennen
CGH	*Comparative Genomic Hybridisation*
CLL	Chronisch lymphatische Leukämie, *chronic Lymphoid Leukemia*, Lymphozytenkonzentration > 5.000/µl, umfasst nur noch die B-CLL (< 5.000/µl = MBL)
CLPD	chronische lymphoproliferative Erkrankungen, *Chronic Lymphoproliferative Disease* (Begriff für die niedrig-malignen NHL, im deutschen Sprachraum weniger gebräuchlich)
CML	Chronisch myeloische Leukämie, *chronic myeloid leukemia*
CMMoL	chronische myelomonozytäre Leukämie, *chronic myelomonocytic leukemia, CMML*
CMPD	*Chronic Myeloproliferative Disorders*, chronische myeloproliferative Erkrankungen (Oberbegriff für eine Gruppe von Erkrankungen, neuerdings als MPN bezeichnet)
CNL	chronische Neutrophilen-Leukämie (extrem selten = Fehldiagnose, meist CMMoL mit hohem Anteil dysplastischer Neutrophiler)

CTL	*Cytotoxic T Lymphocyte*
CVID	*Common Variable Immunodeficiency*, Sammelbecken von B-Zell-Differenzierungsstörungen, setzt einen IgG-Mangel bzw. Subklassendefekt voraus, kann durch die B-Zellen selbst oder durch fehlende T-Zell-Stimulation bedingt sein
cyCDx	*Cytoplasmic Expression of CDx*
DAT	*Direct Antiglobulin Test*, direkter Antiglobulintest = direkter Coombs-Test (DCT)
DD	Differentialdiagnose (*Differential Diagnosis*)
DLBCL	*Diffuse Large B Cell Lymphoma*
ED	Erstdiagnose (Monat/Jahr)
EDTA	*Ethylendiamintetraacetic Acid* (Antikoagulans, Kalziumchelator)
EGIL	*European Group for Immunophenotyping of Leukemia*, etablierte ein Klassifikationsschema und ein Scoring-System für akute Leukämien (basierend auf Immunphänotypisierung)
EHA	*European Hematology Association*
ELISPOT	*Enzyme Linked Immuno Spot Assay*
ELN	*European Leukemia Network*
EMA	1. Ethidium-Monoazid; 2. Eosin-5-Maleimid (EMA-Test, verminderte Farbstoffbindung an die Erythrozytenmembran bei Sphärozytose)
ET	Essentielle Thrombozythämie (chronische Proliferation von Megakaryozyten, MPN)
FAB	1. *French-American-British*, Klassifikationsschema für akute Leukämien (basierend auf Morphologie); 2. *Fragment Antigen Binding*
FACS	*Fluorescence-Activated Cell Sorter,* Durchflusszytometer
FcR	*Fc-Receptor* (Rezeptor für das konstante Fragment des Immunglobulin-Moleküls)
FISH	*Fluorescence in-situ Hybridisation* (Interphase-Zytogenetik mit fluoreszenten Sonden)
FL	Follikuläres Lymphom (früher in der Kiel-Klassifikation zentrozytisch-zentroblastisches Lymphom genannt)
FMO	*Fluorescence Minus One*
FSC	*Forward Scatter* (Engwinkel-Streulicht in Vorwärtsrichtung des Laserstrahls)
GMP	*Good Manufacturing Practice*
HCL	*Hairy Cell Leukemia,* Haarzellen-Leukämie
HCT	*hematocrit,* Hämatokrit, in Prozent oder Quotient L/L
HES	Hypereosinophilie-Syndrom (basierend auf Mutation im PDGF- oder FDGF-Rezeptor)
HLA	*Human Leukocyte Antigen* (Klassifikationssystem für humane Gewebsantigene die für die Transplantatabstoßung verantwortlich sind), nicht mit HLDA verwechseln
HLDA	*Human Leukocyte Differentiation Antigens*, Klassifikationsschema für Leukozytenantigene (CD-Antigene)
ICUS	*Idiopathic Cytopenia of Unclear Significance*, bisher wenig Akzeptanz
Ig	Immunglobulin
IgG	Immunglobulin der Klasse G, historisch als Gammaglobulin bezeichnet, da es in der Gammafraktion der Serumelektrophorese zu finden ist)
IMF	Idiopathische Myelofibrose (= PMF = Primäre Myelofibrose, früher auch Osteomyelofibrose genannt = OMF)
IPSS	internationaler Score bei MDS, basierend auf Zytogenetik
IPT	Immunphänotypisierung, Immunphänotyp
KM	Knochenmark (*bone marrow*, bm)
L & L	Leukämien und Lymphome (s. a. NHL)
LAIP	LAP = *Leukemia Associated Immunophenotype*, hilfreich für die MRD-Diagnostik
LGL	*Large Granular Lymphocytes*, hauptsächlich CD8 positiv, selten auch CD4 (Tonsille), meist CD56+

LGLL	*Large Granular Lymphocyte Leukemia*, meist CD8 positiv, selten auch CD4, nicht immer CD56+
LPL	*Lymphoplasmocytic Lympoma*, Lymphoplasmozytoides Lymphom (umfasst Immunozytom = M. Waldenström = IgM, selten IgG und auch non-sekretorische Formen, Übergang zur CLL)
LV	Linksverschiebung der Neutrophilen = Auftreten unreifer Vorstufen
MACS	*Magnetic Cell Separation* (*Magnetic-Activated Cell Sorting,* in Analogie zu FACS)
mAK	monoklonaler Antikörper
MALT	*Mucosa Associated Lymphatic Tissue* (MALT-Lymphom und Helicobacter pylori)
MBL	*Monoclonal B Cell Lymphocytosis* (DD zur CLL, Lymphozytenzahl < 5.000/µl, zeigt aber nicht immer den CLL-Immunphänotyp und ein leukämisches Lymphom muss immer ausgeschlossen werden, nicht mit PPBL verwechseln)
MCH	*Mean Corpuscular Hemoglobulin*, mittlere korpuskuläre Hämoglobinmenge (Stoffmenge in pg)
MCHC	*Mean Corpuscular Hemoglobulin Concentration*, Hämoglobinkonzentration im Erythrozyten
MCL	*Mantle Cell Lymphoma*, Mantelzell-Lymphom (früher zentrozytisches Lymphom in der Kieler Klassifikation der Lymphome)
MCV	mittleres korpuskuläres Volumen, Volumeneinheit in Femtoliter, verändert sich parallel zum MCH, vermindert bei Eisenmangel und Thalassämie, erhöht bei Retikulozytose, Folat- und Vitamin-B12-Mangel
MDS	*Myelodysplastic Syndrome*, Myelodysplastisches Syndrom (Sammelbegriff für mehrere Erkrankungen, Ausschlussdiagnose, wird in Stadien unterteilt und nach betroffenen Zellreihen)
MGG	May-Grünwald-Giemsa-Färbung (Methode zur Anfärbung von Blutausstrichen nach Pappenheim, die Standardmethode)
MGUS	*Monoclonal Gammopathy of Unclear Significance*, monoklonale Gammopathie unklarer Signifikanz (geht oft einem multiplen Myelom voraus)
MHC	*Major Histocompatibility Complex*
MLUS	*Monoclonal B Cell Lymphocytosis*, Monoklonale B-Zell-Lymphozytose (= MBL, der Begriff „*monoclonal lymphocytosis of unclear significance*“ wurde bisher klinisch nicht akzeptiert)
MM	*Multiple Myeloma*, multiples Myelom (Plasmozytom = M. Kahler, plasmazelluläres Myelom ist der neueste Begriff der WHO-Pathologen für das MM, es bildet monoklonales IgG oder IgA, Leichtkettemyelom möglich oder selten asekretorisch)
MPN	*Myeloproliferative Neoplasia*, myeloproliferative Neoplasie (früher CMPE, Oberbegriff für Erkrankungen wie CML, ET, PMF, PV)
MPox	Myeloperoxidase
MRD	*Minimal Residual Disease*, minimale Resterkrankung
MZL	*Marginal Zone Lymphoma*, Marginalzonenlymphom (nicht mit MCL verwechseln)
NGS	*Next Generation Sequencing* (Methode für ein *whole genome DNA sequencing*)
NHL	Non-Hodgkin-Lymphom
NK	Natürliche Killerzellen
NPM1	Nukleophosmin-Gen = Mutation bei AML
NRBC	*Nucleated Red Blood Cells*, reife Erythroblasten
NSAA	*Non Severe Aplastic Anemia*
pB	*Peripheral Blood*, peripheres Blut
PBMC	*Peripheral Blood Mononuclear Cells*, mononukleäre Zellen (durch Dichtegradienten-Zentrifugation gewonnene Zellfraktion, aus Lymphozyten und Monozyten bestehend)
PBS	*Phosphate Buffered Saline*

PCD	*Plasma Cell Dyscrasia*, Erkrankungen ähnlich und inklusive dem Plasmozytom
PCR	*Polymerase Chain Reaction*, sequenzspezifische enzymatische Amplifikation eines kurzen DNA-Bruchstücks, Identifikation durch verschiedene Methoden
PE	R-Phycoerythrin
PI	Propidiumjodid
PLL	*Prolymphocytic Leukemia*, Prolymphozytenleukämie (NHL der B- oder T-Zell-Reihe, die nichts miteinander zu tun haben, die B-PLL hat eine schlechtere Prognose als die CLL)
PLT	*Platelet Count*, Thrombozytenzahl (Thrombozyten pro Volumeneinheit von Blut)
PMF	Primäre Myelofibrose (frühere Bezeichnungen: IMF, OMF)
PML	Promyelozytenleukämie = APL = AML FAB M3 (durch die Translokation t(15:17) entsteht ein Fusionsgen PML-RARA, *Retinoic Acid Receptor alpha*, Rezeptor für Vitamin A)
PNH	*Paroxysmal Nocturnal Hemoglobinuria*, Paroxysmale nächtliche Hämoglobinurie (seltene Erkrankung basierend auf dem Verlust des GPI-Ankers, einem für mehrere Oberflächenproteine gemeinsamen Anker in der Zellmembran, erhöhtes Risiko bei aplastischer Anämie)
PPBL	*Persistent Polyclonal B Cell Lymphocytosis*, Persistierende, polyklonale B-Zell-Lymphozytose (relativ harmlos, kann aber in ein NHL übergehen, Prädominanz junger weiblicher Raucherinnen, ein Isochromosom 3 ist in ungefähr 70 % der Fälle zu finden, nicht mit MBL verwechseln)
PV	Polyzythämia vera, *Polycythemia vera* (chronische Proliferation aller myeloischen Vorläufer, positiv für die JAK2-Mutation, in einer selteneren Unterform sind nur die Vorläuferzellen der erythrozytären Reihe betroffen [Polyzythämia vera rubra])
RA	*Refractory Anemia*, Refraktäre Anämie, frühe Stufe eines MDS
RAEB	*Refractory Anemia with Excess of Blasts*, Refraktäre Anämie mit Blastenexzess, Stadieneinteilung RAEB I mit 1–10 % Blasten, RAEB II mit 11–19 % Blasten, > 20 % AML
RARS	*Refractory Anemia with Ringed Sideroblasts*, Refraktäre Anämie mit Ringsideroblasten, überwiegend positiv für die SF3B1-Mutation
RARS-T	Refraktäre Anämie mit Ringsideroblasten und zusätzlich Thrombozytose, positiv für JAK2-, MPL- oder Calretikulin-Mutation
RBC	*Red Blood Count*, Zahl der Erythrozyten per Volumeneinheit
RCMD	*Refractory Cytopenia with Multilineage Dysplasia*, Myelodysplastisches Syndrom ohne Anämie
RDW	*Red Cell Distribution Width*, Erythrozytenverteilungsbreite (Maß für die Anisozytose der Erythrozyten, Erhöhung weist auf Bildungsstörung hin)
REAL	*Revised European American Lymphoma Classification*
RMI	*Reticulocyte Maturation Index*, Anteil junger Retikulozyten mit höherem RNA-Gehalt
RPI	Retikulozytenproduktionsindex, setzt die Retikulozytenzahl in Beziehung zur verkürzten Reifungszeit bei Anämien im Vergleich zu Gesunden
RPLT	*Reticulated Platelets*, retikulierte Thrombozyten, junge Thrombozyten bei überstürzter Ausreifung der Megakaryozyten, Begriff in Anlehnung an Retikulozyten, obwohl das netzförmige Präzipitat fehlt
SAA	*Severe Aplastic Anemia*, schwere aplastische Anämie
sCDx	Oberflächenexpression eines CD-Markers x
SLVL	*Splenic Lymphoma with Villous Lymphocytes*, splenisches Marginalzonenlymphom, manchmal schwer abgrenzbar von der HCL
SSC	*Side Scatter*, Seitwärtsstreulicht (Rechtwinkelstreulicht)
T-CATCH	*Tip based Cell AffiniTy Chromatography*
TCR	*T Cell Receptor*, T-Zell-Rezeptor (besteht aus alpha- und beta-Kette [TCR2] oder einer gamma- und delta-Kette [TCR1])

TdT	terminale Desoxynukleotidyl-Transferase (Rearrangement der Gene für den Antigen-rezeptor der B-Zellen und der T-Zellen), unterscheidet akute Leukämien von chronischen lymphoproliferativen Erkrankungen
T_H	T-Helfer-Zelle
T_{reg}	regulatorische T-Zellen
vs	versus
WBC	*White Blood Count*, Leukozytenzahl, Zahl der Leukozyten pro Volumeneinheit (sollte ohne Erythroblasten sein)
ZAP	*Zeta Associated Protein*, proliferationsassoziiertes Antigen

Anne Gompf

1 Grundlagen der Durchflusszytometrie

1.1 Einleitung

Ein Durchflusszytometer ist im Grunde genommen ein automatisiertes Fluoreszenzmikroskop. Durchflusszytometrisch können oberflächliche und innere Merkmale von biologischen Einzelzellen oder ähnlich großen Partikeln in einer durch das Zytometer fließenden Suspension bestimmt werden, die als optische Eigenschaften mittels Lichtstreuung und Fluoreszenzmarkierung für das Gerät detektierbar gemacht worden sind.

Dabei wird der Begriff FACS = *fluorescence-activated cell sorting* oder *sorter*, der eigentlich Zellsortierung bedeutet und eine Handelsmarke ist, synonym für die analytische Durchflusszytometrie gebraucht.

Ähnlich wie im Mikroskop werden auch im Durchflusszytometer die zu beurteilenden Objekte (Zellen) beleuchtet. Allein die Dauer dieser Beleuchtung ist bei letzterem mit ungefähr einer bis zehn Mikrosekunden um ein Vielfaches kürzer. Damit lässt sich eine schnellere Beurteilung des einzelnen Objekts und damit der ganzen Probe erreichen, bedingt aber auch den Einsatz von Lichtquellen höherer Intensität (Laser).

Für die Durchflusszytometrie geeignete Partikel sind klassischerweise 0,2 µm bis 150 µm groß und können eukaryotische Einzelzellen, Bakterien oder auch Chromosomen oder *Beads* sein. Zellen aus Gewebeverbänden müssen (mechanisch, enzymatisch) aus diesen herausgelöst werden um eine Einzelzellsuspension herzustellen.

In diesem Kapitel soll neben dem Aufbau und der Funktionsweise eines Durchflusszytometers auch Fluoreszenz als solche und deren Nutzung in der Durchflusszytometrie besprochen werden.

1.2 Durchflusszytometer

1.2.1 Das Flüssigkeitssystem

Zellen in Einzelzellsuspension in Pufferlösung fließen als Probenstrom durch das System vorbei an einem oder mehreren Lasern – danach im Fall der reinen Analyse in den Müll, im Fall der Sortierung werden jetzt gewünschte Populationen aufgefangen (Abb. 1.1).

Für eine gleichmäßige Anregung der Fluorochrome ist es wichtig, dass die Zellen in der Probe einzeln nacheinander in einem Fokuspunkt an den Lasern vorbei-

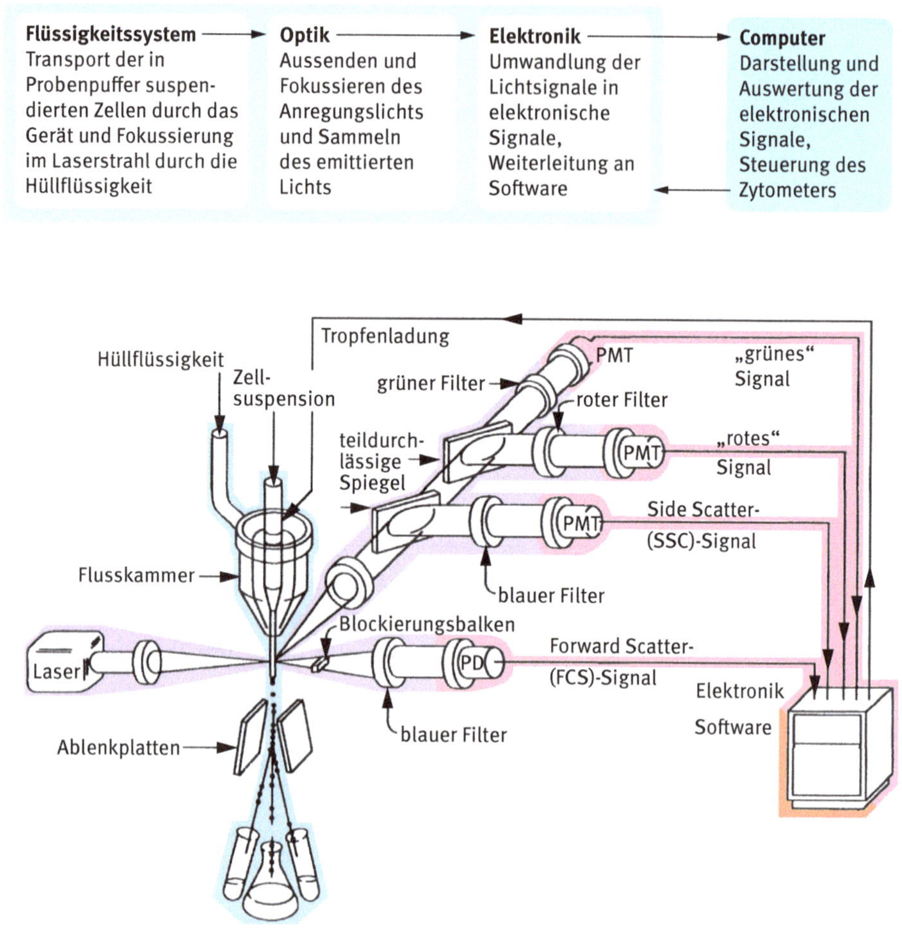

Abb. 1.1: Funktionsprinzip und schematische Darstellung eines einfachen Durchflusszytometers mit Laser, Streulicht- und Fluoreszenzdetektoren und Sortierfunktion. PD = Photodiode, PMT = *Photomultiplier Tube* (modifiziert nach Givan, 2001; abgedruckt mit Genehmigung von John Wiley & Sons, Inc.).

fließen. Dazu wird in den meisten Durchflusszytometern der Probenstrom in der Flusskammer (*Flow Chamber, Flow Cell*) in die Mitte des Hüllstroms injiziert und dort als Kernstrom hydrodynamisch fokussiert: dank des Druckgefälles zwischen Hüll- und Probenstrom wandern die Zellen ins Zentrum des Stroms (Bernoulli-Effekt).

Die Hüllflüssigkeit ist in nahezu allen Fällen eine gepufferte Salzlösung (PBS), da biologische Zellen darin überleben und da vor allem zum Sortieren eine leitfähige Flüssigkeit benötigt wird. In Analysemaschinen kann theoretisch auch Wasser als Hüllflüssigkeit verwendet werden, da sich bei laminaren Strömen Hüll- und Probenstrom nicht vermischen.

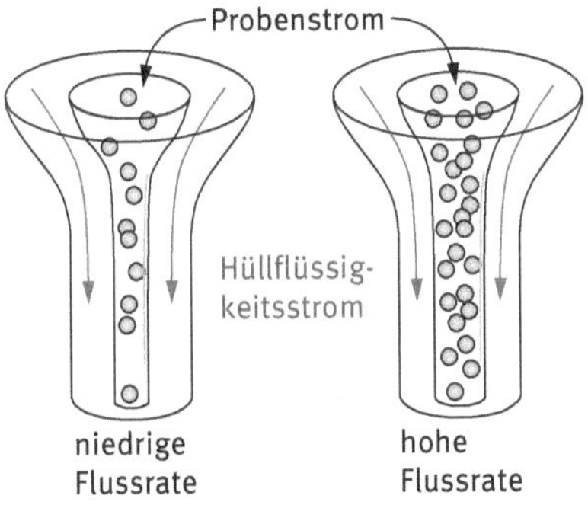

Abb. 1.2: Schematische Darstellung eines Teils einer Flusszelle mit niedriger und hoher Flussrate – schmalem und breitem Probenstrom – während der hydrodynamischen Fokussierung.

Bei Erhöhung der Probenflussrate wird der Kernstrom durch Drucksteigerung im Probenstrom verbreitert und es können mehr Zellen pro Zeiteinheit gemessen werden (Abb. 1.2). Da auf Grund des breiteren Probenstroms einzelne Zellen nicht mehr genau im Laserfokus liegen, werden die Signale bei schnellerer Messung unschärfer.

Die Signalunschärfe bei schneller Messung und die außerdem auf Grund der Scherkräfte während der hydrodynamischen Fokussierung auftretende Deformation der Partikel können z. B. in Geräten mit akustischer Fokussierung umgangen werden (Attune®, life Technologies). Hier werden die zu untersuchenden Partikel mittels Schallwellen von über 2 MHz aus einem piezzoelektrischen Ultraschallgerät fokussiert. Daneben gibt es noch das Guava® easyCyte™-System von Merck Millipore, welches mittels Spritzenpumpe den reinen Probenstrom durch eine Mikrokapillare schickt und so völlig ohne Hüllflüssigkeit auskommt.

Geräte, in denen die Zellsuspension mit Spritzenpumpen eingebracht werden wie z. B. bei Attune® und Guava®, aber auch Geräte, in denen die Probe mit Vakuum angesaugt wird wie beim BD FACSVerse™, erlauben dank genau definierter Volumina außerdem die Bestimmung der Zellkonzentration in der Probe.

In durchflusszytometrischen Analysegeräten folgt auf den Schnittpunkt von fokussierten Zellen mit Laserstrahl(en) die Entsorgung der jetzt vermessenen Probe. Mit Zellsortiergeräten können an dieser Stelle mehrere über die soeben gemessenen Eigenschaften charakterisierte Zellsubpopulationen aufgefangen und weiteren Analysen zugeführt werden.

Die Sortierung von Zellen ist eigentlich eine Sortierung von Tropfen, in denen sich jeweils eine Zelle befindet. Dazu wird der Strom aus Probe und Hüllflüssigkeit in Schwingungen versetzt, sodass nach Austritt aus der Flusszelle Tropfen vom bis dahin kontinuierlich fließenden Strom abreißen, die – selbst mit einer Ladung versehen – daraufhin in einem elektromagnetischen Feld vom Hauptstrom abgelenkt werden können. Die Größe der Tropfen und damit auch die Geschwindigkeit ihrer Generierung wird durch die Größe der Austrittsöffnung – der Düse oder *Nozzle* – bestimmt. Je kleiner die Düse, desto kleiner die Tropfen, desto schneller ihre Entstehung und auch die Sortierung. Diesen Tropfen wird unmittelbar am Abrisspunkt je nach gewünschter Auffangposition und dazu benötigtem Ablenkwinkel eine mehr oder weniger große Ladung verliehen. Im elektromagnetischen Spannungsfeld zwischen zwei gegensätzlich geladenen Ablenkplatten fliegen diese Tropfen mit den enthaltenen Zellen zu ihren jeweiligen Auffangröhrchen oder Plattenlöchern oder auf Objektträger (Abb. 1.1).

Neben dieser elektrostatischen Art der Sortierung gibt es auch mechanische Sortiermechanismen, bei denen die zu sortierenden Partikel mit einem Fangröhrchen eingesammelt werden (BD FACSCalibur™) oder mit Hilfe eines akustischen Pulses abgelenkt werden (Partec). Die mechanische Variante hat die Vorteile, dass man mit dieser sanften Methode auch empfindliche Zellen sortieren kann, diese Art der Sortierung keine Aerosole produziert und im geschlossenen System keine Umweltkontaminationen in die Probe eindringen können. Nachteile sind die geringere Sortiergeschwindigkeit, die Verdünnung der sortierten Zellen und die Beschränkung auf eine zu sortierende Zellpopulation.

1.2.2 Optik

Für das Durchflusszytometer sind Charakteristika biologischer Einzelzellen oder ähnlich großer Partikel als optische Eigenschaften wie Streu- und Fluoreszenzlicht detektierbar.

Das optische System eines Durchflusszytometers besteht aus der Anregungsseite und der Detektionsseite. Die typischerweise zur Anregung von Fluoreszenz bei der Durchflusszytometrie benutzten Laser strahlen Licht der folgenden Wellenlängen ab (s. Abb. 1.3).

Wellenlänge [nm]	325/355	375	405/407	445/457	488	514–532	561	~592	633/640
Lichtqualität (Farbe)	UV	near-UV	violett	tiefblau	blau	grün	gelbgrün	orange	rot

Abb. 1.3: Gängige Anregungswellenlängen in der Durchflusszytometrie.

Über Prismen oder Zylinderlinsen wird aus dem runden Laserstrahl ein elliptischer Strahl geformt, der mit Hilfe einer Sammellinse in einem Punkt im Probenstrom gebündelt wird, um dort auf die fokussierten Zellen zu treffen (*Interrogation Point* – Analysepunkt; Abb. 1.4).

Ein elliptisches Strahlprofil ist in mehrerlei Hinsicht besser als ein rundes. Zum einen leuchtet ein solcher Strahl den ganzen Kernstrom aus, sodass Zellen auch dann gleichmäßig beleuchtet werden, wenn sie nicht ganz in der Mitte des Stroms

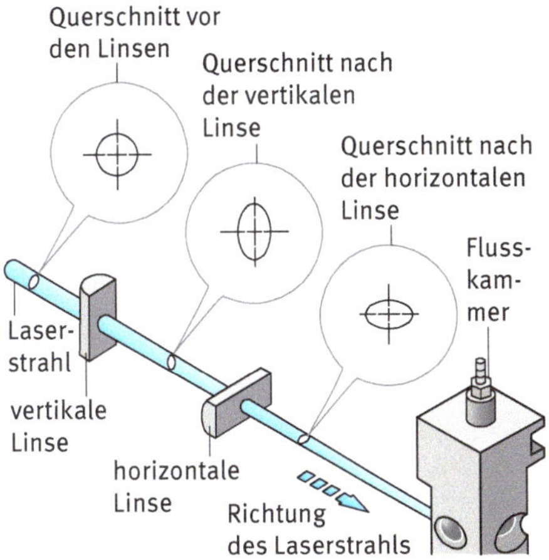

Abb. 1.4: Strahlformung des Laserstrahls (Pfeil) mit Zylinderlinsen vom runden zum horizontal-elliptischen Querschnitt (abgedruckt mit Genehmigung von Beckman Coulter).

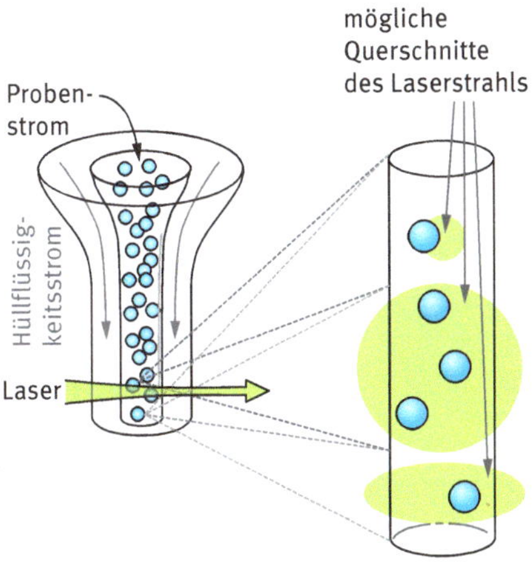

Abb. 1.5: Eigenschaften von zwei runden und einem elliptischen Profil des Laserstrahls im Analysepunkt – nur die elliptische Form leuchtet den Strom breit und kurz genug aus (modifiziert nach Givan 2001; abgedruckt mit Genehmigung von John Wiley & Sons, Inc.).

schwimmen. Zum anderen sorgt es für die zeitliche Trennung der Signale zweier aufeinander folgender Zellen, die nur nacheinander ins Laserlicht eintreten können. Kleine und größere runde Strahlprofile können jeweils nur eins dieser Kriterien erfüllen (Abb. 1.5).

In analytischen Durchflusszytometern liegt der Analysepunkt (*Interrogation Point*) in einer Quarzküvette in der Flusskammer, beim sortierfähigen Durchflusszytometer BD FACSAria™ ebenso; in (deshalb so genannten) *Stream-in-Air*-Sortiergeräten wie z. B. dem Beckman Coulter-MoFlo® ist der Punkt, an dem das anregen-

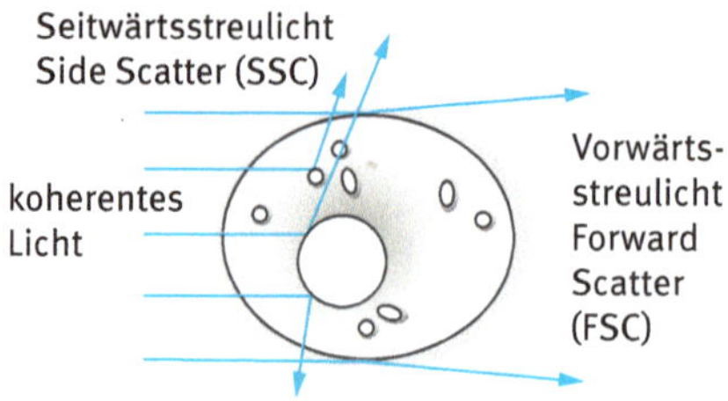

Abb. 1.6: Streulicht in der Durchflusszytometrie.

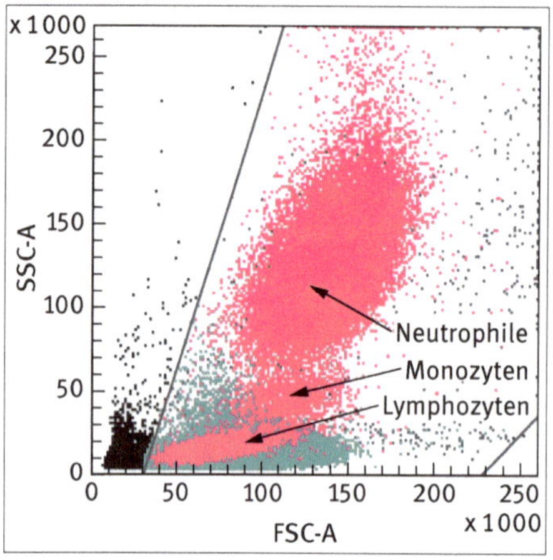

Abb. 1.7: Streulichtdiagramm (*Scatter Plot*) von fixiertem humanem Vollblut (nach *Lyse/No-Wash*-Protokoll). Verschiedene große Zellsubpopulationen können anhand ihrer Streulichtwerte unterschieden werden. (Gating mit BD FACSuite™).

de Laserlicht auf die fokussierten Zellen trifft zwar vor dem Tropfenabrisspunkt, jedoch dem Austritt des Probenstroms aus der Flusszelle nachgeschaltet.

Auf die Anregung folgt die Detektion, und ob fluoreszenzmarkiert oder nicht, Zellen streuen Licht, in dessen Bahn sie geraten (Abb. 1.6) und lassen sich durch diese Signale charakterisieren (Abb. 1.7). Streulicht wird meist von Lasern kurzer Wellenlänge abgegriffen, da die Auflösung kleinerer Partikel umso besser ist, je kürzer die anregende Wellenlänge. Die Intensität des Streulichts, das entlang der Achse des einfallenden Lichtes gemessen wird, ist unter anderem proportional zur Größe von Partikeln (Lichtbeugung; Vorwärtsstreulicht, *Forward Scatter*, FSC). Daneben ist das FSC-Signal aber auch abhängig vom Brechungsindex der Partikel, sodass sterbende und tote Zellen kleinere FSC-Signale produzieren als lebendige Zellen obwohl sie (unter dem Mikroskop betrachtet) größer als diese sind!

Damit nur das Vorwärtsstreulicht auf seinen Detektor fällt, wird das geradeaus strahlende Laserlicht mit einem Steg blockiert. Um den Sensitivitätsrahmen des entsprechenden Detektors (einer Photodiode) zu treffen, wird außerdem die gesam-

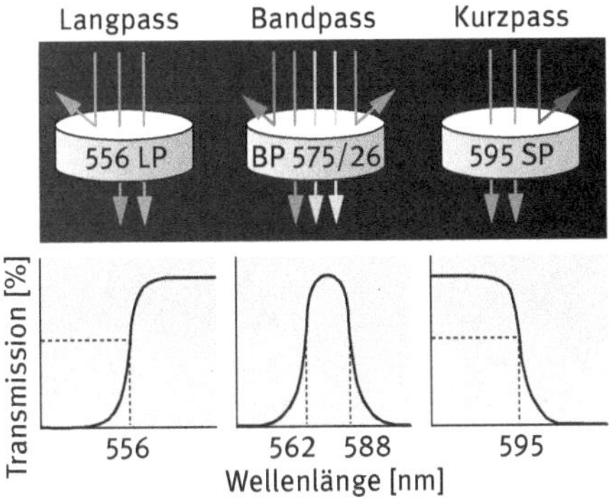

Abb. 1.8: Langpass-, Kurzpass- und Bandpass-Filter in der Durchflusszytometrie am Beispiel passender Filter für PE (Phycoerythrin).

te Streulichtmenge mit einem variablen Graufilter (*Neutral Density*, ND) reduziert. Nachdem dann das Vorwärtsstreulicht durch eine Sammellinse in einem Winkel von 1° bis 10° (BD) bzw. 1° bis 8° oder 19° (Beckman Coulter) gesammelt und gebündelt wurde, fällt es noch durch einen Filter, der nur für Licht mit Wellenlängen ähnlich der des betreffenden Lasers durchlässig ist, damit Streulicht von anderen Lasern nicht parallel gemessen wird (Abb. 1.1).

Die im Vergleich zum Vorwärtsstreulicht schwächeren Signale des Seitwärtsstreulichts und der Fluoreszenzen werden im rechten Winkel zur Achse des einfallenden Lichtes mit Photoelektronenvervielfachern (*Photomultiplier Tubes*, PMTs) in einer bestimmten Anordnung gemessen (Abb. 1.9). Seitwärtsstreulicht steht in Verbindung zur Komplexität oder Granularität von Partikeln (Lichtbrechung und Reflexion; *Side Scatter*, SSC).

Wenn fluorochrommarkierte Zellen oder Partikel durch einen oder mehrere Laserstrahlen wandern, nehmen die Fluorochrome Photonen auf und emittieren Fluoreszenzlicht verschiedener Wellenlängen. Fluoreszenzsignale werden über eine Sammellinse und eine Kombination aus „teil"durchlässigen (dichroitischen) Spiegeln bzw. Filtern zu ihren Detektoren geleitet (Abb. 1.1). Langpassfilter (LP) lassen Wellen eines Spektralbereiches passieren (Transmissionsbereich), die länger sind als ihr durch Reflexion (oder Absorption) ausgezeichneter Sperrbereich. Signale mit entsprechender Wellenlänge werden zum jeweiligen Detektor durchgelassen, kürzere Wellen werden zum nächsten Detektor reflektiert. Das Gegenteil gilt für Kurzpassfilter (SP, *shortpass*). Bandpassfilter lassen nur Wellen eines nach oben und unten begrenzten Spektralbereichs – eines Bandes – passieren, wobei die Bezeichnung BP 575/26 eine Transmission bei 575 ± 13 nm bedeutet (Abb. 1.8). Damit ist meist der Bereich um das Emissionsmaximum eines bestimmten Fluorochroms abgedeckt und dieses außerdem von Emissionsbereichen anderer Fluorochrome getrennt (siehe Abschnitt Anwendungsoptik). Beim Einsatz von mehreren Lasern verschiedener Wellenlängen in einem Gerät können die laserspezifischen Fluoreszenzsignale deshalb getrennt aufgenommen werden, weil die Partikel im

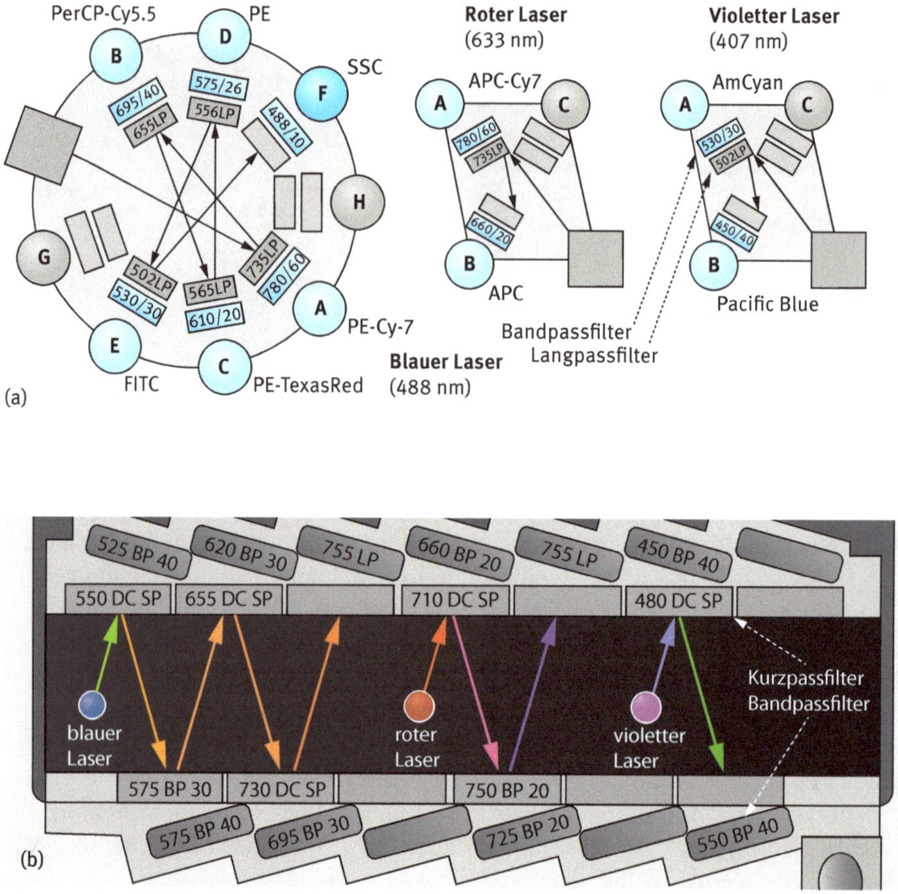

Abb. 1.9: a) Konfiguration und Strahlengang am Beispiel eines BD FACSAria™-Zellsortiergeräts mit hier aufgeführten 3 Lasern, 1 Streulicht- und 9 Fluoreszenzparametern (abgedruckt mit Genehmigung von BD).
b) Konfiguration und Strahlengang am Beispiel eines Gallios™- oder Navios™-Durchflusszytometers von Beckman Coulter mit hier dargestellten 3 Lasern und 10 Fluoreszenzparametern (abgedruckt mit Genehmigung von Beckman Coulter).

fließenden Strom eine bestimmte Zeit brauchen, um die Laser nacheinander zu passieren (*Time Delay*).

1.2.3 Elektronik

In jedem der vielen Kanäle eines Durchflusszytometers wird für jede Zelle, ob fluoreszierend oder nicht, ein Signal aufgezeichnet. Optische Signale (Licht, Photonen) werden durch Photodetektoren in einen Elektronenstrom konvertiert und letztlich in einen Spannungspuls transformiert (Abb. 1.10).

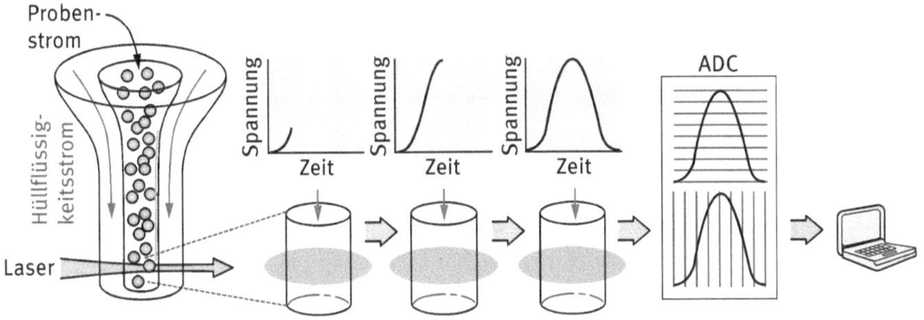

Abb. 1.10: Ein Spannungspuls entsteht in der Zeitspanne, in der ein Partikel einen Laser passiert. Der analoge Puls wird mittels Analog-Digital-Wandler (ADC) zur Verarbeitung am Computer in digitale Zahlenwerte umgewandelt.

In Durchflusszytometern eingesetzte Photodetektoren sind Photodioden und PMTs (*Photomultiplier Tubes*, Photoelektronenvervielfacher). PMTs sind sensitiver für schwache Signale wie Seitwärtsstreulicht und Fluoreszenz. Wie der Name sagt, vervielfältigen sie den Elektronenstrom, der dem einstrahlenden (Fluoreszenz-) Licht proportional ist. Photodioden werden zur Detektion des Vorwärtsstreulichts eingesetzt.

Die analogen Spannungspulse werden im Analog-Digital-Wandler (ADC, *Analog-to-Digital Converter*) in digitale, von Rechnern prozessierbare Informationen umgewandelt (Abb. 1.10). Je nachdem, an welcher Stelle im Verlauf der Signalverarbeitung die Signale digitalisiert werden, unterscheidet man analoge von digitalen Durchflusszytometern. Bei analogen Systemen liefert der ADC zwei Werte, die Höhe (H, *Height* oder *Peak*) und die Weite (W, *Width* oder *TOF, Time Of Flight*) des Pulses, aus denen die Fläche unter der Kurve unter Annahme einer Gaußverteilung geschätzt werden kann. In digitalen Durchflusszytometern ordnet der ADC jedem Zeitwert eines Pulses einen Spannungswert zu und kann damit die Fläche unter der Kurve (A, *Area* oder *Int, Integral*) berechnen. Höhe, Weite und Fläche des Spannungspulses beinhalten alle verschiedenen Informationen zu einem Partikel (siehe auch Dublettendiskriminierung, Abb. 1.14).

Nähere Informationen zur Elektronik findet der interessierte Leser z. B. im Artikel von Christopher Snow (Snow 2004). An dieser Stelle sei nur erwähnt, dass der Unterschied zwischen analogen und digitalen Maschinen für den Anwender dann interessant wird, wenn er an analogen Maschinen Einstellungen vor der eigentlichen Messung machen muss, die er an digitalen Geräten auch danach noch erledigen kann (siehe Abschnitt Kompensation).

1.2.4 Computer

Die gewonnenen Informationen werden auf dem Computer als sogenannte *list-mode*-Daten in einem standardisierten Format gespeichert (*Flow Cytometry Stan-*

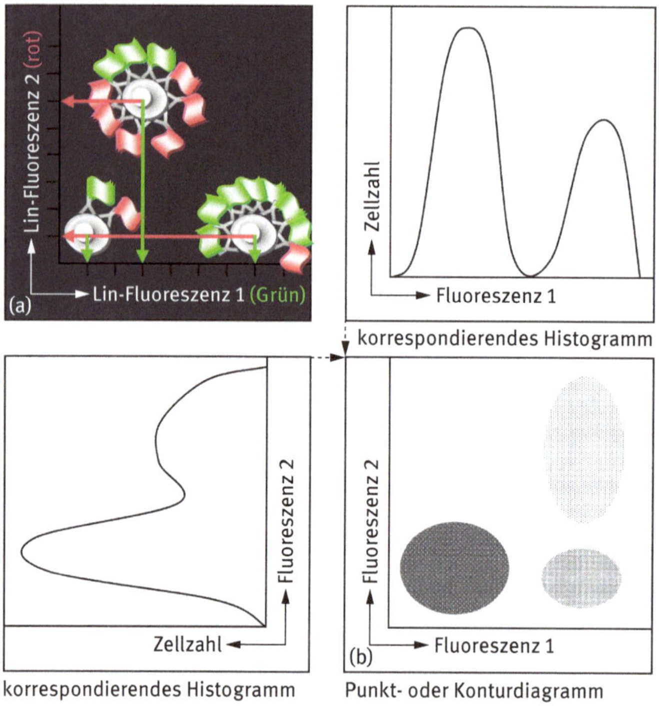

Abb. 1.11: Diagramme in der Durchflusszytometrie.
a) Wie man ein 2-dimensionales Punktediagramm (*Dot Plot*) liest. Lin = linear.
b) Wie sich Histogramme zu 2-dimensionalen Punktediagrammen verhalten.

dard, FCS), von welchem momentan Version 3.1 aktuell ist (Spidlen et al. 2010). *List-mode*-Daten sind eine Auflistung aller gewählten Parameter und ihrer Messergebnisse auf Einzelzellbasis.

Zur grafischen Darstellung der Informationen dienen verschiedene Diagramme (Abb. 1.11). In Histogrammen wird die relative Signalstärke gegenüber der Zahl der Zellen aufgetragen, auf denen diese Signale gemessen wurden. Wenn wie in der Abbildung links unten im Histogramm für Fluoreszenz 2 zwei Maxima zu sehen sind, existierten in der analysierten Gesamtpopulation also eine für diese Fluoreszenz und den zugehörigen Marker positive und eine negative Zellsubpopulation. Ebenso verhält es sich für Fluoreszenz 1 im rechten oberen Histogramm. Dass die für Fluoreszenz 2 positiven Zellen auch zu 100 % für Fluoreszenz 1 positiv sind, andererseits Zellen, die für Fluoreszenz 1 positiv sind, nur zu einem bestimmten Anteil auch für Fluoreszenz 2 positiv sind, lässt sich nur in einem 2-dimensionalen Punkt- oder Kontur-Diagramm (rechts unten) ablesen. In diesen Diagrammen werden zwei Signale gegeneinander aufgetragen (siehe auch Abb. 1.10 links oben). Die Zahl der Zellen, die hinter diesen Punktewolken steht, wird hier über die Farbinten-

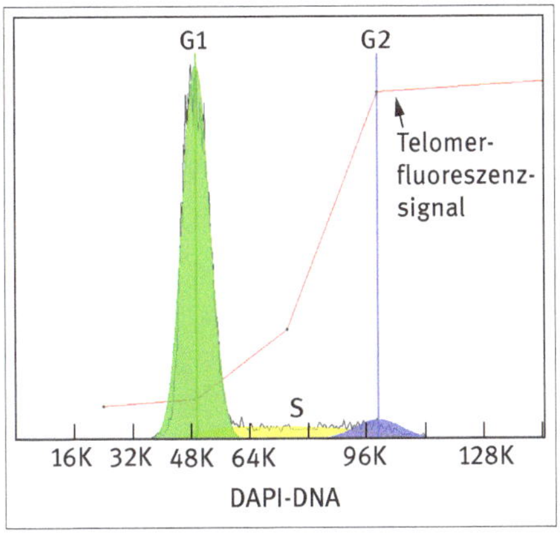

Abb. 1.12: Lineare Achseneinteilung bei der Zellzyklus- und Telomersignalanalyse im hämatopoetischen System der Maus. G1-, S-, G2-Phasen des Zellzyklus. (Gating mit FlowJo).

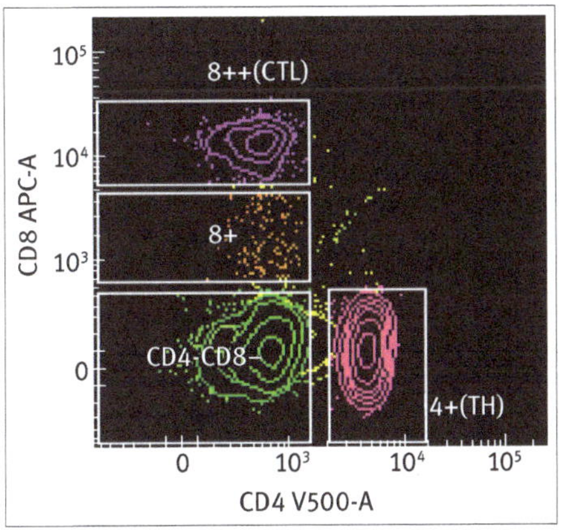

Abb. 1.13: Logarithmische Achseneinteilung im Fluoreszenzdiagramm von fixiertem humanem Vollblut (nach *Lyse/No-Wash*-Protokoll) innerhalb der Lymphozyten. Unter anderem können hier sogenannte Zytotoxische CD8-hochpositive T-Zellen von CD4-positiven sogenannten T-Helferzellen unterschieden werden. (Gating mit BD FACSuite™).

sität der Wolken, die Höhenlinien in Konturdiagrammen oder die Farbqualität in der Falschfarbenversion der Punktediagramme kodiert.

Sowohl Streulichtsignale (Abb. 1.7) als auch fluoreszenzmarkierte Eigenschaften von Partikeln, deren Ausprägungsformen in der Population nicht stark variieren, wie z. B. der DNS-Gehalt oder die Anzahl der Telomere in Zellen während des Zellzyklus (Abb. 1.12) werden linear dargestellt. Die Expression von zellspezifischen Markern wie den CD-Antigenen auf T-Zellen des Immunsystems ist unter den Blutzellen jedoch so verschieden, dass die logarithmische Achseneinteilung gewählt wird (Abb. 1.13).

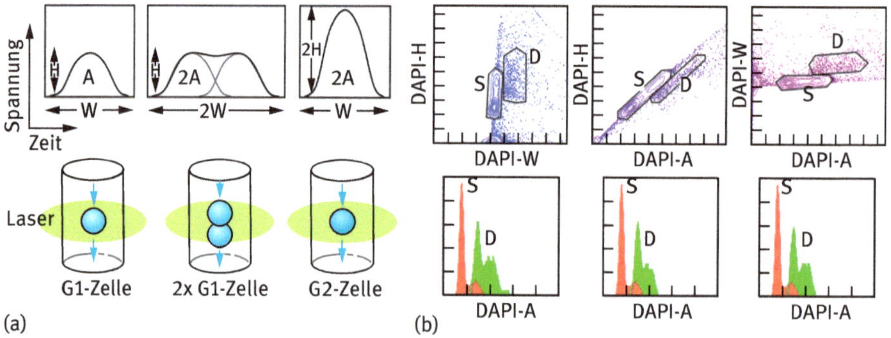

Abb. 1.14: Grundlagen der Dublettendiskriminierung anhand Höhe, Weite und Fläche eines Pulses. G1-Dubletten haben die gleiche Signal-Fläche (2A) wie G2-Zellen (a), können aber anhand des H/W- oder H/A-Verhältnisses identifiziert werden (b); Mausknochenmark, DAPI-Färbung). W = Weite, H=Höhe, A = Fläche (*Area*), G1- und G2-Phasen des Zellzyklus mit G2-DNS-Gehalt = 2 × G1-DNS-Gehalt, S-*Singlets*, D-*Doublets*. (Gating mit FlowJo).

Mit den im Abschnitt Elektronik erwähnten Eigenschaften von Spannungspulsen, der Höhe (H, *Height*), derWeite (W, *Width*) und der Fläche (A, *Area*), können Einzelzellen von Zellaggregaten unterschieden werden. Da auf Grund der größeren Genauigkeit Messergebnisse anhand der integralen Signalfläche verglichen werden, Dubletten hierbei aber falsch-doppeltpositive Werte zeigen können, müssen diese von der Analyse ausgeschlossen werden. Mechanisch über Filter können Einzelzellen wegen des geringen Größenunterschieds nicht von Dubletten separiert werden, die Auflösung des Zytometers ist auch zu gering, um zwei so kurz nacheinander den Laser passierende Partikel voneinander getrennt wahrzunehmen. Zellaggregate können aber elektronisch anhand des Verhältnisses von Höhe zu Weite (H/W) oder von Höhe zu Fläche (H/A) der Pulse in einem Messparameter von Einzelzellen unterschieden werden (Abb. 1.14).

Nach dem Ausschließen unerwünschter Ereignisse von der Analyse (Luftblasen, Zelldebris, Dubletten, tote und sterbende Zellen, Abb. 1.15 obere Reihe), werden Mischpopulationen aus für bestimmte Marker ungefärbten (negativen) und gefärbten (positiven) Zellen wie z. B. hämatopoetisches Gewebe am besten beschrieben, indem sogenannte *Gates* um Zellen von Interesse gezogen werden und die Frequenzen dieser Subpopulationen ausgewertet werden (Abb. 1.15 untere Reihen).

Die sich z. B. auf Grund von Stimulation ändernde Fluoreszenzintensität einer Population aus gleichartigen Zellen beschreibt man dagegen besser mit dem Median (oder Mittelwert) der Fluoreszenzintensität des untersuchten Markers.

Neben der Auswertung der Messdaten am Computer wird hier auch ein Teil der Funktionen des Durchflusszytometers gesteuert. So wird hier z. B. (über Spannungswerte) die Sensitivität der Detektoren eingestellt. Ziel dabei ist es, die am geringsten leuchtenden Zellen am unteren Ende der Skala und die am stärksten leuchtenden Zellen am oberen Ende der Skala darzustellen (höchste Auflösung).

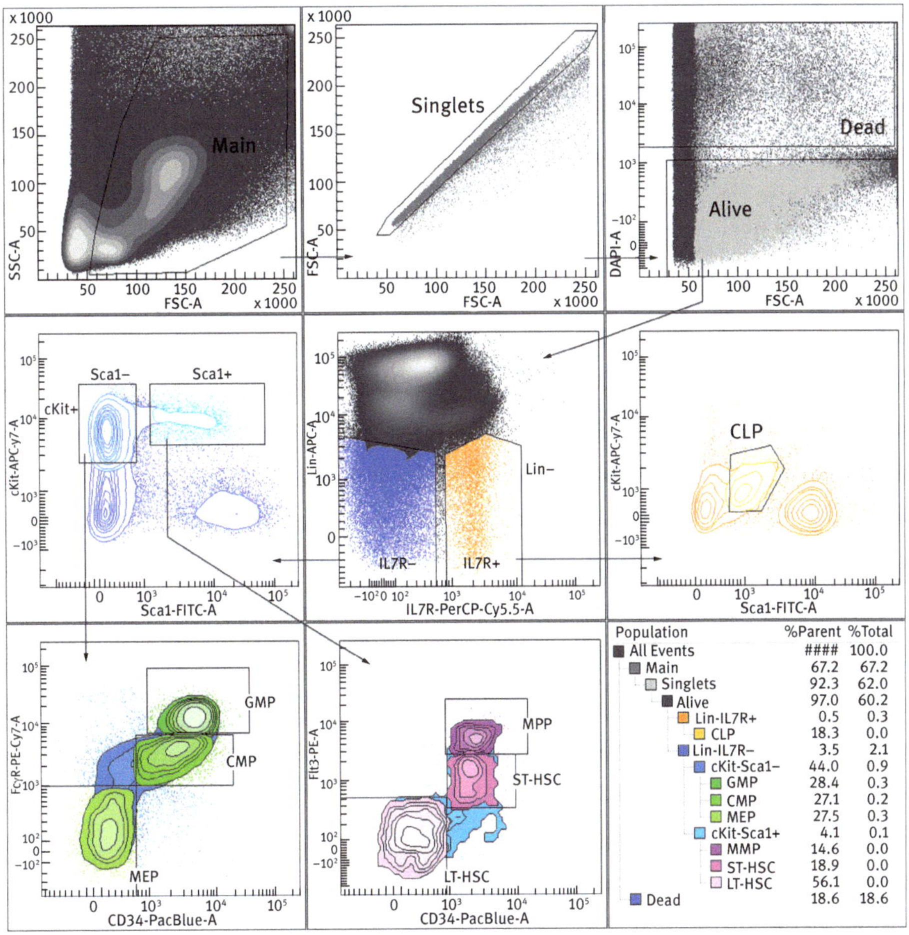

Abb. 1.15: Hierarchisches *Gating* am Beispiel einer Färbung von Mausknochenmark für hämatopoietsche Vorläuferzellen. In der oberen Reihe werden erst Luftblasen und Zelldebris, dann Dubletten und dann tote Zellen ausge*gated* bzw. lebendige Einzelzellen eingekreist – ge*gated*. In den beiden unteren Reihen werden Zellen von Interesse nacheinander eingekreist: CLP = *Common Lymphoid Progenitor*, GMP = *Granulocyte-Macrophage-Progenitor*, CMP = *Common Myeloid Progenitor*, MEP = *Megakaryocyte-Erythrocyte-Progenitor*, MPP = *Multipotent Progenitor*, ST- und LT-HSC = *Short* und *Long term Hematopoietic Stem Cell*. (Gating mit BD FACSDiva™).

Desweiteren wird am Computer der Schwellenwert festgelegt, der die untere Grenze zum elektronischen und optischen Rauschen darstellt sowie unerwünschte physische Ereignisse aus der Messung ausschließt. Im Fall einer FSC-Schwelle dient diese zur Abtrennung von Luftblasen und Partikeln (z. B. Salze) der Hüllflüssigkeit und Zelltrümmern in der Probe, die kleiner sind als die eigentlich zu analysierenden Zellen.

1.3 Fluoreszenz und Anwendungsoptik

Fluoreszenz ist eine Form der Photolumineszenz. Darunter versteht man ganz allgemein auf Lichtabsorption folgende Emission von Licht einer anderen Qualität. Fluoreszenz findet in bestimmten Molekülen statt – polyaromatische Kohlenwasserstoffe oder Heterozyklen, die Fluorophore oder Fluorochrome genannt werden.

Im Jablonski-Diagramm in Abb. 1.16 sind die Prozesse dargestellt, die an der Entstehung von Fluoreszenz beteiligt sind. Nach Absorption eines Photons mit der Energie $h\nu_{EX}$ befindet sich ein Molekül in einem angeregten Zustand (Schwingungsniveau des Singulettzustands S_1 oder höher). Dieser instabile Zustand des Moleküls wird nach wenigen Nanosekunden durch verschiedene Prozesse wieder in den energetisch stabilen Grundzustand (S_0) zurückgeführt. Die Fluoreszenzquantenausbeute (QA) ist ein Maß dafür, zu welchem Anteil die aufgenommene Energie spontan als Fluoreszenzenergie ($h\nu_{EM}$) emittiert wird bzw. zu welchem Anteil diese Energie durch Schwingungsrelaxation (*Collisional Quenching*), FRET (Fluoreszenz- oder Förster-Resonanzenergietransfer) oder Interkombinationsübergänge (*Intersystem Crossings*) abgegeben wird. Der Energiegehalt des abgestrahlten Fluoreszenzlichts ist auf Grund des Energieverlusts immer geringer als der des anregenden Lichts – die Wellenlänge des Fluoreszenzlichts ist deshalb immer länger als die des Anregungslichts. Dieser Unterschied von maximaler Anregungs- zu maximaler Emissionswellenlänge ist je nach fluoreszierendem Stoff verschieden und wird als Stokes Verschiebung ($h\nu_{EX}$–$h\nu_{EM}$, *Stoke's Shift*, Abb. 1.16) bezeichnet.

Wie in Abb. 1.16b schon zu sehen ist, besitzen Fluorochrome anstatt der in Abb. 1.16a vereinfacht dargestellten diskreten Anregungs- und Emissionsenergiemengen mehr oder weniger breite Anregungs- und Emissionsspektren. Die Breite dieser Spektren ist vor allem dann von Bedeutung, wenn mehrere Fluorochrome in einer Färbung benutzt werden. Obwohl Fluoreszenzlicht in Durchflusszytometern durch den Einsatz von "halb"durchlässigen (dichroitischen) Spiegeln bzw. Filtern zu den

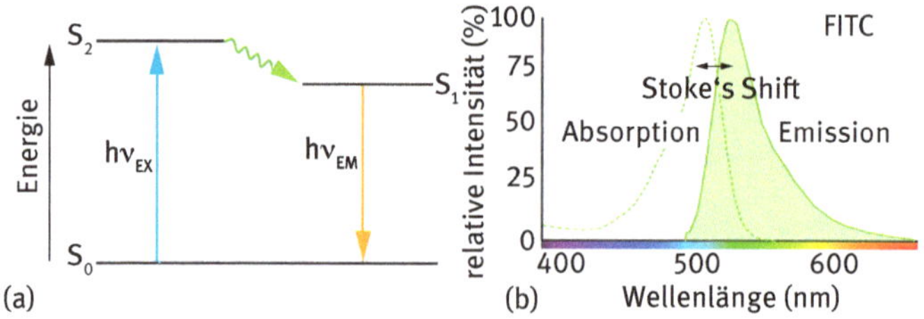

Abb. 1.16:
a) Entstehung von Fluoreszenz durch Energieaufnahme und -abgabe, dargestellt im einfachen Jablonski-Diagramm; geändert nach *Molecular Probes® Handbook*; h = Plancksches Wirkungsquantum, S = Singulettzustände, ν = Frequenz.
b) Absorptions- und Emissionsspektrum von FITC zur Verdeutlichung von Stokes Verschiebung; life Technology *Fluorescence Spectra Viewer*; *Stoke's Shift* von FITC = 24 nm.

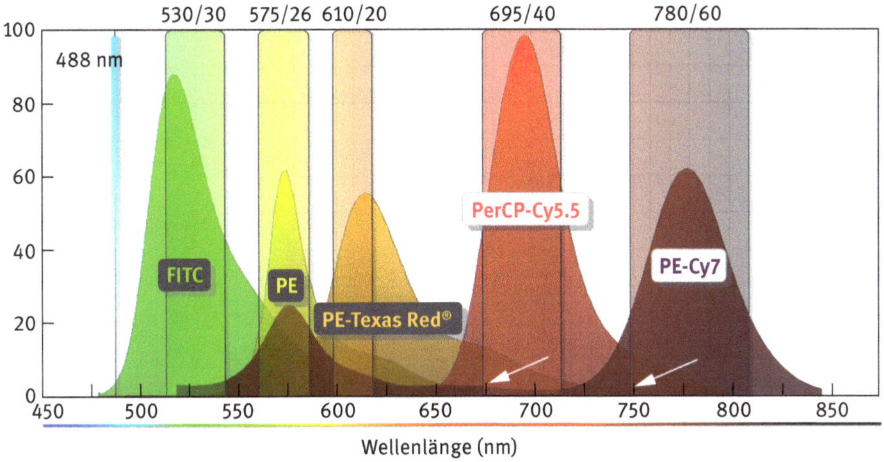

Abb. 1.17: Fluoreszenzemissionsspektren von einigen gängigen vom 488-nm-Laser anregbaren Fluorochromen und mögliche Emissionsfilter. Weiße Pfeile zeigen auf spektrale Überlappungsbereiche innerhalb der Bandpassfiltergrenzen (BD *Fluorescence Spectrum Viewer).*

Detektoren geleitet wird (Abb. 1.8 und Abb. 1.9), kann die Überlappung der Emissionsspektren verschiedener Fluorochrome nicht ganz „ausgeblendet" werden (Abb. 1.17).

Die spektrale Überlappung der Emission verschiedener Fluorochrome kann und muss zur korrekten Darstellung einer Mehrfachfärbung verrechnet (kompensiert) werden. In analogen Durchflusszytometern werden dazu tatsächlich Spannungspulse voneinander subtrahiert, und zwar bevor die Fluoreszenzen aufgezeichnet werden – diese Kompensation kann im Nachhinein nicht mehr entfernt oder verringert werden. Digitale Durchflusszytometer korrigieren spektrale Überlappungen am Computer mit Hilfe einer Kompensationsmatrix und Matrixalgebra und zwar auch nach abgeschlossener Messung. Das Ergebnis einer Zweifachfärbung mit und ohne Kompensation ist in Abb. 1.18 erklärt. Ohne korrekte Kompensation detektiert man mindestens großes Hintergrundrauschen (breite Negativpopulationen, die die Auflösung der Färbung vermindern, Abb. 1.18d) wenn nicht sogar falschpositive Signale (Abb. 1.18h)!

Im Prinzip ist die Kompensation unabhängig vom jeweils betrachteten Antigen und dessen Expressionsstärke, also der mittleren Fluoreszenzintensität (MFI). Fehler in der Kompensation bei schwachen Signalen potenzieren sich aber bei größerer MFI, sodass man die Einzelfärbekontrollen am besten mit starken Markern oder *Beads* macht.

Auch wenn die Kompensation bei Daten von digitalen Durchflusszytometern nachträglich erfolgen kann, ist sie doch abhängig von der Verstärkung im jeweiligen Kanal. Die zur Berechnung der Kompensation verglichenen und mit nur einer Fluoreszenz gefärbten Proben (Einzelfärbungen) müssen also mit gleichen Geräte-

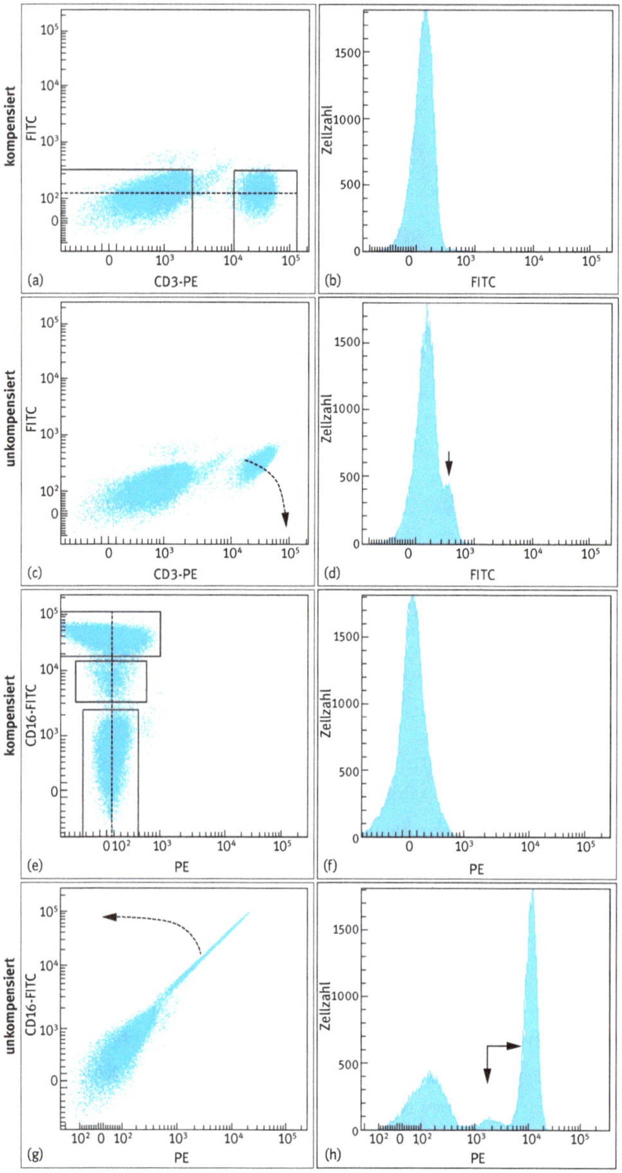

Abb. 1.18: Kompensation auf fixiertem humanem Vollblut (nach *Lyse/No-Wash*-Protokoll) gefärbt mit anti-CD16-FITC und anti-CD3-PE. In unkompensierten Daten (untere Reihe) erkennt man im Histogramm ein schwaches FITC-„Signal“ in der nur mit PE gefärbten Probe (d) und zwei PE-„Signale“ in der nur mit FITC gefärbten Probe (h). Während der Kompensation verschwinden diese „Signale“ (b, f), indem die jeweils positiven Populationen „auf eine Linie“ mit den entsprechenden negativen Populationen gebracht werden (gestrichelte Pfeile in c und g). Populationen auf einer Linie in der PE-gefärbten Probe haben die gleiche mittlere Fluoreszenzintensität (MFI) im FITC-Kanal, in der FITC-Probe im PE-Kanal – nämlich eine kleine, weil sie dafür ungefärbt = negativ sind (a, e)! (Gating mit BD FACSDiva^{TM}).

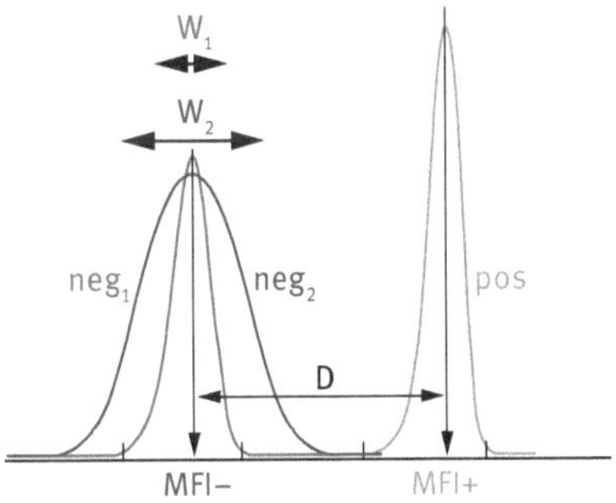

Abb. 1.19: Berechnungsgrundlage zum *Stain Index* (*SI*). D = (MFI+) − (MFI−); W = 2 × Standardabweichung von neg1 oder neg2; SI = D/W (Maecker 2012).

einstellungen gemessen werden. Interessierte können weitergehende Informationen zum Thema Kompensation auf den Seiten von Mario Roederer finden: http://www.drmr.com/compensation/index.html.

Mit diesem Wissen im Hinterkopf sollten bei der Zusammenstellung einer Mehrfachfärbung folgende Punkte berücksichtigt werden:

1. Stark exprimierte Antigene sollten mit solchen Fluoreszenzen kombiniert werden, die nicht (sehr) mit anderen Emissionsspektren überlappen, um deren Einfluss auf die Färbung zu minimieren.
2. Schwach exprimierte Antigene sollten mit „hellen“ Fluoreszenzen kombiniert werden, in deren Detektionskanal wenige andere Fluoreszenzen hineinstrahlen. Das Herausrechnen (Kompensieren) würde die Sensitivität in diesem Kanal verringern (Streuungsfehler, Roederer 2001).

Die Helligkeit eines Fluorophors ist proportional zum Produkt aus Fluoreszenzquantenausbeute (QA) und dem Extinktionskoeffizienten, also der Absorptionskapazität bei einer bestimmten Anregungswellenlänge. Um die Helligkeit verschiedener Fluoreszenzfarbstoffe in der Durchflusszytometrie zu vergleichen, verwendet man den sogenannten *Stain Index*. Der *Stain Index* ist die Differenz der mittleren Fluoreszenzintensitäten (MFI) der positiven und der negativen Population (D) geteilt durch die doppelte Standardabweichung (W) der negativen Population bei Färbung mit einem Fluorochrom (Abb. 1.19). Der *Stain Index* berücksichtigt also sowohl die Auflösung (D) als auch das Hintergrundrauschen (W), ist jedoch abhängig vom Durchflusszytometer und bei Immunfluoreszenz vom Antikörperklon.

Das Hintergrundrauschen kann auf Autofluoreszenz, spektrale Überlappung und unspezifische Antikörperbindung als hauptsächliche Ursachen zurückgeführt werden. Kontrollfärbungen erlauben Rückschlüsse auf die Art des Rauschens und erleichtern die Trennung von negativen und positiven Populationen, zumindest aber helfen sie bei der Anpassung des Färbeprotokolls (Hulspas et al. 2009). Mit der Isotypkontrolle testet man auf unspezifische Bindung des Antikörperisotyps, die Isoklonkontrolle gibt Auskunft über die Fluorochrom-vermittelte unerwünschte Bindung des Antikörpers in der Probe. Als interne Negativkontrolle werden Zellen gleichen Typs in der Probe bezeichnet, die, neben den das Epitop von Interesse tragenden (positiven) Zellen, eben dieses Antigen nicht tragen, aber im Gegensatz zur ungefärbten Kontrolle alle Behandlungsschritte der Färbung durchlaufen haben. Unter der sogenannten FMO- oder *Fluorescence-Minus-One*-Kontrolle versteht man eine Probe, die mit allen Antikörpern des jeweiligen Färbemixes bis auf einen gefärbt wird. Diese Kontrolle trägt zur korrekten Trennung von negativen und positiven Populationen dadurch bei, dass die Negativpopulation hier zusätzlich zur unerwünschten Antikörperbindung auch durch Kompensation derart beeinflusst wird, dass die Streuung (CV, Variationskoeffizient) und deshalb auch die MFI höher ist. Damit ist die FMO-Kontrolle der eigentlichen Probe ähnlicher als z. B. Einzelfärbe- oder ungefärbte Kontrollen (Perfetto et al. 2004).

Da die Zahl der Fluorochrome auf dem Markt ständig wächst, soll an dieser Stelle noch ein Überblick über gängige Fluorochrome gegeben werden.

Fluoreszente Proteine wie z. B. GFP (*Green Fluorescent Protein*) stammen aus der Tiefseequalle *Aequorea victoria* und ihren Verwandten, können aber auch in Korallen gefunden werden. Viele fluoreszente Proteine sind genetisch verbesserte Varianten von GFP. Darunter finden sich Monomere, Multimere, umkehrbar und irreversibel photokonvertible Proteine, chromophormodulierende pH- oder Redox-Sensoren und FRET-Sensoren. Die klassische Nutzung dieser fluoreszenten Proteine unter genetischer Kontrolle des Promotors eines zu untersuchenden Moleküls sind Expressionsstudien. In Tab. 1.1 sind einige dieser fluoreszenten Proteine aufgelistet.

Tab. 1.1: Einige genetisch codierbare/exprimierbare fluoreszente Proteine.

Protein	Absorptionsmaximum [nm]	Emissionsmaximum [nm]	Kommentare	MW [kDa]	EK ε [mM^{-1} cm^{-1}]	QA	Helligkeit*
EBFP2	383	448	Monomer; BFP, *blue fluorescent protein*		32	0,56	17,9
mTagBFP	399	456	Monomer	26	52	0,63	32,8
mTurquoise	433	475	Monomer		30	0,84	25,2
Cerulean	433	475	Monomer; FRET-Donor		43	0,62	26,7
TagCFP	458	480	Monomer; CFP, *cyan fluorescent protein*	27	37	0,57	21,1
mTFP1	462	492	Monomer; TFP, *teal fluorescent protein*; FRET-Donor		64	0,85	54,4
mWasabi	493	509	Monomer		70	0,80	56,0

Tab. 1.1: fortgesetzt.

Protein	Absorptionsmaximum [nm]	Emissionsmaximum [nm]	Kommentare	MW [kDa]	EK ε [mM^{-1} cm^{-1}]	QA	Helligkeit*
EGFP	488	507	Monomer mit Tendenz zur Dimerisierung; GFP, *green fluorescent protein*	26	56	0,60	33,6
EYFP	514	528	Monomer mit Tendenz zur Dimerisierung; YFP, *yellow fluorescent protein*; reversibel photokonvertibel; FRET-Akzeptor	26	83	0,61	50,6
YPet	517	530	Monomer; verbessertes YFP		104	0,77	80,1
Venus	515	528	Monomer; verbessertes YFP; FRET-Akzeptor		92	0,57	52,4
mOrange2	549	565	Monomer		58	0,60	34,8
(td)Tomato	554	581	Dimer		69 × 2	0,69	95,2
TagRFP-T	555	584	Monomer; RFP, *red fluorescent protein*		81	0,48	33,2
RFP611	559	611	Dimer		116 × 2	0,45	104,4
mCherry	587	610	Monomer		72	0,22	15,8
mKate2	588	633	Monomer	26	63	0,40	25,2
(td)Katushka (TurboFP635)	588	633	Dimer	26	66 × 2	0,37	48,8
mPlum	590	649	Monomer		41	0,10	4,1
E2-Crimson	611	646	Tetramer		126 × 4	0,23	115,9
mNeptune	600	650	Monomer		67	0,20	13,4
IFP1.4	684	708	Monomer; IFP, *infrared fluorescent protein*		92	0,07	6,44

Abkürzungen: m = Monomer, td = Tandemdimer, E = *enhanced*/verbessert, EK = Extinktionskoeffizient, QA = Quantenausbeute, Helligkeit* = EK × QA
Referenzen: Rizzo et al. 2009b; Rizzo et al. 2009a; Lin and Miyawaki 2010; Stepanenko et al. 2011.

Fluorochrome, die in der primären und sekundären Immunfluoreszenz eingesetzt werden (Tab. 1.2), sind ganz verschiedenen natürlichen oder synthetischen Ursprungs. Primär an Antikörper gegen ein Epitop der Wahl gekoppelt oder sekundär an Streptavidin (biotinbindend) oder an Anti-Spezies-Antikörper werden damit klassischerweise Zellen des Immunsystems, neuerdings auch Zellen solider Gewebe wie z. B. Nervenzellen oder Tumorzellen untersucht.

Tab. 1.2: Fluorochrome in der durchflusszytometrisch eingesetzten Immunfluoreszenz.

Name	Absorptionsmaximum [nm]	Emissionsmaximum [nm]	MW [kDa]	QA	SI	Kommentare
Horizon™ BUV395	348	395				BD Biosciences
DyLight® 350	353	432				Pierce Biotechnology Inc.
Alexa Fluor® 350	343	442	410			life Technologies
Horizon™ BUV737	348	737				Tandemfluorochrom; BD Biosciences
DyLight® 405	400	420				Pierce Biotechnology Inc.
Alexa Fluor® 405	401	421	1028			life Technologies
Horizon™ BV421	407	421		0,65	262[b]	polymerbasierter Farbstoff; BD Biosciences
Horizon™ V450	404	448			65[a]	Cumarinfarbstoff; BD Biosciences
eFluor® 450	405	450				Organischer Farbstoff; Ebioscience
VioBlue®	400	452				Cumarinfarbstoff; Miltenyi
Pacific Blue	410	455	406		63[a]	Cumarinfarbstoff
AmCyan	457	491	108		37[a]	aus *Anemonia majano*
Horizon™ V500	415	500			23[c]	Organischer Farbstoff; BD Biosciences
Horizon™ BV510	405	510				polymerbasierter Farbstoff; BD Biosciences
VioGreen™	388	520				Nicht-Protein-Fluorochrom; Miltenyi
Alexa Fluor® 430	434	540	702			life Technologies
Horizon™ BV605	407	602			176[c]	Tandemfluorochrom aus BV421 und Cy™3.5

Tab. 1.2: fortgesetzt.

Name	Absorptionsmaximum [nm]	Emissionsmaximum [nm]	MW [kDa]	QA	SI	Kommentare
eFluor® 605NC	< 405	605			15[c]	nanokristallbasierter Farbstoff; Ebioscience
Horizon™ BV650	407	650			225[c]	Tandemfluorochrom; BD Biosciences
eFluor® 650NC	< 405	650			19[c]	nanokristallbasierter Farbstoff; Ebioscience
Horizon™ BV711	407	711				Tandemfluorochrom; BD Biosciences
Horizon™ BV786	407	786				Tandemfluorochrom; BD Biosciences
DyLight® 488	493	518				Pierce Biotechnology Inc.
Alexa Fluor® 488	495	519	643	0,92	68[a]	life Technologies
FITC	494	520	0,389		43[a]	Fluoresceinisothiocyanat
Alexa Fluor® 546	561	572	1079	0,79		life Technologies
DyLight® 549	562	576				Pierce Biotechnology Inc.
R-PE	496 and 565	578	240		305[a]	Phycoerythrin; akzessorisches photosynthetisches Pigment in Rotalgen; 23 Phycoerythrobilin Chromophoren pro Molekül
PE-eFluor® 610	496 and 565	605				Tandemfluorochrom; Ebioscience
Horizon™ plPE-CF594	496	612				Tandemfluorochrom; BD Biosciences
PE-Texas Red®	496 and 565	613	241			Tandemfluorochrom; Texas Red® ist ein Sulfonylchlorid-Derivat von Sulforhodamine 101 (MW 625 da); life Technologies
PE-Alexa® 610	496 and 565	(575) 627				Tandemfluorochrom; life Technologies

Tab. 1.2: fortgesetzt.

Name	Absorptionsmaximum [nm]	Emissionsmaximum [nm]	MW [kDa]	QA	SI	Kommentare
PE-Cy™5	496 und 565 und 650	667			198[a]	(BD Cy-Chrome™) Wegen seines breiten Absorptionsspektrums und des dem APC sehr ähnlichen Emissionsspektrums sollte PE-Cy5 nicht zusammen mit APC benutzt werden! Das Cy5–Molekül bindet zudem unspezifisch Fc-Rezeptoren vor allem auf Monozyten.
PE-Alexa® 647	496 und 565	(575) 668				Tandemfluorochrom; life Technologies
PerCP	482	678	35		30[a]	Peridininchlorophyll-protein; Komponente des Photosynthese-apparats des Dinoflagellaten *Glenodinium; bleicht schnell bei Lasern über 25 mW!*
PerCP-Cy™5.5	482	695			99[a]	Das PerCP-Cy5.5 Tandemfluorochrom ist nicht so anfällig für Schäden durch Fixative oder licht-instabil wie APC-Cy™7 und PE-Cy™7.
PerCP-Vio700™	482	704				Tandemfluorochrom; Miltenyi
PerCP-eFluor® 780	482	710				Tandemfluorochrom; Ebioscience
PE-Vio770™	565	775				Tandemfluorochrom; Miltenyi
PE-Cy™7	496 und 565 und 755	785			122[a]	Tandemfluorochrom
DyLight® 633	638	658				Pierce Biotechnology Inc.

Tab. 1.2: fortgesetzt.

Name	Absorptionsmaximum [nm]	Emissionsmaximum [nm]	MW [kDa]	QA	SI	Kommentare
APC	650	660	105		263[a]	Allophycocyanin; akzessorisches photosynthetisches Pigment in Cyanobakterien; 6 Phycocyanobilinchromophoren pro Molekül
eFluor® 660	650	668				Organischer Farbstoff; Ebioscience
Alexa Fluor® 647	650	668	1300	0,33	184[a]	life Technologies
DyLight® 680	692	712				Pierce Biotechnology Inc.
Alexa Fluor® 700	696	719	1400		64[a]	life Technologies
APC-Alexa® 750	650 und 750	775				Tandemfluorochrom; life Technologies
APC-Vio770™	652	775				Tandemfluorochrom; Miltenyi
APC-eFluor® 780	650 und 755	780				Tandemfluorochrom; Ebioscience
APC-Cy™7	650 und 755	785			36[a]	Tandemfluorochrom
APC-H7	650 und 755	785			25[a]	Tandemfluorochrom; BD Biosciences

MW = Molekulargewicht, BV = Brilliant™ Violet, BUV = Brilliant™ Ultraviolet, SI = Stain Index (a: gemessen mit anti-CD4-Antikörpern, Klon RPA-T4, an einem LSRII, b: gemessen mit anti-CD3-Antikörpern, Klon UCHT1, c: gemessen mit anti-CD8-Antikörpern, Klon RPA-T8)
Mehr Informationen über Reagenzien z. B. auf den Seiten von BD Biosciences, Beckman Coulter, Biolegend, eBioscience, life Technologies, Miltenyi.

Außerdem gibt es noch eine Menge reaktiver Fluoreszenzfarbstoffe, die in Tab. 1.3 anhand einer kleinen Auswahl eine Idee davon liefern soll, was neben Immunstatus, FRET und Expressionsmustern durchflusszytometrisch noch alles messbar ist.

Eine lange, gut geführte Liste von Fluorochromen aller Art gibt es auch hier: http://flowcyt.salk.edu/fluo.html. Außerdem findet man mit der Anwendung auf folgender Seite Fluorochrom-Laser-Paare: http://www.biolegend.com/fluorophore_equivalency.

Tab. 1.3: Fluoreszente Farbstoffe (z. B. DNS-Farbstoffe, *Cell Tracker*, Mitochondrienfarbstoffe, Redox-Sensoren).

Name	Absorptions-Maximum [nm]		Emissions-Maximum [nm]		MW [kDa]	Ziel
Indo-1	346	330	475	405	1010	Ca^{++}
	Wenig/viel Ca^{++}; Die Emission verschiebt sich von ca. 475 nm ohne Ca^{++} zu ca. 400 nm mit Ca^{++} wenn Indo-1 bei ca. 350 nm angeregt wird.					
Vybrant® DyeCycle™ Violet	369		437			dsDNS
	passiert auch die Zellmembran lebendiger Zellen; Nukleinsäurebindung führt erst zum Auftreten der Fluoreszenz					
DAPI	358		461 (500*)		350	DNS (RNS)
	4′,6-Diamidin-2-phenylindol; bindet AT-selektiv in der *minor groove* von dsDNS; gebunden an dsDNS (gebunden an RNS*); Verwendung als Vitalitätsfarbstoff, da es bei lebendigen Zellen fast membranimpermeabel ist.					
Hoechst 33258	345		478		624	dsDNS
	Bindet AT-selektiv in der *minor groove* von dsDNS; passiert die Zellmembran lebendiger Zellen weniger gut als Hoechst 33342					
Hoechst 33342	343		483		616	dsDNS
	Bindet AT-selektiv in der *minor groove* von dsDNS; passiert auch die Zellmembran lebendiger Zellen					
Sytox® Blue	444		480			DNS und RNS
	Zyaninfarbstoff; keine basenselektive Nukleinsäurebindung; passiert intakte Zellmembranen nicht, geschädigte Zellmembranen von toten und sterbenden Zellen dagegen schon; bei Bindung von Nukleinsäure erhöht sich die Fluoreszenz; life Technologies					
Fura-2	367	337	515	505		Ca^{++}
	Wenig/viel Ca^{++}; Die Absorption von Fura-2 verschiebt sich von ca. 367 nm ohne Ca^{++} zu ca. 337 nm mit Ca^{++}.					
CFSE	494		521		557	primäre Amine
	Carboxyfluoreszeindiazetat-*Succinimidylester*; zellgängiges Fluorochrom zum Verfolgen von Zellteilung und Zellproliferation; CFSE gelangt über Diffusion in die Zelle und wird dort von Esterasen zu einem fluoreszenten Produkt geschnitten, das kovalent an primäre Amine bindet. CFSE bleibt für einige Tage stabil in teilungsinaktiven Zellen und wird bei Zellteilung gleichmäßig auf die zwei Tochterzellen aufgeteilt, was zu einer sequentiellen Reduktion der anfänglichen Fluoreszenz führt, die proportional zur Anzahl der Zellteilungen ist.					

Tab. 1.3: fortgesetzt.

Name	Absorptions-Maximum [nm]	Emissions-Maximum [nm]	MW [kDa]	Ziel
H_2DCFDA/ DCF	492–495	517–527		ROS-Indikator
	Das zellgängige 2′,7′-Dichlorodihydrofluoresceindiazetat (H_2DCFDA) ist eine chemisch reduzierte Form von Fluoreszein, die als Indikator für reaktive Sauerstoffspezies (ROS) in Zellen genutzt wird, wie z. B. zur Detektion von reaktiven Sauerstoffzwischenprodukten in Neutrophilen und Makrophagen. Nach Schneiden der Azetatgruppen durch intrazelluläre Esterasen und Oxidation wird das nichtfluoreszente H_2DCFDA in das hochfluoreszente 2′,7′-Dichlorofluorescein (DCF) umgewandelt.			
PKH26	551	567		Zellmembran
	nicht kovalente Einlagerung in die Lipidschichten der Zellmembran; Fluorochrom zum Verfolgen von Zellteilung und Zellproliferation (siehe CFSE); wird bei Zellteilung gleichmäßig auf die zwei Tochterzellen aufgeteilt, was zu einer sequentiellen Reduktion der anfänglichen Fluoreszenz führt, die proportional zur Anzahl der Zellteilungen ist			
JC-1	485/535	525 590		Mitochondrien
	kationischer Farbstoff, der Potential-abhängige Akkumulation in Mitochondrien zeigt, gekennzeichnet durch eine Verschiebung der Fluoreszenzemission von Grün (~ 525 nm, Monomere) zu Rot (~ 590 nm, J-Aggregate). Demzufolge wird die Depolarisation der Mitochondrienmembran durch eine Abnahme des Rot/Grün-Verhältnisses der Fluoreszenzintensität angezeigt.			
EtBr (Ethidium-bromid)	300 and 520	600	394	DNS und RNS
	siehe PI			
PI (Propidium-iodid)	536	617	668	DNS und RNS
	interkalierendes Agens; 1 Farbstoffmolekül pro 4–5 Basen; nicht spezifische Bindung an alle Nukleinsäuren macht es notwendig Zellen mit Nukleasen zu behandeln um DNS von RNS unterscheiden zu können; Nukleinsäurebindung führt zu Erhöhung der Fluoreszenz und Verschiebung des Absorptionsmaximums um ca. 30–40 nm ins Rote und des Emissionsmaximums um ca. 15 nm ins Blaue; membranimpermeabel und damit aus lebendigen Zellen ausgeschlossen, aber Passage durch geschädigte Zellmembranen von toten und sterbenden Zellen; potentielles Mutagen!			
7-AAD	546	647	1270	DNS
	7-Aminoactinomycin D; interkalierendes Agens; CG-selektiv; membranimpermeabel und damit aus lebendigen Zellen ausgeschlossen, aber Passage durch geschädigte Zellmembranen von toten und sterbenden Zellen; Nukleinsäurebindung führt erst zum Auftreten der Fluoreszenz			
TO-PRO-3	642	661	671	DNS (RNS)
	monomerer Zyaninfarbstoff; keine basenselektive Nukleinsäurebindung; passiert intakte Zellmembranen nicht, geschädigte Zellmembranen von toten und sterbenden Zellen dagegen schon; life Technologies			

DNS-Farbstoffe sind zur Vitalitätsbestimmung und zur Zellzyklusanalyse geeignet, je nach Zellstatus: frische oder fixierte/permeabilisierte Zellen.

1.4 Zusammenfassung

Aus der hämatologischen Diagnostik und immunologischen Forschung ist die Durchflusszytometrie und Zellsortierung heute nicht mehr wegzudenken. Das hat seine Ursache nicht zuletzt in der Tatsache, dass Blut bereits eine Einzelzellsuspension aus vielen verschiedenen Zelltypen ist und auch aus anderen immunologisch wichtigen Geweben Einzelzellen meist schon mechanisch herausgelöst werden können.

Dabei findet die Durchflusszytometrie inzwischen auch immer mehr Verbreitung in der Mikrobiologie. Sowohl bei der Untersuchung stehender und fließender Gewässer als auch bei Trink- und Abwasseranalysen werden Quantität und Qualität von Bakterien, Archeen, Pilzen und Algen durchflusszytometrisch bestimmt (Rizzo et al. 2009a; Wang et al. 2010). Auch in der klinischen Mikrobiologie wird die Durchflusszytometrie zur schnellen Charakterisierung von so kleinen Partikeln wie Viren bis zu so großen Partikeln wie Parasiten in Patientenproben geschätzt (Pieretti et al. 2012).

In der biomedizinischen Grundlagenforschung werden unterdessen sowohl einzelne Zellen durchflusszytometrisch untersucht, die aus allerlei soliden Geweben wie z. B. dem Gehirn herausgelöst worden sind (Guez-Barber et al. 2012), als auch Zellgruppen wie Pankreasinseln und sogar ganze mehrzellige Organismen wie den Fadenwurm *C. elegans* sortiert (Union Biometrica).

Aus der klassischen Durchflusszytometrie haben sich zudem neue Techniken entwickelt. So kombinieren die Geräte von Amnis (Merck Millipore) Durchflusszytometrie mit (Fluoreszenz-)Mikroskopie und liefern für jede Zelle im Strom (Fluoreszenz-)Bilder statt nur die mittlere Fluoreszenzintensität einer Zellpopulation. Diese Art der zytometrischen Analyse ist zwar langsamer, aber schon sehr detailiert. Wer es noch genauer wissen will, schickt seine Zellen in das CyTOF® *Mass Cytometer* von DVS Sciences. Dieses Gerät kombiniert die Einzelzellanalyse derart mit Massenspektrometrie, dass Antikörper zur Zellmarkierung nicht mit Fluorochromen, sondern mit Metallen gekoppelt sind, die ohne spektrale Überlappung parallel gemessen werden können. Auch auf dem Sortierermarkt wird mit dem MACS Quant® Tyto von Miltenyi demnächst ein neues mechanisch sortierendes Gerät zu erwerben sein, das mit einer Mikrochip-basierten Sortierkartusche ausgerüstet ist. Hersteller und Instrumenteneigenschaften von aktuell käuflichen Durchflusszytometern sind in den Artikeln von Picot et al. und Haron beschrieben (Picot et al. 2012; Haron 2013).

Wer mehr über Grundlagen, Geschichte und Durchführung der Durchflusszytometrie wissen möchte, dem sei an dieser Stelle die Lektüre von Alice L. Givan's „*Flow Cytometry – First Principles*“ (Givan 2001) und Howard M. Shapiro's „*Practical Flow Cytometry*“ (Shapiro 2003) empfohlen.

1.5 Literatur

Online-Resourcen

http://www.bd.com/videos/bdb/training/itf/overview/player.html
http://www.lifetechnologies.com/de/de/home/life-science/cell-analysis/fluorophores.html.html
http://www.lifetechnologies.com/de/de/home/references/molecular-probes-the-handbook/introduction-to-fluorescence-techniques.html
http://bitesizebio.com/category/technical-channels/flow-cytometry/
Spectrum Viewer:
http://www.bdbiosciences.com/research/multicolor/spectrum_viewer/index.jsp
https://www.biolegend.com/spectraanalyzer
http://www.chroma.com/spectra-viewer
http://www.ebioscience.com/resources/fluorplan-spectra-viewer.htm
http://www.lifetechnologies.com/de/de/home/life-science/cell-analysis/labeling-chemistry/fluorescence-spectraviewer.html

Gesellschaften und Netzwerke

ISAC = International Society for the Advancement of Cytometry mit Cytometry Part A, dem offiziellen Journal der Society (http://isac-net.org/)
DGFZ = Deutsche Gesellschaft für Zytometrie (http://www.dgfz.org/)
Zytometrielabor und *Mailing List* der Purdue-Universität (http://www.cyto.purdue.edu/ & https://lists.purdue.edu/pipermail/cytometry/)

Artikel und Bücher

1. Givan AL. 2001. Flow Cytometry: First Principles. New York, USA: John Wiley & Sons, Inc.
2. Guez-Barber D, Fanous S, Harvey BK, Zhang Y, Lehrmann E, Becker KG, Picciotto MR, and Hope BT. 2012. FACS purification of immunolabeled cell types from adult rat brain. Neurosci J. Methods *203*, 10–18.
3. Haron J. 2013. Flow Cytometry and Cell Sorting: A Practical Guide. Mater Methods 3: 165. Labome.
4. Hulspas R, O'Gorman MR, Wood BL, Gratama JW, and Sutherland DR. 2009. Considerations for the control of background fluorescence in clinical flow cytometry. Cytometry B Clin. Cytom. *76*, 355–364.
5. Lin MZ, Miyawaki A, and Tsien RY. 2010. Fluorescent proteins illuminate cell biology. Nature Reviews Molecular Cell Biology.
6. Maecker H, and Trotter J. 2012. Application Note: Selecting Reagents for Multicolor Flow Cytometry. BD Biosciences, San Jose.
7. Perfetto SP, Chattopadhyay PK, and Roederer M. 2004. Seventeen-colour flow cytometry: unravelling the immune system. Nat. Rev. Immunol. *4*, 648–655.
8. Picot J, Guerin CL, le van KC, and Boulanger CM. 2012. Flow cytometry: retrospective, fundamentals and recent instrumentation. Cytotechnology *64*, 109–130.
9. Pieretti B, Masucci A, and Moretti M. 2012. Applications of Flow Cytometry to Clinical Microbiology. In Clinical Flow Cytometry-Emerging Applications, Schmid I (ed.). (InTech), 17–42.

10. Rizzo MA, Davidson MW, and Piston DW. 2009a. Fluorescent protein tracking and detection: applications using fluorescent proteins in living cells. Cold Spring Harb. Protoc. *2009*, db.
11. Rizzo MA, Davidson MW, and Piston DW. 2009b. Fluorescent protein tracking and detection: fluorescent protein structure and color variants. Cold Spring Harb. Protoc. *2009*, db.
12. Shapiro HM. 2003. Practical Flow Cytometry. Hoboken, New Jersey: John Wiley & Sons, Inc.
13. Snow, C. (2004). Flow cytometer electronics. Cytometry A *57*, 63–69.
14. Spidlen J, Moore W, Parks D, Goldberg M, Bray C, Bierre P, Gorombey P, Hyun B, Hubbard M, Lange S, Lefebvre R, Leif R, Novo D, Ostruszka L, Treister A, Wood J, Murphy RF, Roederer M, Sudar D, Zigon R, and Brinkman RR. 2010. Data File Standard for Flow Cytometry, version FCS 3.1. Cytometry A *77*, 97–100.
15. Stepanenko OV, Stepanenko OV, Shcherbakova DM, Kuznetsova IM, Turoverov KK, and Verkhusha VV. 2011. Modern fluorescent proteins: from chromophore formation to novel intracellular applications. Biotechniques *51*, 313–4, 316, 318.
16. Wang Y, Hammes F, De RK, Verstraete W, and Boon N. 2010. Past, present and future applications of flow cytometry in aquatic microbiology. Trends Biotechnol. *28*, 416–424.

Alexandra Dorn-Beineke und Ulrich Sack

2 Qualitätskontrolle und Validierung in der diagnostischen Durchflusszytometrie

Methoden der diagnostischen Durchflusszytometrie finden heute vor allem in den Bereichen Immunologie und Hämatologie breite Anwendung. Die zelluläre Analytik mittels Durchflusszytometrie ist allerdings auch in weiteren Fächern möglich, zum Beispiel in der Hämostaseologie, Transfusionsmedizin oder Pathologie. In den meisten Fällen erfolgt jedoch die Routinediagnostik in diagnostischen Labors, die sich auf hämatologische und/oder immunologische Diagnostik spezialisiert haben, so dass diese im Fokus dieses Kapitels stehen. In der Mehrzahl dieser Labors wird heute mit CE-markierten Testkits und Fertigreagenzien (*In-vitro*-Diagnostika) gearbeitet (s. Kap. 3). Dennoch stellen im klinisch-diagnostischen Alltag die Validierung und die korrekte Durchführung von Qualitätskontrollen erhebliche Anforderungen an das Labor.

2.1 Die Probe im hämatologischen und immunologischen Speziallabor

Die Anforderungen an ein hämatologisches oder immunologisches Speziallabor sind sehr komplex geworden und resultieren aus der Vielfalt der zwischenzeitlich etablierten Methoden. In Hinsicht auf Qualitätssicherung kann somit in realiter nicht nur auf durchflusszytometrische Proben fokussiert werden, sondern die unterschiedlichen Anforderungen sind zu beachten.

Folgende Untersuchungsarten sind typischerweise im hämatologischen Speziallabor zu finden (aufsteigend mit der Spezialisierung):

- Die maschinelle Messung korpuskulärer Blutbestandteile oder korpuskulärer Bestandteile aus diversen Sondermaterialien,
- die Verfahren der Zytomorphologie und Zytochemie,
- die Durchflusszytometrie,
- die Zytogenetik,
- die Bestimmung von Colony forming units (CFUs),
- die Verfahren der molekularen Diagnostik sowie
- Next Generation Sequencing (NGS).

Im immunologischen Speziallabor kommen noch zusätzliche zelluläre Funktionsassays hinzu (s. Kap. 4 und 5), die häufig so individuell gestaltet sein müssen, dass nur zu einem geringen Teil bereits routinetaugliche Protokolle allgemein verfügbar sind. Die Definition eines hämatologischen Speziallabors sowie die Mindestanforderungen, die an ein solches Speziallabor zu stellen sind, werden in einem Thesenpapier des Arbeitskreises Labor der Deutschen Gesellschaft für Hämatologie und Onkologie (DGHO) umrissen [1].

Das Spektrum der zytometrisch analysierbaren Untersuchungsmaterialien und derer diversen korpuskulären Bestandteile ist weit. So können Partikel von 0,5–50 µm Größe analysiert werden. Hierzu zählen unter anderem physiologische Blutzellen, Tumorzellen, Chromosomen, aber auch Algen und Einzeller, die jedoch im hämatologischen oder immunologischen Speziallabor im Allgemeinen keine Rolle spielen. Wichtig sind jedoch auch Mikrovesikel (s. Kap. 6) sowie Bead-basierte Assays, die bei der Untersuchung von zellulären Funktionen (s. Kap. 4) in der multiplexen Auswertung von zellulären Produkten Anwendung finden.

Die unterschiedlichen Probenmaterialien wie peripheres Blut, Knochenmark, Liquor, diverse Punktatflüssigkeiten sowie Suspensionen aus Geweben stellen unterschiedliche Ansprüche an Transport, Lagerung sowie die Präanalytik. Durch die komplexe Technik werden besondere Anforderungen an die Umgebungsbedingungen, Gerätespezifikationen und die Wartung der Geräte gestellt. Die Vielzahl an Verfahren und Anwendern erfordert zudem eine konsolidierte Schulungspolitik und eine sorgfältige Dokumentation [1–4].

Aufgrund ihrer hohen Komplexität hat die Durchflusszytometrie im Gegensatz zu anderen Labormethoden längst nicht den gleichen Standardisierungsgrad erreicht. In den letzten Jahren wurden jedoch in den nationalen und internationalen qualitätsrelevanten Dokumenten immer mehr für die Durchflusszytometrie spezifische Punkte ergänzt, so dass hier in der internen und externen Qualitätskontrolle sowie im Akkreditierungsprozess schon teilweise verbindliche Vorgaben existieren.

Die Anforderungen an den analytischen Prozess sind den entsprechenden gültigen Dokumenten und Checklisten (siehe unten) zu entnehmen. Im Folgenden werden die wesentlichen qualitätsrelevanten Punkte besprochen.

2.2 Angewandte Qualitätssicherung im durchflusszytometrischen Labor

Für den Begriff **Qualität** gibt es in der Literatur verschiedene Definitionen. Weit verbreitet ist es, Qualität als Grad der Übereinstimmung zwischen Ansprüchen oder Erwartungen (Soll) an ein Produkt und dessen Eigenschaften (Ist) anzusehen. Im gleichen Sinne wird Qualität nach DIN EN ISO 8402 als: „Die Gesamtheit von Merkmalen einer Einheit bezüglich ihrer Eignung, festgelegte und vorausgesetzte Erfordernisse zu erfüllen“, bezeichnet.

Die Qualitätsnorm DIN EN ISO 9000:2000 ff. geht einen Schritt weiter und beschreibt Qualität als: „Vermögen einer Gesamtheit inhärenter Merkmale eines Produkts, eines Systems oder eines Prozesses zur Erfüllung von Forderungen von Kun-

den und anderen interessierten Parteien.“ Das **Qualitätsmanagementsystem** wird definiert als: „Aufeinander abgestimmte Tätigkeiten zum Leiten und Lenken einer Organisation, die darauf abzielen, die Qualität der produzierten Produkte oder der angebotenen Dienstleistungen zu verbessern“ [5]. Diese sehr abstrakte Definition kann schlecht auf die Bedürfnisse eines Labors übersetzt werden. Doch werden in der Regel durch ein Qualitätsmanagementsystem mit Akkreditierung folgende Ziele verfolgt:
- Erfüllung der Forderungen des eigenen Managements
- Nutzung zu Marketingzwecken
- Verbesserung der Qualität und Kompetenz
- Erhöhung der Kundenzufriedenheit
- Erhöhung der Rechtssicherheit
- Erhöhung der Motivation der Mitarbeiter.

So wird im Endeffekt langfristig eine Erhöhung der Effektivität und Qualität angestrebt, welche den Patienten, aber auch den Mitarbeitern, welche die Akkreditierung umsetzen, zu Gute kommt [6].

2.2.1 Regelwerke für diagnostische Laboratorien

Grundsätzlich sind qualitätssichernde Maßnahmen im Labor unabdingbar. Dies betrifft selbst Forschungslabors, die nach den Regeln der guten wissenschaftlichen Praxis arbeiten und entsprechend ihre Experimente planen, kontrollieren und dokumentieren müssen [7]. Im Bereich der Durchflusszytometrie sind hier insbesondere die MiFlowCyte-Kriterien relevant, deren Einhaltung mittlerweile als Grundvoraussetzung für die Akzeptanz durchgeführter Untersuchungen gilt [8].

Für diagnostische Laboratorien bestehen zahlreiche weitere Regelwerke, die in Abhängigkeit vom Kontext der durchzuführenden Analysen Anwendung finden. Grundsätzlich unterliegen Untersuchungen im Rahmen der Patientendiagnostik den Richtlinien der Bundesärztekammer (siehe 2.2.2.1). Im Zusammenhang mit Studien und bei internationalen Kooperationen, insbesondere mit den USA, wird oft nach der Einhaltung der guten Laborpraxis (GLP) gefragt. Hier muss unbedingt berücksichtigt werden, dass die GLP-Kriterien der Food and Drug Administration (FDA) nicht der deutschen Zulassung als GLP-Prüfeinrichtung entsprechen, sondern am ehesten der Akkreditierung nach DIN EN ISO 15189 [9]. In Deutschland hingegen ist GLP über das Chemikaliengesetz geregelt und stellt ein Qualitätssicherungssystem dar, das sich mit nicht-klinischen gesundheits- und umweltrelevanten Sicherheitsprüfungen beschäftigt [10].

Werden durchflusszytometrische Verfahren im Rahmen der Herstellung von Zelltherapeutika oder Blutprodukten als Qualitätskontrollen durchgeführt, müssen sie die Auflagen der Herstellungserlaubnis erfüllen und werden durch die erlaubniserteilende Behörde im Rahmen des Zulassungs- und Überwachungsprozesses gezielt auf die Einhaltung der Kriterien der guten Herstellungspraxis (GMP) hin geprüft (s. Kap. 13 und 14).

2.2.2 Anforderungen an die medizinische Diagnostik

2.2.2.1 Richtlinien der Bundesärztekammer (RiliBÄK)

Die derzeit gültigen Richtlinien der Bundesärztekammer wurden am 01. 08. 2008 verabschiedet [2]. Die Rechtsgrundlage für die Anwendung der RiliBÄK bildet § 4a der Medizinprodukte-Betreiberverordnung (MPBetreibV) [11]. Gemäß § 4a Absatz (1) MPBetreibV muss jeder, der laboratoriumsmedizinische Untersuchungen durchführt, ein Qualitätsmanagementsystem nach dem allgemein anerkanntem Stand der medizinischen Wissenschaft und Technik zur Aufrechterhaltung der erforderlichen Qualität, Sicherheit und Leistung bei der Anwendung von *In-vitro*-Diagnostika sowie zur Sicherstellung der Zuverlässigkeit der damit erzielten Ergebnisse einrichten und aufrechterhalten. In § 4a Absatz (2) MPBetreibV wird die Einhaltung der RiliBÄK Teil B1 unmittelbar verpflichtend für laboratoriumsmedizinische Untersuchungen im Rahmen der Ausübung der Heilkunde mit Ausnahme der Zahnheilkunde vorgeschrieben. Die RiliBÄK hat somit verbindlichen Charakter.

Die aktuelle RiliBÄK gliedert sich in verschiedene Abschnitte und beschreibt in den verschiedenen Teilen grundlegende (Teil A) und spezielle Anforderungen (Teil B) an die Qualitätssicherung laboratoriumsmedizinischer Untersuchungen. In den speziellen Teilen B1 bis B5 werden die Einzelheiten für die Durchführung der regelmäßigen internen Qualitätssicherung vorgegeben und grundsätzlich die Teilnahme an Ringversuchen zumindest für einen Teil der durchgeführten Untersuchung festgelegt. Spezielle Teile gibt es für

- quantitative laboratoriumsmedizinische Untersuchungen (B1),
- qualitative laboratoriumsmedizinische Untersuchungen (B2),
- den direkten Nachweis und die Charakterisierung von Infektionserregern (B3),
- Ejakulatuntersuchungen (B4) und
- molekulargenetische und zytogenetische laboratoriumsmedizinische Untersuchungen (B5).

Die speziellen Teile enthalten lediglich Vorgaben (RiliBÄK-Terminus: Mindestanforderungen) an die grundlegenden Anforderungen an die regelmäßige Durchführung von internen Qualitätsmaßnahmen, um den Verantwortlichen für die Durchführung von laboratoriumsmedizinischen Untersuchungen Handlungsspielraum zu lassen, den jeweils aktuellen Stand von Wissenschaft und Technik adäquat umzusetzen. Tiefergehende fachliche Vorgaben obliegen den jeweiligen wissenschaftlichen Fachgesellschaften und werden in entsprechenden qualitätsrelevanten Dokumenten vorgegeben (s. Kap. 2.2.2.2 und 2.2.2.3).

Durchflusszytometrische Untersuchungsverfahren lassen sich in **qualitative, semiquantitative** und **quantitative** Assays einteilen [12], wobei die RiliBÄK nur zwischen qualitativen und quantitativen Untersuchungsverfahren unterscheidet. Qualitative Assays sind unter anderem die Leukämie- und Lymphom-Immunphänotypisierung. Die Ergebnisse geben ein komplexes Bild der Expressionsdichten von Antigenen auf verschiedenen Zellpopulationen, welche wiederum ein diagnostisches Muster aufzeigen. Die Ergebnisse werden in der Regel prozentual, bezogen auf alle kernhaltige Zellen oder Lymphozyten, angegeben. Semiquantitative Assays nutzen keinen Kalibrationsstandard. Das Ergebnis dieser Assays wird berichtet als Prozent einer untersuchten („gegateten") Population oder als zellulärer Index, um die „disease burden" zu beschreiben. In diesen Assays ist häufig ein Cut-off oder ein Grenzwert etabliert. Beispiele für semiquantitative Assay sind die PNH- und die MRD-Diagnostik. Quantitative durchflusszytometrische Assays sind beispielsweise die quantitative Bestimmung der Lymphozytensubpopulationen, die CD34-Stammzellbestimmung, die Thrombozyten- und Retikulozytenzählung, die Bestimmung der CD64-Expression auf Neutrophilen in der Sepsisdiagnostik sowie die Bestimmung der fetalen Erythrozyten in der FMH-Diagnostik [12].

Wie ist die RiliBÄK nun in Bezug auf durchflusszytometrische Assays zu interpretieren? Für Messgrößen der Tabelle B1a bis c (quantitative laboratoriumsmedizinische Untersuchungen) werden mit den Spalten 3 (zulässige relative Abweichung des Einzelwertes bzw. des relativen quadratischen Mittelwertes) und 4 (Gültigkeitsbereich) dezidierte Vorgaben für die interne Qualitätskontrolle gemacht. In diesem Teil ist bis dato keine durchflusszytometrische Untersuchung zu finden. Im Teil B2 der qualitativen laboratoriumsmedizinischen Untersuchungen finden sich für die Messgrößen CD4-positive T-Zellen und CD8-positive T-Zellen lediglich in der Tabelle B2-2 (externe Qualitätssicherung) Vorgaben zur halbjährlichen Teilnahme an Ringversuchen. In der Tabelle B2-1 (interne Qualitätssicherung) fehlen zu diesen Parametern die Angaben. Die Sinnhaftigkeit dieser Eingruppierung widerspricht der klinischen Notwendigkeit der quantitativen Angabe dieser Parameter [13–15]. Im Rahmen der Aktualisierung der RiliBÄK wird es notwendig sein, für die o. g. Messgrößen im peripheren Blut aktuelle Werte für Präzision und Richtigkeit zu ermitteln. Da im Bereich Immunphänotypisierung keine anerkannte Referenzmethode existiert, soll für die zukünftige Festlegung der Streumaße für die interne als auch für externe Qualitätskontrolle eine evidenzbasierte Grundlage herangezogen werden [13]. Thomas Nebe et al. [13] kommen dort zu dem Schluss, dass für die Subpopulationen konzentrationsabhängig eigene Streuwerte festgelegt werden müssen. So könnten die VK-Werte für die Kontrollperiode in der internen Qualitätskontrolle bei CD4 unter 6 % (normale CD4-Konzentration) bzw. 12 % (erniedrigte CD4-Konzentration) angesetzt werden. Untersuchungen für weitere Lymphozytensubpopulationen wurden ebenfalls in dieser Zusammenschau von qualitätsrelevanten Daten aus 14 Laboratorien durchgeführt [13]. Aus dem oben ausgeführten wird deutlich, dass für durchflusszytometrische Assays grundsätzlich eine RiliBÄK-konforme Auswertung anzustreben ist.

Für B1-Analyte wird für die Kontrollprobeneinzelmessung (KPEM) gefordert:
- Die relative Abweichung des Einzelwertes (KPEM) muss kleiner als die Vorgabe in Spalte 3 sein.
- Der quadratische Mittelwert der Messabweichung (QMM) ist nach Beendigung eines Kontrollzyklus (mindestens nach 15 Werten) zu ermitteln. Der QMM muss auch hier kleiner als der angegebene Wert in Spalte 3 sein.
- Die Kontrollproben sind zweimal innerhalb von 24 Stunden, spätestens nach 16 Stunden zu messen. Es sollten mindestens zwei unterschiedliche Konzentrationsbereiche im Wechsel gemessen werden, soweit verfügbar.

Auch nach folgenden Eingriffen in das Messsystem sind Kontrollproben zu messen:
- Neustart nach vollständiger Anschaltung des Gerätes,
- Kalibration durch den Anwender,
- Durchführung von Reparatur und Wartung,
- Reagenzchargenwechsel.

Die Ausführungen für B1-Parameter treffen zu diesem Zeitpunkt für keinen durchflusszytometrischen Test zu. In Ermangelung von Vorgaben sollte deshalb für quantitative durchflusszytometrische Parameter ein Verfahren gemäß dem Vorgehen für nicht B1-Analyte gewählt werden:
- Für die KPEM muss die Abweichung innerhalb der Herstellergrenzen bzw. der laborinternen Fehlergrenze (LIF) liegen.
- Nach Beendigung des Kontrollzyklus muss die ermittelte LIF kleiner als die Herstellervorgabe sein.

Es ist zu berücksichtigen, dass für Kontrollproben mit einer Chargenlaufzeit von weniger als 12 Wochen die Ermittlung der LIF entfällt. Es gelten die vom Hersteller der Kontrollproben angegebenen Bereiche. Dies trifft fast ausnahmslos für alle Kontrollpräparationen für durchflusszytometrische Assays zu. Eine weitere Sonderregelung betrifft Messgrößen mit geringer Analysenfrequenz. Bei Messgrößen, die voraussichtlich an weniger als 15 Tagen in drei Monaten bestimmt werden, sind arbeitstäglich mindestens zwei Kontrollproben mit Zielwerten in unterschiedlichen Konzentrationsbereichen zu analysieren, soweit verfügbar. Für B1-Analyte gelten hier die in Spalte 3 aufgeführten Grenzen, für nicht-B1-Analyte gelten als Fehlergrenzen die Herstellergrenzen. Eine Berechnung und Bewertung des QMM entfällt.

Beispiele:
1. Die Parameter des Immunstatus und der CD34-Stamm- und Progenitorzellbestimmung sind analog der nicht B1-Analyte auszuwerten. Aufgrund der kurzen Chargenlaufzeit vieler Kontrollpräparationen (< 12 Wochen) entfällt die Berechnung von LIF bei arbeitstäglichem Ansatz, es gelten zur Bewertung der KPEM die Herstellergrenzen (Kontrollpräparationen z. B. CD-Chex®, CD-Chex® Low, Immuno-Trol™ cells, Immuno-Trol™ Low cells, BD Multi-Check™ Control, BD

Multi-Check™ CD4 Low Control, CD-Chex® CD34, BD™ Stem Cell Control, Stem Trol™ Control cells).
2. Für die Überprüfung von Parametern bei der Leukämie- oder Lymphomtypisierung gilt dasselbe wie unter 1. Hinzu kommt bei einmaligem Ansatz der Qualitätskontrollproben in der Woche, wie es von den Laboratorien zum Teil praktiziert wird, die Sonderregelung für Messgrößen mit geringer Analysenfrequenz (Kontrollpräparationen z. B. CD Chex Plus, CD Chex BC, CD-Chex™ Select).

Es ist zu beachten, dass einige Hersteller von Kontrollpräparationen zwar Referenzintervalle als Herstellergrenzen angeben, aber die Etablierung eigener Grenzen aufgrund der Abhängigkeit der Referenzwerte von Reagenzien (Lyseverfahren, Antikörper), Instrumentarium, Färbetechniken und Datenanalyse empfehlen. Jedes Labor sollte deshalb genau prüfen und entscheiden, ob die angegebenen Herstellergrenzen auf die erhobenen Messwerte anwendbar sind.

2.2.2.2 Weitere qualitätsrelevante Dokumente

Hierzu gehören u. a. Richtlinien (siehe RiliBÄK), Normen, Checklisten und Standards. Eine **Richtlinie** ist eine Handlungs- oder Ausführungsvorschrift, aber per se kein förmliches Gesetz. Die Sonderstellung der RiliBÄK wurde unter Kapitel 2.2.2.1 herausgestellt.

Normen mit der Bezeichnung „DIN EN ISO" werden zunächst von der International Standardization Organization (ISO) unter Beteiligung der verschiedenen nationalen Mitgliedsorganisationen erstellt und verabschiedet. Anschließend werden sie, sofern die europäischen Normengremien und die Europäische Kommission zustimmen, als Europäische Norm (EN) übernommen. Schließlich werden sie vom Deutschen Institut für Normung (DIN) in das nationale Normenwerk Deutschlands aufgenommen. Mit der Übernahme in ein nationales Normenwerk wird eine internationale Norm in einem bestimmten Staat gültig. Während die Übernahme von ISO-Normen freiwillig ist, sind die Staaten der Europäischen Union verpflichtet, Europanormen in ihre Normenwerke zu übernehmen.

Checklisten sind sehr nützliche Hilfsmittel u. a. zur Vorbereitung auf eine bevorstehende Akkreditierung. Die Fachgutachter arbeiten mit Checklisten, welche von Fachgesellschaften in Zusammenarbeit mit den Akkreditierungsstellen erstellt wurden.

Im Folgenden sind einige ausgewählte Dokumente aufgeführt:
- Checkliste zur DIN EN ISO 15189 für medizinische Laboratorien [3]
- Gremienbeschlüsse des Sektorkomitees Medizinische Laboratoriumsdiagnostik [16]
- Checkliste Immunologie [4]
- Checkliste Immungenetik [17]
- College of American Pathologists (CAP). CAP Accreditation Program-Flow Cytometry Checklist [18]

In den nachfolgenden Punkten werden einzelne Aspekte aus den oben genannten Dokumenten vorgestellt. Auf testspezifische Konsensleitlinien wie die der International Clinical Cytometry Society (ICCS) oder auf CLSI Document guidelines for flow cytometry wird in den speziellen Kapiteln verwiesen. Auf Standards für die durchflusszytometrische Forschung, wie MIFlowCyt, kann in diesem Rahmen nicht näher eingegangen werden [8].

2.2.2.3 Dokumentation und Aufbewahrungspflicht

Die Dokumentation spielt in einem Qualitätsmanagementsystem eine sehr umfangreiche Rolle. Die Dokumentationspflicht sowie die Dauer der Aufbewahrungspflicht von qualitätsrelevanten Dokumenten ist an mehreren Stellen festgelegt [2; 3; 11]. In der RiliBÄK Teil A unter Punkt 7.2 „Dokumentenlenkung" ist der Wortlaut: „Das medizinische Laboratorium muss ein Verfahren zur Lenkung aller zu seiner Qualitätssicherung gehörenden Schriftstücke und Informationen (interne und externe) festlegen, dokumentieren und pflegen ... Es muss ein Verfahren eingeführt sein, das sicherstellt, dass nur die aktuellen Versionen der Dokumente an den jeweiligen Orten zur Benutzung zugänglich sind". Hier wird also ein gelenktes Dokumentensystem gefordert. In Teil B1 unter Punkt 2.1.7 Absatz (2) wird im Einzelnen festgelegt, was unter die Dokumentationspflicht fällt. Unter 2.1.7 Absatz (4) heißt es: „Alle Messergebnisse der Qualitätssicherung sind 5 Jahre aufzubewahren ... sofern aufgrund anderer Vorschriften keine davon abweichenden längeren Aufbewahrungspflichten vorgeschrieben sind" [2]. Die MPBetreibV § 4a Absatz (4) legt zur Aufbewahrungspflicht fest: „Die Unterlagen über das eingerichtete Qualitätssicherungssystem, die durchgeführten Kontrolluntersuchungen und die Bescheinigungen über die Teilnahme an den Ringversuchen sowie die erteilten Ringversuchszertifikate sind für die Dauer von 5 Jahren aufzubewahren, sofern auf Grund anderer Vorschriften keine längere Aufbewahrungsfrist vorgeschrieben ist. Die Unterlagen sind der zuständigen Behörde auf Verlangen vorzulegen" [11]. Die DIN EN ISO 15189 hat an mehreren Stellen Verweise auf die Dokumentationspflicht. Unter Punkt 4.2.1 „Qualitätsmanagementsystem" wird gefordert: „Das Laboratorium muss ein QM-System aufbauen, dokumentieren, einführen und unterhalten und dessen Wirksamkeit in Übereinstimmung mit dieser internationalen Norm kontinuierlich verbessern". An anderer Stelle unter Punkt 4.13 „Lenkung von Aufzeichnungen" ist festgehalten: „Das Laboratorium muss über ein dokumentiertes Verfahren für die Kennzeichnung, Sammlung, Verzeichniserarbeitung, Zugänglichkeit, Aufbewahrung, Aufrechterhaltung, Änderung und sichere Entsorgung der Qualitäts- und technischen Aufzeichnungen verfügen". „Das Laboratorium muss den Zeitraum festlegen, für den Aufzeichnungen aufzubewahren sind, die zum QM-System einschließlich der präanalytischen Maßnahmen, Untersuchungsverfahren und postanalytischen Maßnahmen gehören. Der Zeitraum, für den Aufzeichnungen aufzubewahren sind, kann unterschiedlich sein; ..." [3].

Im täglichen QM-Alltag heißt die Anforderung an das Laboratorium: „Mache eine ordentliche Diagnostik, dokumentiere und bewerte alles!“. Zu den zentralen Dokumenten in einem QM-System gehören u. a.:

- das Qualitätsmanagementhandbuch,
- die Beschreibung präanalytischer Maßnahmen,
- die Verfahrensanweisungen zur Beschreibung von Abläufen,
- die Arbeitsanweisungen zu den Unterversuchungsverfahren,
- die Arbeitsanweisungen zu den Geräten,
- Formblätter,
- Listen und Aushänge,
- Checklisten.

Des Weiteren gehört u. a. zur Dokumentation:

- die Archivierung von Rohdaten,
- die Chargendokumentation der verwendeten Testkits, Reagenzien, Kontrollpräparationen,
- die Dokumentation zur Chargenprüfung und Chargenfreigabe von Regenzien,
- Trainings- und Geräteeinweisungen, Schulungen,
- Aufzeichnungen über interne und externe Qualitätskontrollen,
- Aufzeichnungen über externe Laborvergleiche,
- Ergebnisse von Mitarbeitervergleichen (Konsensustraining),
- Wartungsnachweise (mit Angabe von Datum/Uhrzeit),
- Reklamationen und deren Bearbeitung,
- Dokumentation im Rahmen des Risikomanagements.

Die Dokumentation in einem QM-System hilft grundsätzlich dabei, den Standardisierungsprozess voranzubringen. So werden durch eine gründliche Dokumentation Präparationen und Messprotokolle standardisiert und die Nachverfolgbarkeit von Reagenzchargen und von Proben ermöglicht.

2.3 Akkreditierung im durchflusszytometrischen Labor – die DIN EN ISO 15189 und ihre Anforderungen

Während in den meisten europäischen Ländern die Akkreditierung medizinischer Labors immer mehr verbindlich wird, ist sie in Deutschland freiwillig [19]. Zahlreiche Labors in Deutschland sind dennoch akkreditiert, da hierdurch eine bessere Vergleichbarkeit möglich ist, die internationale Zusammenarbeit erleichtert wird und zudem externe Auftraggeber oft darauf Wert legen.

Die Anforderungen der DIN EN ISO 15189 sind für alle Labors gleich und treffen damit auch für die Durchflusszytometrie zu. Besonderheiten ergeben sich hier aber nicht nur im Rahmen des analytischen Prozesses (siehe unten), sondern auch schon bei den allgemeinen Anforderungen an das Management. Häufig ist das durchflusszytometrische Labor eine organisatorisch separate Einheit. Das Qualitätsmanagement muss den besonderen Abläufen in diesem Labor Rechnung tragen. Unteraufträge sind hier häufig mit komplexen Interpretationen verbunden und müssen entsprechend bei der Befunderstellung einbezogen werden. Die Einbindung von zytometrischen Rohdaten und Befunden in die Labor-EDV ist meist arbeitsintensiv und erfordert Einzellösungen. Am Ende steht optimalerweise die Einbindung durchflusszytometrischer Daten in einen konsolidierten Gesamtbefund.

Das Personal muss durch geeignete Schulungsmaßnahmen eingewiesen sein. Ebenso muss ein Programm zur ständigen Fortbildung und beruflichen Entwicklung etabliert sein. Dies beinhaltet regelmäßige interne und externe Weiterbildungen, deren Erfolg überprüft werden muss. In einem Speziallabor muss das ärztliche und technische Personal zudem über ausreichende Erfahrungen mit den eingesetzten Verfahren verfügen [1]. Die Räumlichkeiten müssen ausreichend groß und entsprechend belüftet sein; Zytometer erzeugen Wärme, zusätzliche Kühlschränke, Zentrifugen und ggf. Sicherheitswerkbänke und Inkubatoren verstärken diesen Faktor noch.

2.4 Faktoren mit Einfluss auf durchflusszytometrische Analysen

Jeder Schritt im analytischen Prozess beinhaltet Einflussfaktoren auf die Impräzision und Richtigkeit der Messergebnisse. Die Tabellen 2.1, 2.2 und 2.3 zeigen eine Aufstellung der diversen Einflussgrößen.

Tab. 2.1: Präanalytische Einflussgrößen auf durchflusszytometrische Untersuchungen.

Einflussgröße	Variable	Problem
Indikationsstellung	Antikörper-Panel	Richtige Fragestellung zum vorliegenden gesundheitlichen Problem?
Probenabnahme		
Probenmaterial	u. a. peripheres Blut, Knochenmark, Liquores, Punktatflüssigkeiten	Richtiges und ausreichend Material für die Fragestellung entnommen? Ist das Material repräsentativ?
Antikoagulans	EDTA*, Heparin, Citrat, ACD**	Vitalitätsverlust (EDTA), Zellaggregation (Heparin), Verdünnungsartefakte (ACD)
Probentransport und Probenlagerung	Dauer, Temperaturen, Erschütterungen, Probenvorbereitung vor der Analyse, z. B. Probenstabilisierungsreagenzien	verminderte Vitalität der Zellen, selektiver Zellverlust, erhöhte Autofluoreszenz, Zellaggregation

Tab. 2.1: fortgesetzt.

Einflussgröße	Variable	Problem
Probenaufarbeitung	u. a. Zentrifugation, Temperatur, Überführen, Aufarbeitung von soliden Geweben zu Zellsuspensionen	verminderte Vitalität der Zellen, selektiver Zellverlust, erhöhte Autofluoreszenz, Zellaggregation, Zellkontaminationen

* EDTA, ethylene diamine tetraacetic acid; ** ACD, Acide Citrate Dextrose

Tab. 2.2: Analytische Einflussgrößen auf durchflusszytometrische Untersuchungen.

Einflussgröße	Variable	Problem
Färbung		
Präparation	Ficoll vs. Lyse, Fixation	unterschiedliche Scattereigenschaften der Lysen, pH-Instabilität von Ammoniumchloridlyse sowie selektiver Verlust von Neutrophilen, fixierende Lysen sind stabiler, einstufige (FACS-Lysing solution) und zweistufige Lysen (Versalyse), selektive Anreicherung oder Zellverlust durch Ficoll.
	Wash/no wash	Wash: besseres Signal-Rausch-Verhältnis, Populationen besser darstellbar, unspezifischer Verlust von Zellen, nicht gut geeignet für Absolutzellzahlbestimmung; no wash: kein Zellverlust, höherer Fluoreszenzhintergrund, optimal für Absolutzellzahlbestimmungen, am besten in Kombination mit pH-stabiler Lyse
	Zellzahleinstellung	identische Antikörper-Zell-Ratio, reproduzierbare Fluoreszenzintensitäten.
Antikörperklone	Epitop, eingesetzte Antikörpermenge, direkte oder indirekte Immunfluoreszenz	Polymorphismus? Kreuzreaktivität? Unspezifische Bindung? Sättigung? Equilibrium? Signal Amplifikation?
Fluorochrome	Art und Anzahl der verwendeten Fluorochrome, Antikörperpanel	Spektraler Overlap? Je mehr Fluorochrome eingesetzt werden, desto höher ist die spektrale Überlappung der einzelnen Fluorochrome zu beachten, Verwendung von hellen Fluorochromen (z. B. PE, APC, PC7) für schwache Antigene und vice versa, Beachtung der Färbeindices (cave: nicht anwendbar auf Fluorochromcocktails!).
	Wahl der Konjugate	Degradation bei Tandemfarbstoffen (z. B. Erzeugung eines PE- oder APC-Signals, welches dann kompensiert werden muss), erhöhte Empfindlichkeit von Tandemfarbstoffen gegenüber Licht, Fixation (Formaldehyd) und erhöhten Temperaturen.

Tab. 2.2: fortgesetzt.

Einflussgröße	Variable	Problem
Messung		
Zytometer	Spezifikationen (Laser, Filter), elektronisches und optisches Rauschen, Standardisierung, Kalibration	Sensitivität, Linearität, spektraler Overlap
	Kompensation	Minimierung der spektralen Überlappung gewährleistet?
	Trigger-Parameter	richtige Wahl des Threshold-Parameters (z. B. FSC, SSC, Fluoreszenz, CD45)
	Flow rate und Totzeit	Verlust von Messsignalen
Qualitäts-kontrollen	Populationskontrollen, interne Negativ- und Positivkontrollen	Diskriminierung der Antikörperbindung (positiv/negativ), Erfassung der Autofluoreszenz, Erfassung der unspezifischen Ak-Bindung im Vergleich zur ungefärbten Kontrolle
	Externe Negativ- und Positivkontrollen (z. B. stabilisiertes QK-Material, Zellinien, gesunde Spender)	Geeignete Prozesskontollen vorhanden zur Überprüfung des Lyse- und/oder Färbeprozesses?
	Isotypkontrollen	Unerwünschte Antikörperbindung via Fc-Rezeptoren? Fluorochrom-induzierte Bindung?
	Isoklonkontrollen	Fluorochrom-induzierte Bindung?
	FMO-Kontrollen	Richtige Determination des LOB*? Richtiges Gating bei Aktivierungsmarkern?
	Permeabilisierungs-kontrollen	Geeignete Prozesskontrollen für intrazytoplasmatische Färbungen?
Datenanalyse		
Gating	Immunologisches Gating, Scattergate	Saubere Identifikation der zu untersuchenden Zellpopulationen? Richtige Verknüpfung von Gates?
	Viability-Testung	Unspezifische Bindung, falsch positive Ergebnisse
	Dubletten-diskriminierung	Falsche Ergebnisse v. a. in der DNA-Analytik und beim Messen seltener Ereignisse
Auswertung	Verwendetes Programm	Ausreichend validiert? Bei Verwendung mehrere Programme Vergleichbarkeit gegeben?

* Limit of blank.

Tab. 2.3: Postanalytische Einflussgrößen auf durchflusszytometrische Untersuchungen.

Einflussgröße	Variable	Problem
Befunderstellung und Befundübermittlung		
EDV-Anbindung	Unidirektional vs. bidirektional, Middleware, Direktanbindung, keine Online-Anbindung	hohe Fehlerträchtigkeit bei manueller Eingabe der Daten, Unflexibilität, zusätzliche Kosten und hoher Pflegeaufwand der Daten bei Middleware-Lösung
Datenverwaltung	u. a. List-mode-Daten, Pdf-Auswertedaten, QC-Daten, Befundbericht	Verwaltung der Daten entsprechend den QC-Vorgaben? Schneller Zugriff auf Daten möglich? Ablage der Befundberichte in der Gerätesoftware, Middleware oder Laborsoftware?
Angabe von Absolutzellzahlen, prozentuale Angaben, relative Intensitäten, MFI*, MESF**, ABS***	Dual- vs. Single-Plattform, Kalibration des Gerätes	Fehlermultiplikation beim Dual-Plattform Verfahren, Pipettierfehler (pipettieren von Beads) beim Single-Plattform-Verfahren, Kalibration: Vergleichbarkeit von Geräten bzw. Laboratorien gegeben?
Referenzintervalle, Cut-offs	Alter und Geschlecht des Patienten, Präanalytik (z. B. Lyse), Gerätespezifität	Verwendung entsprechend adaptierter Referenzintervalle?
Gestaltung des Befundes	Angaben zum Patienten, Übermittlung von Original-Dotplots oder Histogrammen	Ausreichender Befund? Für Verlaufskontrollen geeignet? Eingliederung der Daten in einen konsolidierten Befundbericht möglich?

* MFI, Mean or median fluorescence intensity; ** MESF, Molecular equivalent soluble fluorochrome, *** Antibody binding sites.

Die oben genannten Einflussgrößen, Variablen und entsprechende Problemlösungen werden in den nächsten Kapiteln näher erläutert.

2.5 Standardisierung und Harmonisierung in der Durchflusszytometrie

Bei Verwendung moderner Durchflusszytometer und gut validierter Antikörperpanel ist eine sehr reproduzierbare Messung möglich. Grundsätzlich stehen sich hierbei zwei Strategien gegenüber, wie eine optimale Analytik durchgeführt werden kann: Standardisierung und Harmonisierung. Während die Standardisierung von vornherein versucht, durch vorgegebene Antikörper mit definierter Markierung eine hohe Übereinstimmung zu erzielen [20], ist das Bestreben bei der Harmonisierung, die Ergebnisse vieler Plattformen vergleichbar zu machen [21].

Das Durchflusszytometer benötigt als ein Instrument, welches simultan multiple Parameter misst, für die Durchführung von Setup und Kalibration verschiedene Arten von Standards:
- Referenzstandards,
- Kompensationsstandards,
- Bindungsstandards und
- Kalibrationsstandards.

Referenzstandards bestehen häufig aus Mikrobeads mit definierter Fluoreszenz, welche dem Excitations- und Emmissionsspektren von Zellen entsprechen, welche mit Antikörpern des entsprechenden Konjugats markiert sind. Kompensationsstandards sind ebenfalls Mikrobeads, die anstelle von Zellen zur Kompensation eingesetzt werden können. Bindungsstandards binden eine definierte Menge an Antikörper und lassen dadurch einen Vergleich der Färbungsintensität zu. Kalibrierungsstandards schließlich erlauben die Vergleichbarkeit von Messungen hinsichtlich Färbungsintensität und damit Rezeptordichte oder Expressionsstärke.

Ein Beispiel für den Einsatz von Referenz- bzw. Kalibrationsstandards ist die Bestimmung von Antigenexpressionsdichten mit (Semi-) Quantifizierung. Die Angabe von Antigenexpressionsdichten beinhaltet neben anderen das Problem der Geräteabhängigkeit aufgrund der unterschiedlichen Kompensationen der Geräte sowie das der Abhängigkeit vom verwendeten Antikörperklon sowie der eingesetzten Antikörperkonzentrationen. Ohne (Semi-)Quantifizierung ist keine Vergleichbarkeit zwischen Laboratorien in Multicenterstudien gegeben. Zudem sind die ermittelten Normwerte nur hausintern verwendbar. Eine mögliche Strategie ist hier der Einsatz von Hard Dye Beads, wie Cyto-Cal™ Multifluor-Beads oder Rainbow™-Beads. Durch unterschiedliche Konzentrationen der Fluoreszenzfarbstoffe, also verschiedene Helligkeiten, ist über eine Eichkurve die Bestimmung von instrumentenspezifischen MESF (Molecules of Equivalent Soluble Fluorochrome)-Werten möglich. Eine Bestimmung der Anzahl der Fluorochrommoleküle auf Zelloberflächen ist beispielsweise mittels QuantiBRITE™-Beads möglich Voraussetzung für beide Arten der Standardisierung ist, wie für alle anderen Arten von Messungen, die Kompensation des spektralen Overlaps, welche mit spektral gematchten Reference Beads (z. B. CaliBRITE™ Beads) durchgeführt wird. Gute Übersichten hierzu sind in [22] und [23] zu finden.

2.6 Verifizierung und Validierung im durchflusszytometrischen Labor

Die Begriffe Verifizierung und Validierung sind von zentraler Bedeutsamkei in der Praxis der Qualitätssicherung. Dennoch sucht man vergebens nach einer einheitlichen Definition. Gemäß der DIN ISO 9000:2000 ist Verifizierung der objektive Nachweis, dass die Anforderungen erfüllt werden („Familiarisierung"). Unter Validierung definiert die Norm den objektiven Nachweis, dass die Anforderungen für einen spezifischen Zweck erfüllt werden [2]. Auch in der Norm DIN EN ISO 15189 werden sie definiert [25]. Eine freiere Interpretation könnte lauten: Verifizierung und Validierung sind beide unabdingbar für die Prozessbeherrschung. Beide sind unabhängige Prozeduren bei der Etablierung, Überprüfung, Bewertung und Dokumentation im Rahmen der Beurteilung, ob ein Produkt oder System regulatorische und/oder technische Standards erfüllt. Wobei die Validation abfragt: „Are you building the right thing?" und die durch die Verifizierung geklärt werden soll: „Are you building it right?" (s. Tab. 2.4).

Bei der Verwendung fertiger Testkits und Reagenzien mit IVD-Markierung ist es dem Labor möglich, diese nach einer kurzen Familiarisierungsphase in der Diagnostik einzusetzen (s. Kap. 3). In der Durchflusszytometrie ist dies nur bei wenigen, aber häufig angewendeten Verfahren der Fall, da in den meisten Fällen nicht nur mit vorkonfektionierten Tests gearbeitet wird, sondern diese an die konkreten Bedingungen im Labor angepasst werden. Für die Durchführung dieser Validierung gibt es sehr gute Leitlinien, die die wichtigsten Punkte umfassen [24]. Die Parameter, die dabei in Abhängigkeit von der Anwendung erhoben werden müssen, beinhalten u. a. Sensitivität und Spezifität, Präzision und Richtigkeit, Robustheit, Messunsicherheit, linearen Bereich, Detektionsgrenze und Matrixeinflüsse.

Tab. 2.4: Verifizierung und Validierung im durchflusszytometrischen Labor.

Verifizierung	Validierung
Bestätigung der Spezifikationen von CE-IVD-markierten Reagenzien oder Testkits	Etablierung von IVD aus Eigenherstellung („In-house-Assays", „Home-brewed-Assays"), modifizierte Standardverfahren, nicht genormte Verfahren
Präzision	Präzision
Richtigkeit in mindestens zwei unterschiedlichen Konzentrationsbereichen	Richtigkeit in mindestens zwei unterschiedlichen Konzentrationsbereichen
Messbereich	Reproduzierbarkeit, einschließlich der Beherrschung der bekannten Interferenzen
Verifizierung des vom Hersteller übermittelten Referenzbereich	analytische und diagnostische Spezifität
	analytische und diagnostische Sensitivität
	Messbereich
	Nachweisgrenzen
	Linearität

Bei jeder Einführung eines neuen oder veränderten Verfahrens im Labor muss eine Validierung erfolgen. Die Protokollierung erfolgt am besten stark strukturiert und folgt der Systematik Validierungsplan, Messdaten, Validierungsprotokoll mit Freigabe.

2.7 Schlüsselfaktoren für valide Durchflusszytometriedaten

Für die zuverlässige durchflusszytometrische Diagnostik sind mehrere Faktoren entscheidend, die sich unabhängig vom verwendeten System immer wieder finden. Ein Überblick zu relevanten qualitätssichernden Maßnahmen findet sich bei Nebe et al. (2013) [13].

Für alle Zytometer gibt es einen täglichen Systemcheck. In diagnostischen Geräten ist dieser meist softwareseitig implementiert; unter Nutzung von fluoreszenzmarkierten Beads erfolgt die Kontrolle der Laser, der Detektoren und der korrekten Kompensation.

Die Kompensation zwischen den Detektoren erfolgt heute nahezu immer softwaregestützt, da eine manuelle Korrektur bei Mehrfarbfluoreszenz im Praxisalltag nur sehr schwierig umzusetzen ist.

Für die durchgeführten Analysen müssen entsprechende Kontrollmaterialien mitgeführt werden, sofern diese verfügbar sind. Im Allgemeinen wird stabilisiertes Blut eingesetzt, von dem zumindest für die Basisparameter bekannt ist, welche Zusammensetzung zu erwarten ist (siehe Kap. 2.2.2.1). Gerade bei hämatologischen Proben ist dies oft nicht möglich. Hier müssen dann Plausibilitätskontrollen innerhalb des Analyseprozesses an Stelle des Kontrollmaterials treten.

Die regelmäßige Wartung der Geräte, das Einhalten aller Rahmenbedingungen des analytischen Prozesses (siehe unten) und die Bearbeitung durch kompetente Mitarbeiter ermöglichen so die korrekte und klinisch relevante Analyse der Proben.

2.8 Der analytische Prozess im durchflusszytometrischen Labor

Das durchflusszytometrische Labor ist typischerweise in das Routinelabor integriert und interagiert mit den grundsätzlichen Regelungen und Strukturen, Arbeitsabläufen und analytischen Prozessen anderer Abteilungen. Der diagnostische Ablauf ist denen in anderen Bereichen vergleichbar, weist aber teilweise Besonderheiten auf, die in Tabelle 2.1 bis 2.3 dargestellt sind.

In der Präanalytik ist die gewählte Antikoagulation wichtig, einzelne Tests haben hierbei besondere Anforderungen, zum Beispiel bei kalziumabhängigen Funktionstests. Die Proben müssen innerhalb der Zeit ins Labor gelangen, die von den Testherstellern in der Spezifikation ihrer IVD vorgegeben wird; grundsätzlich haben sich 24 Stunden als praktikable präanalytische Zeit für viele Immunphänotypisierungen bewährt. Gegebenenfalls können Zellstabilisatoren eingesetzt werden, dies ist aber immer im Einzelfall zu validieren. Die Identifizierung der Probe ist wesentlich für die korrekte Zuordnung des Befundes. Ebenfalls wichtig ist in diesem Rahmen die Bewertung von Proben anhand von Akzeptanzkriterien. Die DIN EN ISO 15189 fordert hier unter Punkt 5.4.6: „Befugte Mitarbeiter müssen die erhaltenen Proben überprüfen um sicherzustellen, dass sie den relevanten Akzeptanzkriterien für die gewünschten Untersuchung(en) enthalten" [3, 25]. In der Checkliste Immunologie wird vorgegeben, die Identität und Integrität der Proben „geeignet" zu überprüfen. Ebenso werden schriftlich festgelegte Kriterien für die Zurückweisung von inakzeptablen Proben oder die spezielle Behandlung von suboptimalen Proben gefordert [4].

Für die Diagnostik ist eine adäquate Probenmenge, das heißt Zellzahl, und eine hohe Vitalität der Zellen wichtig. Die Untersuchungsverfahren erfolgen heute meist als Vollblutansatz ohne Waschschritte, die Antikörper- und Fluorochromauswahl wurde im Rahmen der Validierung getroffen und wenn nötig korrigiert, und schließlich entscheidet die Gatingstrategie über die korrekten Messergebnisse. Grundsätzlich wird heute das Nutzen einer Absolutzellzahlmessung im Zytometer, also eine Single-Plattform-Technologie empfohlen [13].

Unter Nutzung der altersabhängigen Referenzintervalle wird am Ende dann indikationsbezogen der durchflusszytometrische Befund erstellt, wobei zu dessen Erstellung Zugang zu den Original-Blots bestehen muss [4].

2.9 Externe Qualitätskontrollen und Laborvergleiche

Die Durchführung einer externen Qualitätssicherung in Form von Ringversuchen ist in Deutschland sowohl in der RiliBÄK [2] als auch in der DIN EN ISO 15189 [3; 25] vorgeschrieben. Ringversuche dienen als externe Plausibilitäts- und Qualitätskontrolle im Vergleich mit Untersuchungsergebnissen anderer Laboratorien und Fachgebiete (Inter-Laborvergleich). Für Messgrößen der Tabelle B1 a bis c der RiliBÄK ist die Teilnahme an einem Ringversuch pro Quartal Pflicht. Hat ein Teilnehmer die zulässige Abweichung (Spalte 5) der Tabelle B1 a bis c überschritten, ist er laut RiliBÄK verpflichtet, die Ursachen zu klären und – soweit in seiner Verantwortung möglich – zu beseitigen. Die durchflusszytometrischen Parameter CD4-T-Zellen und CD8-T-Zellen sind in der RiliBÄK zusammen mit dem manuellen Differentialblutbild in Tabelle B 2-2 bei den qualitativen laboratoriumsmedizinischen Untersuchungen gelistet. Die Häufigkeit der Ringversuche wird halbjährlich bzw. für den Blutausstrich quartalsweise vorgeschrieben. Die Notwendigkeit einer neuen Eingruppierung innerhalb der RiliBÄK wurde bereits unter Punkt 2.2.2.1 betont [13; 26; 27]. In Ermangelung einer anerkannten Referenzmethode im Bereich Immunphänotypisierung soll für die zukünftige Festlegung der Streumaße für die interne als auch für externe Qualitätskontrolle eine evidenzbasierte Grundlage herangezogen werden [10]. In der zitierten Arbeit wurden die Streuwerte von Lymphozytensubpopulationen von 14 Laboratorien abgefragt. Ein Fazit der Autoren war, dass die VK-Werte für den Ringversuch für CD4 bei < 15 % (normale CD4-Konzentration) bzw. bei < 20 % (erniedrigte CD4-Konzentration) angesetzt werden könnten [13]. Eine weitere Schlussfolgerung der Autoren war, dass von den Referenzinstitutionen die Etablierung von Referenzmethoden sowie eine größere Transparenz der Darstellung der Qualität der Ringversuche im Langzeitverlauf zu fordern ist.

Nationale und internationale Ringversuchsorganisationen bieten Ringversuche für durchflusszytometrische Tests an. Tabelle 2.5 gibt eine Übersicht über die derzeit erhältlichen externen Qualitätskontrollen.

Tab. 2.5: Nationale und internationale Ringversuchsinstitutionen und angebotene Ringversuche für die Untersuchungsart Durchflusszytometrie. Die Tabelle erhebt keinen Anspruch auf Vollständigkeit.

Ringversuch	Geprüfte Parameter	INSTAND e.V	DGKL-RfB*	UK-NEQAS	Laborvergleich
Lymphozytentypisierung Vollblut	T-, B, CD4, CD8, NK	X	X	x	
Lymphozytentypisierung zelluläre Produkte	T-, B, NK	X			
Immundefizienz Vollblut	T- und B-Zellsubpopulationen	X			
Stamm- und Progenitorzellen Vollblut	CD34	X	X	x	
Leukämie- und Lymphomtypisierung	Leukämie- und Lymphomzellen	X		x	
PNH-Diagnostik EDTA-Blut	GPI-defiziente Zellen	X		x	
HLA-B27 Vollblut		X	X	X	
Retikulozyten Vollblut	Retikulozyten	X	X	X	
FMH-Diagnostik	Anzahl der fetalen Erythrozyten			X	
Thrombozytendiagnostik	u. a. Thrombozytenantigene, Thrombozytenantikörper				X
EMA-Test	Sphärozyten				X
Zellfunktionstests	u. a. Proliferation, Migration, Phagozytose, oxidativer Burst				X

* RfB, Referenzinstitut für Bioanalytik.

Die deutschen Ringversuchsprovider INSTAND e. V. und das Referenzinstitut für Bioanalytik sind von der Bundesärztekammer ernannte Referenzinstitutionen. Beide Institutionen sind von der Deutschen Akkreditierungsstelle GmbH (DAkkS) nach der DIN EN ISO/IEC 17043 als Anbieter von Eignungsprüfungen/Ringversuchen akkreditiert. Das aktuelle Ringversuchsprogramm ist auf den entsprechenden Webseiten verfügbar [28; 29]. Es werden von den Ringversuchsanbietern unterschiedliche Ringversuchsmaterialien eingesetzt, wie z. B. Frischblut, stabilisiertes Blut, Kontrollmaterial, Listmode-Daten auf CD und digitales Bildmaterial. Dies stellt teilweise eine hohe Anforderung an die Logistik dar. So werden Frischblutringversuche am Vortag von Spenderpersonen entnommen, aliquotiert, etikettiert und mittels über-Nacht Express an die Ringversuchsteilnehmer versandt. Die Dauer des Versandes muss dokumentiert werden und im Rahmen von Reklamationen nachvollziehbar sein. Die Ringversuchsteilnehmer werden darüber informiert, dass das Material bei Ankunft schnellstmöglich gemessen werden muss. Eine Nachbestellung von Ringversuchsproben ist in solchen Fällen nicht möglich. Die Herstellung sowie die Kontrolle der Qualität von Ringversuchsmaterialien unterliegt als gesamter Prozess der Qualitätskontrolle und muss streng dokumentiert werden.

Wie aus Tabelle 2.5 ersichtlich ist, wird bei weitem nicht das gesamte Spektrum der durchflusszytometrischen Analytik durch Ringversuche abgedeckt. Hier ist entsprechend der aktuellen Gremienbeschlüsse des Sektorkomitees Medizinische Laboratoriumsdiagnostik bei Untersuchungsverfahren, für die keine nationalen Ringversuche zur Verfügung stehen, dennoch eine externe Qualitätskontrolle durchzuführen [16]. Diese kann entweder in Form eines Inter-Laborvergleichs oder alternativ als Teilnahme an einem internationalen Ringversuch durchgeführt werden [16]. Es sollte betont werden, dass Ringversuche von Geräteherstellern bzw. Testanbietern keine unabhängigen Ringversuche ersetzen können. Die Frequenz der Durchführung von Laborvergleichen sollte sich an der Frequenz von Ringversuchen orientieren. Nach Möglichkeit ist zweimal im Jahr ein Laborvergleich mit mindestens 2 Proben (unterschiedlicher Zellkonzentration, positiv/negativ etc.) durchzuführen [3; 16]. Die Ergebnisse der Laborvergleiche sind analog zu Ringversuchen zu dokumentieren und zu bewerten. Bei Nichtbestehen müssen entsprechende Maßnahmen zur Problemanalyse in die Wege geleitet werden [3].

2.10 Häufige Qualitätsprobleme

Die Verbesserung der Durchflusszytometer hat in den letzten Jahren dazu geführt, dass die Geräte sehr stabil und zuverlässig messen. Sie erzwingen bei der Inbetriebnahme die tägliche Qualitätskontrolle und dokumentieren relevante qualitätsrelevante Informationen. Dennoch finden sich bei Audits und in Qualitätszirkeln typische Probleme, die vermieden werden können und sollen.

Die nachfolgenden Tabellen 2.6–2.8 geben eine Übersicht über die häufigsten Qualitätsprobleme.

Tab. 2.6: Häufige Qualitätsprobleme in der Präanalytik.

Häufige Qualitätsprobleme in der Präanalytik	Auswirkungen/Einschränkungen	Referenz
Es werden Proben bearbeitet, zu denen keine klinischen Informationen vorliegen.	Die Diagnostik endet mit einem Befund, der auf einer Verdachtsdiagnose aufbaut.	[2; 3]
Es wurden keine Verfahrensvorschriften zur sicheren Handhabung und zum ordnungsgemäßen Transport/ Versand erstellt	Die Probe ist unzureichend verpackt und/ oder wurde nicht freigestellt oder als Kategorie B-Probe versandt	[3; 4]
Es wird keine Eingangskontrolle der Proben vorgenommen. Kriterien zur Zurückweisung von inakzeptablen Proben sind nicht definiert.	Erstellen nicht valider Befunde durch Bearbeitung von inakzeptablem Probenmaterial.	[2–4]
Die Prozessierung von suboptimalen Proben ist nicht geklärt.	Die Probenqualität wird nirgends vermerkt. Der zuständige Befunder kann das Ergebnis nicht dahingehend werten, bzw. die Aussagekraft des Befundes einschränken.	[2–4]
Auf dem Begleitschein sind keine Angaben zu den Abnahme- und Transportbedingungen vermerkt	Eine eventuell notwendige Bestimmung der Vitalität des Probenmaterials wird nicht vorgenommen.	[2–4]
Es fehlen Informationen zur Probenentnahmezeit	Bei Probenmaterial, das älter als 24 Stunden alt war oder die zeitlichen Akzeptanzkriterien eines bestimmten Tests nicht erfüllt, wird die Aussagekraft des Befundes durch den Arzt nicht eingeschränkt.	[2–4]

Tab. 2.7: Häufige Qualitätsprobleme in der Analytik.

Häufige Qualitätsprobleme in der Analytik	Auswirkungen/Einschränkungen	Referenz
Für die durchgeführte Analytik fehlen Validierungsdaten.	Es werden nicht valide Ergebnisse generiert.	[2–4]
Die Vitalitätsprüfungen (z. B. 7-AAD, PI, Trypanblau) fehlen bei Materialien, welche älter als 24 Stunden alt sind oder die speziellen zeitlichen Anforderungen für einen speziellen Test nicht erfüllen.	Es werden nicht valide Ergebnisse generiert.	[4]

Tab. 2.7: fortgesetzt.

Häufige Qualitätsprobleme in der Analytik	Auswirkungen/Einschränkungen	Referenz
Es wird kein (geeignetes) Kontrollmaterial eingesetzt. Es wird kein Kontrollmaterial eines gesunden Spenders als Prozesskontrolle mitgeführt.	Verfahren ist möglicherweise out of range. Die Ergebnisse sind nicht valide. Aufgrund der zumeist stabilisierten Kontrollmaterialien lassen sich nicht alle Prozesse überprüfen.	[4]
Es wird bei intrazytoplasmatischen Färbungen keine Kontrolle mitgeführt, anhand derer die Permeabilisierung überprüft wird.	Die Permeabiliserung ist möglicherweise nicht gelungen; die erhobenen Ergebnisse sind falsch.	[4]
In den SOPs wird die Gating-Strategie nicht oder nicht ausreichend abgebildet.	Die erhobenen Ergebnisse sind vom Operator abhängig.	[4]
Es existiert keine einheitliche Regelung zum Setzen des Gates der Negativkontrolle und/ oder es fehlen bei Aktivierungsmarkern FMO-Kontrollen*.	Die erhobenen Ergebnisse sind vom Operator abhängig.	[4]
Es werden keine Mitarbeitervergleiche bezüglich der Auswertemodalitäten (Gating etc.) durchgeführt.	Die erhobenen Ergebnisse sind vom Operator abhängig.	[4]
Es werden nicht für alle gemessenen Parameter Ringversuche oder alternativ Laborvergleiche durchgeführt.	Die Ergebnisse des Labors sind möglicherweise nicht mit denen anderer Laboratorien vergleichbar.	[2–4]
Backup-Geräte sind nicht miteinander synchronisiert.	Die Ergebnisse, welche von unterschiedlichen Geräten kommen, sind nicht miteinander vergleichbar. Verlaufskontrollen bei einem Patienten sind nicht valide.	[4]

* FMO, Fluorescence minus one.

Tab. 2.8: Häufige Qualitätsprobleme in der Postanalytik.

Häufige Qualitätsprobleme in der Postanalytik	Auswirkungen/Einschränkungen	Referenz
Für die verwendeten Referenzintervalle fehlen Informationen darüber, ob sie auf die eigenen Patienten auch anwendbar sind. Es fehlen alterskorrigierte Normwertbereiche.	Es erfolgt möglicherweise eine falsche Beurteilung bei der Befunderstellung.	[3; 4]
Es wird in den Befunden kein Materialentnahmezeitpunkt angegeben.	Bei zeitkritischen Materialien werden möglicherweise Befunde falsch interpretiert.	[2–4]

2.11 Literatur

1. Haferlach T, Nebe CT: Thesenpapier des Arbeitskreises Laboratorium der DGHO – Spezielle Hämatologische Diagnostik. Mitgliederrundschreiben der DGHO Ausgabe 2014(3): 8–9. http://www.dgho.de/Informationenrundschreiben [accessed 25 August 2014].
2. Bundesärztekammer. Richtlinie der Bundesärztekammer zur Qualitätssicherung laboratoriumsmedizinischer Untersuchungen. http://www.bundesaerztekammer.de/fileadmin/user_upload/downloads/Rili-BAEK-Laboratoriumsmedizin.pdf [accessed 5 August 2015].
3. Checkliste zur DIN EN ISO 15189:2014 für medizinische Laboratorien. http://www.dakks.de/content/checkliste-zur-din-en-iso-151892014-f%C3%BCr-medizinische-laboratorien, Dokument 72 CL 001.3_15189 -2014/Rev. 1.2/4.12.2014.doc [accessed 5 August 2015].
4. Checkliste Immunologie. http://www.dakks.de/content/checkliste-immunologie, Dokument 75 CL 3 001.pdf [accessed 21 January 2014].
5. Qualitätsmanagement DIN EN ISO 9000 ff. http://www.beuth.de/cn/J-CGUQCWFVJVWGJODNHO3N6WOA.3/d29ya2Zsb3duYW1lPWV4YUJhc2ljU2VhcmNoJnJlZj10cGwtaG9tZSZsYW5ndWFnZWlkPWRl.html [accessed 19 January 2014].
6. Schüttelpelz K: Auswirkung der Akkreditierung von Prüflaboratorien und Zertifizierungsstellen von Produkten in Deutschland. Dissertation, 2003. http://opus4.kobv.de/opus4-tuberlin/solrsearch/index/search/searchtype/simple/start/0/rows/10/query/Katrin+Sch%C3%BCttpelz/sortfield/score/sortorder/desc, Dokument Schuettpelz_Katrin.pdf [accessed 19 January 2014].
7. DFG: Sicherung guter wissenschaftlicher Praxis. http://www.dfg.de/download/pdf/dfg_im_profil/reden_stellungnahmen/download/empfehlung_wiss_praxis_1310.pdf [accessed 22 August 2014].
8. Minimum information about a flow cytometry experiment (MIFlowCyt) checklist (Numbered in accordance with MIFlowCyt 1.0 document). Cytometry A 2010 Sep; 77(9): 813.
9. Kramer DB, Xu S, Kesselheim AS. Regulation of medical devices in the United States and European Union. N Engl J Med 2012; 366(9): 848–855.
10. Bundesamt für Risikobewertung: Gute Laborpraxis (GLP). http://www.bfr.bund.de/de/gute_laborpraxis__glp_-258.html [accessed 22 August 2014].
11. Verordnung über das Errichten, Betreiben und Anwenden von Medizinprodukten (MPBetreibV). http://www.gesetze-im-internet.de/mpbetreibv/ [accessed at 13 January 2014].
12. Barnett D, Louzao R, Gambell P, De J, Oldaker T, Hanson CA. 2013. on behalf of ICSH/ICCS Working Group. Validation of cell-based fluorescence assays: practice guidelines from the ICSH and ICCS – Part IV – postanalytical considerations. Cytometry Part B 84B: 309–314.
13. Nebe CT, Dorn-Beineke A, Braun P, et al. Messunsicherheit und Qualitätssicherung im Bereich der Immunphänotypisierung der Lymphozytensubpopulationen im peripheren Blut. J Lab Med 2013; 37: 233–250.
14. Grantama JW, Kraan J, Keeney M, Sutherland DR, Wood BL. 2007. Enumeration of immunological defined Cell populations by flow cytometry; Approved guideline, document H42–A2, 2nd ed. Clinical and Laboratory Standards Institute, Wayne, USA.
15. Nicholson JKA, Hearn TL, Cross GD, White MD. 1997. 1997 revised guidelines for performing CD4+ T-cell determinations in persons infected with human immunodeficiency virus (HIV). Recommendation and reports. Centers for Disease Control and Prevention, Atlanta, USA, Vol. 46, No. RR-2.
16. Gremienbeschlüsse für den Bereich Medizinische Laboratoriumsdiagnostik. http://www.dakks.de/sites/default/files/dokumente/71_sd_3_002_gremienbeschlüsse_medizin_20150828_v1.4.pdf und Beschlüsse des Sektorkomitees Medizinische Laboratorien zu

Anforderungen der DIN EN ISO 15189 an die Qualität und Kompetenz von Medizinischen Laboratorien. http//:www.dakks.de/sites/default/files/dokumente/71_sd_3_025_beschluesse_sk_medlab_20150828_v1.2.pdf [accessed 28 August 2015].
17. Checkliste Immungenetik. http://www.dakks.de/content/checkliste-immungenetik, Dokument 75 CL 3 002.pdf [accessed 21 January 2014].
18. College of American Pathologists (CAP). CAP Accreditation Program-Flow Cytometry Checklist. http://www.cap.org/apps/docs/laboratory_accreditation/checklists/new/flow_cytometry.pdf [accessed 21 January 2014].
19. Sack U, Barnett D, Demirel GY, Fossat C, Fricke S, Kafassi N, et al. Accreditation of flow cytometry in Europe. Cytometry B Clin Cytom 2013; 84: 135–142.
20. Kalina T, Flores-Montero J, van der Velden VH, Martin-Ayuso M, Bottcher S, Ritgen M, et al. 2012. EuroFlow standardization of flow cytometer instrument settings and immunophenotyping protocols. Leukemia 26: 1986–2010.
21. Sack U, Tarnok A. Harmonization of cytometry instrumentation and technologies. Cytometry A 2013; 83: 1055–1056.
22. Schwartz A, Marti GE, Poon R, Gratama JW and Fernandéz-Repollet E. 1998. Standardization in Flow Cytometry: A classification System of fluorescence standards used for Flow cytometry. Cytometry 33: 106–114.
23. Tárnok A, Lenz D und Mittag A. 2007. Qualitätskontrolle und Standardisierung in: Zelluläre Diagnostik. Sack U, Tárnok A, Rothe G (Hrsg.), Karger-Verlag, 1. Auflage, S. 157–177.
24. Validation of cell-based fluorescence assays: practice guidelines from the International Council for Standardization of Haematology and International Clinical Cytometry Society. Cytometry B Clin Cytom 2013; 84: 281.
25. ISO 15189 http://www.beuth.de/
26. Grantama JW, Kraan J, Keeney M, Sutherland DR, Wood BL. Enumeration of immunological defined Cell populations by flow cytometry; Approved guideline, document H42–A2, 2nd ed. Clinical and Laboratory Standards Institute, Wayne, USA, 2007.
27. Nicholson JKA, Hearn TL, Cross GD, White MD. 1997. 1997 revised guidelines for performing CD4+ T-cell determinations in persons infected with human immunodeficiency virus (HIV). Recommendation and reports. Centers for Disease Control and Prevention, Atlanta, USA, Vol. 46, No. RR-2.
28. Ringversuchsprogramm INSTAND e. V. http://www.instandev.de/ringversuche/programm.html, Dokument Prospekt_2015_de.pdf [accessed 28 August 2015].
29. Ringversuchsprogramm Referenzinstitut für Bioanalytik. http://rfb.bio/pdf/Terminplan_2015_de.pdf [accessed 28 August 2015].

Oliver Frey

3 Testkits und Fertigreagenzien in der Durchflusszytometrie

3.1 Einführung

Eine der hervorragendsten Eigenschaften der Durchflusszytometrie ist ihre Anwendungsbreite. Diese umfasst unter anderem die Quantifizierung und Immunphänotypisierung von Zellpopulationen, Zellzyklusanalysen, Messungen von Apoptose, funktionelle Analysen von Zellen und die Detektion von Mikroorganismen. Bei all diesen Anwendungen ist das physikalische Prinzip, nämlich die Messung definierter optischer (Streulicht) und physikalischer Parameter (Fluoreszenz) identisch. Die enorme Vielfalt der zu detektierenden Parameter beruht also ausschließlich auf der Vielfalt der zur Markierung der Partikel verwendeten Reagenzien. Daher ist es im vorliegenden Kapitel schwierig, die komplette Bandbreite der erhältlichen Reagenzien umfänglich darzustellen. Selbst eine im Kontext der Thematik dieses Buches getroffene Auswahl wird immer unvollständig bleiben. Das Augenmerk dieses Kapitels liegt vielmehr darauf, bestimmte generelle Prinzipien im Umgang mit Reagenzien sowie der Entwicklung von durchflusszytometrischen Methoden verständlich und praxisnah zusammenzufassen. Diese Punkte sind von besonderer Relevanz für jeden Anwender durchflusszytometrischer Assays, da nur wenige Test-Kits kommerziell erhältlich sind und nahezu jede Anwendung aus einer Kombination von Einzelreagenzien besteht, die vom Anwender selbst etabliert und validiert werden müssen.

Für Assays, die im Rahmen der Diagnostik an Humanmaterial eingesetzt werden gelten die Regelungen der IVD-Richtlinie 98/79/EG (in Deutschland umgesetzt im Medizinproduktegesetz). Dies bedeutet, dass alle zur Diagnostik an humanen Proben eingesetzten Verfahren hinsichtlich ihrer grundlegenden Anforderungen charakterisiert sein müssen. Laut Anhang I der Richtlinie 98/79/EG handelt es sich dabei im Einzelnen um:

- analytische und diagnostische Sensitivität,
- analytische und diagnostische Spezifität,
- Richtigkeit, Wiederholbarkeit,
- Reproduzierbarkeit, einschließlich der Beherrschung der bekannten Interferenzen,
- Nachweisgrenzen, Messbereich.

Diese Anforderungen können gewissermaßen als höchster Standard für die Assay-Validierung angesehen werden. Bei diagnostischen Assays müssen sie erfüllt sein, bei Assays für translationale oder (tier)experimentelle Forschung sollten sie im Interesse der Qualität wissenschaftlicher Daten und der damit verbundenen ethischen Fragen zumindest grundsätzlich erfüllt sein.

Bei Testsystemen, die nicht mit dem CE-IVD-Symbol gekennzeichnet sind, ist eine In-Haus-Validierung erforderlich. Obwohl diese Validierung letztendlich ein untrennbarer Bestandteil der Assay-Entwicklung ist, wird sie auf Grund ihrer hohen Bedeutung und Komplexität im Kapitel 2 ausführlich diskutiert. Das vorliegende Kapitel widmet sich vorwiegend technischen Aspekten.

Zunächst soll auf Test-Kits für die Diagnostik eingegangen werden, im zweiten Teil werden dann wesentliche Gesichtspunkte beschrieben, die bei der Etablierung von Assays aus einer Kombination von Einzelreagenzien wesentlich sind.

3.2 CE-IVD-markierte Test-Kits

Verglichen mit der Vielzahl der verfügbaren Einzelreagenzien ist das Spektrum von Fertigkits für die Durchflusszytometrie überschaubar. Dies liegt zum einen an einer fehlenden internationalen Standardisierung oder Harmonisierung der Methoden, insbesondere bei der Immunphänotypisierung von hämatologischer Neoplasien. Dies macht eine Kommerzialisierung und die damit verbundene Validierung entsprechender Kits durch die Hersteller derzeit wirtschaftlich wenig interessant. Andere Kits und Anwendungen sind zwar in Studien klinisch gut validiert worden, werden jedoch auf Grund einer fehlenden Automatisierung und dadurch hohen Personalbindung nur zögernd in diagnostischen Laboratorien eingesetzt.

Bei Test-Kits, die mit dem CE-IVD-Symbol gekennzeichnet sind, wurde die nach IVD-Richtlinie geforderte Validierung bereits vom Hersteller durchgeführt. Der Anwender muss lediglich eine Familiarisierung mit dem Testsystem durchführen und auf geeignete Weise sicherstellen, dass die vom Hersteller vorgegebenen Leistungsmerkmale erreicht werden. Dies gilt jedoch nur, wenn der Test nach Herstellerangabe durchgeführt wird. Bei jeder vom Anwender durchgeführten Modifikation des Verfahrens ist eine komplette Neuvalidation erforderlich.

CE-IVD-markierte Test-Kits sind nur für wenige Anwendungen verfügbar. Dies betrifft vorwiegend die Quantifizierung von Zellpopulationen sowie einige funktionelle Tests.

3.2.1 Quantifizierung von Lymphozyten-Subpopulationen

Test-Kits zur Quantifizierung von Lymphozyten-Subpopulationen werden von verschiedenen Herstellern und in verschiedenen Formaten angeboten (siehe Tab. 3.1). Die unterschiedlichen Testsysteme bestehen aus einem oder mehreren Testansätzen, die die benötigten Antikörper zur Identifizierung der Lymphozyten-Populationen enthalten. Meist erfolgt die Messung als *Lyse/No-Wash*-Methode, um Zellverluste durch Waschschritte zu vermeiden. Zur Quantifizierung der Absolutzahlen werden häufig Beads mitgeführt, da nur wenige Zytometer über eine volumimetrische Mes-

Tab. 3.1: Kitsysteme zur Quantifizierung von Lymphozyten-Populationen.

Hersteller	Name	Geräte	Verwendete Fluorochrome	Anzahl der Ansätze	Antikörper gegen
Beckman Coulter	TetraCXP	FC500	4	2	CD45/CD4/CD8/CD3 CD45/CD56/CD19/CD3
Beckman Coulter	TetraONE	EPICS XL/ XLMCL	4	2	CD45/CD4/CD8/CD3 CD45/CD56/CD19/CD3
Beckman Coulter	Tetra Panel 1/2+	AQUIOS	4	2	CD45/CD4/CD8/CD3 CD45/CD16+56/CD19/CD3
Beckton Dickinson	Simultest	FACS Calibur und andere	2	2–7	CD45/CD14 CD3/CD16+56 CD3/CD19 CD3/CD4 CD3/CD8 CD4/CD8 Isotyp
Beckton Dickinson	Tritest	FACS Calibur und andere	3	1–6	CD3/CD19/CD45 CD3/CD16+56/CD45 CD3/CD4/CD45 CD3/CD8/CD45 CD4/CD8/CD45 Isotyp/CD45
Beckton Dickinson	Multitest	FACS Calibur und andere	4	1–3	CD3/CD16+CD56/CD45/CD19 CD3/CD8/CD45/CD4 CD8/CD38/CD3/HLA-DR
Beckton Dickinson	Multitest 6-Color TBNK	FACS Canto	6	1	CD45/CD16+56/CD3/CD4/CD8/CD19
Beckton Dickinson	FACS Count Reagent Kit	FACS Count	2	2	CD3/CD4 CD3/CD8
Cytognos	Lymphogram	alle	3	1	CD56/CD3/CD4/CD8/CD19
Partec	CD4 easy count	CyFlow	1	1	CD4
Partec	CD4 % easy count	CyFlow	2	1	CD4/CD45
Partec	miniPOC CD4 % count	CyFlow miniPOC	2	1	CD4/CD45

Tab. 3.1: fortgesetzt.

Hersteller	Name	Geräte	Verwendete Fluorochrome	Anzahl der Ansätze	Antikörper gegen
Partec	CD3 easy count	CyFlow	1	1	CD3
Partec	CD8 easy count	CyFlow	1	1	CD8
Alere	Pima CD4	Pima	2	1	CD3/CD4

sung verfügen. Wesentliche Aspekte der Durchführung, Präanalytik etc. wurden in einer Guideline des *Clinical and Laboratory Standard Institute* definiert [1].

Häufig handelt es sich bei den Test-Kits um mehr oder weniger geschlossene Systeme, mit denen in Verbindung mit einem Zytometer und der entsprechenden Software die Einstellung des Gerätes sowie die Messung und Auswertung der Proben automatisiert erfolgt. Manuell erfolgt lediglich das Pipettieren der Proben und Reagenzien. Seit kurzem steht auch erstmals ein vollständig automatisch arbeitendes Zytometrie-System mit der Möglichkeit zur kontinuierlichen Probenbeschickung zur Verfügung (Beckman Coulter AQUIOS).

Insgesamt sind die Systeme zur Quantifizierung von Lymphozyten-Populationen technisch ausgereift und weisen eine hohen Standardisierungsgrad und damit Genauigkeit auf. Dies spiegelt sich auch in den Ergebnissen der Ringversuche wieder [2].

3.2.2 Quantifizierung von Stammzellen

Die Quantifizierung von hämatopoetischen Progenitorzellen stellt einen wesentlichen Bestandteil der Qualitätssicherung bei der Herstellung von autologen und allogenen Stammzellpräparationen zur Transplantation dar. Indikationen für diese Untersuchung bestehen bei der Bestimmung des optimalen Zeitpunkts für eine Apherese sowie für Messungen in den Transplantaten selbst. Insbesondere im peripheren Blut kann die Frequenz der Stammzellen gering sein; daher sind für eine verlässliche Messung die Beachtung bestimmte Parameter (z. B. Messung einer ausreichenden Anzahl von Leukozyten etc.) notwendig.

Seit den 90er Jahren wurden verschiedene Methoden zur Quantifizierung von Stammzellen vorgeschlagen. Die konsequente Weiterentwicklung dieser Protokolle führte zu der heute verwendeten *Single-platform*-Methode mit Bestimmung der Vitalität, die international als Goldstandard angesehen wird [3; 4]. Die hauptsächlichen Elemente dieser Methodik besteht in der Verwendung eines Antikörpers gegen CD45 zur Identifikation von Leukozyten, die Verwendung eines Antikörpers gegen ein Klasse-III-Epitop von CD34, eines Vitalitätsfarbstoffes sowie einer spezi-

Tab. 3.2: Kitsysteme zur Quantifizierung von Stammzellen.

Hersteller	Name	Geräte
Beckman Coulter	StemCXP	FC500
	StemONE	EPICS XL/XLMCL
Becton Dickinson	Stem cell enumeration (SCE) kit	FACS Calibur FACS Canto II
Becton Dickinson	Procount kit	alle
Miltenyi Biotech	CD34/CD133 enumeration kit	alle

ellen sequentiellen Gating-Strategie zur Identifikation der Stammzellen. Auch im Europäischen Arzneibuch wird die Verwendung dieser Methode gefordert, Ausnahmen sind nur noch in begründeten Fällen und nach Validation im Vergleich zur Goldstandardmethode zulässig. Drei Hersteller bieten CE-IVD-markierte Kits zur Quantifizierung von Stammzellen an, die diese Vorgaben komplett umsetzen (Tab. 3.2). Bei den Kits von BD und Beckman Coulter handelt es sich Reagenzien-Kits, die in Verbindung mit den entsprechenden Geräten und Softwarekomponenten ein geschlossenes Testsystem bilden. Erwähnenswert am Kit von Miltenyi Biotech ist, dass zusätzlich die Anzahl CD133-positiver Stammzellen quantifiziert werden kann. Dieses Kit ist das einzige am Markt befindliche, das zur Bestimmung der Stammzellen nach immunomagnetischer Separation zugelassen ist.

Es sei an dieser Stelle nochmals darauf hingewiesen, dass die korrekte Anwendung der ISHAGE-Gating-Strategie essentiell für eine korrekte und reproduzierbare Stammzellmessung ist. Anwender, die nicht mit geschlossenen kommerziellen Systemen arbeiten, sollten ihre Auswerteverfahren kritisch überprüfen. In einer aktuellen Studie aus Großbritannien zeigte sich in nahezu der Hälfte der Labore Fehler in der korrekten Umsetzung dieser Methode [5].

3.2.3 Weitere Testsysteme

Neben Testsystemen zur Quantifizierung von Lymphozyten-Populationen und Stammzellen gibt es für bestimmte diagnostische Fragestellungen weitere Test-Kits. Zelluläre Stimulationstests zur Allergiediagnostik, die auf der Messung der Aktivierung von Basophilen Granulozyten nach Stimulation mit Allergenen beruhen, sind von mehreren Herstellern erhältlich. Diese Tests können in bestimmten Situationen einen wichtigen Beitrag bei der Identifizierung von Allergie-auslösenden Substanzen leisten. Daneben existieren Stimulationsteste für Neutrophile Granulozyten, mit denen ihr oxidativer Burst, die Phagozytose-Aktivität oder die Migrationsfähigkeit erfasst werden kann. Diese Tests sind für die Identifikation von Patienten mit bestimmten primären Immundefekten geeignet (chronische (septische) Granulomatose, CGD; Leukozytenadhäsionsdefekt I und II, LAD). Die Bedeutung der Messung der Phagozytoseaktivität in diesem Kontext ist jedoch fraglich (Tab. 3.3).

Im Bereich der Leukämie- und Lymphomdiagnostik sind die negativen Folgen der mangelhaften Harmonisierung oder Standardisierung der diagnostischen Durchflusszytometrie am meisten spürbar. Obwohl mehrere internationale Konsenspanels publiziert wurden, handelte es sich dabei bisher eher um Expertenempfehlungen als um evidenzbasierte Ansätze [6; 7]. Ein Hauptproblem dieser Empfehlungen ist, dass nur die diagnostisch relevanten Moleküle identifiziert wurden, nicht aber die optimalen Antikörper-Fluorochrom-Kombinationen zu deren Detektion. Zwischen den Reagenzien können jedoch zum Teil erhebliche Unterschiede in ihrer diesbezüglichen Performance bestehen. Einige Hersteller bieten Reagenzien-Kits an; zumeist Cocktails aus 3–5 Antikörpern, mit denen die Vorschläge der Konsenspanel komplett oder wenigstens teilweise abgearbeitet werden können (Tab. 3.3).

Als wesentlicher Fortschritt sind hier die Arbeiten des EuroFlow-Konsortiums zu erwähnen, die 8-Farb-Panel zur Diagnostik hämatologischer Neoplasien entwickelt sowie den kompletten diagnostischen Prozess standardisiert haben [8; 9]. Im Gegensatz zu den bisherigen Konsens-Panels handelt es sich stufenweises Vorgehen (Screening-Panel je nach klinischem Verdacht, gefolgt von Subtypisierung), wobei die verwendeten Panel hinsichtlich ihrer Diskriminierungsfähigkeit zwischen verschiedenen Krankheitsentitäten an Patientenproben optimiert wurden. Damit steht erstmals ein nach wissenschaftlichen Kriterien entwickeltes und klinisch validiertes diagnostisches System für die Leukämie- und Lymphomdiagnostik zur Verfügung, dessen Kommerzialisierung begonnen hat. Die Screening-Ansätze sind bereits als fertig konfektionierte Antikörper-Cocktails von Cytognos erhältlich und es ist zu erwarten, dass auch weitere Firmen (Becton Dickinson) diesbezügliche Produkte anbieten werden. Einen ähnlichen Weg zu einer einheitlichen Leukämie- und Lymphomdiagnostik verfolgt das Harmonemia Projekt in Frankreich, wobei deren Ansatz lediglich auf eine Harmonisierung abzielt. Es ist zu erwarten, dass auch hier entsprechende Produkte kommerzialisiert werden.

Die Assays zur Quantifizierung von Retikulozyten beruhen auf der Bindung bestimmter Fluoreszenzfarbstoffe an DNA/RNA, deren Gehalt in Retikulozyten hoch ist. Die Bestimmung in der konventionellen FACS-Analyse besitzt jedoch nur noch untergeordnete Bedeutung, da die Messung in modernen, vollautomatischen Hämatologie-Analyzern implementiert ist.

Eine weitere klinische Anwendung der Durchflusszytometrie ist die Bestimmung der HLA-B27-Expression bei Patienten; auch hierfür existieren entsprechende Assays.

Noch wenig verbreitet ist die Verwendung der Durchflusszytometrie zur Diagnostik fetomaternaler Transfusionen. Peripartal und durch Eingriffe/Traumata kann es zum Übertritt fetaler Erythrozyten in den mütterlichen Kreislauf kommen. Dies kann bei Rh-Inkompatibilität zu einer Immunreaktion der Mutter gegen die kindlichen Erythrozyten mit den entsprechenden Konsequenzen führen. Demzu-

Tab. 3.3: Beispiele für weitere CE-IVD-markierte Fertigkits.

Indikationsgebiete	Hersteller	Name	enthaltene Reagenzien	Testprinzip
Allergologie	Glycotope	Basotest	anti-IgE, anti-gp53	Messung der Heraufregulation von Aktivierungsmarkern (CD63, gp53, CD203c) auf Basophilen nach Stimulation mit Allergenen
	Exbio	BasoFlowEx-Kit	anti-CD203c, anti-CD63	
	Bühlmann	FlowCast	anti-CD193, anti-CD63	
		FlowCast highsens	anti-CD193, anti-CD203c, anti-CD63	
Granulozyten-defekte	Glycotope	Phagotest	fluoreszenzmarkierte E. coli	Messung der Phagozytoseaktivität
	Exbio	FagoFlowEx-Kit	Dihydrorhodamin (DHR) 123	Messung der Umwandlung von DHR 123 zur fluoreszierenden Rhodamin 123 nach Stimulation des oxidativen Burst
	Glycotope	Burstest		
	Glycotope	Migratest	Zellkultureinsätze, Count-Beads, anti-CD62L	Messung der Migration von Leukozyten durch einen Zellkultureinsatz
hämatologische Neoplasien	Becton Dickinson	Oncomark	Cocktails aus 2–3 fluorochrom-markierten Antikörpern	Identifizierung und Subklassifizierung von malignen Zellen bei hämatologischen Neoplasien
	Beckman Coulter	IOTest3	Cocktails aus 3 fluorochrom-markierten Antikörpern	
	Beckman Coulter	Solastra	Cocktails aus 5 fluorochrom-markierten Antikörpern	
	DAKO	MultiMix	Cocktails aus 3–4 fluorochrom-markierten Antikörpern	
	Cytognos	ALOT SST LST PCST	Cocktails aus 8–11 fluorochrom-markierten Antikörpern	

	Becton Dickinson	OneFlow LST	Cocktails aus 11 fluorochrom-markierten Antikörpern	
Retikulozyten-Zählung	Becton Dickinson	Retic-Count	Thiazol-Orange	Färbung und Quantifizierung DNA/RNA-haltiger erythrozytärer Vorstufen
	Beckman Coulter	ReticONE	Acridin-Orange	
HLA-Typisierung	Becton Dickinson	HLA-B27	anti-HLA-B27, anti-CD3	Nachweis von HLA-B27 auf T-Zellen
Fetomaternale Makrotransfusionen	IQProducts	Fetal cell count Kit	anti-HbF, anti-Carboanhydrase	Nachweis von fetalem Hämoglobin (HbF) sowie fehlende Carbonanhydrase in fetalen Erythrozyten
	IQProducts/Trillium	FMH QuikQuant	anti-HbF, Propidiumjodid	Nachweis von fetalem Hämoglobin (HbF) in fetalen Erythrozyten
	IQProducts	FMH Kit	anti-RhD	Nachweis von RhD auf fetalen Zellen in RhD-negativer Mutter
Sepsis	IQProducts/Trillium	Leuko64	anti-CD64	Messung der Heraufregulation von CD64 bei Sepsis als diagnostischer/prognostischer Marker

ALOT = acute leukemia orientation tube, SST = small sample tube, LST = lymphoid screening tube, PCST= plasma cell screening tube.

folge ist eine Detektion der kindlichen Erythrozyten im mütterlichen Kreislauf sinnvoll zur Abklärung und Verlaufskontrolle fetomaternaler Transfusionssyndrome und für die korrekte Dosierung der Anti-D-Prophylaxe.

Mit dem Leuko64-Assay existiert erstmals ein zellbasierter Assay für systemische Inflammation. Mit Hilfe dieses Kits wird die Stärke der Expression von CD64 auf Leukozyten gemessen, die bestimmte diagnostische und prognostische Aussagen bei SIRS/Sepsis zulassen.

Nur am Rande seien hier noch Kitsysteme für bestimmte Fragestellungen in der Gerinnungsdiagnostik erwähnt, z. B. HITAlert (IQProducts) zum Screening auf das Vorliegen einer heparininduzierten Thrombozytopenie oder der PLT/VASP P2Y12-Assay (Stago), mit dem Aussagen über eine ausreichende Wirkung von ADP-Rezeptor-Antagonisten wie Clopidogrel gemacht werden können.

3.3 Sonstige Kits und Materialien

Neben fertig konfektionierten Test-Kits für diagnostische Zwecke sind auf dem Markt auch viele Kits zur Bearbeitung bestimmter Fragestellungen erhältlich. Das Angebot ist hierbei so unübersichtlich, dass das Spektrum der erhältlichen Reagenzien hier nur exemplarisch aufgezeigt werden kann.

Fast alle Anbieter monoklonaler Antikörper für die Durchflusszytometrie bieten auch Puffersysteme für die Zellpräparation sowie für Fixierung und Permeabilisierung bei zytoplasmatischen Färbungen an. Häufig sind solche Puffer abgestimmt auf intrazelluläre Zytokinfärbungen, da dies eine wesentliche Anwendung darstellt. Für Färbungen nukleärer Antigene (z. B. FoxP3 oder Ki67) sind diese Reagenzien manchmal nicht optimal, dies sollte beim Hersteller erfragt werden. Dies gilt analog auch für die Detektion phosphorylierungsabhängiger Epitope, hier sind sogar je nach dem gewünschten Target unterschiedliche Pufferkombinationen optimal.

Für methodisch aufwändige Analysen stehen Reagenzien-Kits zur Verfügung, die alle benötigten Reagenzien bereits enthalten. Zu nennen wären hier Systeme zur Detektion von antigenspezifischen T-Zellen über die Expression bestimmter Marker und/oder Zytokinproduktion. Auch die Detektion proliferierender Zellen kann mit Kits zur Detektion des Einbaus von BrDU in die DNA relativ einfach erfolgen. Alternativ kann die Proliferation von Zellen lässt sich über die Verdünnung von Fluorochromen bestimmt werden, mit denen die Zellen zuvor gelabelt wurden. Eine ganze Reihe von Kits steht für die Analyse von Apoptosevorgängen zur Verfügung, darunter Reagenzien zur Detektion von frühen Membranveränderungen, Mitochondrienschädigung, Caspase-Aktivierung und schlussendlich der DNA-Fragmentierung. Auch Zellzyklusanalysen sowie die Phospho-epitopspezifische Durchflusszytometrie können mit den erhältlichen Kits einfach durchführt werden.

Unter der Verwendung publizierter Protokolle können in der Regel alle als Kit angebotenen Methoden auch aus Einzelreagenzien etabliert werden; dies ist häufig kostengünstiger, verursacht aber manchmal einen nicht unbeträchtlichen Etablierungsaufwand (umfangreiche Protokolle und Literatur z. B. in [10]).

Die Einstellung, Charakterisierung und das Monitoring von Durchflusszytometern erfolgt in der Regel mit Beads. Wenn diese Einstellungen unter der Verwendung der Kontrollsoftware des Zytometers durchgeführt werden, sind meist auch die entsprechenden Beads der Hersteller erforderlich. Alternativ können Beads anderer Hersteller verwendet werden: Spherotech, Bangs Lab und Thermo Scientific bieten Beads für die Überprüfung des Alignments und zur Charakterisierung der Zytometerleistung an. Die Einstellung der Kompensation wird durch die Verwendung von Beads vereinfacht, die monoklonale Antikörper binden. Diese können also einfach gefärbt werden und haben dann ein relativ starkes Fluoreszenzsignal, was für die Kompensation notwendig ist. Solche Antikörper-Capture-Beads sind mittlerweile von nahezu allen Herstellern monoklonaler Antikörper erhältlich; bezüglich möglicher Vorteile und unterschiedlicher Preise sei hier auf die Webseiten der Hersteller verwiesen (Spherotech, Bangs Lab, Thermo Scientific und Tab. 3.4).

Falls dies erforderlich ist, kann auch eine Quantifizierung der Fluoreszenz durchgeführt werden. Dies kann entweder als relative Quantifizierung, bezogen auf eine stabile Referenz (z. B. Spherotech Rainbow Beads) oder als absolute Quantifizierung durchgeführt werden. Für die absolute Quantifizierung stehen zwei Systeme zur Verfügung: Becton Dickinson vertreibt Beads, die verschiedene bekannte Level an Phycoerythrin-Molekülen enthalten (Quantibrite Beads). In Kombination mit Antikörpern, die mit einer 1:1-Ratio an Phycoerythrin gekoppelt sind, ist so eine Angabe der gebundenen Antikörper pro Zelle möglich. Hingegen sind bei Bangs Lab Beads erhältlich, die mit verschiedenen Levels von Anti-Immunglobulin-Antikörper beschichtet sind (Quantum Simply Cellular). Diese können einfach mit den zur Färbung der Zellen verwendeten Antikörpern gefärbt werden. Auch hier kann über eine Kalibration der Fluoreszenzstärke mit der bekannten Menge der auf den Beads gebundenen Antikörper die Quantifizierung der Menge der pro Zelle gebundenen Antikörper möglich.

Da die meisten Durchflusszytometer nicht über eine volumetrische Messung verfügen, ist zur Quantifizierung absoluter Zellzahlen in der Regel ein Beadstandard notwendig. Diese sind lyophilisiert direkt im Ansatzröhrchen (Becton Dickinson Truecount Tube) oder als Flüssigreagenz von verschiedenen Firmen erhältlich.

3.4 Etablierung eigener Assays aus Einzelreagenzien

3.4.1 Auswahl der optimalen Reagenzien

3.4.1.1 Antikörper

Fluorochrommarkierte Antikörper sind von vielen Herstellen in einer nahezu unüberschaubaren Vielfalt erhältlich. Die Auswahl der richtigen Konjugate kann komplex und zeitaufwändig sein. Nicht zuletzt hängt die Performance eines Antikörperpanels aus verschiedenen Einzelreagenzien von der optimalen Auswahl der Reagenzien wesentlich ab. Meist sind stehen nicht nur ein Klon eines monoklonalen Antikörper als Konjugat mit verschiedenen Fluoreszenzfarbstoffen zur Verfügung, sondern es existieren auch mehrere unterschiedliche Antikörperklone gegen das gleiche Antigen. Die Auswahl des richtigen Klons richtet sich nach der geplanten Verwendung. So sind beispielsweise nicht alle Antikörper mit allen Färbeprotokollen kompatibel, dies gilt insbesondere für das Arbeiten mit fixierten Zellen. Weiterhin verhalten sich nicht alle Antikörper gegen das gleiche Antigen gleichartig, d. h. sie binden nur auf bestimmten Zellen oder manchen allelen Varianten. Klinisch relevante Beispiele hierfür sind CD10 oder CD16. Die entsprechenden Informationen können den Datenblättern der Hersteller oder der Literatur entnommen werden (gute Übersicht über diagnostisch relevante Antigene in [11]. Sollten diese Informationen nicht erhältlich sein, ist eine Testung entsprechender Antikörperklone unumgänglich.

3.4.1.2 Fluorochrome

Auch die Auswahl der richtigen Fluoreszenzfarbstoffe kann kompliziert sein und erfordert zumindest ein Grundwissen über die zur Verfügung stehenden Möglichkeiten. An erster Stelle zu nennen wären hier organische Fluoreszenzfarbstoffe, als deren prominentester Vertreter sicherlich Fluoroisothiocyanat (FITC) zu nennen ist. Es existieren weitere Vertreter dieser Farbstoffe für die Anregung mit den üblicherweise verwendeten violetten und roten Lasern, beispielsweise die Farbstoffe der Alexa-Serie. Seit der Frühzeit der Durchflusszytometrie werden Phycobiline wie Phycoerythrin (PE), später auch Allophycocyanin (APC) oder andere fluoreszierende Proteine verwendet (Peridin-Chlorophyll; PerCP). PE und APC gehören mit zu den hellsten Fluoreszenzfarbstoffen. Auf Grund ihrer Größe und anderer Eigenschaften werden diese Fluoreszenzproteine als Donor-Moleküle für Tandem-Fluorochrome verwendet. Da die Anzahl der Fluorochrome, die bei einer bestimmten Wellenlänge angeregt werden können, dabei aber getrennte Emissionsspektren aufweisen, begrenzt ist, wurden Tandem-Fluorochrome entwickelt. Diese Farbstoffe bestehen aus eine Donor-Fluorochrom, das sich bei der jeweiligen Wellenlänge anregen lässt und einem Akzeptor-Fluorochrom. Die angeregten Donor-Fluorchrome übertragen ihre Energie dann auf das Akzeptor-Fluorochrom, bei dem es sich in der Regel um ein organisches Fluorochrom handelt (bevorzugt Cyanin- und Alexa-Farbstoffe). Die Emission dieser Farbstoffe wird dann detektiert [12; 13].

Der Einsatz von Tandem-Fluorochromen ist jedoch auch mit Problemen verknüpft, die dem Anwender bekannt und von ihm beherrscht werden müssen. Zum einen sind die spektralen Eigenschaften der Tandem-Fluorochrome vom Kopplungsverhältnis des Donor- mit dem Akzeptorfarbstoffs abhängig. Dies muss bei der Einstellung der Kompensation beachtet werden: grundsätzlich sollte für jeden Tandemfarbstoff eine individuelle Kompensationseinstellung vorgenommen werden. Zum anderen neigen diese Farbstoffe zur Degradation. Dieses Zerfallen in die beiden ursprünglich verwendeten Fluorochrome ist schwer vorhersagbar und wird durch Licht, Temperaturschwankungen und Fixative beschleunigt. Mit den entsprechenden Antikörpern muss daher sorgfältig umgegangen werden. Der Einfluss des Färbeprotokolls und die Stabilität gefärbter Proben muss evaluiert werden. Da sich die Degradation jedoch nicht komplett verhindern lässt, sollte den Kompensationseinstellungen häufig überprüft und (zwingend nach Chargenwechsel) korrigiert werden. Die zur Einstellung der Kompensation verwendeten Einzelfärbungen sollten, auch wenn Beads verwendet werden, mit den gleichen Reagenzien zur Lyse und Fixierung präpariert werden wie die später zu messenden Zellen, um mögliche Einflüsse auf die Tandemfarbstoffe zu berücksichtigen. Unter Berücksichtigung dieser Regeln sind Tandemfluorochrome auch in der Routinediagnostik sicher anwendbar, der notwendige Aufwand ist jedoch hoch. Es hat sich nach Auffassung des Autors als sehr praktikabel erwiesen, bevorzugt linienspezifische und Gating-Parameter mit Tandemfluochromen zu besetzen, da diese redundant in vielen Testansätzen mitgeführt werden. Viele Einzelmarker mit diesen Farbstoffen zu färben ist wegen der vielen notwendigen Kompensationskontrollen nicht sinnvoll. Ebenso ist der Einsatz von Tandemfluorochromen ungünstig, wenn die Helligkeit der Expression von Markern untersucht werden soll. Bei ungenauer Kompensation kann es hier zu Fehlern kommen.

Als weitere Ergänzung zu diesen Farbstoffen, insbesondere für eine Anregung im UV-Bereich, sind fluoreszierende Nanokristalle, sogenannte Quantum-Dots zu nennen. Diese besitzen relativ schmale Emissionsspektra im Bereich von 500–800 nm, was die Detektion mehrerer Quantum-Dots gleichzeitig möglich macht. Leider weisen diese Nanokristalle ein breites Anregungsspektrum auf, was wiederum auf Grund einer gleichzeitigen Anregung durch verschiedene Laser zu massiven Kompensationsproblemen führen kann. Auch die Konjugation mit monoklonalen Antikörpern ist nicht unproblematisch, so dass sich Quantum-Dot bislang nicht durchgesetzt haben [14].

Als wirklicher Durchbruch ist die Entwicklung der relativ neuartigen Brilliant-Violet-Farbstoffe zu bezeichnen. Diese fluoreszierenden Polymere zeichnen sich durch eine vergleichsweise extreme Helligkeit aus. Ebenso wie die Quantum-Dots können sie im UV-Bereich angeregt und im Bereich von 400–800 nm detektiert werden. Eine Kompensation verschiedener Brilliant-Violet-Farbstoffe untereinander und mit anderen Fluorochromen ist problemlos möglich. Daher ist es nunmehr relativ unkompliziert, mehr als die üblichen 1–2 Antikörper gleichzeitig mit den weit verbreiteten violetten Lasern zu messen, vorausgesetzt, dass Zytometer verfügt über die entsprechenden Messkanäle [15].

Die Auswahl der entsprechenden Reagenzien ist ein kritischer Schritt bei der Etablierung eines Assays, insbesondere bei moderner Vielfarbenanalyse. Hier gelten alte Regeln (wenig exprimiertes Antigen = helles Fluorchrom und *vice versa*) nur noch bedingt, da sich sehr viel mehr Faktoren auf die Auflösungsfähigkeit zwischen negativen und positiven Zellen auswirken können. Deswegen sind eine gewisse Charakterisierung und optimale Einstellung des Gerätes für eine gute Performance des Assays vorteilhaft und die Voraussetzung für die Auswahl der jeweiligen Antikörper. Eine mögliche Vorgehensweise soll daher im folgenden Abschnitt dargestellt werden.

3.4.2 Geräteoptimierung

Bei geschlossenen Testsystemen erfolgt die Einstellung PMT-Verstärkung und der Kompensation in der Regel über vom Hersteller erhältliche Setup-Beads automatisch. Oft sind diese Einstellungen für bestimmte Assays optimiert und können nicht ohne weiteres für andere Anwendungen verwendet werden. Dies gilt insbesondere für die Kompensation, die bei Tandem-Farbstoffen für jedes Fluorochrom-Antikörper-Konjugat individuell eingestellt werden muss. Wie im vorangegangenen Abschnitt dargestellt, sind Fertigkits, mit denen alle Schritte einer durchflusszytometrischen Analyse von der Geräteeinstellung bis zur Auswertung durchgeführt werden können, eher die Regel als die Ausnahme. Dies zwingt den Anwender in der überwiegenden Mehrzahl der Fälle, das Testsystem aus den reichlich angebotenen Einzelreagenzien zusammenzustellen. Mit der zunehmenden Komplexität der Durchflusszytometer und der zur Verfügung stehenden Fluorochrome wird dies zunehmend zu einer Herausforderung, da verschiedene Aspekte der Gerätetechnik und der Reagenzien zu beachten sind. Die wesentlichen Grundprinzipien sollen daher hier kurz dargestellt werden.

Ein optimaler Assay sollte möglichst gut zwischen Zellen, die das entsprechende Antigen exprimieren und Zellen, die für das jeweilige Antigen negativ sind, diskriminieren können. Diese Fähigkeit, auch als *resolution sensitivity* (RS) bezeichnet, hängt von vielen verschiedenen Faktoren ab. Entscheidend für das Verständnis dieser Faktoren ist, dass sowohl die Signalstärke der positiven Zellen als auch die Streuung der Signale der negativen Zellen einen Einfluss auf die RS hat. Demzufolge wird die RS geräteseitig durch die optimale Einstellung der PMT-Verstärkung und die Effizienz der Detektion der Fluoreszenzsignale beeinflusst. Auf der Seite der Reagenzien sind die Autofluoreszenz der Zellen, das Ausmaß der spektralen Überlappung und die Helligkeit der verwendeten Fluorochrome die wesentlichen Parameter, die die RS beeinflussen. Eine Berücksichtigung dieser Faktoren schon bei der Planung des Assays ist der Schlüssel zur erfolgreichen Implementierung einer Methode; diese gilt insbesondere bei modernen Geräten, die die gleichzeitige Messung von >4 Fluoreszenzfarben zulassen.

Die Einstellung der PMT-Verstärkung sollte so gewählt werden, dass das Signal ungefärbter Zellen möglichst wenig durch das elektronische Rauschen des Systems beeinflusst wird.

Während es früher eine weit verbreitete und akzeptierte Vorgehensweise war, die PMT-Verstärkung mittels ungefärbter Probe oder Isotypkontrolle so einzustellen, dass die Zellen in der ersten Dekade der Fluoreszenz-Dot-Plots liegen, kann bei diese Methode bei modernen Durchflusszytometern zu Problemen führen. Zum einen ist ein solches Vorgehen subjektiv und zum anderen kann die Autofluoreszenz der Zellen bei bestimmten Anregungswellenlängen der Laser sehr gering sein, so dass bei einer „visuelle“ Einstellung der PMT-Verstärkung falsch niedrig oder hohe Einstellungen gewählt werden. Sinnvoll ist daher eine Geräteeinstellung, die auf objektiven und nachvollziehbaren Kriterien beruht. Ein solches Kriterium kann das elektronische Rauschen des Gerätes sein. Dieses „Grundrauschen“ des Gerätes kann bei geringer Autofluoreszenz der zu messenden Zellen zum dominierenden Teil des Signales werden. Deswegen sollte eine optimale Geräteeinstellung dafür sorgen, dass die Zellen mit der niedrigsten Fluoreszenz, also ungefärbte Zellen, sicher außerhalb des elektronischen Grundrauschens gemessen werden können. Praktisch geht man so vor, dass mit einer Messung von niedrig-fluoreszierenden Partikeln bei aufsteigenden PMT-Spannungen der Punkt definiert wird, bei dem der Variationskoeffizient der Partikel nicht weiter abnimmt. Unterhalb dieser PMT-Verstärkung trägt das Rauschen noch einen signifikanten Beitrag zum gemessenen Signal bei, oberhalb ist dieser Beitrag vernachlässigbar. Bei digitalen Durchflusszytometern von Becton-Dickinson, die mit der FACS-DiVa-Software 6 oder höher betrieben werden, kann dieser Wert automatisiert über die Software bestimmt werden. Auf der Grundlage dieses Wertes wird dann mit ungefärbten Zellen die PMT-Spannung bestimmt, bei der sich über 95 % der Zellen außerhalb des elektronischen Rauschens befinden. Deren Fluoreszenzsignal muss also mindestens 2,5 Standardabweichungen über dem Grundrauschen des Gerätes liegen. Mit dieser objektiven Vorgehensweise wird die minimale PMT-Spannung definiert, die für eine optimale Auflösung auch niedrig-fluoreszierender Signale sorgt. Eine Einstellung höherer PMT-Verstärkungen ist möglich, solange die positiven Signale im linearen Bereich des Detektors bleiben. Dies bringt aber hinsichtlich der Detektion schwacher Signale keine Vorteile mehr. Eine Einstellung niedrigerer PMT-Verstärkungen führt zu einer verschlechterten Auflösung schwacher Signale.

Die Linearität ist definiert als proportionale Veränderung des Fluoreszenzsignals gemeinsam mit der PMT-Verstärkung. Da nur im linearen Bereich des jeweiligen Messkanals eine exakte Kompensation der Fluoreszenzsignale durchgeführt werden kann, ist die Kenntnis und Berücksichtigung dieses Bereiches bei der Zusammenstellung der Reagenzien wichtig. Der lineare Messbereich der einzelnen Fluoreszenzkanäle lässt sich einfach durch eine Messung von in verschiedenen Stärken fluoreszierenden Beads bei stufenweiser Erhöhung der PMT-Verstärkung festlegen.

In einer ganzen Reihe von Protokollen sind Vorgehensweisen zur optimalen Einstellung der PMT-Spannungen, der Ermittlung des linearen Detektionsbereiches sowie weiterer physikalischer Parameter beschrieben, die insbesondere für die Vergleichbarkeit der Zytometerleistung über die Zeit und verschiedene Geräte hinweg sehr nützlich sind. Teilweise sind derartige Messungen bereits als fester Bestandteil der Software zur Zytometersteuerung implementiert (*BD Cytometer Setup and Tracking*; CS&T) und erleichtern so die Standardisierung der Geräteeinstellungen immens [16–20].

Wohl am problematischsten für die Zusammenstellung von Reagenzien ist der Einfluss der Fluoreszenzkompensation auf die RS. Da sich die einzelnen Fluoreszenzfarbstoffe in ihren Emissionsspektra überlappen, können Anteile des Signals eines Farbstoffes auch in anderen Detektoren detektiert werden. Da der Anteil dieses „falsch-positiven“ Signals durch Einzelfärbungen bestimmt werden kann, kann er auch korrigiert werden. Dies bezeichnet man als Kompensation. Während dies an älteren analogen Zytometern aus technischen Gründen problematisch sein konnte, wird in den neueren Geräten mit digitaler Aquisition in der Regel eine Software-basierte Kompensation durchgeführt, die die spektrale Überlappung auch über verschiedene Laser hinweg komplett ausgleichen kann. Jedoch kann auch eine korrekt ausgeführte Kompensation zu Problemen führen: technisch nicht vermeidbare Ungenauigkeiten in der Messung führen zu einer Aufspreizung der negativen Events und dies beeinträchtigt die Auflösung niedrig fluoreszierender Populationen. Diese sogenannte *spillover spreading* hat den größten Einfluss auf die RS und muss daher beim Panel-Design entsprechend berücksichtigt werden. Das *spillover spreading* wird sowohl von der spektralen Überlappung der Fluorochrome als auch von der Empfindlichkeit der Detektion im Gerät beeinflusst. Optimal ist es daher, mit Hilfe von Einzelfärbungen (Beads oder Zellen) den resultierenden Fehler direkt zu bestimmen [21]. Dies kann eine wertvolle Hilfe beim Design von Multicolor-Assays sein. Bei den herkömmlichen 6–10-Farb-Geräten ist dieser Aufwand aber nicht unbedingt notwendig, da die problematischen Fluorochrom-Kombinationen jedem Nutzer bekannt sein sollten.

3.4.3 Praktisches Vorgehen

Ein sinnvolles Vorgehen zur Erstellung eines neuen Assays könnte also wie folgt aussehen [22]:

1. Bestimmung der „Helligkeit“ aller Fluorochrome bei den gegebenen PMT-Einstellungen,

2. Identifikation der Messkanäle, die am stärksten vom *spillover spreading* betroffen sind,
3. Klassifizierung der zu untersuchenden Marker in
   a) primäre: gut charakterisiert, Identifikation von Subsets, eindeutige Trennung von positiven und negativen Zellen,
   b) sekundäre: gut charakterisiert, starke Expression, kontinuierliche Expression möglich,
   c) tertiäre: schlecht charakterisiert, geringe Expressionsstärke,
4. Zuordnung der Marker zu Messkanälen:
   a) primäre: vorzugsweise in Kanäle mit geringer „Helligkeit“ und stärkstem *spillover spreading,*
   b) tertiäre: nur in Kanäle mit bester „Helligkeit“, diese sollten gleichzeitig möglichst wenig vom *spillover spreading* beeinflusst werden,
   c) sekundäre: in die übrigen Kanäle.

Eine wichtige Grundlage für dieses Vorgehen ist, dass man sich zunächst einen Überblick über die am Markt erhältlichen Reagenzien verschafft. Dies kann äußerst mühsam und vor allem zeitaufwändig sein, da mittlerweile eine ganze Reihe von Anbietern qualitativ hochwertige Antikörper für die FACS-Analyse anbieten (Tab. 3.4). Selbstverständlich lohnt es sich, auch gleichzeitig Preisvergleiche zwischen den Anbietern vorzunehmen.

Zur Erleichterung der Reagenziensuche stehen mittlerweile Suchmaschinen zur Verfügung, die gleichzeitig in den Katalogen vieler Hersteller suchen und weiter Unterstützung beim Panel-Design geben können (www.chromocyte.com, www.fluorish.com).

Auch bei der weiteren Etablierung des Assays empfiehlt sich ein stufenweises Vorgehen, um mögliche Interferenzen der Reagenzien untereinander erkennen zu können. Sinnvoll ist es, zunächst mit den primären oder Gating-Markern zu beginnen und dann schrittweise weitere Marker hinzuzufügen. So ist frühzeitig erkennbar, wie die unbedingt notwendigen primären Marker die Diskriminierungsfähigkeit der anderen Messkanäle durch das *spillover spreading* beeinflussen. Gegebenenfalls können dann noch Veränderungen vorgenommen werden. Viele Hersteller bieten auch Testgrößen der jeweiligen Antikörper an, so dass gegebenenfalls auch verschiedene Kombinationen getestet werden können.

3.4.4 Titration und Vitalitätsfarbstoffe

Prinzipiell sollten alle Antikörper vor ihrer Verwendung im Panel titriert werden, um die Hintergrund-Fluoreszenz durch unspezifische Bindungen zu minimieren. Hierbei gilt, dass die Titration sich immer unter Verwendung der Bedingungen für den Assay (Testvolumen, Protokoll) durchgeführt werden muss. Die Herstellen geben häufig einen Bezug zu Zellzahlen an, dies ist bei den meisten Antigenen jedoch

Tab. 3.4: Auswahl von Anbietern von Einzelreagenzien für die Durchflusszytometrie.

Firma	Website	Besonderheiten
Becton Dickinson	www.bdbiosciences.com	umfangreiches Angebot, insbesondere für Multicolor-Anwendungen, Brillian-Violet-Farbstoffe erhältlich
Beckman Coulter	www.beckmancoulter.com	umfangreiches Angebot, auch Tandemkonjugate
Biolegend	www.biolegend.com	umfangreiches Angebot, insbesondere für Multicolor-Anwendungen, Brillian-Violet-Farbstoffe erhältlich, relativ preisgünstig
Affymetrix/ ebioscience	www.ebioscience.com	Umfangreiches Angebot, insbesondere für Multicolor-Anwendungen, RNA-Durchflusszytometrie, Nanokristalle
life Technologies	www.lifetechnologies.com	umfangreiches Angebot, QDots
Miltenyi Biotech	www.miltenyibiotec.com	umfangreiches Angebot, auch Tandemkonjugate, wird ständig erweitert, relativ preisgünstig
R&D Systems	www.rndsystems.com	begrenzte Auswahl an Antikörpern und Fluorochromen
Tonbo Biosciences	www.tonbobio.com	begrenzte Auswahl an Antikörpern und Fluorochromen, wird jedoch ständig erweitert, sehr preisgünstig
Sony Biotechnology	www.sonybiotechnology.com	umfangreiches Angebot, auch Tandemkonjugate, Brillian-Violet-Farbstoffe erhältlich, noch kein europäischer/deutscher Distributor
Cytognos	www.cytognos.com	begrenztes Angebot, auch Tandemkonjugate
Dako	www.dako.com	begrenztes Angebot, auch Tandemkonjugate
Immunostep	www.immunostep.com	begrenztes Angebot, auch Tandemkonjugate
Exbio	www.exbio.cz	begrenztes Angebot, auch Tandemkonjugate, sehr preisgünstig

nicht sinnvoll, da dies nur selten einen limitierenden Faktor darstellt. Zur praktischen Durchführung und Auswertung der Titrierung sei an dieser Stelle an die entsprechenden Protokolle verwiesen [23; 24].

Tote Zellen binden unspezifisch Antikörper und können so Artefakte bei der Analyse der Zellen verursachen. Dies kann insbesondere bei der Analyse kleiner Zellsubsets problematisch sein, beispielweise bei der Detektion antigenspezifischer T-Zellen. Der Anteil toter Zellen ist in frischen Blutproben gering, kann aber insbesondere nach aufwändigen Zellpräparationen (Gewebeaufschluss, Sortierung), Kryokonservierung, langer Stimulation etc. deutlich erhöht sein. Je nach Art des geplanten Assays empfiehlt es sich also, die avitalen Zellen durch die Verwendung eines Vitalfarbstoffs auszuschließen. Weit verbreitet sind hierfür DNA-Farbstoffe wie Propidiumiodid, 7-AAD oder DAPI, die nur in Zellen mit defekter Zellmembran eindringen und dann markieren können. Nachteile dieser Reagenzien sind ihre mögliche Kanzerogenität und ihrer reversible Bindung an die DNA. Die schließt eine Verwendung in Assays, bei denen Zellen fixiert und permeabilisiert werden, aus. Es existieren jedoch verschiedene fixierbare Vitalitätsfarbstoffe, die beispielsweise bei intrazellulären Zytokinfärbungen eingesetzt werden können. Eine Möglichkeit ist Ethidium-Monoazid, ein DNA-Farbstoff, der nach Photoaktivierung kovalent an der DNA bindet. Eine gute Alternative hierzu stellen Farbstoffe da, die kovalent an Proteine binden. Diese Farbstoffe, die prinzipiell die gleichen sind, wie sie auch für die Kopplung an Antikörper verwendet werden, binden unspezifisch an zelluläre Proteine. Bei vitalen Zellen können die nicht membrangängigen Farbstoffe nur an die (relativ wenigen) Proteine auf der Zelloberfläche binden. Bei nicht vitalen Zellen können hingegen alle zellulären Proteine markiert werden und die Zellen fluoreszieren entsprechend stärker [25; 26]. Solche Farbstoffe sind von verschiedenen Anbietern in verschiedenen spektralen Bereichen verfügbar (life technologies, Biolegend, Tonbo Biosciences, ebiosciences, Becton Dickinson).

3.4.5 Kontrollen

Ein weiterer nicht unwesentlicher Aspekt bei Design von Assays für die Durchflusszytometrie sind die erforderlichen Kontrollen. Prinzipiell unterscheidet man Prozesskontrollen, biologische Kontrollen und Gating-Kontrollen. Prozesskontrollen dienen dazu, die Vergleichbarkeit des Assays über die Zeit zu überprüfen und sicherzustellen. Dafür sind entsprechende langzeitstabile Kontrollmaterialien notwendig, die für die Analyse von Zellen naturgemäß schwierig erhältlich sind. In Frage kommen stabilisierte Vollblutpräparationen, die kommerziell von verschiedenen Herstellern erhältlich sind. Alternativ, und insbesondere für funktionelle Assays geeignet sind Aliquots von kryokonservierten Zellen. Diese sind jedoch nicht kommerziell erhältlich und erfordern daher vom Anwender eine entsprechende Logistik und Lagerung. In jedem Fall sollte überprüft werden, dass der Assay auch mit dem entsprechenden Kontrollmaterial funktioniert. Durch die Stabilisierung/Kryokonservierung können die Autofluoreszenz und die Bindung mancher Antikörper beeinflusst werden, was im Extremfall die Nutzung des entsprechenden Materials unmöglich macht. Biologische Kontrollen sind beispielsweise die unstimulierten Proben bei funktionellen Assays. Diese Kontrollen besitzen eine hohe Relevanz zur Identikation von (in Bezug auf die analysierte Funktion) positive und negative Zellpopulation. Gating-Kontrollen dienen der sicheren Identifikation von Zellpopulationen. Bei eindeutig abgrenzbaren Populationen sind sie in der Regel nicht erforderlich oder es können interne Kontrollen, beispielsweise in der Probe enthaltenen bekannt-negative Zellen verwendet werden. Bei Markern, die keine diskrete Verteilung aufweisen, ist es hingegen erforderlich, die negativen (Autofluoreszenz und unspezifische Antikörperbindung) von den positiven Zellen sicher unterscheiden zu können. Häufig werden hierfür immer noch Isotyp-Kontrollen verwendet. Dies ist aus methodischen Gründen in der Regel keine korrekte Kontrolle. Bei moderner Vielfarbzytometrie, bei der die Hintergrundfluoreszenz vom *spillover spreading* und weiteren Faktoren abhängt, ist die Verwendung von Isotypkontrollen als Kontrolle für die Hintergrundfluoreszenz schlichtweg falsch und daher obsolet. Die korrekten Kontrollen für solche Ansätze sind sogenannte *Fluorescence-minus-one-* (FMO-) Kontrollen, bei denen alle Antikörper, bis auf den, dessen Hintergrundfluoreszenz erfasst werden soll, enthalten sind [27; 28].

Insgesamt ist durch die nunmehr nahezu flächendeckende Benutzung der polychromatischen Durchflusszytometrie die Etablierung neuer Assays aus Einzelreagenzien komplizierte und aufwändiger geworden. Dies liegt, wie im vorliegenden Kapitel dargestellt, an der Vielzahl von technischen Aspekten, die solche Messungen beeinflussen können. Während in Zeiten von 3- oder 4-Farb-Durchflusszytometrie häufig *Quick-and-dirty*-Ansätze zur Etablierung von Assays ausreichend waren, erfordern die modernen digitalen Geräte und die vielen verfügbaren Reagenzien und Fluorochrome ein gewisses strukturiertes Vorgehen. Unter Beherzigung der in diesem Kapitel dargestellten grundsätzlichen Vorgehensweise und Prinzipien sollte es jedoch auch dem wenig erfahrenen Anwender problemlos möglich sein, entsprechende Assays zu etablieren. Da aus Platzgründen nicht alle Aspekte in der notwendigen Tiefe diskutiert werden konnten, sei der Leser auch auf die zitierte weiterführende Literatur verwiesen.

3.5 Literatur

1. Gratama JW, Kraan J, Keeney M, Mandy F, Sutherland DR, Wood BL. 2007. Enumeration of Immunologically Defined Cell Populations by Flow Cytometry: Approved Guideline, 2nd ed (H42–A2, Vol. 27, No. 16).
2. Nebe CT, Dorn-Beineke A, Braun P, Daniel V, Ilieva Z, Kuling C, et al. 2013. Messunsicherheit und Qualitätssicherung im Bereich der Immunphänotypisierung der Lymphozytensubpopulationen im peripheren Blut. Laboratoriumsmedizin. 37(5): 233–250.
3. Sutherland DR, Anderson L, Keeney M, Nayar R, Chin-Yee I. 1996. The ISHAGE guidelines for CD34+ cell determination by flow cytometry. International Society of Hematotherapy and Graft Engineering. Journal of hematotherapy. Jun; 5(3): 213–226.
4. Keeney M, Chin-Yee I, Weir K, Popma J, Nayar R, Sutherland DR. 1998. Single platform flow cytometric absolute CD34+ cell counts based on the ISHAGE guidelines. International Society of Hematotherapy and Graft Engineering. Cytometry. Apr 15; 34(2): 61–70.
5. Whitby A, Whitby L, Fletcher M, Reilly JT, Sutherland DR, Keeney M, et al. 2012. ISHAGE protocol: are we doing it correctly? Cytometry Part B, Clinical cytometry. Jan; 82(1): 9–17.
6. Bene MC, Nebe T, Bettelheim P, Buldini B, Bumbea H, Kern W, et al. 2011. Immunophenotyping of acute leukemia and lymphoproliferative disorders: a consensus proposal of the European LeukemiaNet Work Package 10. Leukemia. Apr; 25(4): 567–574.
7. Wood BL, Arroz M, Barnett D, DiGiuseppe J, Greig B, Kussick SJ, et al. 2007. 2006 Bethesda International Consensus recommendations on the immunophenotypic analysis of

hematolymphoid neoplasia by flow cytometry: optimal reagents and reporting for the flow cytometric diagnosis of hematopoietic neoplasia. Cytometry Part B, Clinical cytometry. 72 Suppl 1: 14–22.
8. Kalina T, Flores-Montero J, van der Velden VH, Martin-Ayuso M, Bottcher S, Ritgen M, et al. 2012. EuroFlow standardization of flow cytometer instrument settings and immunophenotyping protocols. Leukemia. Sep; 26(9): 1986–2010.
9. van Dongen JJ, Lhermitte L, Bottcher S, Almeida J, van der Velden VH, Flores-Montero J, et al. 2012. EuroFlow antibody panels for standardized n-dimensional flow cytometric immunophenotyping of normal, reactive and malignant leukocytes. Leukemia. Sep; 26(9): 1908–1975.
10. Robinson PJ. Current protocols in cytometry / editorial board, J Paul Robinson, managing editor [et al].
11. Ortolani C. 2011. Flow Cytometry of Hematological Malignancies. Oxford, UK: Blackwell Publishing Ltd.
12. Baumgarth N, Roederer M. 2000. A practical approach to multicolor flow cytometry for immunophenotyping. Journal of immunological methods. Sep 21; 243(1–2): 77–97.
13. Roederer M, Kantor AB, Parks DR, Herzenberg LA. 1996. Cy7PE and Cy7APC: bright new probes for immunofluorescence. Cytometry. Jul 1; 24(3): 191–197.
14. Chattopadhyay PK, Price DA, Harper TF, Betts MR, Yu J, Gostick E, et al. 2006. Quantum dot semiconductor nanocrystals for immunophenotyping by polychromatic flow cytometry. Nature medicine. Aug; 12(8): 972–977.
15. Chattopadhyay PK, Gaylord B, Palmer A, Jiang N, Raven MA, Lewis G, et al. 2012. Brilliant violet fluorophores: a new class of ultrabright fluorescent compounds for immunofluorescence experiments. Cytometry Part A : the journal of the International Society for Analytical Cytology. Jun; 81(6): 456–466.
16. Hoffman RA, Wood JC. 2007. Characterization of flow cytometer instrument sensitivity. Current protocols in cytometry / editorial board, J Paul Robinson, managing editor [et al]. Apr; Chapter 1: Unit 1 20.
17. Wood JC. 1995. Flow cytometer performance: fluorochrome dependent sensitivity and instrument configuration. Cytometry. Dec 15; 22(4): 331–332.
18. Wood JC. 1998. Fundamental flow cytometer properties governing sensitivity and resolution. Cytometry. Oct 1; 33(2): 260–266.
19. Perfetto SP, Ambrozak D, Nguyen R, Chattopadhyay P, Roederer M. 2006. Quality assurance for polychromatic flow cytometry. Nature protocols. 1(3): 1522–1530.
20. Perfetto SP, Ambrozak D, Nguyen R, Chattopadhyay PK, Roederer M. 2012. Quality assurance for polychromatic flow cytometry using a suite of calibration beads. Nature protocols. Dec; 7(12): 2067–2079.
21. Nguyen R, Perfetto S, Mahnke YD, Chattopadhyay P, Roederer M. 2013. Quantifying spillover spreading for comparing instrument performance and aiding in multicolor panel design. Cytometry Part A: the journal of the International Society for Analytical Cytology. Mar; 83(3): 306–315.
22. Mahnke YD, Roederer M. 2007. Optimizing a multicolor immunophenotyping assay. Clinics in laboratory medicine. Sep; 27(3): 469–485, v.
23. Hulspas R. 2010. Titration of fluorochrome-conjugated antibodies for labeling cell surface markers on live cells. Current protocols in cytometry / editorial board, J Paul Robinson, managing editor [et al]. Oct; Chapter 6: Unit 6 29.
24. Stewart CC, Stewart SJ. 2001. Titering antibodies. Current protocols in cytometry / editorial board, J Paul Robinson, managing editor [et al]. May; Chapter 4: Unit 4 1.
25. Perfetto SP, Chattopadhyay PK, Lamoreaux L, Nguyen R, Ambrozak D, Koup RA, et al. 2006. Amine reactive dyes: an effective tool to discriminate live and dead cells in polychromatic flow cytometry. Journal of immunological methods. Jun 30; 313(1–2): 199–208.

26. Perfetto SP, Chattopadhyay PK, Lamoreaux L, Nguyen R, Ambrozak D, Koup RA, et al. 2010. Amine-reactive dyes for dead cell discrimination in fixed samples. Current protocols in cytometry / editorial board, J Paul Robinson, managing editor [et al]. Jul; Chapter 9: Unit 9 34.
27. Perfetto SP, Chattopadhyay PK, Roederer M. 2004. Seventeen-colour flow cytometry: unravelling the immune system. Nature reviews Immunology. Aug; 4(8): 648–655.
28. Hulspas R, O'Gorman MR, Wood BL, Gratama JW, Sutherland DR. 2009. Considerations for the control of background fluorescence in clinical flow cytometry. Cytometry Part B, Clinical cytometry. Nov; 76(6): 355–364.

Mariam Klouche und Ulrich Sack

4 Leukozytenfunktionstests

Die Untersuchung von Zellen des Immunsystems hat sich in den vergangenen Jahrzehnten von einer reinen Forschungsanwendung zu einem Stand entwickelt, der den Einsatz in der Diagnostik, bei der hochspezialisierten Aufklärung komplexer Krankheitsbilder, bei der Qualitätssicherung zellulärer Produkte und bei Untersuchungen im Rahmen eines Wirkstoffscreenings zulässt. Zunehmend stehen daher für die Untersuchungen *In-vitro*-Diagnostika (IVD) zur Verfügung, die für den klinischen Einsatz optimiert sind. Auf einen Teil der verfügbaren Produkte wird in diesem Buch in Kapitel 3 Bezug genommen.

In-vitro-Systeme können dabei in beliebiger Komplexität aufgebaut werden und letztendlich als *Ex-vivo*-Modelle sowohl Aspekte eines gesunden Modellorganismus als auch pathologisch veränderter Systeme repräsentieren. Die Entscheidung darüber, ob dabei primäre Zellen, etablierte Zelllinien oder individuelle, für eine Erkrankung charakteristische Zellen, zum Beispiel induzierte pluripotente Stammzellen eingesetzt werden, ergibt sich aus den jeweiligen zu bearbeitenden Fragestellungen.

Neben der Beschreibung des „Immunstatus“, der Zellen und ihrer Reifungsstufen, sind für zahlreiche diagnostische Fragestellungen Aussagen zur Zellfunktion wichtig. Die Untersuchungsverfahren beruhen dabei entweder auf der Analyse eines funktionellen Zustandes von Zellen, zum Beispiel der Expression von Aktivierungsmarkern auf Zellen, oder auf der *Ex-vivo*-Aktivierung von Zellen und der Erfassung der sich daraus ergebenden Veränderungen. Typischerweise können dies Proliferation, metabolische Aktivitäten, Expression induzierter Oberflächenmoleküle oder Sezernierung von Proteinen sein, aber auch Marker für Apoptose und Zelltod. Übersichten, zum Teil mit konkreten Hinweisen zur Testdurchführung, finden sich vielfältig in der Literatur [32].

Aus diesen Untersuchungen resultieren Informationen über die analysierten Zellen oder aber über die immunmodulatorische Wirkung von Substanzen und äußeren Einflüssen auf Zellen.

4.1 Read-out-Parameter

Für die Untersuchung im Labor ist es erforderlich, geeignete Read-out-Parameter zu wählen, die einer gezielten spezifischen Detektion zugänglich sind. Da viele funktionelle Tests durchflusszytometrisch gemessen werden, ist hier eine fluoreszierende Markierung meist unumgänglich, sofern sich nicht die Streulichteigenschaften ausreichend verändern oder spezifische Eigenfluoreszenzen genutzt werden können.

- Intrazellulär exprimierte und auf der Oberfläche sichtbare Moleküle können mit fluoreszenzmarkierten Antikörpern und Durchflusszytometrie linienspezifisch und in Kombination mit anderen Markern, z. B. Proliferations- oder Reifungsmarkern, bestimmt werden. In Frage kommen zum Beispiel HLA-DR bei T-Zellen, CD63 auf Basophilen, CD69 auf NK-Zellen und viele andere mehr (siehe unten). Ein wichtiger Aspekt ist dabei die erforderliche Inkubationszeit, die zum Beispiel durch Markerkombinationen reduziert werden kann [42].
- Sezernierte Moleküle werden meist im Überstand von Zellkulturen (mittels Elisa oder Multiplexassays) oder durch Bildung von Spots auf beschichteten Mikrotiterplattenböden in Elispot-Assays nachgewiesen.
- Für die Proliferation stehen die Zellzählung, die Messung der DNA-Synthese über radioaktive (^{3}H) oder nichtradioaktive Messung (z. B. BrdU) in Zellkultur oder die Messung stattgehabter Proliferationen durch Messung der Peaks fluoreszenzmarkierter Zellen (z. B. mit CFSE oder VX450) [28] im Durchflusszytometer zur Verfügung. Besonders bei Stammzellen und Zellklonen hat die Bildung von Blasten und das damit verbundene Auftreten von Colony forming units (CFUs) Relevanz [21].
- Für die Markierung von Zellen, um sie bei Migration oder in zellulären Interaktionstests unterscheiden zu können, stehen neben spezifischen immunologischen Markern (z. B. MHC-Unterschieden) Fluoreszenzfarbstoffe zur Verfügung [28]. Eine einfache Methode ist die Markierung mit Calcein, das bei Lysen dann freigesetzt wird [30].
- Metabolische Marker für die Aktivierung sind MTT, Ca++, NAD, pH, mitochondriales oder Membranpotential, Phosphorylierungen und andere mehr (siehe auch unten).
- Die Analyse der intrazellulären Signaltransduktion, insbesondere von Phosphorylierungsmustern, erlaubt die Zuordung spezifischer Aktivierungsprozesse zu einzelnen Zellpopulationen [20].
- Nekrose und Apoptose lassen sich zum Beispiel mittels Caspase, Ethidiumbromid oder Propidiumjodid erfassen [36; 39].
- Immundefekte sind zum Teil mit gestörten Mechanismen der Reparatur von DNA-Doppelstrangbrüchen verbunden. Für deren Detektion gibt es bereits standardisierte Systeme, die gut reproduzierbare Messungen zulassen [38].

Je nach Fragestellung können mehrere Methoden miteinander kombiniert werden. Damit kann sehr spezifisch analysiert werden, wie Zellen des Immunsystems funktionieren oder wie Agentien auf diese einwirken. Hier besteht die Herausforderung in der diagnosebezogenen Kombination geeigneter Techniken. Gleichzeitig existiert in der Routinediagnostik ein starker Bedarf an einfach zu bearbeitenden Methoden mit robuster Präanalytik und stabiler Qualitätssicherung.

4.2 Analysemethoden

Grundsätzlich stehen für die Untersuchung zellulärer Funktionen Methoden zur Verfügung, die eine allgemeine Aussage nach Kultur oder auch *In-vivo*-Situationen zulassen, ohne dass dabei die Zuordnung zur Einzelzelle gelingt. Die Messung inkorporierten Tritium-markierten Thymidins, die Messung sezernierter Immunglobuline oder Zytokine im Elisa oder die Untersuchung von Signaltransduktion mittels Blot liefern wertvolle Hinweise, ohne allerdings die Parameter spezifischen Subpopulationen genau zuordnen zu können.

Durchflusszytometrie und zum Teil auch Elispot-Untersuchungen erlauben dagegen, die Parameter einer Zellpopulation oder sogar Einzelzelle genau zuzuordnen. Allerdings sind die experimentellen Anforderungen oft hoch, und es wird meist viel Probenmaterial benötigt, das zudem noch vital sein muss und typischerweise nur beschränkte Zeit verwendbar ist. Logistische und zeitliche Abläufe sind daher für diese Art von Untersuchungen kritisch. Zudem wird häufig alters- und ggf. geschlechtsgematchtes Vergleichsmaterial benötigt, um einen Vergleich mit gesunden Werten zu ermöglichen. Insbesondere bei funktionellen Untersuchungen sind echte Referenzintervalle die Ausnahme.

4.3 Zellpopulationen

4.3.1 T-Zellen

Die Untersuchung der Funktionen von T-Zellen ist in der Forschung weit entwickelt. In der Routine ist in verschiedenen Zusammenhängen die Bestimmung antigenspezifischer T-Zellen von Relevanz, diesen widmen sich in vorliegendem Buch zwei Kapitel (s. Kap. 5 und Kap. 12). In der Routine werden mittels Durchflusszytometrie am häufigsten CMV-spezifische T-Zellen bestimmt [5], meist bei Transplantierten. Breitere Anwendung findet aber der Elispot, der die Bestimmung antigenspezifischer T-Zellen im direkten Test oder nach Vorstimulation mit IL-2 zulässt [8]. Eine weitere Möglichkeit ist die Untersuchung der IL-17-Expression durch T-Zellen nach Stimulation mit hitzeinaktivierten *Candida albicans*-Antigenen [2]. Schließlich kann die antigenabhängige Induktion proliferierender Zellen auch anhand der Blastenbildung nach einer Woche Inkubation durchflusszytometrisch bestimmt werden [13]. Als Referenz dient bei T-Zell-Assays meist eine Positivkontrolle, stimuliert durch CD3/28 oder Phythämagglutinin (PhA).

4.3.2 Zytotoxische T-Zellen und NK-Zellen

Die Zytotoxizität kann in ihrer Funktion durch die direkte Lyse von Zielzellen beschrieben werden. Nur wenige Labors haben hier Tests mit spezifischen Zielzellen etabliert, meist kommt die K562-Zelle zum Einsatz. Der in den meisten Labors noch etablierte Test arbeitet mit ^{51}Cr-markierten K562-Zellen. Heute erfassen viele Labors die Lyse fluoreszenzmarkierter Zielzellen im Durchflusszytometer, wobei bei geschicktem Aufbau zwischen dem Granzym-abhängigen Weg und dem kontaktabhängigen über den FAS-Liganden unterschieden werden kann [4]. Über Antikörper gegen Tumorantigene und durch Zytokine wie IL-2 kann die Zytotoxizität gesteigert werden [19]. Unter Umständen kann bei NK-Zellen auch schon die Expression des Aktivierungsmarkers CD69 auf der Oberfläche als Indikator einer Stimulation genügen [1]. Insbesondere für den Nachweis einer tumorgerichteten T-Zell-Zytotoxizität, aber auch bei Hämophagozytosen und Immundefekten wird die Messung von CD107a im Durchflusszytometer eingesetzt [3; 31; 41].

4.3.3 B-Zellen

Durch die Synthese von Immunglobulinen kann die Funktion von B-Zellen einfach erfasst werden. Typischerweise erfolgt dies durch serologische Methoden, indem in vivo gebildete Antikörper erfasst werden. Bei *In-vitro*-Kulturen ist meistens eine mindestens dreitägige Inkubation erforderlich, bis zum Beispiel im B-Zell-Elispot Immunglobuline nachgewiesen werden können. B-Zellen lassen sich über das putative ankyrin repeat protein (R848), einen TLR 7/8-Agonisten [37], und CD40L, bevorzugt als trimeres Reagens, spezifisch aber antigenunabhängig stimulieren [15].

4.3.4 Basophile

Basophile Granulozyten werden im Labor als einfach zugängliches Surrogat für die Mastzellaktivierung untersucht. Der Test ist aufwändiger als eine IgE-Messung. Es können hiermit Allergien und Pseudoallergien gegen Antigene erfasst werden, die sich nicht über IgE messen lassen. Die kommerziell verfügbaren Testsysteme beruhen auf einer *In-vitro*-Stimulation mit den vermuteten Allergenen und einem der folgenden Messprinzipien [23]:
- Messung von CD63 auf der Oberfläche aktivierter Basophiler [18],
- Stimulation der CD203c-Expression auf der Oberfläche der Basophilen [7],
- Messung von Histamin [33] im Überstand,
- Messung von Sulfidoleukotrienen im Überstand [11].

Für alle diese Verfahren werden kommerzielle Testkits angeboten.

4.3.5 Phagozyten

Monozyten und Granulozyten sind zentrale Effektorzellen in der angeborenen Immunantwort und bilden eine wesentliche Brücke zur erworbenen Immunität. Ein typischer Ablauf der Aktivierung umfasst die Schritte Migration, Phagozytose, intrazelluläre Lyse und Antigenpräsentation. Diese können einzeln untersucht werden:

- Für die Messung der Migration werden viele Verfahren angeboten. Gebräuchlich sind Varianten der Boyden-Kammer [16], neuere Tests nutzen zur Analyse der migrierten Zellen auch Veränderungen an Oberflächenmarkern (L-Selectin), um eine bessere Trennschärfe zu erreichen [17]. Durch gezielten Einsatz von Stimulatoren sind dabei sehr differenzierte Aussagen möglich [40].
- Ein alternativer Weg ist die Bestimmung der Adhäsionsmoleküle (CD11a/b/c, CD18), die bei Leukozytenadhäsionsdefekten in ihrer Funktion beeinträchtigt sein können [14].
- Für die Untersuchung der Phagozytose stehen zahlreiche Methoden zur Verfügung. Die Verwendung von Latexpartikeln [12] oder Zymosan [26] erfolgt eher experimentell; in der Diagnostik wird vor allem die Phagozytose von *E. coli* und *C. albicans* [2] untersucht.
- Auf die Phagozytose von Pathogenen folgt die intrazelluläre Lyse auf verschiedenen Wegen. Defekte im NADPH-Weg der Phagozyten können mittels Nitroblue tetrazolium dye reduction test (NBT) oder Reduktion von Dihydrorhodamin 123 (DHR123) [27] diagnostiziert werden. Mit DHR123 kann auch die Myeloperoxidasedefizienz abgegrenzt werden [22]. Auch die Messung von freiem zytoplasmatischem Kalzium, des intrazellulären pH-Wertes und des Membranpotentiales kann diese Aktivitäten anzeigen [34].
- Die Antigenpräsentation von Monozyten ist an die Expression von HLA-DR auf deren Oberfläche gebunden. Ein Absinken bei septischen Patienten zeigt eine Immunparalyse an [29]. Auf Granulozyten hingegen ist die CD64-Expression ein wichtiges Zeichen für eine akute Inflammation [10].

4.3.6 Zytometrischer Nachweis löslicher Faktoren

Neben der Analyse von Zellen im Durchflusszytometer bietet deren Technologie auch die Möglichkeit, Zytokine und andere lösliche Parameter multiplex zu messen. Damit können mehrere Zytokine aus kleinen Probenmengen bestimmt werden, ein großer Vorteil bei kleinen Probenmengen und aufwändigen zellulären Ansätzen [25].

4.4 Applikationen

Wesentliche Applikationen werden in diesem Buch in anderen Kapiteln dargestellt. Meistens werden funktionelle Untersuchungen auf den folgenden Feldern eingesetzt.

4.4.1 Immundefektscreening

Die laboratoriumsmedizinische Untersuchung angeborener und erworbener Immundefekte ist eine Kernaufgabe der immunologischen Durchflusszytometrie, bezieht aber auch viele andere Methoden ein, vor allem aus den Gebieten Zellfunktion und Molekularbiologie (s. auch Kap. 8).

4.4.2 Wirksamkeit immunmodulatorischer Therapien

Die Auswahl immunmodulatorischer Therapien und auch die Identifikation von möglichst potenten Compunds in der Onkologie weisen viele Verbindungen zu companion diagnostics auf, um Arzneimittel oder ATMPs zielgerichtet für die Patienten auswählen zu können, die davon am meisten profitieren. Obwohl seit Jahren an dieser Thematik gearbeitet wird, ist die funktionelle Untersuchung bei weitem noch nicht so etabliert wie die molekularbiologisch gestützte Auswahl von Therapeutika entsprechend genetischer Varianten [35].

4.4.3 Nachweis von immuntoxischen Eigenschaften

Die präklinische Untersuchung von Arzneimitteln und die Bewertung von umwelttoxikologisch, medikamentös oder toxisch bedingten Immunphänomenen bedürfen geeigneter Methoden, immuntoxische Effekte sicher und reproduzierbar nachzuweisen [9].

4.4.4 Wirksamkeit und Verträglichkeit zellulärer Therapien

Zelluläre Therapien sind ein zentrales Prinzip der Regenerativen Medizin. Schon langjährig etabliert ist die Therapie mit hämatopoietischen Stammzellen (s. Kap. 14), insbesondere im Rahmen der Therapie hämatologischer Systemerkrankungen (s. Kap. 7), aber auch weitere Stamm- und Vorläuferzellen werden zunehmend eingesetzt (s. Kap. 13), insbesondere für die Regenerative Medizin (s. Kap. 9) und bei Tumortherapien (s. Kap. 10). Die zellulären Tests für diese Indikationen sind sehr vielfältig und werden in den einzelnen Kapiteln dargestellt. Grundsätzlich kommen dabei stets die oben angeführten funktionsdiagnostischen Verfahren zum Einsatz. Die Untersuchung der Verträglichkeit ist oft schon bei präklinischen Entwicklungen, zum Beispiel im Rahmen von GLP-Untersuchungen, ein Schwerpunkt.

4.4.5 Lymphocyte Crossmatching

In der Transplantationsmedizin stellt der Nachweis von HLA-Antikörpern eine wichtige diagnostische Aufgabe dar. Mittels Durchflusszytometrie ist es möglich, in sensibilisierten Patienten präformierte anti-HLA-Antikörper gezielt nachzuweisen und korrekt zu bewerten [6]. Analog ist auch die Untersuchung der T-zellulären Alloreaktivität möglich. Hier werden Zytokinstimulation, Proliferation oder metabolische Aktivierung bei Kokultur von Spender- mit Empfängerzellen gemessen [24].

4.5 Routineeinsatz von Lymphozytenfunktionstests

Für den klinischen Einsatz der oben genannten Verfahren ist es erforderlich, die Relevanz der zur Verfügung stehenden Untersuchungen für die Betreuung von Patienten zu belegen. Obwohl für viele der Ansätze zellbiologische untermauerte Ansätze vorliegen, steht in vielen Fällen der Nachweis des Patientennutzens anhand kontrollierter Studien noch aus. Dies ist nicht zuletzt der starken interindividuellen Variabilität der zu untersuchenden Krankheitsbilder geschuldet, bleibt aber mittelfristig unabdingbar.

Die Interpretation und Befundung entsprechender Untersuchungen müssen daher noch mit der notwendigen Zurückhaltung erfolgen. Referenzbereiche sind häufig nicht bekannt, weshalb der einzige Bezug häufig Vergleichsuntersuchungen an immungesunden Personen sind.

Die interne Qualitätskontrolle im Labor stellt hohe Ansprüche, muss doch ein Kompromiss zwischen allen sinnvollen Kontrollen und den oft begrenzten Probenmengen gefunden werden.

Für die externe Qualitätssicherung stehen einzelne Ringversuche zur Verfügung. Dabei wird meist frisches Blut mit Kurier versandt. Trotz weniger erforderlicher Zugeständnisse an die Logistik ist hier eine fast identische Bearbeitung wie an echten Patientenproben möglich (http://instand@instand-ev.de). Die Verwendung von stabilisierten Blutproben oder von virtuellen Ringversuchen kann in einzelnen Fällen eine Option sein, wenn es keine andere Möglichkeit gibt.

4.6 Literatur

1. Benlahrech A, Donaghy H, Rozis G, Goodier M, Klavinskis L, Gotch F, Patterson S. 2009. Human NK Cell Up-regulation of CD69, HLA-DR, Interferon gamma Secretion and Cytotoxic Activity by Plasmacytoid Dendritic Cells is Regulated through Overlapping but Different Pathways. Sensors (Basel) 9: 386–403.
2. Bishu S, Su EW, Wilkerson ER, Reckley KA, Jones DM, McGeachy MJ, Gaffen SL, Levesque MC. 2014. Rheumatoid arthritis patients exhibit impaired Candida albicans-specific Th17 responses. Arthritis Res Ther 16: R50.
3. Bode SF, Lehmberg K, Maul-Pavicic A, Vraetz T, Janka G, Stadt UZ, Ehl S. 2012. Recent advances in the diagnosis and treatment of hemophagocytic lymphohistiocytosis. Arthritis Res Ther 14: 213.
4. Bogovic CT, Laskarin G, Juretic K, Strbo N, Dupor J, Srsen S, Randic L, Le BP, Tabiasco J, Rukavina D. 2005. Perforin and Fas/FasL cytolytic pathways at the maternal-fetal interface. Am J Reprod Immunol 54: 241–248.

5. Borchers S, Ogonek J, Varanasi PR, Tischer S, Bremm M, Eiz-Vesper B, Koehl U, Weissinger EM. 2014. Multimer monitoring of CMV-specific T cells in research and in clinical applications. Diagn Microbiol Infect Dis 78: 201–212.
6. Bray RA. 2013. Lymphocyte crossmatching by flow cytometry. Methods Mol Biol 1034: 285–296.
7. Buhring HJ, Seiffert M, Giesert C, Marxer A, Kanz L, Valent P, Sano K. 2001. The basophil activation marker defined by antibody 97A6 is identical to the ectonucleotide pyrophosphatase/phosphodiesterase 3. Blood 97: 3303–3305.
8. Calarota SA, Baldanti F. 2013. Enumeration and characterization of human memory T cells by enzyme-linked immunospot assays. Clin Dev Immunol 2013: 637649.
9. Carfi' M, Gennari A, Malerba I, Corsini E, Pallardy M, Pieters R, Van LH, Vohr HW, Hartung T, Gribaldo L. 2007. In vitro tests to evaluate immunotoxicity: a preliminary study. Toxicology 229: 11–22.
10. Davis BH, Bigelow NC. 2005. Comparison of neutrophil CD64 expression, manual myeloid immaturity counts, and automated hematology analyzer flags as indicators of infection or sepsis. Lab Hematol 11: 137–147.
11. de Weck AL, Sanz ML. 2003. Cellular allergen stimulation test (CAST), a review. J Investig Allergol Clin Immunol 2004; 14: 253–273.
12. Desjardins M, Griffiths G. 2003. Phagocytosis: latex leads the way. Curr Opin Cell Biol 15: 498–503.
13. Gaines H, Andersson L, Biberfeld G. 1996. A new method for measuring lymphoproliferation at the single-cell level in whole blood cultures by flow cytometry. J Immunol Methods 195: 63–72.
14. Hanna S, Etzioni A. Leukocyte adhesion deficiencies. Ann N Y Acad Sci 2012; 1250: 50–55.
15. Holler N, Tardivel A, Kovacsovics-Bankowski M, Hertig S, Gaide O, Martinon F, Tinel A, Deperthes D, Calderara S, Schulthess T, Engel J, Schneider P, Tschopp J. 2003. Two adjacent trimeric Fas ligands are required for Fas signaling and formation of a death-inducing signaling complex. Mol Cell Biol 23: 1428–1440.
16. Jennings RT, Knaus UG. 2014. Neutrophil migration through extracellular matrix. Methods Mol Biol 1124: 209–218.
17. Kishimoto TK, Jutila MA, Butcher EC. 1990. Identification of a human peripheral lymph node homing receptor: a rapidly down-regulated adhesion molecule. Proc Natl Acad Sci USA 87: 2244–2248.
18. Knol EF, Mul FP, Jansen H, Calafat J, Roos D. 1991. Monitoring human basophil activation via CD63 monoclonal antibody 435. J Allergy Clin Immunol 88: 328–338.
19. Knorr DA, Bachanova V, Verneris MR, Miller JS. 2014. Clinical utility of natural killer cells in cancer therapy and transplantation. Semin Immunol 26: 161–172.
20. Krutzik PO, Nolan GP. 2003. Intracellular phospho-protein staining techniques for flow cytometry: monitoring single cell signaling events. Cytometry A 55: 61–70.
21. Marits P, Wikstrom AC, Popadic D, Winqvist O, Thunberg S. 2014. Evaluation of T and B lymphocyte function in clinical practice using a flow cytometry based proliferation assay. Clin Immunol 153: 332–342.
22. Mauch L, Lun A, O'Gorman MR, Harris JS, Schulze I, Zychlinsky A, Fuchs T, Oelschlagel U, Brenner S, Kutter D, Rosen-Wolff A, Roesler J. 2007. Chronic granulomatous disease (CGD) and complete myeloperoxidase deficiency both yield strongly reduced dihydrorhodamine 123 test signals but can be easily discerned in routine testing for CGD. Clin Chem 53: 890–896.
23. McGowan EC, Saini S. 2013. Update on the performance and application of basophil activation tests. Curr Allergy Asthma Rep 13: 101–109.
24. Mehrotra A, Leventhal J, Purroy C, Cravedi P. 2015. Monitoring T cell alloreactivity. Transplant Rev (Orlando) 29: 53–59.

25. Morgan E, Varro R, Sepulveda H, Ember JA, Apgar J, Wilson J, Lowe L, Chen R, Shivraj L, Agadir A, Campos R, Ernst D, Gaur A. 2004. Cytometric bead array: a multiplexed assay platform with applications in various areas of biology. Clin Immunol 110: 252–266.
26. Nathan DG, Baehner RL. 1971. Disorders of phagocytic cell function. Prog Hematol 7: 235–254.
27. O'Gorman MR, McNally AC, Anderson DC, Myones BL. 1993. A rapid whole blood lysis technique for the diagnosis of moderate or severe leukocyte adhesion deficiency (LAD). Ann N Y Acad Sci 677: 427–430.
28. Parish CR. 1999. Fluorescent dyes for lymphocyte migration and proliferation studies. Immunol Cell Biol 77: 499–508.
29. Richter A, Nebe T, Kattermann R, Trede M. 1996. [Immune paralysis in acute pancreatitis--HLA-DR antigen expression on CD14+DR+ monocytes]. Langenbecks Arch Chir 381: 38–41.
30. Roden MM, Lee KH, Panelli MC, Marincola FM. 1999. A novel cytolysis assay using fluorescent labeling and quantitative fluorescent scanning technology. J Immunol Methods 226: 29–41.
31. Rubio V, Stuge TB, Singh N, Betts MR, Weber JS, Roederer M, Lee PP. 2003. Ex vivo identification, isolation and analysis of tumor-cytolytic T cells. Nat Med 9: 1377–1382.
32. Sack U, Tarnok A, Rothe G. 2007. Zelluläre Diagnostik. 1 ed. Freiburg, Basel, Karger.
33. Sainte-Laudy J, Sabbah A, Drouet M, Lauret MG, Loiry M. 2000. Diagnosis of venom allergy by flow cytometry. Correlation with clinical history, skin tests, specific IgE, histamine and leukotriene C4 release. Clin Exp Allergy 30: 1166–1171.
34. Tarnok A, Dorger M, Berg I, Gercken G, Schluter T. 2001. Rapid screening of possible cytotoxic effects of particulate air pollutants by measurement of changes in cytoplasmic free calcium, cytosolic pH, and plasma membrane potential in alveolar macrophages by flow cytometry. Cytometry 43: 204–210.
35. Thummel KE, Lin YS. 2014. Sources of interindividual variability. Methods Mol Biol 1113: 363–415.
36. Vanden Berghe T, Grootjans S, Goossens V, Dondelinger Y, Krysko DV, Takahashi N, Vandenabeele P. 2013. Determination of apoptotic and necrotic cell death in vitro and in vivo. Methods 61: 117–129.
37. Walsh PN, Friedrich DP, Williams JA, Smith RJ, Stewart TL, Carter DK, Liao HX, McElrath MJ, Frahm N. 2013. Optimization and qualification of a memory B-cell ELISpot for the detection of vaccine-induced memory responses in HIV vaccine trials. J Immunol Methods 394: 84–93.
38. Willitzki A, Lorenz S, Hiemann R, Guttek K, Goihl A, Hartig R, Conrad K, Feist E, Sack U, Schierack P, Heiserich L, Eberle C, Peters V, Roggenbuck D, Reinhold D. 2013. Fully automated analysis of chemically induced gammaH2AX foci in human peripheral blood mononuclear cells by indirect immunofluorescence. Cytometry A 83: 1017–1026.
39. Wlodkowic D, Telford W, Skommer J, Darzynkiewicz Z. 2011. Apoptosis and beyond: cytometry in studies of programmed cell death. Methods Cell Biol 103: 55–98.
40. Yang D, Wei F, Tewary P, Howard OM, Oppenheim JJ. 2013. Alarmin-induced cell migration. Eur J Immunol 43: 1412–1418.
41. Zaritskaya L, Shurin MR, Sayers TJ, Malyguine AM. 2010. New flow cytometric assays for monitoring cell-mediated cytotoxicity. Expert Rev Vaccines 9: 601–616.
42. Zaunders JJ, Munier ML, Seddiki N, Pett S, Ip S, Bailey M, Xu Y, Brown K, Dyer WB, Kim M, de RR, Kent SJ, Jiang L, Breit SN, Emery S, Cunningham AL, Cooper DA, Kelleher AD. 2009. High levels of human antigen-specific CD4+ T cells in peripheral blood revealed by stimulated coexpression of CD25 and CD134 (OX40). J Immunol 183: 2827–2836.

Alexander Scheffold, Petra Bacher und Florian Kern

5 Durchflusszytometrische Analysen zur Detektion antigenspezifischer T-Zellen

5.1 Zusammenfassung

Die T-Lymphozyten („T-Zellen") des Immunsystems tragen eine Vielzahl von Antigenrezeptoren unterschiedlicher Spezifität, um auf unterschiedliche Pathogene spezifisch reagieren zu können. Jede einzelne T-Zelle besitzt dabei nur Antigenrezeptoren einer einzigen Spezifität. Die Frequenzen von T-Zellen, die den gleichen Rezeptor tragen sind ursprünglich (vor dem ersten Antigenkontakt) sehr gering, sind aber letztlich der Ausgangspunkt der spezifischen zellulären Immunreaktion gegen ein bestimmtes Antigen nach der ersten Exposition, z. B. nach Impfung oder Infektion. Um den spezifischen Immunstatus eines Individuums charakterisieren zu können ist es daher entscheidend, selektiv die Eigenschaften bzw. Reaktionen antigenspezifischer T-Zellen messen zu können.

Bis Mitte der 1990er Jahre war der Nachweis antigenspezifischer T-Zellen nur indirekt und daher ungenau möglich, z. B. durch Messung antigenspezifischer Effektorfunktionen auf Populationsebene, wie Proliferation oder Zytokinproduktion durch ELISA oder ^{3}H-Thymidin-Einbau. In den letzten Jahren wurden jedoch verschiedene Methoden entwickelt, welche die Detektion antigenspezifischer T-Zellen mittels Durchflußzytometrie ermöglichen und damit eine detaillierte Charakterisierung gestatten. Diese Methoden basieren entweder auf direkter Bindung des markierten Antigens mit MHC-Multimeren (multimerisierte Peptid-MHC-Komplexe) bzw. auf dem Nachweis funktioneller Eigenschaften nach Aktivierung mit ihrem spezifischen Antigen (z. B. Zytokinsekretion). Mit diesen Methoden lassen sich die Frequenz, sowie die wesentlichen funktionellen Eigenschaften der spezifischen T-Zellen direkt zytometrisch erfassen. Die Weiterentwicklung dieser durchflusszytometrischen Methoden, z. B. durch magnetische Voranreicherung von seltenen antigenspezifischen T-Zellen, hat zu einer signifikanten Steigerung der Sensitivität geführt und ermöglicht nun das komplette antigenspezifische CD8-positive und CD4-positive T-Zell-Repertoire gegen die meisten Pathogene, Umweltantigene, sowie Tumor und Auto-Antigene detailliert zu analysieren. Vor allem die Möglichkeit gleichzeitig spezifische Gedächtnis-T-Zellen, sowie „naive" und „regulatorische" T-Zellen (Treg) zu detektieren, ist ein wesentlicher Fortschritt im Bemühen um ein besseres Verständnis antigenspezifischer T-Zell-Antworten.

Weitere Methoden, wie beispielsweise die Erfassung antigenspezifischer T-Zellen nach Proliferation durch Färbung von Proteinen oder Lipiden, die bei der Zellteilung zu gleichen Teilen an die Tochterzellen weiter gegeben werden (z. B. CFSE, PKH), werden in diesem Kapitel nicht behandelt.

5.2 Einführung/Hintergrund

5.2.1 Die Bedeutung der antigenspezifischen T-Zellen

T-Zellen sind die zentralen Regulatoren und Effektorzellen der adaptiven Immunantwort. Die Antwort gegen ein bestimmtes Antigen wird aber jeweils nur von einer kleinen Zahl antigenspezifischer T-Zellen bestimmt. Ihre Häufigkeit bzw. ihre funktionellen Eigenschaften sind daher ein wichtiger Parameter für die Bestimmung des spezifischen Immunstatus, z. B. nach Impfung gegen ein bestimmtes Pathogen, aber auch bei unerwünschten Immunreaktionen, wie Allergien oder Autoimmunität [1]. Durch die hohe Diversität des T-Zell-Rezeptor-Repertoires, die es dem Immunsystem ermöglicht auf eine Vielzahl verschiedener Antigene zu reagieren, ist die Frequenz spezifischer T-Zellen für ein einzelnes Epitop meist nur sehr gering [2]. Vor allem im naiven Repertoire liegen die Frequenzen nur im Bereich von 0,2–60 Zellen/10^6 T-Zellen [3–9]. Aber auch bei den Gedächtnis-T-Zellen liegen die Frequenzen in der Regel zwischen 0,01–1 %, wenn nicht gerade eine akute Infektion vorliegt. Diese geringen Frequenzen stellen eine Herausforderung für die Detektion und Charakterisierung der antigenspezifischen T-Zellen dar. Daher werden für die Analyse von antigenspezifischen T-Zellen Methoden benötigt, welche die Zellen mit hoher Spezifität erkennen und es gleichzeitig ermöglichen große Zellzahlen zu prozessieren, um die wenigen antigenspezifischen Zellen innerhalb der großen Anzahl der übrigen Zellen zu detektieren.

Eine besondere Schwierigkeit ist die Detektion und Charakterisierung von Treg, welche für die Regulation von Immunantworten und zur Aufrecherhaltung von Immuntoleranz essentiell sind. Da diese Zellen nur eine kleine Subpopulation der CD4-positiven T-Zellen ausmachen (5–10 %), sind antigenspezifische Treg extrem selten. Zudem besitzen Treg andere funktionelle Eigenschaften als konventionelle T-Zellen, wodurch spezielle Methoden für ihre Detektion erforderlich sind.

5.2.1.1 Durchflusszytometrische Methoden der *Ex-vivo*-Detektion antigenspezifischer T-Zellen

Die direkteste Methode spezifische Lymphozyten zu detektieren ist die Markierung mit fluoreszentem Antigen. Dieser Ansatz ist für B-Zellen seit langem bekannt, deren Antigenrezeptor hohe Affinität und daher stabile Bindung zum Antigen aufweist. Aufgrund der zu geringen Bindungsaffinität des T-Zellantigenrezeptors an sein Antigen, also den Komplex aus Selbst-MHC und Antigenpeptid, war die analoge Vorgehensweise für T-Zellen jedoch lange Zeit nicht möglich. Dieses Problem konnte vor einigen Jahren durch die Einführung der MHC-Multimere gelöst werden [10], weil diese eine stabile Fluoreszenzmarkierung und damit den direkten Nachweis spezifischer T-Zellen gestatten.

Während MHC-Klasse-I-Multimere mittlerweile häufig benutzt werden, um antigenspezifische CD8-positive T-Zellen zu detektieren, war die Konstruktion von

MHC-Klasse-II-Multimeren aufgrund von Unterschieden in der MHC-Klasse-II-Struktur und T-Zell-Rezeptor-Affinität deutlich schwieriger. Inzwischen wurde aber auch eine Vielzahl von MHC-Klasse-II-Multimeren für die Detektion von antigenspezifischen CD4-positiven T-Zellen entwickelt. Zusätzlich wurden auch erfolgreich CD1-Tetramere zur Detektion von lipidspezifischen T-Zellen, z. B. NKT-Zellen, generiert [11–13]. Die größte Limitierung der Multimer-Technologie ist, dass sowohl das antigene Epitop, als auch das zugehörige MHC-Molekül bekannt sein müssen, was vor allem für komplexe Antigene (Pathogene, Allergene, etc.) oft nicht der Fall ist.

Die MHC-Multimer-Technolgie ermöglicht zwar einen direkten Nachweis der antigenspezifischen T-Zellen, liefert aber an sich keine Information über funktionelle Eigenschaften der detektierten Zellen. Da T-Zellen aber über eine große Bandbreite unterschiedlicher Effektorfunktionen verfügen, ist die reine Information über die Frequenz spezifischer T-Zellen oft nicht ausreichend. Stattdessen müssen zusätzliche Parameter herangezogen werden, die beschreiben, welche Funktionen die einzelne T-Zelle auszuüben vermag. Zu den wichtigsten T-Zell-Effektorfunktionen gehören a) die Proliferation, durch welche zum Beispiel während einer Infektion die Zahl der spezifischen Zellen vorübergehend stark erhöht wird, b) die Expression von Zytokinen oder co-stimulierenden Oberflächenmolekülen, welche als signalgebenden Moleküle bzw. Botenstoffe die Aktivierung, Funktion und die Rekrutierung anderer Zellen des Immunsystems regulieren, und c) die Zytotoxizität, durch welche chronisch infizierte körpereigene Zellen direkt eliminiert werden können, z. B. um eine Erregervermehrung zu unterbinden. Antigenspezifische T-Zellen entwickeln diese verschiedenen Effektorfunktionen meist während des ersten Antigen-Kontaktes. Die Fähigkeit, diese Effektorfunktionen bei erneutem Antigenkontakt abzurufen, stellt eine wichtige Eigenschaft des immunologischen Gedächtnisses dar. Daher sind Informationen über Effektorfunktionen von T-Zellen, neben ihrer Frequenz, entscheidende Parameter für die Beurteilung der „Qualität"; einer Immunantwort.

Effektorfunktionen werden nur transient nach Kontakt mit dem spezifischen Antigen angeschaltet, um die Reaktion zeitlich und räumlich zu begrenzen, z. B. auf den Ort der Infektion. Daher erfordert der Nachweis der Effektorfunktionen eine vorhergehende Stimulation der Zellen mit dem spezifischen Antigen. Für eine solche Stimulation können einzelne oder mehrere Peptide, Proteine oder ganze Erreger-Lysate verwendet werden [14; 15]. Peptid-Pools, welche ganze Protein-Sequezen überlappend abdecken sind eine mögliche Alternative zu Proteinen. Sofern die Überlappung zwischen benachbarten Peptiden ausreichend groß gewählt wird, können dabei sämtliche möglichen Epitope eines Proteins berücksichtigt werden. Die Möglichkeit ganze Proteine oder Lysate für die T-Zell-Stimulation zu verwenden ist vor allem für komplexe Antigene von Bedeutung, die hunderte oder tausende verschiedener T-Zell-Epitope enthalten. Die Stimulation von T-Zellen durch ganze Protein-Antigene ist hauptsächlich für CD4-positive T-Zellen von Interesse, da diese nach Prozessierung durch antigenpräsentierende Zellen über den exogenen Prozessierungsweg zur Präsentation auf MHC-Klasse-II-Moleküle gelangen [16]. Die Stimulation von CD8-positiven T-Zellen mit kompletten Protein-Antigenen ist hingegen unzuverlässig, da die effektive Präsentation von exogenen Antigenen auf MHC-Klasse-I-Molekülen davon abhängt, ob die vorhandenen APC zur Kreuzpräsentation (cross-presentation) fähig sind [17]. Für die Stimulation von CD8-positiven T-Zellen sind daher einzelne Peptide oder Peptid-Pools vorzuziehen. Durch die zusätzliche Zugabe ko-stimulatorischer Antikörper gegen CD28 und/oder CD49d kann die T-Zell-Stimulation maximiert werden [18].

Ein Vorteil der aktivierungsabhängigen Methoden zur Analyse antigenspezifischer T-Zellen ist, dass sie unabhängig von definierten MHC-Molekülen und antigenen Epitopen sind. Dies ist besonders von Interesse für komplexe Antigene, bei denen die immundominanten Epitope oft nicht bekannt sind. Die Stimulation ist jedoch abhängig von funktionellen antigenpräsentierenden Zellen und ermöglicht im Gegensatz zur MHC-Multimer-Technolgie nicht die zusätzliche Detektion von spezifischen T-Zellen, die anerg sind.

5.2.1.2 Analyse von Zytokinen zur Identifizierung von funktionellen T-Zell Subsets

Die ersten *Ex-vivo*-Analysen von antigenspezifischen T-Zellen mittels Durchflusszytometrie erfolgten über Messung von antigeninduzierter Zytokinproduktion [14; 18; 19]. Diese findet in der Regel nur in T-Zellen statt, welche über ihren T-Zell-Rezeptor spezifisch aktiviert wurden [18]. Da die Zytokinsekretion transient erfolgt, werden Zytokine meist innerhalb von 4–12 Stunden nach dem Antigen Kontakt analysiert, wobei verschiedene Zytokine unterschiedliche Kinetiken aufweisen können. Zytokine können sowohl intrazellulär durch Inkubation mit Sekretionsinhibitoren (Brefeldin A, Monensin) [20; 21], als auch an der Zelloberfläche gemessen werden. Die letztere Methode ermöglicht es, lebende Zytokin-sekretierende Zellen zu detektieren, indem die sekretierten Zytokine durch eine Matrix an der Zelloberfläche abgefangen werden [19; 22]. Über diese Methode können lebende Zytokin-sekretierende Zellen auch gezielt isolieren werden, z. B. durch Markierung mit magnetischen Partikeln. Diese Methode wird auch verwendet, um z. B. virusspezifische IFN-γ sekretierende Zellen für adoptive T-Zell-Therapien zu isolieren [23–25]. Die meisten Zytokine werden allerdings nur von bestimmten T-Zell-Subpopulationen produziert, und naive T-Zellen sekretieren keine Effektorzytokine nach Antigenstimulation. Daher erfasst eine Analyse von antigenspezifischen T-Zellen, welche nur auf Zytokin-Produktion basiert nicht alle T-Zell-Subpopulationen.

5.2.1.3 Aktivierungsmarker, die die Detektion des gesamten antigenreaktiven T-Zell-Repertoires ermöglichen

Eine Alternative zur Detektion antigenaktivierter T-Zellen über ihre Zytokinproduktion ist ist die Erfassung von Oberflächenantigenen welche erst nach Aktivierung exprimiert werden oder verstärkt exprimiert werden. Zu diesen gehören funktionell oft sehr wichtige Antigene wie z. B. die co-stimulatorischen Moleküle CD134 (OX-40), CD137 (4–1BB) und CD154 (CD40L), die nach Stimulation des Antigenrezeptors meist transient induziert werden. Die Expression einiger dieser Aktivierungsmarker ist unabhängig von anderen Effektorfunktionen, z. B. Zytokin-Sekretion oder Zytotoxizität, welche, wie schon erwähnt, auf bestimmte T-Zell-Subpopulationen beschränkt sein können. Dadurch ermöglichen diese Aktivierungsmarker eine umfassende Charakterisierung des gesamten T-Zell-Repertoires, das gegen ein bestimmtes Antigen gerichtet ist, unabhängig von funktionellen Parametern, MHC-Allelen oder bekannten Epitopen. Eine Voraussetzung für eine hohe Spezifität solcher Untersuchungen ist, dass der verwendete Marker nur nach Aktivierung über den T-Zell-Rezeptor und nur vorübergehend exprimiert wird. Verschiedene Aktivierungsmarker für die Analyse antigenspezifischer T-Zellen sind beschrieben worden, z. B. CD69, CD25, CD71, HLA-DR, CD134 (OX-40), CD137 (4–1BB), CD154 (CD40L), CRTAM [26–36]. Ein Nachteil vieler dieser Marker ist jedoch, dass sie zum Teil auch durch T-Zell-Rezeptor-unabhängige Signale induziert werden (CD25, CD69), bzw. auf bestimmten T-Zell-Subpopulationen konstitutiv oder exklusiv exprimiert werden (CD25, CRTAM). Werden die Marker erst nach langer Stimulation induziert (HLA-DR, CD134, CD71, CD25), wird die exakte Quantifizierung, sowie phänotypische und funktionelle Charakterisierung von antigenspezifischen T-Zellen erschwert (beispielsweise durch einsetzende Proliferation und Veränderung der Proteinexpression). Eine Möglichkeit, die Spezifität antigenspezifischer Analysen zu erhöhen, ist die gleichzeitige Analyse mehrerer funktioneller Marker und/oder Zytokine.

Ein häufig verwendeter Marker zur Analyse antigenspezifischer CD4-positiver und CD8-positiver T-Zellen ist CD69, welcher zu den frühesten Markern (3–15 Stunden) gehört die auf antigenstimulierten T-Zellen, aber auch aktivierten B-Zellen und NK-Zellen exprimiert werden [26; 37–39]. Ein Nachteil dieses Markers ist, dass ein variabler „Background" von CD69 auch auf nicht spezifisch stimulierten T-Zellen exprimiert wird [31], und weiterhin, dass die CD69-Expression nicht allein nach T-Zell-Rezeptor-abhängiger Aktivierung erfolgt [40; 41]. Daher können Analysen, die allein auf der CD69-Expression beruhen, zur einer deutlichen Überschätzung der Frequenz antigenspezifischer T-Zellen führen. Hinzu kommt, dass manche T-Zellen, die sich nicht im peripheren Blut, sondern im Gewebe befinden, bereits dauerhaft CD69 exprimieren, was eine Analyse antigenspezifischer T-Zellen aus dem Gewebe über diesen Marker unmöglich macht. In Kombination mit anderen frühen Aktivierungsmarkern (z. B. CD154, CD137) oder der Zytokinsekretion ist die Expression von CD69, zumindest auf peripheren T-Zellen, ein nützlicher Marker, der die Sensitivität und Diskriminierung antigenspezifischer T-Zellen bei durchflusszytometrischen Analysen erhöhen kann..

Ein verlässlicher funktioneller Parameter zur Analyse von antigenspezifischen T-Zellen ist CD154 (CD40L) [27–29]. Als zentraler Vermittler der T-Helfer-Funktion, wird CD154 auf allen antigenaktivierten CD4-positiven T-Zellen, sowie einer Subpopulation von CD8-positiven T-Zellen exprimiert. Eine wichtige Eigenschaft dieses Markers ist der extrem niedrige Background auf nicht stimulierten T-Zellen, was eine sehr spezifische Detektion von antigeninduzierter CD154-Expression ermöglicht [4]. Dies kommt vermutlich durch die schnelle Internalisierung von CD154 nach Interaktion mit dem CD40-Rezeptor auf Antigen präsentierenden Zellen zu Stande. Die Messung der CD154-Expression kann sowohl intrazellulär erfolgen (bei Zugabe von Sekretionsinhibitoren zum Stimulationsansatz), als auch an der Oberfläche, bei Blockade der Interaktion von CD154 mit CD40 mit einem gegen CD40 gerichteten Antikörper [28; 29]. Da die CD154-Expression bereits 4–12 Stunden nach Antigenkontakt ihr Maximum erreicht, kann die Analyse von CD154 leicht mit anderen Aktivierungs- oder Phänotypmarkern kombiniert werden.

Ein weiterer gut beschriebener Marker mit genügend hoher Spezifität ist CD137 (4–1BB). CD137 wird nach 16–24-stündiger Stimulation auf antigenstimulierten alpha/beta- aber auch gamma/delta-T-Zellen exprimiert [33–35]. Zusätzlich wird CD137 (allerdings bereits nach 6 Stunden) auch auf antigenaktivierten CD4-positiven Foxp3+ regulatorischen T-Zellen (Treg) exprimiert [42]. Dies ermöglicht eine gezielte Analyse dieser Subpopulation von CD4-positiven T-Zellen (s. Kap. 5.1.2.5).

5.2.1.4 Detektion von seltenen antigenspezifischen T-Zellen

Die Standard-Durchflusszytometrie ist trotz ihrer hohen Sensitivität limitiert durch die Anzahl an Events, die pro Probe aufgenommen werden können (~ 10^6), sowie durch die Akkumulation von „Background-Zellen“, die normalerweise zwischen 0,01 und 0,1 % liegen. Dadurch wird die Analyse auf solche Populationen begrenzt, die mit Frequenzen > 0,01–0,1 % vorkommen. Die oben beschriebenen Techniken sind daher hauptsächlich für die Analyse von Pathogen-spezifischen Gedächtnis-T-Zellen geeignet, obwohl auch hier die Frequenz deutlich variieren kann, z. B. in Abhängigkeit von der Art des Pathogens, dem Status der Immunantwort und der Persistenz oder Beseitigung des Erregers. Wenn keine akute Infektion vorliegt, liegen die Frequenzen von antigenspezifischen Gedächtnis-T-Zellen normalerweise im Bereich von einer Zelle in 100 bis 10^5. Viele wichtige funktionelle T-Zell-Populationen kommen aber in noch viel geringeren Frequenzen vor. Dies gilt grundsätzlich für das naive Repertoire, aber auch für viele andere CD4-positiven T-Zell-Antworten und insbesondere für die kleine Population von regulatorischen T-Zellen. Des Weiteren liegen Frequenzen von spezifischen T-Zellen, die nicht gegen infektiöse Pathogene gerichtet sind, z. B. gegen Selbst-Antigene, Tumor-Antigene, Umwelt-Antigene (Allergene, Toxine, Nahrungsmittel) oder Neo-Antigene meistens unter 0,01 %. Um solch seltene T-Zellen detektieren zu können werden Methoden benötigt, die es ermöglichen große Zellzahlen zu prozessieren, um genügend Ziel-Zellen für statistisch relevante Analysen zu detektieren und die gleichzeitig die Akkumulation von „Background Events“ verhindern.

Expansion von antigenspezifischen T-Zellen

Eine Möglichkeit sehr seltene antigenspezifische T-Zellen detektierbar zu machen, ist die Anzahl der spezifischen Zellen durch *In-vitro*-Expansion zu erhöhen. Dabei werden häufig unseparierte PBMC mit dem Ziel-Antigen für mehrere Wochen kultiviert, wodurch bevorzugt nur die antigenspezifischen T-Zellen expandieren. Ein Problem solcher Analysen ist jedoch, dass die Expansion jeder einzelnen T-Zelle von einer Vielzahl schwer vorhersagbarer Parameter abhängt, z. B. dem funktionellen Status der T-Zellen (naive, Gedächtnis-, anerg-), der Anwesenheit anderer reaktiver Zellen (Bystander-Aktivierung), oder dem Verhältnis zwischen Zellteilung und Zelltod. Daher ist es fast unmöglich aus den Frequenzen nach *In-vitro*-Expansion auf die tatsächlichen Frequenzen in der ursprünglichen Population zu schließen. Hinzu kommt, dass der Phänotyp, sowie die funktionellen Eigenschaften der Zellen durch die Expansion stark verändert werden können.

Eine alternative Methode zur Bestimmung von antigenspezifischen T-Zell-Frequenzen ist die Herstellung sogenannter T-Zell-Bibliotheken [5]. Dabei werden mehrere hundert Einzelkulturen so ausgesät, dass pro Kultur höchstens eine spezifische T-Zelle erwartet wird (wenige hundert bis tausend Startzellen). Die Kulturen werden polyklonal expandiert, um alle Spezifitäten gleichmäßig zu expandieren und anschließend kann parallel mit mehreren Antigenen re-stimuliert werden. Aus der Anzahl reaktiver Kulturen und der Anzahl der eingesetzten Zellen kann anschließend die Frequenz der antigenspezifischen T-Zellen errechnet werden. Durch Vorsortierung von T-Zell-Subpopulationen zur Generierung der Bibliotheken, können die Frequenzen innerhalb verschiedener T-Zell-Kompartimente verglichen werden. Diese Methode ist jedoch sehr aufwendig, vor allem wenn seltene Zellen analysiert werden sollen, da mehrere hundert Kulturen über mehrere Wochen expandiert werden müssen. Zudem kann ein selektives Auswachsen oder der Verlust von bestimmten T-Zell-Klonen nicht sicher ausgeschlossen werden.

Magnetische Voranreicherung von antigenspezifischen T-Zellen

Ein alternativer Ansatz, um genügend antigenspezifische T-Zellen für statistisch relevante Analysen detektieren zu können, nutzt die quantitative Voranreicherung der seltenen Zielzellen aus großen Ausgangs-Zellzahlen (10^7–10^9 PBMC). Dabei werden die markierten antigenspezifischen T-Zellen (z. B. Tetramere, Aktivierungsmarker, Zelloberflächen gebundene Zytokine) mit magnetischen Partikeln über eine magnetische Säule angereichert. Die angereicherten Zielzellen können anschließend komplett im Durchflusszytometer analysiert werden oder stehen für weitere funktionelle Analysen zur Verfügung.

Eine wichtige Voraussetzung für die magnetische Anreicherung von antigenspezifischen T-Zellen ist eine hohe Spezifität des zur Anreicherung verwendeten Markers, damit die wenigen antigenspezifischen Zellen effektiv aus der großen Anzahl der übrigen Zellen angereichert werden können. Da die angereicherte Fraktion jedoch häufig noch kontaminierende, unerwünschte Zellen enthält, sind stringente Gating-Strategien notwendig, um eine hohe Spezifität und Sensitivität zu erzielen, z. B. Ausschluss von Nicht-T-Zellen, Dubletten und toten Zellen. In Kombination mit Multi-Parameter-Durchflusszytometrie ermöglicht diese Technologie die direkte *Ex-vivo*-Analyse von antigenspezifischen T-Zellen aus sehr großen Ausgangszellzahlen. Die Sensitivität ist hoch genug, um sogar antigenspezifische T-Zellen im naiven Repertoire nachzuweisen und hängt im Wesentlichen von der Anzahl der insgesamt verfügbaren Ausgangszellen ab (z. B. dem Blutprobenvolumen).

Sowohl die Anreicherung von Zytokin sekretierenden Zellen, als auch Tetramer positiven oder Aktivierungsmarker exprimierenden Zellen wurde mittlerweile erfolgreich genutzt, um seltene antigenspezifische T-Zellen detailliert zu charakterisieren. Da die Zytokin-Sekretion jedoch heterogen ist und wie bereits oben erwähnt auf bestimmte T-Zell-Subpopulationen beschränkt ist, konnten damit hauptsächlichp aber auch seltene allergenspezifische Gedächtniszellen nachgewiesen werden [19; 43; 44]. Auch die Tetramer-Anreicherung wurde zunächst genutzt, um sehr seltene antigenspezifische CD4-positive und CD8-positive Gedächtniszellen im Menschen und in der Maus direkt zu charakterisieren [45]. Die hohe Sensitivität dieser Technologie ermöglichte es aber auch, zum ersten Mal extrem seltene Zellen im naiven Repertoire zu identifizieren. Dabei wurden T-Zell-Frequenzen für ein individuelles Peptid-MHC im Bereich von $0{,}5–60/10^6$ naive CD8-positive T-Zellen [3; 6; 7; 9] und $0{,}2–10/10^6$ naive CD4-positive T-Zellen [8; 46; 47] detektiert. Die kürzlich beschriebene Anreicherung von antigenstimulierten CD154-positiven T-Zellen [4], stellt eine weitere Möglichkeit für die Analyse von sehr seltenen antigenspezifische T-Zell-Antworten dar. Wie bereits oben beschrieben, ist die antigenaktivierte CD154-Expression unabhängig von definierten Epitopen und MHC-Allelen und nicht auf bestimmte T-Zell-Subpopulationen beschränkt. Damit ermöglicht die magnetische Anreicherung von CD154-positiven T-Zellen, die direkte *Ex-vivo*-Analyse des gesamten antigenspezifischen CD4-positiven T-Zell-Repertoires für einen unbeschränkten Pool von Antigenen, mit der gleichen Sensitivität wie die Tetramer-Technologie ($1/10^5–1/10^6$ Zellen). Zum Beispiel konnten mit dieser Methode seltene auto- und neoantigenspezifische naive T-Zellen und Gedächtnis-T-Zellen in einem Bereich von $1/10^4–10^6$ Zellen direkt im Blut von gesunden Menschen nachgewiesen werden [4].

5.2.1.5 Antigenspezifische regulatorische T-Zellen

Eine weitere Herausforderung für die Analyse von antigenspezifischen T-Zell-Antworten ist die Detektion und Charakterisierung von regulatorischen T-Zellen (Treg). Obwohl Treg essentiell sind für die Regulation von Immun-Antworten, sowie die Aufrechterhaltung von Immuntoleranz, ist wenig über ihre exakte Antigen-Spezifität oder die Frequenz von antigenspezifischen Treg bekannt, insbesondere im Menschen. Da Treg nur eine Subpopulation von 5–10 % im zirkulierenden CD4-positiven T-Zell-Repertoire ausmachen, aber ein ähnlich großes T-Zell-Rezeptor-Repertoire besitzen wie konventionelle T-Zellen [48–50], sind antigenspezifische Treg extrem selten. Allerdings fehlen Treg die meisten Effektorfunktionen, die zur Analyse von konventionellen T-Zellen herangezogen werden, z. B. Zytokin-Sekretion oder *In-vitro*-Proliferation. Daher sind spezifische Marker für antigenspezifische Treg und sensitive Anreicherungsstrategien essentiell, um diese sehr seltenen Zellen verlässlich und un-manipuliert detektieren und charakterisieren zu können.

Eine Möglichkeit, antigenspezifische Treg nachzuweisen, ist die direkte Markierung über MHC-II-Multimere. Fehlende Kenntnis der Treg-Ziel-Antigene einerseits und der Affinität dieser Zellen zu ihren Peptid-MHC-Liganden andererseits limitiert jedoch den Einsatz solcher MHC-Multimere für die Analyse antigenspezifischer Treg. Hinzu kommt, dass in den meisten Analysen aufgrund der geringen Frequenz die Treg durch Stimulation der gesamten Ausgangszellen mit dem Antigen zunächst expandiert werden. Eine Schwierigkeit bei diesem Vorgehen ist, dass Treg-spezifische Charakteristika, z. B. Expression von CD25, Foxp3, oder fehlende Oberflächenexpression von CD127, nach *In-vitro*-Kultur auch bei aktivierten konventionellen T-Zellen gefunden werden [51], was eine. verlässliche Unterscheidung dieser Zelltypen fast unmöglich macht.

Mittels Tetramer-Anreicherungs-Technologie ist es jedoch in einigen wenigen Studien gelungen, antigenspezifische Treg gegen verschiedene Fremd-Antigene direkt *ex vivo* im Menschen nachzuweisen. Interessanterweise hatten jeweils 5–10 % der Tetramer positiven, gegen verschiedene Antigene (Viren, Bakterien, Allergene) gerichteten Zellen einen Treg-Phänotyp [52; 53]. Dies deutet darauf hin, dass spezifische Treg ein Teil der physiologischen T-Zell-Antwort gegen Fremdantigene sind.

Neben der Tetramer-Anreicherung sind Treg-spezifische Aktivierungsmarker eine vielversprechende Alternative zur Detektion dieser sehr seltenen Zellen. Ein Vorteil einer Stimulation mit Antigenen bzw. Antigenmischungen ist, dass die Analyse nicht auf bestimmte Epitope fokussiert ist. Es stehen eine Reihe von Aktivierungsmarkern zur Verfügung, die ausschließlich auf Treg exprimiert werden. Dazu gehören z. B. CD121a/b, LAP, GARP (LRRC32) [54–56], allerdings wurden diese Marker bislang nicht zur Analyse von antigenstimulierten Treg verwendet. Dagegen wurde gezeigt, dass die typischen Aktivierungsmarker CD134 und CD25 in Kombination mit CD39 [57], sowie CD137 und CD154 [42; 58], für die Analyse von antigenspezifischen Treg geeignet sind.

Für die CD134-, CD25-, CD39-Methode ist eine ca. 40stündige Aktivierung der Zellen mit dem Antigen erforderlich. Zu diesem Zeitpunkt können aktivierte, CD134-exprimierende antigenspezifische T-Zellen detektiert werden [36]. Die gleichzeitige Expression von CD25 und CD39 definiert dabei den Treg-Phänotyp (CD39 exprimierende Treg sind $CD25^{hi}$). Dies ermöglicht die Differenzierung zwischen aktivierten Treg und konventionellen T-Zellen (CD39-negativ). Die CD4-positive T-Zell-Population, welche die CD134-positive/CD25hi/CD39-positive Expression zeigt, identifiziert T-Zellen, die bereits vor der Stimulation einen Treg-Phänotyp

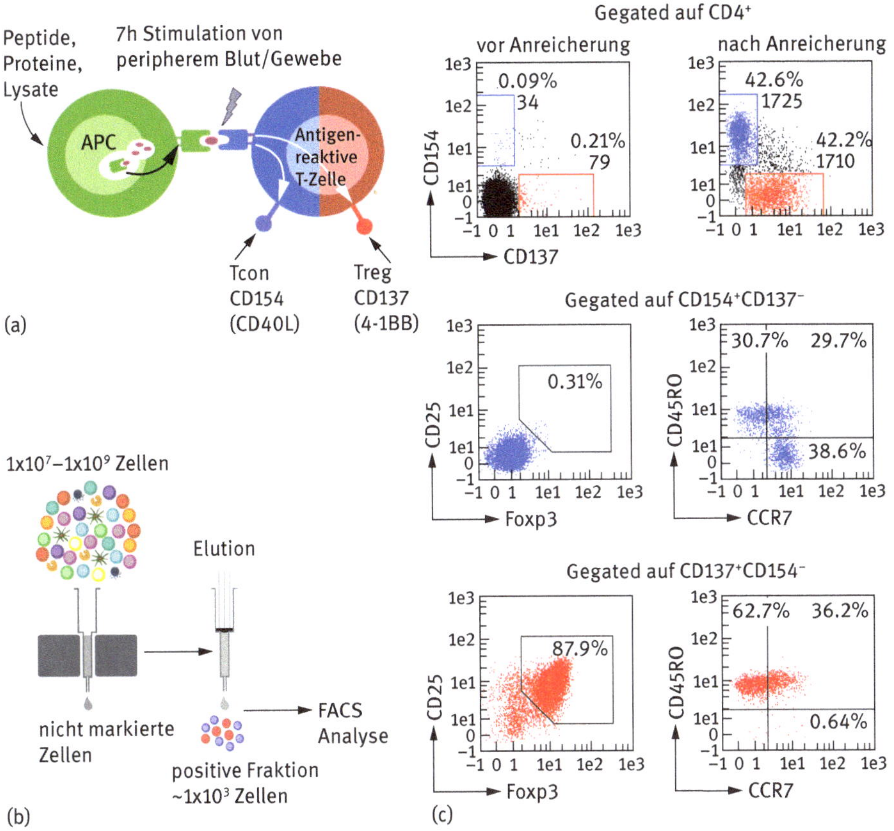

Abb. 5.1: Die magnetische Anreicherung antigenreaktiver T-Zellen (Antigen-reactive T cell enrichment, ARTE) aus einer nahezu beliebig großen Ausgangsprobe ermöglicht den Nachweis auch kleinster Zellpopulationen und gestattet so die Analyse des gesamten antigenspezifischen CD4-positiven T-Zell-Repertoires (Gedächtnis-, naive, regulatorische T-Zellen) gegen ein beliebiges Antigen. a) Antigenreaktive CD4-positive T-Zellen exprimieren nach 7-stündiger Stimulation mit dem Antigen die Aktivierungsmarker CD154 (konventionelle T-Zellen) oder CD137 (regulatorische T-Zellen). b) Die magnetische Voranreicherung antigenreaktiver T-Zellen ermöglicht es, antigenspezifische T-Zellen aus großen Start-Zellzahlen zu analysieren. Dabei werden die wenigen CD154-positiven und CD137-positiven exprimierenden Zellen innerhalb der großen Menge an nicht Zielzellen (1×10^7–1×10^9) mit magnetischen Partikeln markiert und über eine magnetische Säule angereichert. Die auf der Säule verbleibenden antigenreaktiven T-Zellen können anschließend eluiert und komplett im Durchflusszytometer analysiert werden. c) Beispiel einer Analyse antigenreaktiver T-Zellen nach kombinierter CD154-positiver und CD137-positiver Anreicherung. PBMC wurden für 7 Stunden mit einem Antigen stimuliert. CD154-positiv und CD137-positiv exprimierende T-Zellen wurden mittels ARTE angereichert. Vor der Anreicherung können nur wenige antigenspezifische CD4-positive T-Zellen in $2{,}5 \times 10^5$ PBMC detektiert werden. Nach magnetischer Anreicherung aus 1×10^7 PBMC ist jeweils eine deutliche Population von CD154-positiven oder CD137-positiven Zellen zu erkennen. Durch nachfolgende Multi-Parameter Analyse können sowohl CD154-positive konventionelle Gedächtnis- (CD45RO-positivCCR7-positiv/-negativ) und naive T-Zellen (CD45RO-negativCCR7-positiv) als auch CD137-positive regulatorische T-Zellen (CD25-positivFoxp3-positiv) detektiert und charakterisiert werden.

hatten [57]. Ein Nachteil dieser Methode ist die relativ lange Stimulationszeit, durch welche es zu phänotypischen und funktionellen Veränderungen kommen kann, die Proliferation der Zellen eingeschlossen. Eine exakte Quantifizierung der antigenspezifischen T-Zellen ist deshalb nicht möglich.

CD137 wird ebenfalls auf aktivierten, konventionellen T-Zellen exprimiert, jedoch mit unterschiedlicher Kinetik. Nach 6-stündiger Stimulation ist CD137 nur auf Treg exprimiert, während konventionelle T-Zellen den Marker erst nach 12–16 Stunden hoch regulieren [42]. Zusätzlich konnte gezeigt werden, dass CD154 nur auf aktivierten konventionellen T-Zellen sowie einer Subpopulation von aktivierten T-Zellen mit instabiler FoxP3-Demethylierung hoch reguliert wird [42]. Die kombinierte Analyse von CD137- und CD154-Expression nach kurzzeitiger Stimulation (6–12 Stunden) ermöglicht daher die gleichzeitige Detektion konventioneller und regulatorischer T-Zellen, die gegen das gleiche Antigen gerichtet sind. Da beide Marker an der Zelloberfläche zugänglich sind, bietet die parallele magnetische Anreicherung für beide Marker die Möglichkeit beide Populationen mit hoher Sensitivität zu analysieren ohne Beschränkung auf bestimmte einzelne Epitope [4; 58] (siehe Abb. 5.1).

Analyse „polyfunktionaler“ T-Zellen

Moderne Durchflusszytometer gestatten die gleichzeitige Erfassung einer großen Anzahl von Markern. Häufig werden IFN-γ, TNF-α und IL-2 im Zusammenhang mit den T-Zell-Markern CD3, CD4, CD8 gemessen, wobei die gleichzeitige Produktion aller drei Zytokine häufig als „Polyfunktionalität“ bezeichnet wird [59].

Polyfunktionalität ist ein komplexes Geschehen, bei welchem T-Zellen in einem gegebenen Zeitfenster mehrere Aktivierungsmarker produzieren, die dann gleichzeitig sichtbar gemacht werden. Die Kinetiken der einzelnen Marker können unterschiedlich sein. Da die Zellen aber in Gegenwart eines Vesikeltransportinhibitors (z. B. Brefeldin A, Monensin) inkubiert werden, sammeln sich die (zu unterschiedlichen Zeiten) produzierten Moleküle in den Zellen an. Bei der Untersuchung der Polyfunktionalität wird der Aspekt der unterschiedlichen Kinetik allerdings oft außer Acht gelassen. Hat man nun Zellpopulationen vorliegen, welche unterschiedliche Kombinationen der gefärbten Marker aufweisen, ergibt sich die Frage, wie man dieses komplexe Gesamtbild systematisch untersuchen und zwischen verschiedenen Individuen und Gruppen vergleichen kann. Aus 3 exprimierten Markern ergeben sich beispielsweise 8 (2^3) Populationen, wenn die Gesamtpopulation im Hinblick auf jeden Marker in „positiv“ und „negativ“ eingeteilt wird, bei 4 Markern ergeben sich 16 (2^4) und bei 5 Markern 32 (2^5) Populationen, usw. Bei der Betrachtung der Populationen ist zunächst wichtig, dass jeweils eine solche Population keinen der untersuchten Marker aufweist. Dies bedeutet nicht unbedingt, dass keine dieser Zellen das verwendete Antigen erkannt hat, sondern lediglich, dass keine dieser Zellen auch nur einen der untersuchten Marker exprimiert hat.

Die übrigen Zellen sind solche, die nach Stimulation mindestens einen der untersuchten Marker aufweisen. Dabei kommt nicht unbedingt jede Markerkombination im Gesamtbild auch vor.

Die aktivierten Populationen werden häufig als Tortendiagramm (Pie-Chart) dargestellt. Solche Tortendiagramme lassen sich gut „visuell" vergleichen, da man Verschiebungen unterschiedlich gefärbter Tortenstücke gut wahrnehmen kann. Eine alternative Darstellung sind Säulendiagramme, wobei jede einzelne Population als eigene Säule dargestellt werden kann. Die Möglichkeiten, diese Darstellungen zu variieren sind vielfältig. Die Software SPICE [60] wurde eben zu diesem Zweck entwickelt und ist kostenlos zum Herunterladen verfügbar (http://exon.niaid.nih.gov/spice/). SPICE bietet auch verschiedene integrierte statistische Tests an, die dabei helfen können, die gefundenen Unterschiede auf statistische Signifikanz zu testen. Dabei ist zu bedenken, dass zwar die Gleichartigkeit oder die Unterschiedlichkeit zweier Pie-Charts getestet werden kann (Permutationsstatistik), was aber dabei nicht analysiert wird, ist die statistische Robustheit der Ausgangsdaten. Dies obliegt dem Verwender der Software und muss separat analysiert werden. Zum Beispiel wäre es möglich, dass die Unterteilung einer Population in 7 funktionelle Subpopulationen in einem Falle auf sehr vielen Zellen beruht, im anderen Falle auf sehr wenigen, und somit im ersteren Falle sehr zuverlässig, im letzteren Falle aber sehr unzuverlässig ist. Man sollte Bedenken, dass je nach Anzahl der untersuchten Zellen, unterschiedlich große Vertrauensintervalle zustande kommen. Ermittelt man z. B. eine Populations-Frequenz von 1 % aus 10.000 Events (z. B. 100 Events), dann ist das 95 %-Vertrauensintervall 0,8–1,2 %, liegen nur 1.000 Zellen zugrunde (10 Events) ist das Intervall 0,38–1,62 %, bei 200 zu Grunde liegenden Zellen (2 Events) ist das Intervall 0–2,38 %. Das bedeutet letztlich, dass am Zustandekommen solcher Pie-Charts, insbesondere bei antigenspezifischen Populationen, häufig sehr unzuverlässige Prozentwerte ins Spiel kommen. Das ist allerdings kein Fehler der Software, sondern der unkritischen Nutzer. Man sollte bei der Beschreibung solcher Experimente daher angeben, wie viele Zellen analysiert wurden, und bei der „Entdeckung" besonders bedeutsamer Einzelpopulationen bedenken, dass diese Entdeckung möglicherweise auf unzuverlässigen Ausgangswerten beruht. Wenn sehr große Gruppen miteinander verglichen werden, kann dieser Effekt sich zum Teil wieder ausgleichen, allerdings ist dies nicht sehr oft der Fall.

Man kann einerseits Tortendiagramme generieren, die für jede Person und jede Population (jedes Tortenstück) die Prozente der Bezugspopulation (z. B. CD4-positive T-Zellen) angeben, dann erhält man allerdings ebenso viele Tortendiagramme wie Personen in der Untersuchung. Um die Daten zusammen zu fassen, kann man die durchschnittlichen Prozente jeder Subpopulation (also in % der CD4-positiven T-Zellen in diesem Beispiel) ermitteln und aus den Durchschnittswerten das Tortendiagramm generieren. Alternativ kann man die individuellen Verteilungen berücksichtigen, wobei für jede Person eine prozentuale Verteilung der einzelnen Tortenstücke berechnet wird („individual flavour"), und daraus eine durchschnittliche Verteilung („average flavour") (s. Abb. 5.2 zur Erläuterung).

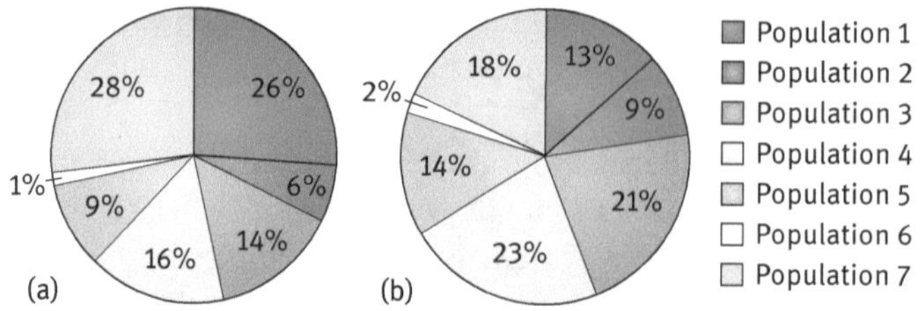

Abb. 5.2: Für alle gemessenen Proben lässt sich eine Verteilung der (z. B. funktionellen) Subpopulationen 1–7 berechnen, diese kann als Tortendiagramm dargestellt werden. Die Abbildung zeigt zwei Möglichkeiten, diese Informationen zusammenzufassen. (a) Die gezeigte Verteilung basiert auf den Summen der sich jeweils entsprechenden Segmente aus allen Proben (jeweils in % der Referenzpopulation). Es werden also zunächst die Summen der jeweiligen Populationen 1, 2, 3 etc. berechnet. Aus diesen Populations-Summen ergibt sich dann die neue Verteilung. (b) Diese Darstellung zeigt die *durchschnittliche* Verteilung der Segmente. Hierbei wird zunächst für jede Probe der relative Anteil jeder Subpopulation an der Gesamtpopulation in Prozent ermittelt. Für den prozentualen Anteil sich entsprechender Segmente wird dann aus allen Proben der Durchschnitt ermittelt. Die Segmente des Tortendiagramms ergeben sich wiederum aus diesen durchschnittlichen Anteilen. Bei (a) hat die absolute Größe der einzelnen Proben (bzw. einzelner Segmente daraus) einen Einfluss auf die zusammengefasste Verteilung (größere Antworten beeinflussen die Gesamtverteilung stärker). Bei (b) ist die Größe der Gesamtantworten unerheblich, es zählt nur die relative Größe der Segmente innerhalb der jeweiligen Verteilung.

Problematisch bei diesen Analysen ist weiterhin, dass man es beim Vergleich von Individuen oder Gruppen hinsichtlich der Polyfunktionalität mit eine erheblichen Anzahl von statistischen Endpunkten zu tun hat, z. B. 31 Subpopulationen bei 5 Aktivierungsmarkern. Man muss bei solchen Analysen davon ausgehen, dass jede nicht überlappende Population einen statistischen Endpunkt darstellt. Vergleicht man also zwei Gruppen von Individuen hinsichtlich der Verteilung der funktionellen Subpopulationen „Antigen X"-spezifischer CD4-positiver T-Zellen, und generiert dabei 31 funktionelle Subpopulationen, dann hat man es mit 31 Endpunkten zu tun. Deshalb sollte ein Signifikanzniveau von 0,05/31 = 0,00161 gefordert werden, um eine funktionelle Subpopulation als signifikant unterschiedlich zwischen den beiden Gruppen einzustufen.

Ein anderes Problem bei der Untersuchung von Polyfunktionalität war bisher, dass man zwar einzelne Populationen untersuchen und zwischen verschiedenen Personen und Gruppen vergleichen kann, oder auch zum Beispiel zusammengefasste Populationen (nach der Anzahl der produzierten Marker), aber Polyfunktionalität insgesamt zu vergleichen scheiterte daran, dass man bisher kein Maß für die Polyfunktionalität einer Antwort insgesamt kannte. Die Frage soll durch folgendes Beispiel erläutert werden: Hat man IFN-γ, TNF-α und IL-2 gemessen, und hat in einem Falle 5 % von Zellen, die alle drei Zytokine produzieren und 10 % die zwei davon produzieren, in einem anderen Falle aber 3 % von Zellen, die alle drei Zytokine produzieren und 15 % die zwei davon produzieren, welche Antwort hat dann mehr Polyfunktionalität? Und, bei den Zellen, die zwei Funktionen aufweisen, ist es egal welche zwei Funktionen das sind? Und wie kann man z. B. Polyfunktionalität mit der Grösse einer Antwort korrelieren? Leider kann derzeit niemand diese Frage allgemein beantworten. Es wurde allerdings vor Kurzem ein Ansatz entwickelt, der die Polyfunktionalität etwas einfacher zugänglich macht [61]. Dabei wird die Polyfunktionalität der gesamten Antwort in einem Index zusammen gefasst, wobei die jeweiligen Prozente jeder Population und die Anzahl der detektierten Funktionen dieser Population berücksichtigt werden. Die dazu gehörige Software FunkyCells (www.funkycells.com) ermöglicht ferner, die Funktionen zu gewichten. Eine genaue Beschreibung der Möglichkeiten, dieser Software sprengt den Rahmen dieser Übersicht, weitere Informationen sind online verfügbar.

5.3 Literatur

1. Zielinski CE, Corti D, Mele F, Pinto D, Lanzavecchia A, and Sallusto F. 2011. Dissecting the human immunologic memory for pathogens. *Immunol Rev* 240: 40–51.
2. Goldrath AW, and Bevan MJ. 1999. Selecting and maintaining a diverse T-cell repertoire. *Nature* 402: 255–262.
3. Alanio C, Lemaitre F, Law HK, Hasan M, and Albert ML. 2010. Enumeration of human antigen-specific naive CD8+ T cells reveals conserved precursor frequencies. *Blood* 115: 3718–3725.
4. Bacher P, Schink, C Teutschbein J, K O, Assenmacher M, Brakhage A, and Scheffold A. 2013. Antigen-reactive T cell enrichment for direct, high-resolution analysis of the human naive and memory T helper cell repertoire. *J Immunol* In press.
5. Geiger R, Duhen T, Lanzavecchia A, and Sallusto F. 2009. Human naive and memory CD4+ T cell repertoires specific for naturally processed antigens analyzed using libraries of amplified T cells. *J Exp Med* 206: 1525–1534.
6. Kotturi MF, Scott I, Wolfe T, Peters B, Sidney J, Cheroutre H, von Herrath MG, Buchmeier MJ, Grey H, and Sette A. 2008. Naive precursor frequencies and MHC binding rather than the degree of epitope diversity shape CD8+ T cell immunodominance. *J Immunol* 181: 2124–2133.
7. Legoux F, Debeaupuis E, Echasserieau K, De La Salle H, Saulquin X, and Bonneville M. 2010. Impact of TCR reactivity and HLA phenotype on naive CD8 T cell frequency in humans. *J Immunol* 184: 6731–6738.
8. Moon JJ, Chu HH, Pepper M, McSorley SJ, Jameson SC, Kedl RM, and Jenkins MK. 2007. Naive CD4(+) T cell frequency varies for different epitopes and predicts repertoire diversity and response magnitude. *Immunity* 27: 203–213.
9. Obar JJ, Khanna KM, and Lefrancois L. 2008. Endogenous naive CD8+ T cell precursor frequency regulates primary and memory responses to infection. *Immunity* 28: 859–869.
10. Altman JD, Moss PA, Goulder PJ, Barouch DH, McHeyzer-Williams MG, Bell JI, McMichael AJ, and Davis MM. 1996. Phenotypic analysis of antigen-specific T lymphocytes. *Science* 274: 94–96.
11. Benlagha K, Weiss A, Beavis A, Teyton L, and Bendelac A. 2000. In vivo identification of glycolipid antigen-specific T cells using fluorescent CD1d tetramers. *J Exp Med* 191: 1895–1903.
12. Kasmar AG, van Rhijn I, Cheng TY, Turner M, Seshadri C, Schiefner A, Kalathur RC, Annand JW, de Jong A, Shires J, Leon L, Brenner M, Wilson IA, Altman JD, and Moody DB. 2011. CD1b tetramers bind alphabeta T cell receptors to identify a mycobacterial glycolipid-reactive T cell repertoire in humans. *J Exp Med* 208: 1741–1747.

13. Matsuda JL, Naidenko OV, Gapin L, Nakayama T, Taniguchi M, Wang CR, Koezuka Y, and Kronenberg M. 2000. Tracking the response of natural killer T cells to a glycolipid antigen using CD1d tetramers. *J Exp Med* 192: 741–754.
14. Kern F, Faulhaber N, Frommel C, Khatamzas E, Prosch S, Schonemann C, Kretzschmar I, Volkmer-Engert R, Volk HD, and Reinke P. 2000. Analysis of CD8 T cell reactivity to cytomegalovirus using protein-spanning pools of overlapping pentadecapeptides. *Eur J Immunol* 30: 1676–1682.
15. Maecker HT, Dunn H S, Suni MA, Khatamzas E, Pitcher CJ, Bunde T, Persaud N, Trigona W, Fu TM, Sinclair E, Bredt BM, McCune JM, Maino VC, Kern F, and Picker LJ. 2001. Use of overlapping peptide mixtures as antigens for cytokine flow cytometry. *J Immunol Methods* 255: 27–40.
16. Krensky AM. 1997. The HLA system, antigen processing and presentation. *Kidney international. Supplement* 58: S2–7.
17. Maecker HT, Ghanekar SA, Suni MA, He XS, Picker LJ, and Maino VC. 2001. Factors affecting the efficiency of CD8+ T cell cross-priming with exogenous antigens. *J Immunol* 166: 7268–7275.
18. Waldrop SL, Pitcher CJ, Peterson DM, Maino VC, and Picker LJ. 1997. Determination of antigen-specific memory/effector CD4+ T cell frequencies by flow cytometry: evidence for a novel, antigen-specific homeostatic mechanism in HIV-associated immunodeficiency. *J Clin Invest* 99: 1739–1750.
19. Brosterhus H, Brings S, Leyendeckers H, Manz RA, Miltenyi S, Radbruch A, Assenmacher M, and Schmitz J. 1999. Enrichment and detection of live antigen-specific CD4(+) and CD8(+) T cells based on cytokine secretion. *Eur J Immunol* 29: 4053–4059.
20. Assenmacher M, Schmitz J, and Radbruch A. 1994. Flow cytometric determination of cytokines in activated murine T helper lymphocytes: expression of interleukin-10 in interferon-gamma and in interleukin-4-expressing cells. *Eur J Immunol* 24: 1097–1101.
21. Jung T, Schauer U, Heusser C, Neumann C, and Rieger C. 1993. Detection of intracellular cytokines by flow cytometry. *J Immunol Methods* 159: 197–207.
22. Manz R, Assenmacher M, Pfluger E, Miltenyi S, and Radbruch A. 1995. Analysis and sorting of live cells according to secreted molecules, relocated to a cell-surface affinity matrix. *Proc Natl Acad Sci USA* 92: 1921–1925.
23. Brestrich G, Zwinger S, Fischer A, Schmuck M, Rohmhild A, Hammer MH, Kurtz A, Uharek L, Knosalla C, Lehmkuhl H, Volk HD, and Reinke P. 2009. Adoptive T-cell therapy of a lung transplanted patient with severe CMV disease and resistance to antiviral therapy. *Am J Transplant* 9: 1679–1684.
24. Feuchtinger T, Matthes-Martin S, Richard C, Lion T, Fuhrer M, Hamprecht K, Handgretinger R, Peters C, Schuster FR, Beck R, Schumm M, Lotfi R, Jahn G, and Lang P. 2006. Safe adoptive transfer of virus-specific T-cell immunity for the treatment of systemic adenovirus infection after allogeneic stem cell transplantation. *Br J Haematol* 134: 64–76.
25. Moosmann A, Bigalke I, Tischer J, Schirrmann L, Kasten J, Tippmer S, Leeping M, Prevalsek D, Jaeger G, Ledderose G, Mautner J, Hammerschmidt W, Schendel DJ, and Kolb HJ. 2010. Effective and long-term control of EBV PTLD after transfer of peptide-selected T cells. *Blood* 115: 2960–2970.
26. Caruso A, Licenziati S, Corulli M, Canaris AD, De Francesco MA, Fiorentini S, Peroni L, Fallacara F, Dima F, Balsari A, and Turano A. 1997. Flow cytometric analysis of activation markers on stimulated T cells and their correlation with cell proliferation. *Cytometry* 27: 71–76.
27. Chattopadhyay PK, Yu J, and Roederer M. 2005. A live-cell assay to detect antigen-specific CD4+ T cells with diverse cytokine profiles. *Nat Med* 11: 1113–1117.

28. Frentsch M, Arbach O, Kirchhoff D, Moewes B, Worm M, Rothe M, Scheffold A, and Thiel A. 2005. Direct access to CD4+ T cells specific for defined antigens according to CD154 expression. *Nat Med* 11: 1118–1124.
29. Kirchhoff D, Frentsch M, Leclerk P, Bumann D, Rausch S, Hartmann S, Thiel A, and Scheffold A. 2007. Identification and isolation of murine antigen-reactive T cells according to CD154 expression. *Eur J Immunol* 37: 2370–2377.
30. Maino VC, Suni MA, and Ruitenberg JJ. 1995. Rapid flow cytometric method for measuring lymphocyte subset activation. *Cytometry* 20: 127–133.
31. Mardiney M, 3rd, Brown MR, and Fleisher TA. 1996. Measurement of T-cell CD69 expression: a rapid and efficient means to assess mitogen- or antigen-induced proliferative capacity in normals. *Cytometry* 26: 305–310.
32. Patino-Lopez G, Hevezi P, Lee J, Willhite D, Verge GM, Lechner SM, Ortiz-Navarrete V, and Zlotnik A. 2006. Human class-I restricted T cell associated molecule is highly expressed in the cerebellum and is a marker for activated NKT and CD8+ T lymphocytes. *J Neuroimmunol* 171: 145–155.
33. Wehler TC, Karg M, Distler E, Konur A, Nonn M, Meyer RG, Huber C, Hartwig UF, and Herr W. 2008. Rapid identification and sorting of viable virus-reactive CD4(+) and CD8(+) T cells based on antigen-triggered CD137 expression. *J Immunol Methods* 339: 23–37.
34. Wölfl M, Kuball J, Eyrich M, Schlegel PG, and Greenberg PD. 2008. Use of CD137 to study the full repertoire of CD8+ T cells without the need to know epitope specificities. *Cytometry A* 73: 1043–1049.
35. Wölfl M, Kuball J, Ho WY, Nguyen H, Manley TJ, Bleakley M, and Greenberg PD. 2007. Activation-induced expression of CD137 permits detection, isolation, and expansion of the full repertoire of CD8+ T cells responding to antigen without requiring knowledge of epitope specificities. *Blood* 110: 201–210.
36. Zaunders JJ, Munier ML, Seddiki N, Pett S, Ip S, Bailey M, Xu Y, Brown K, Dyer WB, Kim M, de Rose R, Kent SJ, Jiang L, Breit SN, Emery S, Cunningham AL, Cooper DA, and Kelleher AD. 2009. High levels of human antigen-specific CD4+ T cells in peripheral blood revealed by stimulated coexpression of CD25 and CD134 (OX40). *J Immunol* 183: 2827–2836.
37. Cebrian M, Yague E, Rincon M, Lopez-Botet M, de Landazuri MO, and Sanchez-Madrid F. 1988. Triggering of T cell proliferation through AIM, an activation inducer molecule expressed on activated human lymphocytes. *J Exp Med* 168: 1621–1637.
38. Hara T, Jung LK, Bjorndahl JM, and Fu SM. 1986. Human T cell activation. III. Rapid induction of a phosphorylated 28 kD/32 kD disulfide-linked early activation antigen (EA 1) by 12-o-tetradecanoyl phorbol-13-acetate, mitogens, and antigens. *J Exp Med* 164: 1988–2005.
39. Lanier LL, Buck DW, Rhodes L, Ding A, Evans E, Barney C, and Phillips JH. 1988. Interleukin 2 activation of natural killer cells rapidly induces the expression and phosphorylation of the Leu-23 activation antigen. *J Exp Med* 167: 1572–1585.
40. Sun S, Zhang X, Tough DF, and Sprent J. 1998. Type I interferon-mediated stimulation of T cells by CpG DNA. *J Exp Med* 188: 2335–2342.
41. Tough DF, Sun S, and Sprent J. 1997. T cell stimulation in vivo by lipopolysaccharide (LPS). *J Exp Med* 185: 2089–2094.
42. Schoenbrunn A, Frentsch M, Kohler S, Keye J, Dooms H, Moewes B, Dong J, Loddenkemper C, Sieper J, Wu P, Romagnani C, Matzmohr N, and Thiel A. 2012. A converse 4–1BB and CD40 ligand expression pattern delineates activated regulatory T cells (Treg) and conventional T cells enabling direct isolation of alloantigen-reactive natural Foxp3+ Treg. *J Immunol* 189: 5985–5994.
43. Akdis M, Verhagen J, Taylor A, Karamloo F, Karagiannidis C, Crameri R, Thunberg S, Deniz G, Valenta R, Fiebig H, Kegel C, Disch R, Schmidt-Weber CB, Blaser K, and Akdis CA. 2004. Immune responses in healthy and allergic individuals are characterized by a fine balance between allergen-specific T regulatory 1 and T helper 2 cells. *J Exp Med* 199: 1567–1575.

44. Campbell JD, Foerster A, Lasmanowicz V, Niemoller M, Scheffold A, Fahrendorff M, Rauser G, Assenmacher, M and Richter A. 2010. Rapid detection, enrichment and propagation of specific T cell subsets based on cytokine secretion. *Clin Exp Immunol* 163: 1–10.
45. Day CL, Seth NP, Lucas M, Appel H, Gauthier L, Lauer GM, Robbins GK, Szczepiorkowski ZM, Casson DR, Chung R T, Bell S, Harcourt G, Walker BD, Klenerman P, and Wucherpfennig KW. 2003. Ex vivo analysis of human memory CD4 T cells specific for hepatitis C virus using MHC class II tetramers. *J Clin Invest* 112: 831–842.
46. Chu HH, Moon JJ, Takada K, Pepper M, Molitor JA, Schacker TW, Hogquist KA, Jameson SC, and Jenkins MK. 2009. Positive selection optimizes the number and function of MHCII-restricted CD4+ T cell clones in the naive polyclonal repertoire. *Proc Natl Acad Sci USA* 106: 11241–11245.
47. Kwok WW, Tan V, Gillette L, Littell CT, Soltis MA, LaFond RB, Yang J, James EA, and DeLong JH. 2012. Frequency of epitope-specific naive CD4(+) T cells correlates with immunodominance in the human memory repertoire. *J Immunol* 188: 2537–2544.
48. Fazilleau N, Bachelez H, Gougeon ML, and Viguier M. 2007. Cutting edge: size and diversity of CD4+CD25high Foxp3+ regulatory T cell repertoire in humans: evidence for similarities and partial overlapping with CD4+CD25– T cells. *J Immunol* 179: 3412–3416.
49. Kasow KA, Chen X, Knowles J, Wichlan D, Handgretinger R, and Riberdy JM. 2004. Human CD4+CD25+ regulatory T cells share equally complex and comparable repertoires with CD4+CD25– counterparts. *J Immunol* 172: 6123–6128.
50. Pacholczyk R, Ignatowicz H, Kraj P, and Ignatowicz L. 2006. Origin and T cell receptor diversity of Foxp3+CD4+CD25+ T cells. *Immunity* 25: 249–259.
51. Tran DQ, Ramsey H, and Shevach EM. 2007. Induction of FOXP3 expression in naive human CD4+FOXP3 T cells by T-cell receptor stimulation is transforming growth factor-beta dependent but does not confer a regulatory phenotype. *Blood* 110: 2983–2990.
52. Ebinuma H, Nakamoto N, Li Y, Price DA, Gostick E, Levine B L, Tobias J, Kwok WW, and Chang KM. 2008. Identification and in vitro expansion of functional antigen-specific CD25+ FoxP3+ regulatory T cells in hepatitis C virus infection. *J Virol* 82: 5043–5053.
53. Wambre E, DeLong JH, James EA, LaFond RE, Robinson D, and Kwok WW. 2012. Differentiation stage determines pathologic and protective allergen-specific CD4+ T-cell outcomes during specific immunotherapy. *J Allergy Clin Immunol* 129: 544–551, 551 e541–547.
54. Tran DQ, Andersson J, Hardwick D, Bebris L, Illei GG, and Shevach EM. 2009. Selective expression of latency-associated peptide (LAP) and IL-1 receptor type I/II (CD121a/CD121b) on activated human FOXP3+ regulatory T cells allows for their purification from expansion cultures. *Blood* 113: 5125–5133.
55. Tran DQ, Andersson J, Wang R, Ramsey H, Unutmaz D, and Shevach EM. 2009. GARP (LRRC32) is essential for the surface expression of latent TGF-beta on platelets and activated FOXP3+ regulatory T cells. *Proc Natl Acad Sci USA* 106: 13445–13450.
56. Wang R, Kozhaya L, Mercer F, Khaitan A, Fujii H, and Unutmaz D. 2009. Expression of GARP selectively identifies activated human FOXP3+ regulatory T cells. *Proc Natl Acad Sci USA* 106: 13439–13444.
57. Seddiki N, Cook L, Hsu DC, Phetsouphanh C, Brown K, Xu Y, Kerr SJ, Cooper DA, Munier CM, Pett S, Ananworanich J, Zaunders J, and Kelleher AD. 2014. Human antigen-specific CD4 CD25 CD134 CD39 T cells are enriched for regulatory T cells and comprise a substantial proportion of recall responses. *Eur J Immunol* 44(6): 1644–1661.
58. Bacher P, Kniemeyer O, Schonbrunn A, Sawitzki B, Assenmacher M, Rietschel E, Steinbach A, Cornely OA, Brakhage A A, Thiel A, and Scheffold A. 2013. Antigen-specific expansion of human regulatory T cells as a major tolerance mechanism against mucosal fungi. *Mucosal Immunol* 7(4): 916–28.

59. Darrah PA, Patel DT, De Luca PM, Lindsay RW, Davey DF, Flynn BJ, Hoff ST, Andersen P, Reed SG, Morris SL, Roederer M, and Seder RA. 2007. Multifunctional TH1 cells define a correlate of vaccine-mediated protection against Leishmania major. *Nat Med* 13: 843–850.
60. Roederer M, Nozzi JL, and Nason MC. 2011. SPICE: exploration and analysis of post-cytometric complex multivariate datasets. *Cytometry A* 79: 167–174.
61. Larsen M, Sauce D, Arnaud L, Fastenackels S, Appay V, and Gorochov G. 2012. Evaluating cellular polyfunctionality with a novel polyfunctionality index. *PloS one* 7: e42403.

Bernd Giebel und Clemens Helmbrecht

6 Mikrovesikel, Exosomen und andere extrazelluläre Vesikel

6.1 Einleitung

6.1.1 Definition

Sowohl eukaryontische als auch prokaryontische Zellen entlassen unterschiedliche membranumhüllte Vesikel in ihr extrazelluläres Milieu, die in ihrer Gesamtheit als extrazelluläre Vesikel (EVs) bezeichnet werden. EVs lassen sich in Zellkulturüberständen und in sämtlichen Körperflüssigkeiten inklusive Plasma, Speichel, Urin, Milch und Liquor nachweisen [1]. In Abhängigkeit ihres Entstehungsweges können unterschiedliche EV-Subtypen unterschieden werden, von denen die Exosomen und Mikrovesikel die prominentesten darstellen. Exosomen sind als Derivate des endosomalen Systems definiert. Sie entsprechen den intraluminalen Vesikeln, die bei der Endosomenreifung ins Innere von späten Endosomen, den *Multi-Vesicular Bodies* (MVBs), abgeschnürt und nach Fusion der MVBs mit der Plasmamembran ins extrazelluläre Milieu freigesetzt werden (Abb. 6.1); ihr Durchmesser beträgt 70–140 nm [2–4]. Mikrovesikel werden per Definition von der Plasmamembran abgeschnürrt (Abb. 6.1) und weisen einen Durchmesser von 100–1000 nm auf [3]. Eine dritte EV-Klasse bilden mit einem Durchmesser von 500–2000 nm die *apoptotic bodies*, die von apoptotischen Zellen abgegeben werden [5]. [In der Literatur finden sich weitere Namen für verschiedene extrazelluläre Vesikeltypen, die größtenteils mutmaßlich den Exosomen oder Mikrovesikeln entsprechen, aber auch Vesikel anderer Herkunft darstellen können; *englisch*: *Argosomes, Blebbing Vesicles, Budding Vesicles, Cardiosomes, Dexosomes, Ectosomes, Exosome-like Vesicles, Exovesicles, Extracellular Membrane Vesicles, Matrix Vesicles, Membrane Particles, Membrane Vesicles, Microparticles, Nanovesicles, Oncosomes, Prominosomes, Prostasomes, Shedding Vesicles, Tolerosomes*].

Bislang lassen sich unterschiedliche EVs aufgrund der überlappenden Größenbereiche experimentell nicht eindeutig voneinander trennen, so dass die meisten Arbeiten, die sich mit *Exosomen, Mikrovesikeln* bzw. anderen extrazellulären Vesikeln beschäftigen, wahrscheinlich Mischpopulationen aus verschiedenen Vesikelentitäten beschreiben. Oft werden Teraspanine wie CD9, CD63, CD81 und CD82 als „spezifische“ Exosomen-Marker verwendet. Hierbei ist jedoch zu beachten, dass sich Tetraspanine als Membranmikrodomänen organisierende Proteine in verschiedenen Membrankompartimenten einschließlich der Plasmamembran nachweisen lassen [6] und daher wahrscheinlich auch in sich von der Plasmamembran abknospende Mikrovesikel gelangen können. In der Tat konnte nachgewiesen werden, dass verschiedene Tetraspanine in die Membran von HIV-1-Viren eingebaut werden,

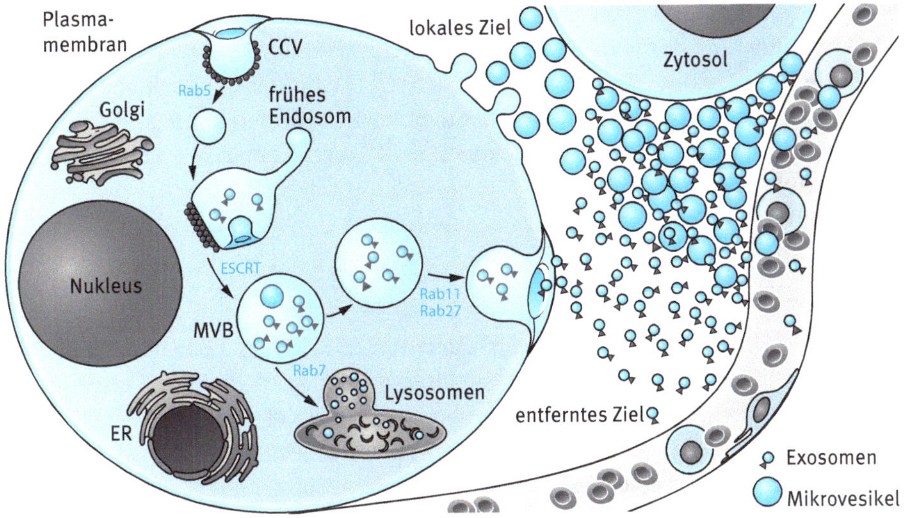

Abb. 6.1: Freisetzung von Mikrovesikeln und Exosomen.
Eine Zelle kann unterschiedliche extrazelluläre Vesikel (EVs) hervorbringen, von denen der Entstehungsweg der prominentesten EVs hier dargestellt ist. Mikrovesikel werden von der Plasmamembran abgeschnürt und variieren in ihrer Größe. Exosomen sind Derivate des endosomalen Systems. Während der Endosomenreifung werden in frühen Endosomen Vesikel in das Lumen der Endosomen abgeschnürt. Entsprechend werden diese Vesikel als intraluminale Vesikel bezeichnet. Hierdurch reifen die frühen Endosomen zu späten Endosomen heran, die im Englischen auch als *Multi-Vesikular Bodies* (MVBs) bezeichnet werden. Der Inhalt der MVBs wird entweder in Lysosomen degradiert oder nach Fusion mit der Plasmamembran ins extrazelluläre Milieu freigesetzt. Sezernierte intraluminale Vesikel werden dann als Exosomen bezeichnet. Die abgegebenen EVs können lokal oder nach Transport durch den Blutstrom von anderen Zellen aufgenommen werden. Hierbei übertragen die EVs eine ganze Reihe von Signalen und haben somit eine wichtige Bedeutung in der interzellulären Zellkommunikation.

die ähnlich den Mikrovesikeln von der Plasmamembran abgeknospt werden [7; 8]. Andere zum Nachweis von Exosomen häufig verwendete Proteine gehören den ESCRT-Komplexen an, die für die Generierung der in MVBs vorhandenen intraluminalen Vesikeln verantwortlich sind [9]. Vornehmlich werden hier das zum ESCRT-I-Komplex gehörende Tsg101 bzw. das mit dem ESCRT-III interagierende Alix verwendet. Ähnlich wie für die Tetraspanine konnte sowohl für Tsg101 als auch für Alix eine Beteiligung an der Abknospung von HIV-1 von der Plasmamembran nachgewiesen werden [10–13]. Eine Beteiligung der ESCRT-Proteine an der Ausbildung von Mikrovesikeln kann somit nicht ausgeschlossen werden und wurde bereits im Einzelfall nachgewiesen [14].

Aufgrund fehlender Methoden zur eindeutigen Diskriminierung unterschiedlicher Vesikelentitäten hat sich die entsprechende Fachgesellschaft (*International Society of Extracellular Vesicles*; ISEV) vor Kurzem darauf geeinigt, Vesikel in aufgereinigten Proben allgemeiner als *extrazelluläre Vesikel* zu bezeichnen und nicht als

Exosomen, Mikrovesikel etc. [1; 15; 16]. Der Empfehlung von ISEV entsprechend wird im Folgenden der Terminus *EV* verwendet, unabhängig davon, ob zitierte Arbeiten über *Exosomen, Mikrovesikel* oder andere EV-Entitäten berichten. Es bleibt abzuwarten, ob Techniken und Methoden entwickelt werden können, die eine zuverlässige Trennung zwischen Exosomen und Mikrovesikeln bzw. anderen EV-Entitäten erlauben.

6.1.2 Funktion

EVs werden von nahezu allen bislang untersuchten Zelltypen abgegeben und können vermutlich im Rahmen von interzellulären Kommunikationsprozessen spezifisch von Zielzellen aufgenommen werden. Entsprechend sind sie an verschiedenen physiologischen und pathophysiologischen Prozessen beteiligt. Wie Zellen sind sie von einer doppellagigen Lipidmembran umgeben, die mit verschiedensten Proteinen durchsetzt ist. Hierzu zählen viele Membranmikrodomänen organisierende Proteine wie die Flotilline oder die Mitglieder der bereits erwähnten Tetraspanin-Familie, die entsprechend häufig als spezifische EV-Marker verwendet werden [17]. In Abhängig ihrer Herkunft tragen viele EVs *Histocompatibility-Complex*-(MHC)-Moleküle sowie verschiedene Kombinationen an Zelladhäsionsmolekülen und Integrinen, die wahrscheinlich darüber bestimmen, von welchen Zellen EVs aufgenommen werden. Ähnlich wie bei Viren ist davon auszugehen, dass EVs einen bestimmten, noch zu entziffernden Adressencode besitzen, der einen EV-Tropismus spezifiziert und so einen gerichteten Informationsaustausch zwischen verschiedenen Zellen im Organismus ermöglicht [17].

Vermutlich besteht eine wesentliche Aufgabe von EVs darin, mRNAs und micro RNAs (miRNAs) zu Zielzellen zu transportieren. In diesem Zusammenhang konnte gezeigt werden, dass von EVs transportierte mRNAs nach Aufnahme in Zielzellen translatiert werden und miRNAs deren Genexpression modulieren können [18; 19]. Des Weiteren finden sich in EV-Fraktionen je nach Quelle unterschiedliche Zytokine und Chemokine, die wie z. B. TNF-α in membrangebundener oder wie IL-1β in nicht membrangebundener Form ggf. im Inneren der EVs transportiert werden [20–26].

In Abhängigkeit ihres Ursprungs vermitteln EVs verschiedenste Funktionen [2]. In vielen EV-Fraktionen lässt sich beispielsweise der *Tissue Factor* (TF) nachweisen, der bekanntermaßen Gerinnungsprozesse steuert; experimentell konnte nachgewiesen werden, dass unter anderem TF-tragende Vesikel im Speichel Wundheilungen beschleunigen können [27–29]. Im Nervensystem vermitteln EVs unter anderem Interaktionen zwischen Neuronen und Gliazellen und sind vermutlich kausal an einer Reihe degenerativer Erkrankungen wie der Prionen-, der Alzheimer- und der Parkinson-Erkrankung beteiligt [30–35]. Beginnend mit der Beschreibung im Jahr 1996, dass B-Zellen antigenpräsentierende Vesikel entlassen [36], ist die Funktion von EVs bislang am besten in Hinblick auf ihre immunmodulierenden

Aktivitäten untersucht worden [37, 38]. Es zeigte sich, dass neben B-Zellen auch andere antigenpräsentierende Zellen extrazelluläre Vesikel entlassen, die über den MHC-II-Komplex Antigene präsentieren [36; 39–42]. Besonders gut sind EVs von Dendritischen Zellen (DCs) untersucht, die in Abhängigkeit des Reifezustandes entsprechender DCs Toleranz induzierende (unreife DCs) bzw. proinflammatorische (reife DCs) Signale vermitteln und bereits zur Tumorbekämpfung eingesetzt wurden [42–48].

In vielen Fällen vermitteln EVs von Tumorzellen immunsupprimierende Funktionen; sie unterdrücken NK- und T-Zell-Effektorfunktionen und die Reifung von DCs [49–52]. Gleichzeitig stimulieren sie regulatorische T-Zellen [49]. Entsprechende Funktionen scheinen auch EVs von verschiedenen somatischen Stammzellen, insbesondere von mesenchymalen Stamm- bzw. Stromazellen (MSCs) auszuüben. Es deutet sich an, dass ein Großteil der therapeutischen Effekte, die sich mit MSCs erzielen lassen (s. Kap.11), von deren EVs vermittelt wird. Entsprechend wurde damit begonnen, das therapeutische Potential von MSC-EVs in verschiedenen Krankheitsmodellen zu untersuchen. Neben der Behandlung von Schlaganfall, myokardialem Infarkt und Nierenschäden in Tiermodellen wurden MSC-EVs bereits erfolgreich in einem individuellen Heilversuch zur Behandlung einer *Graft-versus-Host-Disease*-Patientin eingesetzt [53–59].

Zusätzlich zu den immunmodulatorischen Aktivitäten besitzen Tumor- und Stammzell-EVs auch proangiogene Eigenschaften, die mutmaßlich eine zentrale Rolle beim Tumorwachstum bzw. bei regenerativen Prozessen spielen [60; 61]. Auch wenn die Wirkungsweise von EVs bislang nur ansatzweise verstanden ist, zeichnet sich ab, dass EVs entsprechend ihrer Herkunft eine spezifische molekulare Komposition hinsichtlich ihres Proteinprofils und ihres miRNA-Gehalts aufweisen. Aufgrund dieser Eigenschaften können EVs als potentielle Biomarker für eine ganze Reihe von Erkrankungen angesehen werden. Bislang konnten besonders im Tumorbereich verschiedene Epitope auf EVs nachgewiesen werden, die für eine verbesserte Diagnostik herangezogen werden können [62]. Beispielsweise fanden sich im Plasma von Melanom-Patienten signifikant mehr Caveolin bzw. CD63 tragende EVs als im Plasma gesunder Personen [63]. Beim Vergleich von EpCAM positiven EVs aus Patientinnen mit gutartigen Ovarialerkrankungen und aus Patientinnen mit malignen Ovarialtumoren fanden sich eindeutige Unterschiede im EV-miRNA-Profil, die diagnostisch genutzt werden können [64].

Für die Verwendung von EVs im therapeutischen bzw. im diagnostischen Bereich bedarf es sowohl geeigneter Aufreinigungs- als auch Analysemethodiken, die im Folgenden geschildert werden.

6.2 Aufreinigung extrazellulärer Vesikel (EV)

Es existieren verschiedene Methoden, mit denen sich EVs anreichern und analysieren lassen [1; 36; 65]. Ein allgemeiner Standard ist jedoch noch nicht definiert worden. Häufig wird die differentielle Zentrifugation verwendet, um EVs zu isolieren. Hiernach werden zunächst Überstand und Zellen voneinander getrennt (300×g), dann werden zelluläre Trümmer (2.000×g) und größere EVs aus den Überständen entfernt (10.000–20.000×g). Schließlich werden die in den Überständen verbleibenden EVs durch Ultrazentrifugation präzipitiert (100.000–120.000×g) und gewaschen. Die Zeiten und exakten Geschwindigkeiten der Zentrifugationsschritte variieren häufig und hängen auch vom verwendeten Rotortyp ab [66]. Oftmals wird ein 0,22 μm Filtrationsschritt vor oder nach der 10.000–20.000×g Zentrifugation implementiert, um größere EVs bzw. Aggregate zu entfernen. Allgemein können erhaltene EV-Fraktionen nicht als rein angesehen werden; neben Proteinaggregaten und -komplexen enthalten sie unter anderem Lipoproteinpartikel [1]. Um solche Verunreinigungen zu verringern und EVs hinsichtlich ihrer Dichte aufzuschlüsseln, kann eine Dichtegradientenzentrifugation (in der Regel auf Saccharosedichtegradienten) angeschlossen werden [36; 65; 67]. Dieses bietet sich an, wenn die molekulare Komposition von EVs bestimmt werden soll. Vorsicht ist geboten, wenn EVs nach ihrer Isolation funktionell eingesetzt werden sollen; verschiedenen unveröffentlichten Berichten zur Folge interferiert die Saccharose mit den physiologischen Eigenschaften entsprechender EVs.

Eine weitere Methodik zur EV-Anreicherung stellt die Immunoadsorption dar, bei der EVs mittels antikörperbasierter Techniken aufgereinigt werden. Hierbei werden Antikörper eingesetzt, die Oberflächenproteine auf EVs erkennen, die wie das Tetraspanin CD63 auf fast allen EVs zu finden sind bzw. die wie EpCam oder unterschiedliche HLA-Moleküle nur auf EVs bestimmter Zelltypen vorkommen [64; 68; 69]. Auch wenn von solchen Methoden berichtet wird, dass isolierte EVs hiermit am reinsten sind [70], so werden hier – meist unabhängig von ihrer Größe – EVs selektioniert, die entsprechende Epitope auf ihrer Oberfläche tragen. Dies kann je nach Fragestellung von Vorteil aber auch von Nachteil sein. Befinden sich Moleküle, die durch die verwendeten Antikörper erkannt werden, auch in makromolekularen Aggregaten, so muss damit gerechnet werden, dass diese als Störfaktoren mit aufgereinigt werden [65].

Alternativ können Polyethylenglykol basierte (PEG) Verfahren zur Aufreinigung verwendet werden, die eine Präzipitation von EVs aus bis zu mehreren Litern Ausgangsmaterial ohne Ultrazentrifugation erlauben [53]. Hierbei werden vermutlich viele Moleküle co-präzipitiert, die nicht EV gebunden sind. Weil PEG stark wasserziehend ist und so effektive Salzkonzentrationen verwendeter Puffer verändern kann, können PEG-Reste folgende enzymatische Reaktionen negativ beeinflussen. Durch einen Waschschritt mit anschließender Ultrazentrifugation können residuales PEG weitestgehend und co-präzipitierte Moleküle zum Teil entfernt werden.

Schließlich können EVs auch durch Filtration bzw. Chromatographie angereichert werden, bei denen EV-Fraktionen hinsichtlich ihrer Größe aufgetrennt werden. Beide Methoden lassen sich gut kombinieren [71–73]. Welche Methode sich langfristig durchsetzen wird, um EVs hoch und/oder quantitativ aufzureinigen bzw. ob Methoden entwickelt werden, die eine saubere Trennung von Exosomen, Mikrovesikeln und anderen EV-Entitäten ermöglichen, bleibt abzuwarten.

6.3 Analysemethoden Extrazellulärer Vesikel

Es existieren verschiedene optische und nicht optische Verfahren um die Größe, Qualität und Konzentration von Vesikeln zu analysieren. In klassisch mikroskopischen Verfahren bestimmt die Wellenlänge des Lichtes (λ) die maximale zu erzielende Auflösung (d_A). Sie hängt des Weiteren von der numerischen Apertur (NA) verwendeter Objektive ab und berechnet sich nach der Formel:

$$d_A = \frac{\lambda}{2 \cdot NA}$$

Da auch hochwertige Objektive (z. B. Ölimmersionsobjektive) selten Aperturen von über 1,4 erreichen, lassen sich bei einer angenommenen Wellenlänge von 550 nm Strukturen unterhalb von 200 nm lichtmikroskopisch konventionell nicht auflösen. Um auch kleinere Strukturen quantitativ erfassen zu können, werden EVs klassischerweise mit elektronenmikroskopischen Verfahren, üblicherweise Transmissionselektronenmikroskopie, analysiert [36]. Neuere fluoreszenzmikroskopische Verfahren wie STED (*Stimulated Emission Depletion*) oder PALM (*Photoactivated Localization Microscopy*) bzw. die Rasterkraftmikroskopie (*atomic/scanning force microscopy*), die Auflösungen im Nanobereich ermöglichen, werden sicherlich in Zukunft wichtige Informationen über die Beschaffenheit von EVs liefern [74–77].

6.3.1 Elektronenmikroskopie

Zur Aufbereitung der EV-Proben für die Elektronenmikroskopie können unterschiedliche Methoden verwendet werden. Die Aufarbeitung mit Schwermetallen wie Osmiumtetroxid oder Uranylazetat erhöht den Kontrast der zu analysierenden Proben, führt aber ebenso wie Aldehyd-basierte Fixiermethoden zum Schrumpfen der Vesikel und häufig zur Bildung von Eindellungen, die EVs die ehemals als typisch angesehene Becherform (engl. *cup shape*) verleihen [36]. Annähernd unverändert bleiben die Größen und Formen bei kryoelektronenmikroskopischen Verfahren, bei denen die Vesikel weder chemisch fixiert noch gefärbt werden, sondern direkt auf entsprechende Trägernetze, den sogenannten *Grids*, aufgebracht und danach kryofixiert werden. Hierdurch wird Wasser in einen glasähnlichen Zustand versetzt, ohne zerstörerische Eiskristalle auszubilden. So können biologische Materialien nahezu in ihrer nativen Form analysiert werden [78; 79]. Auch wenn die elektronenmikroskopische Bildgebung wichtige Informationen, insbesondere über die EV-Morphologie liefert, ist sie in der Regel nicht geeignet, quantitative Aussagen zu treffen, da EVs häufig nicht sonderlich effizient an den *Grids* anhaften.

Zur Quantifizierung und Charakterisierung von EVs setzen sich zunehmend optische Verfahren durch, bei denen Kleinstpartikel mit einem Laserstrahl angeleuchtet werden und das gestreute Licht als Messparameter dient. Im Folgenden werden die gebräuchlichsten dieser Methoden beschrieben.

6.3.2 Dynamische Lichtstreuung (DLS)

Werden kleine Partikel, z. B. Staub- oder eben Nanopartikel, von einer Lichtquelle angestrahlt, streuen sie in Abhängigkeit ihrer Beschaffenheit (z. B. Größe und Form) das Licht in alle Richtungen des Raumes. Über dieses Streulicht können sie detektiert und analysiert werden. Dieses Phänomen hat bereits Tyndall in der Mitte des 19. Jahrhunderts ausgenutzt, um die Gegenwart von Partikeln in Flüssigkeiten festzustellen. Ihm zu Ehren ist dieser Effekt als Tyndall-Effekt benannt. Eine Methode, die das Streulicht zur Charakterisierung von Nanopartikeln nutzt, ist die Dynamische Lichtstreuung (DLS), auch als Photonenkorrelationsspektroskopie (engl. *Photon Correlation Spectroscopy*, PCS) bekannt. Hier wird eine Probe in einem bestimmten Messvolumen mit einem Laser bestrahlt. Das von den sich im Messvolumen befindlichen Partikeln gestreute Licht wird von einem Detektor über die Messdauer hinweg registriert [80]. Aufgrund der Brown'schen Molekularbewegung sind die in der Probe befindlichen Partikel dauernd in Bewegung. Dabei bewegen sich kleine Partikel schneller und damit über einen größeren Volumenbereich pro Zeiteinheit als größere Partikel. Durch diese Bewegung wandern dauernd Partikel aus dem Messvolumen und auch wieder hinein. Dies führt zu Fluktuationen des registrierten Streulichts. Über mathematische Modelle der Brown'schen Molekularbewegung und der Lichtstreutheorie wird aus solchen Fluktuationen innerhalb von Sekunden die differentielle Partikelgröße der Partikel berechnet [81]. Während in den Anfängen der kommerziellen DLS (um ca. 1970) nur enge Größenverteilungen gemessen werden konnten, umfasst der Messbereich moderner Geräte einen Messbereich von Partikeln mit Durchmessern von 1 nm bis 6 µm [82]. Entscheidend ist die Abwesenheit von störenden Verunreinigungen wie Staub, Luftblasen und partikulären Verunreinigungen wie Debris und anorganischen Partikeln z. B. aus dem Laborwasser (Silikate, Phosphate, etc.). Um reproduzierbare Ergebnisse zu erhalten, ist eine der Anwendung entsprechende Probenvorbereitung wie die vorhergehende Filtration eingesetzter Pufferlösungen zwingend erforderlich [83].

Prinzipiell lassen sich bei den kommerziell erhältlichen DLS-Systemen zwei Anordnungen unterscheiden:

1. In der homodynen Anordnung (Abb. 6.2) sind Laser und Detektor in den meisten Fällen im 90°-Winkel angeordnet. Das Licht (I_O) wird über ein Fenster in die Probe eingekoppelt, durchtritt die Probe und wird von den im Solvent suspendierten Partikeln gestreut. Das Streulicht (I_S) wiederum durchtritt die Probe

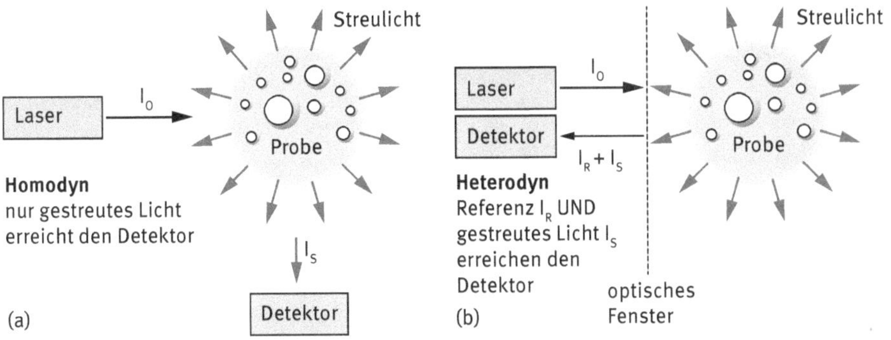

Abb. 6.2: Unterscheidung der Aufbauten von (a) homodyner und (b) heterodyner DLS.

und trifft auf den Detektor. Ein kritisches Maß hierbei ist die Wegstrecke, die das Licht vom Laser bis zum Detektor zurücklegt. Wenn die Probenkonzentration zu hoch ist, überwiegen Streuverluste und am Detektor kommt praktisch kein Licht mehr an. Üblicherweise müssen Proben bei homodyner Anordnung verdünnt werden [84].

2. In der heterodynen Anordnung wird das rückgestreute Licht analysiert. Dabei wird das Laserlicht (I_O) in eine optische Faser eingekoppelt und damit die Probe bestrahlt. Das von der Probe rückgestreute Licht (I_S) wird im 180°-Winkel wieder in die optische Faser eingekoppelt und auf einen Detektor ausgekoppelt [85]. Neben der Partikelgrößenverteilung kann nach entsprechender Kalibrierung gleichzeitig die Konzentration der Probe angegeben werden. Ebenso können Größenverteilungen von polydispersen Proben aufgelöst werden, wenn der Unterschied der in der Probe vorkommenden Größen $d_1 / d_2 > 1{,}8$ ($d_1 > d_2$) ist [86].

Im Allgemeinen stellt die Verwendung von kommerziellen DLS-Geräten eine günstige Möglichkeit dar, in weniger als einer Minute Partikelgrößenverteilungen mit Probenvolumina ab 20–50 µL aufwärts zu analysieren. Monodisperse Proben, d. h. Proben, die Partikel nur einer Größe erhalten, ergeben zuverlässige Ergebnisse. Im Falle von polydispersen Proben wie Blutplasmaproben sind die Resultate mitunter weniger eindeutig und erfordern Kenntnisse über das anzuwendende mathematische Modell. Die Resultate werden durch größere Partikel mit Durchmessern im Mikrometerbereich schon bei geringen Konzentrationen verfälscht [86]. Somit ist ein gewisses Vorwissen über die Beschaffenheit der Proben erforderlich, um die Messergebnisse richtig zu interpretieren. Während die Partikelkonzentration von Proben für Messungen an homodynen DLS-Systemen in einem bestimmten Konzentrationsbereich liegen muss, bieten heterodyne Systeme deutlich mehr Flexibilität. Des Weiteren sind sie weniger störanfällig hinsichtlich großer Agglomerate und können zuverlässiger kleinere Partikel detektieren [86]. Eine Möglichkeit die Limitierungen der DLS zu umgehen, ist die Verwendung einer noch verhältnismäßig jungen Technik, die der *Nanoparticle Tracking* Analyse [87].

6.3.3 Nanoparticle Tracking Analysis (NTA)

Dass sich die Technologie der NTA für die Charakterisierung von EVs eignet, wurde erstmals von unabhängigen Gruppen 2011 beschrieben [72; 88]. Seitdem hat sich die NTA als eine der Standardtechniken zur Charakterisierung von EVs entwickelt. Weil mit dieser Methodik auch größere Partikel im Mikrometerbereich analysiert werden können, wird in bestimmten Bereichen die Bezeichnungen Partikeltracking-Analyse (PTA) als Synonym verwendet.

Analog zu DLS macht sich die NTA die Brown'sche Molekularbewegung der Partikel zunutze. Kleine Partikel werden sichtbar gemacht, indem sie mit einer starken Lichtquelle, z. B. einem Laser angestrahlt werden. Das gestreute Licht wird rechtwinklig zur Einstrahlung von einem Mikroskop erfasst und mit einer Kamera aufgezeichnet (Abb. 6.3). Diese 90°-Anordnung, auch als Ultramikroskopie bezeichnet, erlaubt die Detektion und Verfolgung (engl. *Tracking*) von ca. 40–1.000 nm großen Vesikeln, die sich aufgrund der Brown'schen Molekularbewegung stets in Bewegung befinden. Über einen Bildverarbeitungsalgorithmus werden die gefilmten Partikel erkannt und ihre Bewegung über die Aufnahmezeit hinweg verfolgt. Auch wenn die Technologie der NTA relativ neu auf dem Markt ist, so reichen deren Anfänge etwa 25 Jahre zurück [89]; eine kommerziell nutzbare Umsetzung dieser Technik konnte erst mit der Verfügbarkeit und dem Einsatz von schnellen Computersystemen erfolgen, die in der Lage sind, die rechenintensiven Videoauswertungen in annehmbarer Zeit zu bewältigen.

Um eine Vorstellung der bei den NTA-Messungen zu beachtenden Parameter zu geben, wird im Folgenden grob auf die für die Berechnung zugrunde liegenden physikalischen Grundlagen eingegangen:

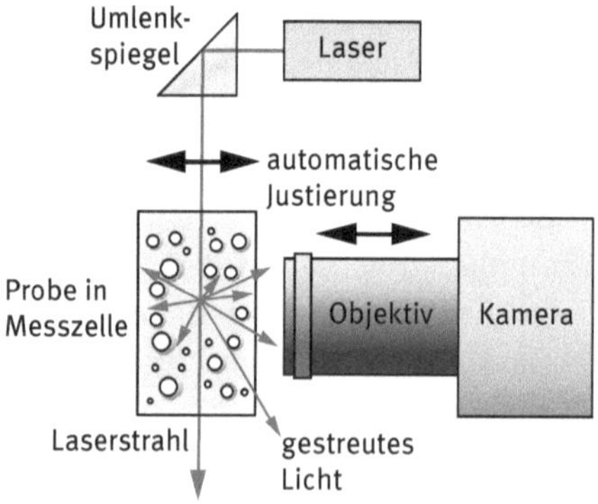

Abb. 6.3: Schematischer Aufbau eines *Nanoparticle Tracking Analyzers*.

Die Partikelgröße wird aus dem Diffusionskoeffizienten D, d. h. aus dem Bewegungsvermögen der Partikel berechnet, das sich im Wesentlichen auf die Brown'schen Molekularbewegung zurückführen lässt. Aufgrund der Bewegungen legen Partikel in einem bestimmten Zeitintervall bestimmte Strecken zurück, die sie aufgrund von vor- und rückwärtsgerichtete Bewegungen nicht zwingend von ihren Ausgangspunkten hinwegführen müssen. In gewählten Zeitintervallen (t) bewegen sich Partikel jedoch stets über experimentell bestimmbare Raumbereiche hinweg, die als *mittlere Verschiebungsquadrate* bezeichnet werden. In Abhängigkeit der Anzahl der zur Betrachtung herangezogenen Dimensionen (ein-, zwei- oder dreidimensional) kann der Diffusionskoeffizient wie folgt berechnet werden:

$$D = \frac{\langle x^2 \rangle}{2t} \quad D = \frac{\overline{\langle x, y \rangle}^2}{4t} \quad D = \frac{\overline{\langle x, y, z \rangle}^2}{6t}$$

Über die Stokes-Einstein-Beziehung ist die Beziehung des Diffusionskoeffizienten mit dem Partikeldurchmesser bei der Temperatur T und der Viskosität η hergestellt (k_B; Bolzmannkonstante) [90]:

$$D = \frac{4 k_B T}{3 \pi \eta d}$$

Beim *Nanoparticle Tracking* wird die Partikelbewegung in zwei Dimensionen registriert; für den Partikeldurchmesser folgt durch Umstellung der Stokes-Einstein-Beziehung und nach Einsetzens des zweidimensionalen Falls des Verschiebungsquadrates:

$$d = \frac{4 k_B T}{3 \pi \eta t} \cdot \frac{4t}{\overline{\langle x, y \rangle}^2} = \frac{16 k_B T}{3 \pi \eta \overline{\langle x, y \rangle}^2}$$

Eine typische Partikelgrößenverteilung von Vesikeln im Blutplasma ist in Abb. 6.4 gezeigt.

Die untere Messgrenze, d. h. die kleinste Partikelgröße, die gerade noch detektiert werden kann, hängt von der vom Partikel gestreuten Lichtmenge (I_S), von der Effizienz der Optik und von der durch die Kamera gerade noch detektierbaren minimalen Lichtmenge ab [91]. I_S ist eine komplexe Funktion vieler Variablen, welche im Rahmen dieses Kapitels auf die Laserintensität (I_O), Brechungsindices von Flüssigkeit (n_1) und Partikeln (n_2) sowie Partikeldurchmesser beschränkt bleiben soll:

$$I_S \sim I_0 \cdot d^6 \cdot \frac{(n_2 / n_1)^2 - 1}{(n_2 / n_1)^2 + 2}$$

Zu beachten ist, dass gemäß dieser Formel die Intensität des gestreuten Lichtes proportional zur 6. Potenz der Partikelgröße ist. Sprich mit kleiner werdenden Größen von Partikel nimmt deren Fähigkeit, Licht zu streuen, drastisch ab und lässt sich durch Erhöhung der Laserintensität nur linear steigern. Ersichtlich wird aus der Formel auch, dass ein großer Unterschied im Brechungsindex zwischen dem Messmedium (z. B. Wasser, $n_2 = 1{,}333$) und der zu messenden Partikel die Detektion von kleinen Partikeln begünstigt. Aufgrund ihrer relativ hohen Brechungsindexbeträge von 2–4 lassen sich Nanopartikel aus Silber, Gold, Palladium und Platin in der NTA derzeit bis zu einer Größe von ca. 10 nm nachweisen. Mit Brechungsindices im Bereich von 1,37–1,45 liegt die derzeitige Detektionsgrenze von biologischen Nanopartikeln mittels NTA bei Größen von 30–50 nm [92].

Da in der NTA einzelne Partikel sichtbar gemacht werden, ist mit dieser Technik die direkte Bestimmung der Konzentration möglich. Entsprechend zählt die NTA zu den Absolutmeßmethoden, mit der sich zusätzlich Oberflächengrößen und Volumina von Partikeln ermitteln lassen (Abb. 6.4). Für Konzentrationsbestimmungen sollten verwendete NTA-Systeme mit Größenstandards bekannter Größe und Konzentration kalibriert werden. Des Weiteren liefert die Technik unmittelbar einen visuellen Eindruck der Proben und lässt somit sofort Rückschluss auf die Beschaffenheit der Probe zu, z. B. der Anwesenheit von Agglomeraten. Im praktischen Betrieb liegt der Arbeitsbereich bezüglich der Konzentration in Abhängigkeit von der Probe zwischen $0{,}5 \times 10^6$ und 1×10^{10} Partikel pro cm^3. Damit können im Vergleich zu DLS Partikelproben mit sehr viel niedrigeren Konzentrationen analysiert

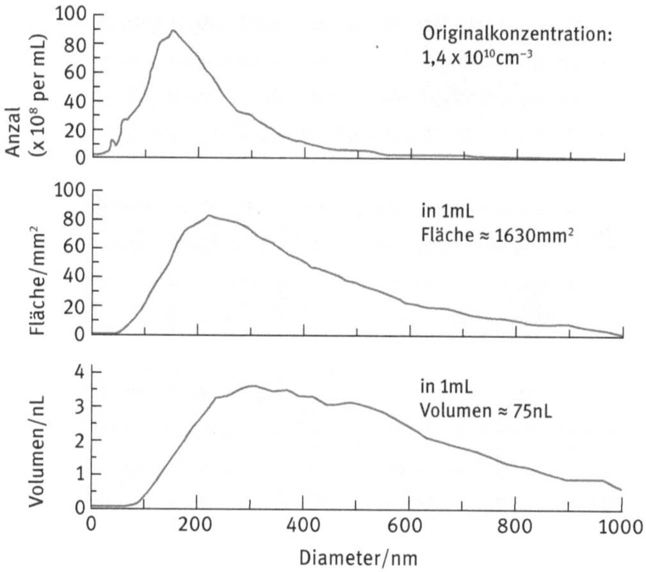

Abb. 6.4: Verteilung von Partikeln bzw. Vesikeln in Blutplasma. Die Partikelgrößenverteilung erstreckt sich je nach Gewichtung von unter 100 nm bis 1.000 nm. Da NTA zu den Absolutmethoden zählt, kann die Konzentration, Fläche und das Volumen der in der Probe enthaltenen Vesikel bestimmt werden.

werden. Dennoch sollten für repräsentative Größenverteilungen mindestens 1.000–10.000 unterschiedliche Partikel erfasst und dokumentiert werden.

Während in den Anfängen der NTA-Technik noch zeitraubende Justierungsschritte von Mikroskop und Laser notwendig waren, lässt sich die Messzelle bei neueren Geräten z. B. nach einem Reinigungsschritt innerhalb weniger Minuten automatisiert einjustieren. Kommerziell werden NTA-Systeme derzeit von zwei Firmen (NanoSight, nun Malvern und Particle Metrix) angeboten. Je nach Modell sind Temperaturregelung, Leitfähigkeitsmessung sowie die Möglichkeit der Bestimmung des Zetapotentials integriert. Das Zetapotential entspricht quasi der Oberflächenladung der vermessenen Partikel. Weiterentwicklungen sind in Richtung automatisierter Verdünnung, elektrochemischer Detektion sowie zur Detektion und Charakterisierung fluoreszenzmarkierter Vesikel zu erwarten.

Die Messqualität in der NTA wird durch die Anwesenheit von Stabilisierungshilfen (z. B. Tensiden) in hoher Konzentration oder partikulären Verunreinigungen negativ beeinflusst (Tenside weisen eine kritische Mizellbildungskonzentration auf, oberhalb derer Tenside Vesikeln bilden). Sind zu viele Hintergrundpartikel vorhanden, wird die Detektion verfälscht bzw. unter Umständen sogar komplett verhindert. Hintergrundpartikel können aus Verdünnungsmedien (Laborwasser oder Puffersubstanzen) oder verwendeten Chemikalien stammen; zertifizierte Chemikalien werden beispielsweise nicht auf die Anwesenheit von Nanopartikeln getestet. Zu den typisch partikulären Verunreinigungen zählen aus Puffern ausgefallene Phosphate und Carbonate, Silicate, Blasen und Staub. Filtrationen der Verdünnungsmedien und eingesetzten Chemikalien (Porenweite < 50 nm) sowie Entgasungen im Ultraschallbad reduzieren die Konzentration solcher Hintergrundpartikel [91].

6.3.4 Resistive pulse sensing (RPS)

Die Methode des RPS bestimmt die absolute Größenverteilung und Konzentration von Vesikeln in Suspension im Größenbereich zwischen derzeit etwa 100 nm und 10 µm. Diese Technik basiert auf zwei in Flüssigkeitszellen, die beide eine Elektrode enthalten und durch eine Pore oder Mikrokanäle einer bestimmten Dicke voneinander getrennt sind, deren Durchmesser typischerweise unterhalb von 1 µm liegt (Abb. 6.5). Beim Anlegen einer Spannung werden in einer Elektrolytlösung befindliche Partikel durch die Pore gesogen. Wenn Partikel durch die Pore treten, verändert sich wie vom Coulter-Prinzip beschrieben kurzzeitig der Widerstand der Flüssigkeit. Diese Änderungen werden messtechnisch registriert und sind proportional zu dem Volumen der hindurchgesogenen Partikel. Somit geben die Widerstandsänderungen Auskunft über die zu analysierenden Partikel [93].

Voraussetzung bei dieser Messmethode ist, dass der Porendurchmesser (q) sehr viel kleiner sein muss als die Porendicke (l). Aus der gemessenen Pulsform und Pulshöhe kann nach Kalibrierung mit Größenstandardpartikeln die Partikelgröße und das Zetapotential der hindurchwandernden Partikel ermittelt werden. Physika-

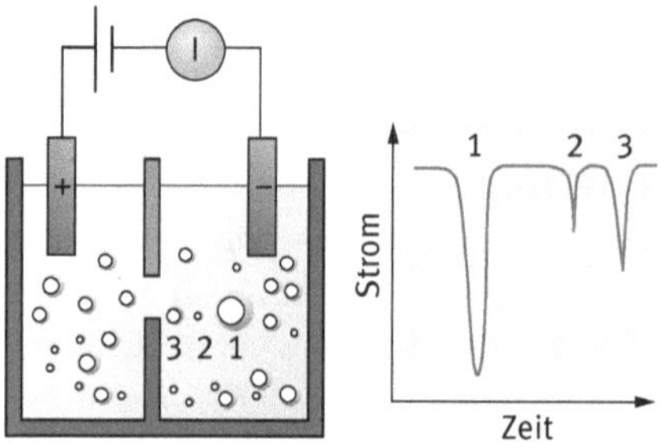

Abb. 6.5: *Resistive pulse sensing* (RPS). Links: Repräsentativer Aufbau mit zwei Zellen, die durch eine isolierende Membran getrennt sind, die nur eine Pore aufweist. Rechts: Verlauf des Stromes über die Zeit ergibt sequentielle Pulse, die andeutungsweise einen großen (1), mittleren (3) und kleinen (2) Partikel repräsentieren. Die Zählrate, d. h. die Anzahl der Pulse pro Zeiteinheit, ist proportional zur Konzentration und wird nach Kalibrierung zur Konzentrationsbestimmung herangezogen.

lisch betrachtet stellt die Pore einen Zylinder dar, so dass sich der elektrische Widerstand (R) der reinen Elektrolytlösung aus dem spezifischen Widerstand der Elektrolytlösung (ρ), der Porendicke (l) (typischerweise mehrere 10 µm) und der Porenquerschnittsfläche (A) berechnen lässt [94]:

$$R = \rho \frac{l}{A}$$

Die Fläche A steht über die Beziehung $A = \pi / 4 \times q^2$ in direkter Beziehung zum Kapillardurchmesser q. Theoretisch ist bei der Widerstandsbestimmung der spezifische Widerstand der Partikel zu berücksichtigen. In der Praxis weisen Partikel einen hohen spezifischen Widerstand auf, so dass die meisten Stoffe idealerweise als Isolatoren angesehen werden können [94]. Aus der Zählrate kann nach Kalibrierung mit Partikeln bekannter Konzentration direkt die Konzentration der zu vermessenden Partikelprobe ermittelt werden.

Die obere Grenze des Messbereichs wird durch die Porengröße und die untere Grenze durch die kleinste noch detektierbare Widerstandsänderung festgelegt, typischerweise ~ 0,2 × q. Jede Membran muss vor Messung mit Größenstandards kalibriert werden. Praktisch wird die Messung von biologischen Proben häufig durch Porenverstopfung limitiert, was die Messzeiten durchaus auf bis zu einer Stunde pro Probe ausweiten kann. RPS-Geräte, die Partikel im unteren Nanobereich erfassen können, befinden sich der Entwicklungsphase [95].

6.3.5 Durchflusszytometrie

Für die Analyse von EVs ist es wünschenswert, gleichzeitig die Expression unterschiedlicher Oberflächenmoleküle auf einzelnen EVs quantitativ im Hochdurchsatz nachzuweisen. Auf zellulärer Ebene lassen sich solche Analysen standardisiert mittels Durchflusszytometrie durchführen. Bei konventioneller Durchflusszytometrie liegt das Detektionslimit bei Partikelgrößen von 300–500 nm [96], so dass mittels konventioneller Durchflusszytometrie nur größere EVs auf Einzelpartikelebene analysiert werden können. Entsprechende Analysen werden besonders im Bereich der Thrombozyten-Forschung durchgeführt; die vermessenen EVs werden in der einschlägigen Literatur meist als Mikropartikel bezeichnet [97–99]. Um kleinere EVs durchflusszytometrisch zu analysieren, bedarf es wie im Folgenden geschildert entweder spezieller maschineller Konfigurationen, oder EVs müssen über immunologische Verfahren an Trägerpartikel, sogenannte *Beads*, gebunden werden.

Wie bereits bei der Aufreinigung beschrieben, lassen sich EVs über Immunoadsorption gewinnen. Üblicherweise werden hierfür magnetische Trägerpartikel bzw. Latex-*Beads* mit Antikörpern beschichtet, die Epitope auf EVs erkennen. Werden diese zu EV-enthalten Proben gegeben, bilden sich Aggregate zwischen *Beads* und den EVs, die über magnetische Trennverfahren bzw. durch Zentrifugation konzentriert werden können. Die Größe der *Beads* und somit der gebildeten Aggregate erlaubt eine anschließende durchflusszytometrische Analyse. Bei der Aggregatbildung ist darauf zu achten, dass ausreichende Mengen an EVs in Ausgangsfraktionen vorhanden sind; die *Beads* sollten mit EVs gesättigt werden, andernfalls bilden sich vermehrt Aggregate mit mehreren *Beads*. Die Aggregatbildungen von EVs mit mehreren *Beads* kann durch Vortexen oder Pipettieren reduziert werden. In Analogie zu Zellen können *Bead*-EV-Aggregate mit verschiedenen fluoreszenzmarkierten Antikörpern gegen gefärbt werden [65; 68; 69; 100]. Bietet diese Technologie den großen Vorteil, EVs relativ schnell und umfangreich zu charakterisieren, so lassen sich hierüber nur aggregierte und keine einzelnen EVs analysieren.

Die durchflusszytometrische Analyse von kleinen EVs auf Einzelpartikelebene stellt in verschiedenen Hinsichten eine besondere Herausforderung dar. Sie ist mit den bislang kommerziell angebotenen Geräten besonders aufgrund der derzeitigen Auflösungsgrenze, die meist bei 300–500 nm liegt, nicht möglich [97]. Solange Partikel größer sind als die Wellenlänge des Lichtes, kann ihre Größe relativ gut über das vorwärts gerichtete Streulicht im *Forward Scatter* gemessen werden. Liegen die Größen um oder unterhalb der Lichtwellenlänge, nimmt die Intensität des seitlichen Streulichts gegenüber dem nach vorwärts gestreutem Licht proportional zu. Entsprechend kann die Größe bei Partikeln, die kleiner als die Wellenlänge des bestrahlenden Lichtes sind, besser über den *Side Scatter* bzw. über einen erweiterten *Forward-Scatter*-Detektor ermittelt werden, der auch angrenzendes seitliches Streulicht vermisst. Gruppen, die im Aufbau konfigurierbare Durchflusszytometer hinsichtlich der Messtechnik optimiert haben, konnten Partikel, insbesondere Viren und EVs, bereits erfolgreich durchflusszytometrisch analysieren [101–103]. Hierbei gilt es besonders das Signal-Rausch-Verhältnis zu reduzieren und die Sensitivität der Streulichtdetektion zu erhöhen. Eine geringfügige Steigerung der Sensitivität kann durch Erhöhung der Intensität des Laserlichts erzielt werde [101]. Des

Weiteren muss berücksichtigt werden, dass Trägerflüssigkeiten zwar in der Regel über 0,22 µm Filter steril filtriert sind, aber noch viele Hintergrundrauschen produzierende Nanopartikel enthalten, die sich durch geeignete Filtrationsschritte entfernt lassen [101]. Werden die zu vermessenden Partikel zunächst mit einem starken fluoreszierendem Farbstoff, z. B. dem membraninterkalierenden PKH67 gefärbt, kann das Hintergrundrauschen auch dadurch reduziert werden, dass nicht auf das Streulicht, sondern auf die Fluoreszenz getriggert wird [103]. Nachteil hierbei ist, dass Aggregate des ungebundenen Fluorochroms vor der Messung zeitaufwendig über Dichtegradientenzentrifugation entfernt werden müssen. Unabhängig hiervon lassen sich EVs zusätzlich gut mit fluoreszenzgekoppelten Antikörpern markieren. So lassen sich definierte Epitope spezifisch auf einzelnen EVs nachweisen [103; 104]. Da die Oberfläche von EVs um Größenordnungen kleiner ist als von Zellen, sollten die verwendeten Antikörper mit sehr hellen Fluorochromen, z. B. B-Phycoerythrin (B-PE) oder R-PE, konjugiert sein. Antikörper mit schwächeren Fluorochromen sollten nur dann eingesetzt werden, wenn entsprechende Epitope bekanntermaßen sehr abundant auf EVs vorhanden sind [104].

Eine weitere Herausforderung stellt die Konzentration der zu vermessenden Partikel dar. Idealerweise liegt für Einzelpartikelanalysen die Konzentration zu vermessender Partikel bei 5–50 $\times 10^5$ Partikel pro ml Probenflüssigkeit. Sind Partikel stärker konzentriert, werden pro Messzeitpunkt mehrere Partikel vermessen. Im Englischen spricht man von *Swarm-Detection* [105]. Die Konzentration von EVs liegt auch ohne Anreicherung oftmals deutlich über diesem Wert, so dass zu vermessende Proben oft stark verdünnt werden müssen, um eine Analyse von einzelnen Partikeln zu ermöglichen.

6.3.6 Weitere Techniken

In diesem Abschnitt werden spezielle Techniken vorgestellt, die sich entweder noch in der Entwicklung befinden oder bei denen aufgrund physikalischer Eigenschaften Vesikelanalysen nur bedingt möglich sind. Durch stetige technische Verbesserungen könnten jedoch in naher Zukunft automatisierte Systeme auf dem Markt erscheinen, die speziell für die Vesikelanalyse und einen entsprechenden Probendurchsatz ausgelegt sind.

6.3.6.1 Ramanmikrospektroskopie

Als elektromagnetische Welle kann Licht die Elektronenhüllen von Atomen und Molekülen in Schwingung versetzen. Die hierbei übertragene Energie wird umgehend als sekundäre Streuwelle in alle Raumrichtungen abgestrahlt. Entspricht die Frequenz der Streuwelle der des einfallenden Lichtes, spricht man von elastischen Streuwellen. Unterscheiden sich die Energien von eingestrahlter und gestreuter

Lichtwelle, spricht man hingegen von inelastischer Steuung oder Ramanstreuung [106]. Moleküle streuen das Licht in spezifischer Art und Weise und generieren so individuelle Spektren gestreuten Lichtes. Die Ramanmikrospektroskopie ermöglicht es, Spektren von Proben aufzunehmen, auszuwerten und so Rückschlüsse über deren molekulare Beschaffenheit zu liefern bzw. auch Proben voneinander zu unterscheiden. Mit dieser Technik ist es möglich, die Zusammensetzung von Makromolekülen in einzelnen lebenden Zellen zu ermitteln [107].

Die Ramanmikrospektroskopie ist eine verhältnismäßig teure und spezialisierte Methode. Messungen benötigen einen hohen Zeitaufwand, so dass die Technik nicht für den hohen Durchsatz geeignet ist (ca. 10–100 Vesikel pro Stunde). Aufgrund der geringen Intensität der Ramanstreuung (ca. 1 : 10.000 der elastischen Streuung) ist eine Messung oftmals von Artefakten beeinflusst, die nur mit einem hohen Maß an Erfahrung des Bedienpersonals beseitigt werden können und somit nur unter hohem manuellem Aufwand durchzuführen sind. Ein weiterer Nachteil ist, dass Vesikel einer verhältnismäßig hohen Lichtintensität während der Messung ausgesetzt sind (Photostress). In Abhängigkeit der Dosis und der verwendeten Lichtwellenlängen kann die Anregung Reaktionen innerhalb der Vesikel induzieren, die im ungünstigen Fall sogar Vesikel irreversibel verändern können [108].

6.3.6.2 Atomic Force Mikroskopie

Mitte der 1980er Jahre wurden erhebliche Anstrengungen unternommen, Techniken und Messinstrumente zu entwickeln, die in der Lage sind, Festkörperoberflächen bis hinunter auf Einzelatomebene abzubilden. Diese Anstrengungen führten schließlich zur Entwicklung des Rasterkraftmikroskops (engl.: *Atomic Force Microscope*, AFM) [109] und später zu der des Rastertunnelmikroskops (engl. *Scanning Tunneling Microscope*, STM). Die Beschreibung des STM geht über den Rahmen des Lehrbuches hinaus, so dass nur auf AFM eingegangen wird.

Ähnlich wie der Tonabnehmer bei einem Plattenspieler wird bei einem AFM eine auf einem sogenannten Kantilever befindliche feine Spitze mit einem Spitzenradius von nur wenigen Atomen in einem definierten Abstand über die Oberfläche bewegt. Die Verformung des Kantilevers ist ein Maß für die in Abhängigkeit vom Abstand zur Oberfläche auftretenden Kräfte zwischen Spitze und Oberfläche. Die Spitze wird dabei entweder angezogen oder abgestoßen, so dass sich beim Abtasten eine charakteristische Abstands-Kraft-Kurve ergibt. Während die AFM zunächst zur quantitativen Beschreibung der Topologie von insbesondere Festkörperoberflächen unter Vakuum-Bedingungen verwendet wurde, konnte das Anwendungsgebiet mittlerweile auch auf oberflächenimmobilisierte Vesikel erweitert werden, die sich in Pufferumgebung befinden [96; 110; 111]. Dies eröffnet eine breite Anwendung für das EV-Feld, mit der sich insbesondere Größen und Topologien bestimmen lassen. Da die Immobilisierung der Vesikel mit deren Verformung einhergehen kann, können die Ergebnisse ähnlich wie bei der Elektronenmikroskopie stark durch die Probenvorbereitung beeinflusst werden [112].

6.3.6.3 Feldflussfraktionierungstechniken

Die Familie der Feldflussfraktionierungstechniken (FFF) umfasst Instrumente, die polydisperse Proben bei gleichzeitiger Angabe einer Partikelgrößenverteilung in Fraktionen trennen. Diese Techniken besitzen ein hohes Auflösungsvermögen und werden mit verschiedenen Durchflussdetektoren gekoppelt. Dass sich diese Technik prinzipiell zur EV Analyse eignet, konnte bereits erfolgreich gezeigt werden [113; 114].

Das Trennprinzip beruht auf dem sogenannten Kreuzstromprinzip, in dem zwei zueinander senkrecht stehende Kräfte auf ein Partikel einwirken. Je nach verwendeter FFF-Technik können diese Kräfte von einem Fluss-Feld (FFFF, F^4), einem Schwerkraftfeld (Sedimentation FFF, SdFFF) oder einem elektrisches Feld (ElFFF) ausgeübt werden. Den größten Verbreitungsgrad weisen hierbei die beiden erstgenannten Techniken auf [115].

In der Fluss-FFF hat sich ein Trennkanal mit asymmetrischem Strömungsprofil (Asymmetrische Fluss-FFF, AF^4) durchgesetzt; hier sind reproduzierbare Ergebnisse mit dem geringsten Probenverlust erzielbar. Zu Beginn einer Fraktionierung befindet sich die Probe als schmale Bande auf einer an der Kanalunterseite angebrachten semipermeablen Membran, die meist aus regenerierter Zellulose besteht. Während der Fraktionierung wird senkrecht zu einem durch den Trennkanal fließenden Laminarstrom durch Saugkraft ein sogenannter Querstrom in Richtung Membran angelegt. Dieser Querstrom wirkt der Diffusion der auf die Membran aufgebrachten Partikel entgegen. Nach ca. 10 Minuten einer Messung stellt sich ein Gleichgewicht zwischen der Diffusionskraft der Partikel und der entgegenwirkenden Kraft des Querstroms ein. In Abhängigkeit ihres Diffusionskoeffizienten akkumulieren sich die zu vermessenden Partikel hierbei im Inneren des Trennkanals in bestimmten Abständen zur Membran. Aufgrund ihres höheren Diffusionskoeffizienten können kleinere Partikel weiter von der Membran weg diffundieren als größere. Mit dem Laminarstrom werden die Partikel während ihrer Diffusion in Richtung des bzw. der angekoppelten Detektoren transportiert. Aufgrund des Profils des Laminarstroms werden Partikel umso schneller transportiert, je weiter sie in die Mitte des Trennkanals vordringen. Folglich erreichen kleinere Partikel eher die Detektoren als große (Abb. 6.6). Bei der AF^4 wird die Auflösung nur vom Durchmesser, bei der SdFFF von Durchmesser und Größe beeinflusst, was sich vorteilhaft bei der Trennung von Vesikeln auswirken kann [114]. Die Quantifizierung erfolgt am Ende des Trennkanals, üblicherweise durch eine Kombination mehrerer Detektoren. Hierbei sind folgende Detektoren gebräuchlich: Absorptionsdetektor (Diodenarray), Fluoreszenzdetektor, Streulichtdetektor, atomspektroskopischer Detektor (z. B. induktiv gekoppeltes Plasma-Massenspektrometer, ICP-MS). Ankopplung weiterer Detektoren, insbesondere solche zur Aufklärung der chemischen Zusam-

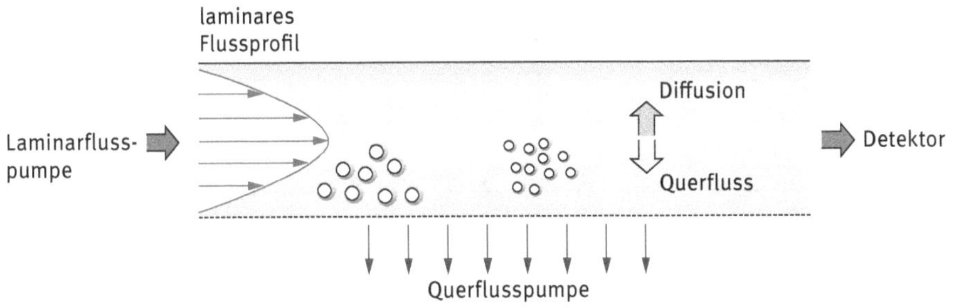

Abb. 6.6: Asymmetrische Fluss-Feldflussfraktionierungstechnik (AF4). Aufzutrennende Partikel werden auf eine Membran aufgebracht von der sie in Abhängigkeit ihrer Größe in den Strömungskanal diffundieren. Durch den entgegenwirkenden Querstrom akkumulieren Partikel in Abhängigkeit ihrer Größe in einer bestimmten Entfernung von der Membran. Hierbei werden sie von dem Laminarstrom in Richtung der Detektoren transportiert. Aufgrund des höheren Abstand von der Membran und des Strömungsprofils im Inneren des Trennkanals erreichen kleinere Partikel die Detektoren zeitlich vor größeren Partikeln.

mensetzung, sind möglich und in der Literatur beschrieben (HPCL, Raman, TXRF, etc.) [116]. Üblich ist die Auftrennung von polymodalen Mischungen mit drei und mehr Komponenten.

Die Injektionsvolumina hängen stark von der Probe und deren Konzentration ab und liegen im Bereich von 20 µL bis 2 mL. Für Fraktionierung müssen die verwendeten Puffer hinsichtlich ihrer Salze, ihrer Salzkonzentration und ihres pH-Wertes richtig eingestellt werden, andernfalls kann die bei der Fraktionierung erfolgende Verdünnung von 1:100 bis 1:1.000 Vesikeleigenschaften ändern, die dazu führen, dass die Partikel nachhaltig an die Membran binden oder die Partikel aggregieren [117].

6.4 Resümee

Extrazelluläre Vesikel können als extrazelluläre Signalorganellen angesehen werden, die interzelluläre Kommunikationen vermitteln. Entsprechend sind sie sowohl essentiell an physiologischen als auch an pathophysiologischen Prozessen beteiligt. Neben der grundlagenwissenschaftlichen Bedeutung verspricht das junge Gebiet der EV-Forschung ein extrem hohes Innovationspotential für Diagnostik- und Therapieverfahren (Tab. 6.1). Auch wenn die Anzahl der EV-Publikationen in den letzten Jahren rasant angestiegen ist, so wird der Fortschritt auf dem Gebiet der EV-Forschung durch das Fehlen optimierter und standardisierter Aufreinigungs- und Messmethoden limitiert. Eine interdisziplinäre Zusammenarbeiten von Geräteentwicklern, Firmen und Wissenschaftlern wird in den kommenden Jahren sicherlich dazu beitragen, dass solche Limitationen überwunden werden und dem spannenden Gebiet der EV-Forschung weiteren Auftrieb verleihen.

Tab. 6.1: Übersicht über Messtechnikverfahren.

Messtechnik *	Größe	Zeitbedarf für eine Messung ***	Limitierungen	Vorteile
Cryo-TEM	< 1 nm ... mm	> 1 h	Probenvorbereitung, nur ein kleiner Probenbereich wird erfasst	Morphologie
DLS, homodyn	1 nm ... 6 µm	1–2 min	polydisperse Proben sind nur schwer zugänglich	weiter Größenbereich
DLS, heterodyn	0,5 nm ... 6 µm	1–2 min	Schwierigkeiten bei polydispersen Proben geringer ausgeprägt als bei homodynen	ausgedehnter Größen- und Konzentrationsbereich
NTA	20 nm ... 1 µm	5–10 min	starke Verdünnung bei hohen Konzentrationen erforderlich, keine Standardisierung	Visualisierung, polydisperse Probe, niedrige Konzentrationen erfassbar
RPS	50 nm ... 10 µm, hängt von Porengröße ab	30 min	Messbereich, Porenverstopfung	salzhaltige Puffer vorteilhaft
FACS	300–500 nm	1 min	Limitierung im unteren Messbereich	Fluoreszenz, chemische Information
AFM	10 nm–1000 nm	> 1 h	Zeitbedarf, nur ein kleiner Probenbereich wird erfasst	Morphologie
AF^4	ca. 5 nm–20 µm	1 h	Verdünnung der Probe, Wechselwirkung mit Membran	Fraktionierung

* TEM = Transmissionselektronenmikroskopie, DLS = Dynamische Lichtstreuung, NTA = Nanopartikel Tracking Analyse, RPS = Resistive Pulse Sensing; ** maximaler Konzentrationsbereich, für EVs deutlich limitiert; *** typische Zeit um mindestens 1.000 Einzelpartikel zu erfassen ohne Probenvorbereitung.

6.5 Literatur

1. Witwer KW, et al. 2013. *Standardization of sample collection, isolation and analysis methods in extracellular vesicle research.* J Extracell Vesicles. 27: 2.
2. Ludwig AK, and Giebel B. 2012. *Exosomes: small vesicles participating in intercellular communication.* The international journal of biochemistry & cell biology. 44(1): 11–15.
3. Raposo G, and Stoorvogel W. 2013. *Extracellular vesicles: exosomes, microvesicles, and friends.* The Journal of cell biology. 200(4): 373–383.
4. Harding C, Heuser J, and Stahl P. 1984. *Endocytosis and intracellular processing of transferrin and colloidal gold-transferrin in rat reticulocytes: demonstration of a pathway for receptor shedding.* Eur J Cell Biol. 35(2): 256–263.
5. Andaloussi SEL, et al. 2013. *Extracellular vesicles: biology and emerging therapeutic opportunities.* Nature reviews. Drug discovery. 12(5): 347–357.
6. Yanez-Mo M, et al. 2009. *Tetraspanin-enriched microdomains: a functional unit in cell plasma membranes.* Trends in cell biology. 19(9): 434–446.
7. Jouvenet N, et al. 2006. *Plasma membrane is the site of productive HIV-1 particle assembly.* PLoS biology, 4(12): e435.
8. Sato K, et al. 2008. *Modulation of human immunodeficiency virus type 1 infectivity through incorporation of tetraspanin proteins.* Journal of virology. 82(2): 1021–1033.
9. Hanson PI, and Cashikar A. 2012. *Multivesicular body morphogenesis.* Annual review of cell and developmental biology. 28: 337–362.
10. Fisher RD, et al. 2007. *Structural and biochemical studies of ALIX/AIP1 and its role in retrovirus budding.* Cell. 128(5): 841–852.
11. Strack B, et al. 2003. *AIP1/ALIX is a binding partner for HIV-1 p6 and EIAV p9 functioning in virus budding.* Cell. 114(6): 689–699.
12. Garrus JE, et al. 2001. *Tsg101 and the vacuolar protein sorting pathway are essential for HIV-1 budding.* Cell. 107(1): 55–65.
13. VerPlank L, et al. 2001. *Tsg101, a homologue of ubiquitin-conjugating (E2) enzymes, binds the L domain in HIV type 1 Pr55(Gag).* Proceedings of the National Academy of Sciences of the United States of America. 98(14): 7724–7729.
14. Nabhan JF, et al. 2012. *Formation and release of arrestin domain-containing protein 1-mediated microvesicles (ARMMs) at plasma membrane by recruitment of TSG101 protein.* Proceedings of the National Academy of Sciences of the United States of America. 109(11): 4146–4151.
15. Hill AF, et al. 2013. *ISEV position paper: extracellular vesicle RNA analysis and bioinformatics.* Journal of extracellular vesicles. 2.
16. Gould SJ, and Raposo G. 2013. *As we wait: coping with an imperfect nomenclature for extracellular vesicles.* Journal of extracellular vesicles. 2.
17. Rana S, et al. 2012. *Toward tailored exosomes: the exosomal tetraspanin web contributes to target cell selection.* The international journal of biochemistry & cell biology. 44(9): 1574–1584.
18. Valadi H, et al. 2007. *Exosome-mediated transfer of mRNAs and microRNAs is a novel mechanism of genetic exchange between cells.* Nat Cell Biol. 9(6): 654–659.
19. Mittelbrunn M, et al. 2011. *Unidirectional transfer of microRNA-loaded exosomes from T cells to antigen-presenting cells.* Nat Commun. 2: 282.
20. MacKenzie A, et al. 2001. *Rapid secretion of interleukin-1beta by microvesicle shedding.* Immunity. 15(5): 825–835.
21. Qu Y, et al. 2007. *Nonclassical IL-1 beta secretion stimulated by P2X7 receptors is dependent on inflammasome activation and correlated with exosome release in murine macrophages.* Journal of immunology. 179(3): 1913–1925.

22. Pizzirani C, et al. 2007. *Stimulation of P2 receptors causes release of IL-1beta-loaded microvesicles from human dendritic cells.* Blood. 109(9): 3856–3864.
23. Zhang HG, et al. 2006. *A membrane form of TNF-alpha presented by exosomes delays T cell activation-induced cell death.* Journal of immunology. 176(12): 7385–7393.
24. Baj-Krzyworzeka M, et al. 2011. *Tumour-derived microvesicles contain interleukin-8 and modulate production of chemokines by human monocytes.* Anticancer research. 31(4): 1329–1335.
25. Truman LA, et al. 2008. *CX3CL1/fractalkine is released from apoptotic lymphocytes to stimulate macrophage chemotaxis.* Blood. 112(13): 5026–5036.
26. Chen T, et al. 2011. *Chemokine-containing exosomes are released from heat-stressed tumor cells via lipid raft-dependent pathway and act as efficient tumor vaccine.* Journal of immunology. 186(4): 2219–2228.
27. Owens AP 3rd, and Mackman N.2011. *Microparticles in hemostasis and thrombosis.* Circulation research. 108(10): 1284–1297.
28. Gardiner C, et al. 2011. *Syncytiotrophoblast microvesicles released from pre-eclampsia placentae exhibit increased tissue factor activity.* PLoS ONE, 6(10): e26313.
29. Berckmans RJ, et al. 2011. *Cell-derived vesicles exposing coagulant tissue factor in saliva.* Blood. 117(11): 3172–3180.
30. Fruhbeis C, et al. 2013. *Extracellular vesicles as mediators of neuron-glia communication.* Frontiers in cellular neuroscience. 7: 182.
31. Saman S, et al. 2014. *Proteins Recruited to Exosomes by Tau Overexpression Implicate Novel Cellular Mechanisms Linking Tau Secretion with Alzheimer's Disease.* J Alzheimers Dis. 40 Suppl 1: 47–70.
32. Kalani A, Tyagi A, and Tyagi N. 2014. *Exosomes: mediators of neurodegeneration, neuroprotection and therapeutics.* Molecular neurobiology, 49(1): 590–600.
33. Russo I, Bubacco L, and Greggio E. 2012. *Exosomes-associated neurodegeneration and progression of Parkinson's disease.* American journal of neurodegenerative disease. 1(3): 217–25.
34. Vella LJ, et al. 2007. *Packaging of prions into exosomes is associated with a novel pathway of PrP processing.* J Pathol. 211(5): 582–590.
35. Emmanouilidou E, et al. 2010. *Cell-produced alpha-synuclein is secreted in a calcium-dependent manner by exosomes and impacts neuronal survival.* The Journal of neuroscience : the official journal of the Society for Neuroscience. 30(20): 6838–6851.
36. Raposo G, et al. 1996. *B lymphocytes secrete antigen-presenting vesicles.* J Exp Med. 183(3): 1161–1172.
37. Bobrie A, et al. 2011. *Exosome secretion: molecular mechanisms and roles in immune responses.* Traffic. 12(12): 1659–1668.
38. Robbins PD, and Morelli AE. 2014. *Regulation of immune responses by extracellular vesicles.* Nature reviews. Immunology. 14(3): 195–208.
39. Thery C, et al. 1999. *Molecular characterization of dendritic cell-derived exosomes. Selective accumulation of the heat shock protein hsc73.* J Cell Biol. 147(3): 599–610.
40. Raposo G, et al. 1997. *Accumulation of major histocompatibility complex class II molecules in mast cell secretory granules and their release upon degranulation.* Mol Biol Cell. 8(12): 2631–2645.
41. Giri PK, andSchorey JS. 2008. *Exosomes derived from M. Bovis BCG infected macrophages activate antigen-specific CD4+ and CD8+ T cells in vitro and in vivo.* PLoS ONE. 3(6): e2461.
42. Zitvogel L, et al. 1998. *Eradication of established murine tumors using a novel cell-free vaccine: dendritic cell-derived exosomes.* Nat Med. 4(5): 594–600.
43. Thery C, et al. 2002. *Indirect activation of naive CD4+ T cells by dendritic cell-derived exosomes.* Nat Immunol. 3(12): 1156–1162.

44. Qazi KR, et al. 2009. *Antigen-loaded exosomes alone induce Th1–type memory through a B-cell-dependent mechanism.* Blood. 113(12): 2673–2683.
45. Segura E, Amigorena S, and Thery C. 2005. *Mature dendritic cells secrete exosomes with strong ability to induce antigen-specific effector immune responses.* Blood Cells Mol Dis. 35(2): 89–93.
46. Viaud S, et al. 2011. *Updated technology to produce highly immunogenic dendritic cell-derived exosomes of clinical grade: a critical role of interferon-gamma.* Journal of immunotherapy. 34(1): 65–75.
47. Yang X, et al. 2011. *Exosomes derived from immature bone marrow dendritic cells induce tolerogenicity of intestinal transplantation in rats.* The Journal of surgical research. 171(2): 826–832.
48. Li X, et al. 2012. *Tolerance induction by exosomes from immature dendritic cells and rapamycin in a mouse cardiac allograft model.* PLoS ONE. 7(8): e44045.
49. Clayton A, et al. 2007. *Human tumor-derived exosomes selectively impair lymphocyte responses to interleukin-2.* Cancer Res. 67(15): 7458–7466.
50. Liu C, et al. 2006. *Murine mammary carcinoma exosomes promote tumor growth by suppression of NK cell function.* Journal of immunology. 176(3): 1375–1385.
51. Yu S, et al. 2007. *Tumor exosomes inhibit differentiation of bone marrow dendritic cells.* Journal of immunology. 178(11): 6867–6875.
52. Kim JW, et al. 2005. *Fas ligand-positive membranous vesicles isolated from sera of patients with oral cancer induce apoptosis of activated T lymphocytes.* Clin Cancer Res. 11(3): 1010–1020.
53. Kordelas L, et al. 2014. *MSC-derived exosomes: a novel tool to treat therapy-refractory graft-versus-host disease.* Leukemia. 28(4): 970–973.
54. Lai RC, et al. 2010. *Exosome secreted by MSC reduces myocardial ischemia/reperfusion injury.* Stem Cell Res. 4(3): 214–222.
55. Xin H, et al. 2012. *Exosome-mediated transfer of miR-133b from multipotent mesenchymal stromal cells to neural cells contributes to neurite outgrowth.* Stem Cells. 30(7): 1556–1564.
56. Xin H, et al. 2013. *Systemic administration of exosomes released from mesenchymal stromal cells promote functional recovery and neurovascular plasticity after stroke in rats.* Journal of cerebral blood flow and metabolism: official journal of the International Society of Cerebral Blood Flow and Metabolism. 33(11): 1711–1715.
57. Gatti S, et al. 2011. *Microvesicles derived from human adult mesenchymal stem cells protect against ischaemia-reperfusion-induced acute and chronic kidney injury.* Nephrol Dial Transplant. 26(5): 1474–1483.
58. Zhou Y, et al. 2013. *Exosomes released by human umbilical cord mesenchymal stem cells protect against cisplatin-induced renal oxidative stress and apoptosis in vivo and in vitro.* Stem cell research & therapy. 4(2): 34.
59. Bruno S, et al. 2009. *Mesenchymal stem cell-derived microvesicles protect against acute tubular injury.* J Am Soc Nephrol. 20(5): 1053–1067.
60. Skog J, et al. 2008. *Glioblastoma microvesicles transport RNA and proteins that promote tumour growth and provide diagnostic biomarkers.* Nat Cell Biol. 10(12): 1470–1476.
61. Al-Nedawi K, et al. 2009. *Endothelial expression of autocrine VEGF upon the uptake of tumor-derived microvesicles containing oncogenic EGFR.* Proceedings of the National Academy of Sciences of the United States of America. 106(10): 3794–3799.
62. Pucci F, and Pittet MJ. 2013. *Molecular pathways: tumor-derived microvesicles and their interactions with immune cells in vivo.* Clinical cancer research : an official journal of the American Association for Cancer Research. 19(10): 2598–2604. http://www.ncbi.nlm.nih.gov/pubmed/26106858 [accessed 9. Dezember 2015].
63. Logozzi M, et al. 2009. *High levels of exosomes expressing CD63 and caveolin-1 in plasma of melanoma patients.* PLoS ONE. 4(4): e5219.

64. Taylor DD, and Gercel-Taylor C. 2008. *MicroRNA signatures of tumor-derived exosomes as diagnostic biomarkers of ovarian cancer.* Gynecol Oncol, 110(1): 13–21.
65. Thery C, et al. 2006. *Isolation and characterization of exosomes from cell culture supernatants and biological fluids.* Curr Protoc Cell Biol, Chapter 3: Unit 3 22.
66. Cvjetkovic A, Lotvall J, andLasser C. 2014. *The influence of rotor type and centrifugation time on the yield and purity of extracellular vesicles.* Journal of extracellular vesicles. 3.
67. Lamparski HG, et al. 2002. *Production and characterization of clinical grade exosomes derived from dendritic cells.* J Immunol Methods. 270(2): 211–226.
68. Clayton A, et al. 2001. *Analysis of antigen presenting cell derived exosomes, based on immuno-magnetic isolation and flow cytometry.* J Immunol Methods. 247(1–2): 163–174.
69. Caby MP, et al. 2005. *Exosomal-like vesicles are present in human blood plasma.* Int Immunol. 17(7): 879–887.
70. Webber J, and Clayton A. 2013. *How pure are your vesicles?* J Extracell Vesicles. 10: 2.
71. Taylor DD, Lyons KS, and Gercel-Taylor C. 2002. *Shed membrane fragment-associated markers for endometrial and ovarian cancers.* Gynecol Oncol. 84(3): 443–448.
72. Sokolova V, et al. 2011. *Characterisation of exosomes derived from human cells by nanoparticle tracking analysis and scanning electron microscopy.* Colloids Surf B Biointerfaces. 87(1): 146–150.
73. Lai RC, et al. 2010. *Derivation and characterization of human fetal MSCs: an alternative cell source for large-scale production of cardioprotective microparticles.* Journal of molecular and cellular cardiology, 48(6): 1215–1224.
74. Klar TA, and Hell SW. 1999. *Subdiffraction resolution in far-field fluorescence microscopy.* Opt Lett. 24(14): 954–956.
75. Betzig E, et al. 2006. *Imaging intracellular fluorescent proteins at nanometer resolution.* Science. 313(5793): 1642–1645.
76. Hess ST, Girirajan TP, and Mason MD. 2006. *Ultra-high resolution imaging by fluorescence photoactivation localization microscopy.* Biophys J. 91(11): 4258–4272.
77. Rust MJ, Bates M, and Zhuang X. 2006. *Sub-diffraction-limit imaging by stochastic optical reconstruction microscopy (STORM).* Nat Methods. 3(10): 793–795.
78. Grigorieff N, and Harrison SC. 2011. *Near-atomic resolution reconstructions of icosahedral viruses from electron cryo-microscopy.* Current opinion in structural biology. 21(2): 265–273.
79. Yuana Y, et al. 2013. *Cryo-electron microscopy of extracellular vesicles in fresh plasma.* J Extracell Vesicles. 31: 2.
80. Bohren CF, and Huffman DR. 2007. in *Absorption and Scattering of Light by Small Particles.* Wiley-VCH Verlag GmbH.
81. van De Hulst HC. 1957. *Light scattering by small particles. By H. C. van de Hulst. New York (John Wiley and Sons), London (Chapman and Hall). xiii, 470; 103 Figs.; 46 Tables. 96s.* Quarterly Journal of the Royal Meteorological Society, 1958. 84(360): 198–199.
82. Chu B. 2007. *Laser Light Scattering: Basic Principles and Practice. Second Edition.* Dover Publications.
83. Baalousha M, and Lead JR. 2012. *Rationalizing nanomaterial sizes measured by atomic force microscopy, flow field-flow fractionation, and dynamic light scattering: sample preparation, polydispersity, and particle structure.* Environmental science & technology. 46(11): 6134–6142.
84. Thomas JC. 1989. *Fiber optic dynamic light scattering from concentrated dispersions. 2. Concentration dependence of the apparent diffusion coefficient for small spheres.* Langmuir. 5(6): 1350–1355.
85. Brown RG. 1987. *Dynamic light scattering using monomode optical fibers.* Appl Opt. 26(22): 4846–4851.

86. Trainer MN. 1998. *Optimization of Particle Size Measurement from 40 Nanometers to Millimeters Using High-Angle Light Scattering*, in *Particle Size Distribution III*. American Chemical Society. 130–147.
87. Filipe V, Hawe A, and Jiskoot W. 2010. *Critical evaluation of Nanoparticle Tracking Analysis (NTA) by NanoSight for the measurement of nanoparticles and protein aggregates*. Pharm Res. 27(5): 796–810.
88. Dragovic RA, et al. 2011. *Sizing and phenotyping of cellulars vesicles using Nanoparticle Tracking Analysis*. Nanomedicine. 7(6): 780–788.
89. Crocker JC, and Grier DG. 1994. *Microscopic measurement of the pair interaction potential of charge-stabilized colloid*. Physical review letters. 73(2): 352–355.
90. Sengupta S, et al. 2013. *Breakdown of the Stokes-Einstein relation in two, three, and four dimensions*. The Journal of chemical physics. 138(12): 12A548.
91. van der Pol E, et al. 2014. *Particle size distribution of exosomes and microvesicles determined by transmission electron microscopy, flow cytometry, nanoparticle tracking analysis, and resistive pulse sensing*. J Thromb Haemost. 12(7): 1182–1192.
92. Konokhova AI, et al. 2012. *Light-scattering flow cytometry for identification and characterization of blood microparticles*. J Biomed Opt. 17(5): 057006.
93. Vogel R, et al. 2011. *Quantitative sizing of nano/microparticles with a tunable elastomeric pore sensor*. Anal Chem. 83(9): 3499–3506.
94. Luo L, et al. 2014. *Resistive-pulse analysis of nanoparticles*. Annual review of analytical chemistry. 7(1): 513–535.
95. Ito T, et al. 2004. *A carbon nanotube-based coulter nanoparticle counter*. Acc Chem Res. 37(12): 937–945.
96. van der Pol E, et al. 2010. *Optical and non-optical methods for detection and characterization of microparticles and exosomes*. J Thromb Haemost. 8(12): 2596–2607.
97. Lacroix R, et al. 2010. *Standardization of platelet-derived microparticle enumeration by flow cytometry with calibrated beads: results of the International Society on Thrombosis and Haemostasis SSC Collaborative workshop*. J Thromb Haemost. 8(11): 2571–2574.
98. Orozco AF, and Lewis DE. 2010. *Flow cytometric analysis of circulating microparticles in plasma*. Cytometry A. 77(6): 502–514.
99. Freyssinet JM, and Toti F. 2010. *Membrane microparticle determination: at least seeing what's being sized!* J Thromb Haemost. 8(2): 311–314.
100. Rabesandratana H, et al. 1998. *Decay-accelerating factor (CD55) and membrane inhibitor of reactive lysis (CD59) are released within exosomes during In vitro maturation of reticulocytes*. Blood. 91(7): 2573–2580.
101. Steen HB. 2004. *Flow cytometer for measurement of the light scattering of viral and other submicroscopic particles*. Cytometry A. 57(2): 94–99.
102. Hercher M, Mueller W, and Shapiro HM. 1979. *Detection and discrimination of individual viruses by flow cytometry*. J Histochem Cytochem. 27(1): 350–352.
103. Nolte't Hoen EN, et al. 2012. *Quantitative and qualitative flow cytometric analysis of nanosized cell-derived membrane vesicles*. Nanomedicine : nanotechnology, biology, and medicine. 8(5): 712–720.
104. van der Vlist EJ, et al. 2012. *Fluorescent labeling of nano-sized vesicles released by cells and subsequent quantitative and qualitative analysis by high-resolution flow cytometry*. Nature protocols. 7(7): 1311–1326.
105. van der Pol E, et al. 2012. *Single vs. swarm detection of microparticles and exosomes by flow cytometry*. J Thromb Haemost. 10(5): 919–930.
106. Schie IW, and Huser T. 2013. *Methods and applications of Raman microspectroscopy to single-cell analysis*. Applied spectroscopy, 67(8): 813–828.
107. Puppels GJ, et al. 1990. *Studying single living cells and chromosomes by confocal Raman microspectroscopy*. Nature. 347(6290): 301–303.

108. Tatischeff I, et al. 2012. *Fast characterisation of cell-derived extracellular vesicles by nanoparticles tracking analysis, cryo-electron microscopy, and Raman tweezers microspectroscopy.* Journal of extracellular vesicles. 1.
109. Binnig G, Quate CF, and Gerber C. 1986. *Atomic force microscope.* Phys Rev Lett. 56(9): 930–933.
110. Yuana Y, et al. 2010. *Atomic force microscopy: a novel approach to the detection of nanosized blood microparticles.* J Thromb Haemost. 8(2): 315–323.
111. Ashcroft BA, et al. 2012. *Determination of the size distribution of blood microparticles directly in plasma using atomic force microscopy and microfluidics.* Biomed Microdevices. 14(4): 641–649.
112. Syvitski JPM ed. 1991. *Principles, Methods and Application of Particle Size Analysis.* Cambridge University Press.
113. Citkowicz A, et al. 2008. *Characterization of virus-like particle assembly for DNA delivery using asymmetrical flow field-flow fractionation and light scattering.* Analytical biochemistry. 376(2): 163–172.
114. Kang D, et al. 2008. *Proteomic analysis of exosomes from human neural stem cells by flow field-flow fractionation and nanoflow liquid chromatography-tandem mass spectrometry.* J Proteome Res. 7(8): 3475–3480.
115. Schimpf M, Caldwell K, and Giddings JC. 2000. *Field Flow Fractionation Handbook.* Wiley-Interscience. New York.
116. Wagner M, et al. 2014. *Asymmetric flow field-flow fractionation in the field of nanomedicine.* Analytical chemistry. 86(11): 5201–5210.
117. Baalousha M, Stolpe B, and Lead JR. 2011. *Flow field-flow fractionation for the analysis and characterization of natural colloids and manufactured nanoparticles in environmental systems: a critical review.* J Chromatogr A. 1218(27): 4078–40103.

Carl Thomas Nebe

7 Hämatologische Diagnostik

7.1 Einführung

Die hämatologische Labordiagnostik stellt eine synoptische Betrachtung der Parameter dar, die eine Einordnung von Veränderungen erlauben, die in einem direkten oder indirekten Zusammenhang mit hämatologischen Erkrankungen stehen. Das Blutbild ist die am häufigsten durchgeführte Laboruntersuchung und die Anämie das häufigste pathologische Ergebnis. Die Anämie ist mit Abstand das häufigste Symptom einer gestörten Hämatopoese, beeinträchtigt in aller Regel das Wohlbefinden des Patienten und ist immer erklärungs- und abklärungsbedürftig. Beispielhaft also die Frage: Welche Erkrankung liegt dem Symptom Anämie zugrunde? Wichtig ist dabei, ob es sich um eine primäre hämatologische Erkrankung handelt (z. B. Anämie durch primäre Myelofibrose) oder um eine sekundäre Veränderung im Rahmen einer anderen Erkrankung (z. B. Entzündungsanämie bzw. *anemia of chronic disease*). Analoge Überlegungen gelten für die Veränderungen der Leukozyten und Thrombozyten.

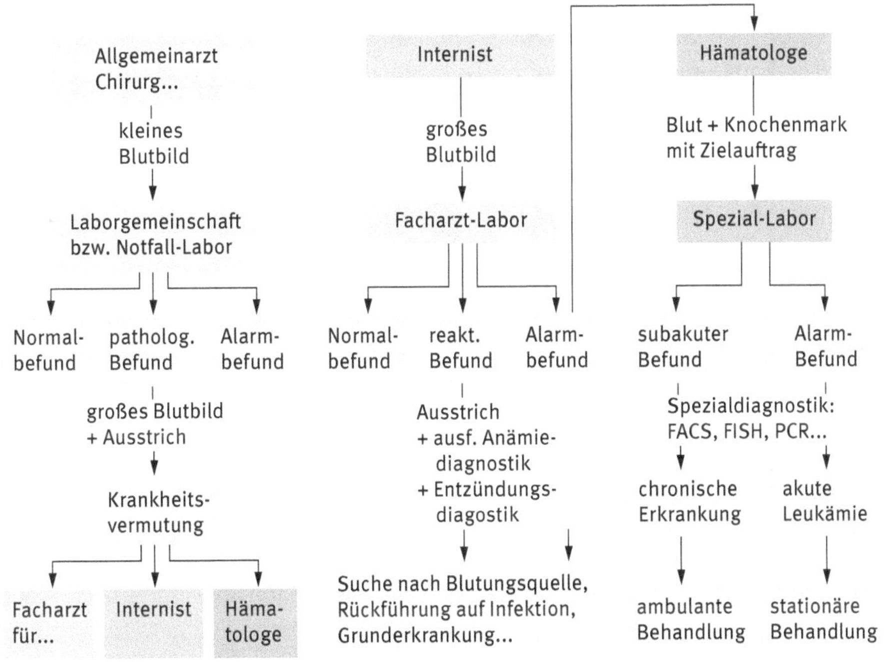

Abb. 7.1: Die Stufendiagnostik ist abhängig vom Einsender.

→ Maschinelles Blutbild

→ Maschinelles DiffBB 0,9 €

→ Manuelles Differentialblutbild 0,4 €

→ Immunphänotypisierung (FACS) 120–1000 €

→ Zytochemie 15 €

→ Zytogenetik (Bänderung/FISH) 350–2000 €

→ Molekulargenetik (PCR) 100–2000 €
(NGS) 2000–10000 €

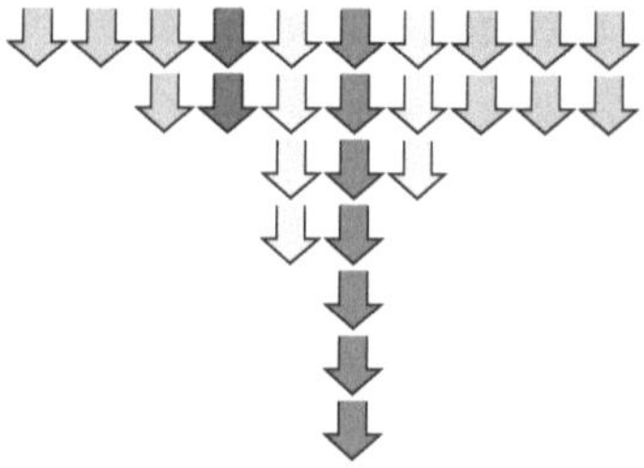

Diagnostisches Sieb

Abb. 7.2: Hämatologische Stufendiagnostik, Preise in Euro gemäß Abrechnung mit gesetzlichen Krankenkassen in Deutschland.

Das Laborprogramm hämatologischer Diagnostik ist eine Stufendiagnostik und wird bestimmt durch Angebot und Nachfrage. Das Angebot ist das Parameterspektrum, was der Laborarzt meint, für sein Einsenderklientel zur Verfügung stellen zu müssen und die Nachfrage ist das, was der behandelnde Arzt von seinem Labor erwartet, im direkten wie auch im indirekten Zugriff durch Vergabe von Unteraufträgen. Die Abbildung 7.1 zeigt eine abgestufte Vorgehensweise für eine Blutbilddiagnostik für die unterschiedlichen medizinischen Fachgebiete. Über allen möglichen Szenarien liegt eine wie auch immer geartete Stufendiagnostik, bei der auch heute, selbst wenn manche Autoren etwas anderes suggerieren möchten, das manuelle mikroskopische Differentialblutbild immer noch eine entscheidende Rolle spielt. Man kann unter pragmatischen Gesichtspunkten ein diagnostisches Sieb definieren, um laborökonomisch sinnvoll mit den Ressourcen umzugehen und eine kosteneffiziente Diagnostik zu betreiben. Was die zelluläre Seite betrifft, ist es in Abbildung 7.2 dargestellt.

Dies gilt es natürlich in den nachfolgenden Abschnitten zu begründen und zu verstehen. Will man den Baum der Hämatopoese und seine diagnostische Aufarbeitung von der Wurzel (Stammzelle) bis zur Blattspitze (reifer Granulozyt, Erythrozyt) verstehen, gilt es alle Bestandteile und ihre pathophysiologischen Zusammenhänge zu kennen. Dafür werden die Grundlagen während des Medizinstudiums in der vorklinischen Ausbildung gelegt, die in der Biochemie, der Physiologie und der Histologie getrennt voneinander gelehrt und gelernt wurden, wobei jetzt in reformierten Studiengängen versucht wird, das Thema aus klinischer Sicht im Zusammenhang zu betrachten (problemorientiertes Lernen). Fehlt der Zusammenhang, so wird die Interpretation auf Laborseite stark eingeschränkt möglich sein, was den Einsender – insbesondere bei der Morphologie und dem Knochenmark – mit einem komplexen Zahlenwerk und eventuellen Teilaussagen konfrontiert. Es ist bei der Erörterung hämatologischer Labordiagnostik aber auch eine gewisse Vermittlung von technischem Wissen notwendig, um die Aussagekraft und Belastbarkeit von Untersuchungsergebnissen beurteilen zu können und ihr Potential voll auszu-

Tab. 7.1: Wer erkennt was? Möglichkeiten und Grenzen der diagnostischen Verfahren, Teil 1.

Zelltyp	Parameter	Bedeutung	Häma-gerät	DM1200	Hema-CAM	Mikro-skopie	FACS	PCR
Erythro-zyten	Normoblasten	Hämolyse, IMF	**ja**	ja	ja	**ja**	ja	nein
	Retikulozyten (Polychromasie)	Hämolyse	**ja**	nein	nein	**ja**	ja	nein
	Mikrozytose	Fe-Mangel, Thalassämie	**ja**	ja	nein	**ja**	ja	nein
	Makrozytose	Hämolyse, MDS, Vitamin-B12-, Folat-Mangel	**ja**	ja	nein	**ja**	ja	nein
	Anulozytose	Eisenmangel	**nein**	nein	nein	**ja**	nein	nein
	Poikilozytose	KM-Bildungs-störung	**nein**	nein	nein	**ja**	nein	nein
	Fragmentozyten	TTP, HUS, HELLP-Syndrom	**nein**	nein, zu selten	nein, zu selten	**ja**	nein	nein
	Targetzellen	Thalassämie	**nein**	nein	nein	**ja**	nein	nein
	Tränenformen	Extramedulläre Blutbildung	**nein**	nein	nein	**ja**	nein	nein
	Basoph. Tüpfelung	toxische und schwere Anämie	**nein**	nein, Auflö-sung	nein	**ja**	nein	nein
	Howell-Jolly-Körperchen	Milzfunktion	**nein**	nein	nein	**ja**	nein	nein
	Parasiten (Malaria)	Malaria	**nein**	nein, zu selten	nein, zu selten	**ja**	teilw.	teilw.
	(Mikro-) Sphärozyten	Sphärozytose, AIHA	**nein**	nein	nein	**ja**	nein	nein

schöpfen. Das ist notwendig, wenn man die Laboruntersuchungen verantwortet und klinische Kollegen bei der Interpretation der Ergebnisse beraten möchte.

Die technischen Grundlagen für die laboratoriumsdiagnostische Beurteilung von Blutzellen liegen in der Durchflusszytometrie – ob rein auf Volumen, Streulicht oder auch Fluoreszenzanalyse basierend – und in der Bildanalyse, sei sie computergestützt oder rein auf subjektiver Beurteilung panoptisch gefärbter Zellen basierend. Die jeweiligen Geräte wurden an gesunden Blutspendern entwickelt, aber in der Praxis sollen sie die hämatologisch kranken Personen erkennen; ein Widerspruch in sich. Je moderner, umso mehr konzentrieren sie sich auf die Leukozyten,

Tab. 7.2: Wer erkennt was? Möglichkeiten und Grenzen der diagnostischen Verfahren, Teil 2.

Zelltyp	Parameter	Bedeutung	Häma-gerät	PC-Mikroskop		Mikro-skopie	FACS	PCR
Leuko-zyten	Zahl (geschätzt)		ja	nein	nein	teilw.	ja	nein
	Neutrophile Granulozyten	Entzündung	ja	ja	ja	ja	ja	nein
	Stabkernige	Infektion	nein	nein	nein	ja	nein	nein
	Myelozyten		teilw.	teilw.	nein	ja	ja	nein
	Promyelozyten	Pathologische LV	teilw.	teilw.	nein	ja	ja	nein
	Myeloblasten	AML	teilw.	teilw.	nein	ja	ja	nein
	Eosinophile Gr.	Allerg. Parasitosen	ja	ja	ja	ja	ja	nein
	Basophile Gr.	CMPE	teilw.	ja	ja	ja	ja	nein
	Neutros. Gr., dysplastisch	MDS, Vitamin-B12-, Folat-Mangel, MTX	teilw.	nein	nein	ja	teilw.	nein
	Lymphozyten (Ly)		ja	ja	ja	ja	ja	nein
	Ly atyp. reaktiv	virale Infektion	teilw.	teilw.	teilw.	ja	ja	nein
	Ly atyp. maligne	NHL, ALL	nein	teilw.	teilw.	ja	ja	nein
	reakt. Ly-Blasten	virale Infektion	nein	teilw.	teilw.	ja	teilw.	nein
	LGL-Zellen	LGL-Erkrankung	nein	nein	nein	ja	ja	nein
	Monozyten	Infektion, CMMoL	teilw.	ja	teilw.	ja	ja	nein
	Progenitorzellen		nein	teilw.	nein	teilw.	ja	nein
	undiff. Blasten	AML, ALL, Transformation	teilw.	teilw.	teilw.	ja	ja	nein

wo doch die Anämie das häufigste pathologische Ergebnis ist. Können Hämatologiegeräte oder computerisierte Mikroskope Thrombozytenaggregate, Thrombozytenmikropartikel oder RNA-haltige, sogenannte retikulierte Thrombozyten bei Immunthrombozytopenie erkennen, pathognomonische Erythrozytenmorphologie mit Fragmentozyten, Tränenformen, Erythrozyteneinschlüssen, wie basophile Tüpfelung, Howell-Jolly-Körperchen oder Parasiten oder stabkernige Granulozyten einer Linksverschiebung, basophile Granulozyten einer myeloproliferativen Erkrankung oder gar eine pathognomonische Konstellation eines leukoerythroblastischen Blutbildes mit Tränenformen, Erythroblasten und Myeloblasten bei einer beginnenden Transformation einer myeloproliferativen Erkrankung wie einer Myelofibrose? Werden sie ihrem Anspruch gerecht, kranke von gesunden Personen unterscheiden zu können?

Die Tabellen 7.1–7.3 zeigen vergleichend die Möglichkeiten der diagnostischen Verfahren in der Blutzelldiagnostik. Maschine versus Mensch, wer erkennt was? Es

Tab. 7.3: Wer erkennt was? Möglichkeiten und Grenzen der Diagnostischen Verfahren, Teil 3.

Zelltyp	Parameter	Bedeutung	Häma-gerät	PC-Mikroskop		Mikro-skopie	FACS	PCR
Throm-bozyten	Zahl (geschätzt)		ja	nein	nein	ja	ja	nein
	Aggregate	Pseudo-Thrombozytopenie	teilw.	nein	nein	ja	ja	nein
	Makro-Plt		teilw.	ja	ja	ja	ja	nein
	Retikulierte Plt	Neubildung, ITP	teilw.	nein	nein	teilw.	ja	nein
	Megakaryozyten-Kerne	CMPE (mutiertes JAK2, CALR, MPL)	nein	nein	nein	ja	nein	teilw.
Liquor, Punktate			teilw.	nein	nein	ja	teilw.	nein
Knochenmark			nein	nein	nein	ja	teilw.	nein
EDV	Bilddokumentation	Akkreditierung	teilw.	ja	ja	teilw.	teilw.	
	Remoteunterstützung		teilw.	ja	ja	teilw.	teilw.	

wird v. a. deutlich, dass die aktuellen Geräte der computergestützten Mikroskopie kaum über die Möglichkeiten der Blutbildgeräte hinauskommen und dass Spezialmethoden (FACS, PCR) die Basisdiagnostik (Hämatologiegeräte und manuelle Inspektion des Blutausstrichs) nicht ersetzen können. Ein typisches Kliniklabor bearbeitet etwa 200–500, ein privates Einsendelabor etwa 2.000–10.000 Blutbilder am Tag. Dies erfordert ein diagnostisches Sieb, um den Probenmengen bei einer Vergütung von in Deutschland 1,50 €/Probe gerecht zu werden (siehe Abb. 7.2). Dabei ist der Sprung vom automatisierten zum manuellen Differentialblutbild in jeder Hinsicht ein kritischer Schritt: Vom automatisierbaren billigen Massenparameter zur personalintensiven individuellen Einzelbetrachtung des Blutausstrichs mit hoher Sensitivität und Spezifität – abhängig von Ausbildung und Erfahrung des Betrachters. Als Laborverantwortlicher bin ich gefordert, wie die Geräte bezüglich der Warnhinweise (sogenannte *flags*) eingestellt werden bzw. der Workflow gesteuert wird.

Je empfindlicher das Gerät flagt, desto mehr falsch positive Warnungen müssen bearbeitet werden. Je weniger empfindlich das Gerät flagt, desto mehr falsch negative Befunde müsssen verantwortet werden.

Man kann sich dafür ein Workflow-Schema zurechtlegen, wofür in Abbildung 7.3 ein Beispiel gegeben ist, das man auf seine Bedürfnisse hin anpassen kann. Man sollte sich aber als Laborverantwortlicher für Proben von hämatologischen Patienten eine Tür offen lassen, um bei bekannter Diagnose oder konkreter Verdachtsdiagnose einen notwendigen Ablauf nicht zu blockieren, wenn es z. B. um Verlaufskontrollen (Remissionskontrollen, V. a. Rezidiv) bei hämatologischen Erkrankungen geht (MDS, Zustand nach ALL).

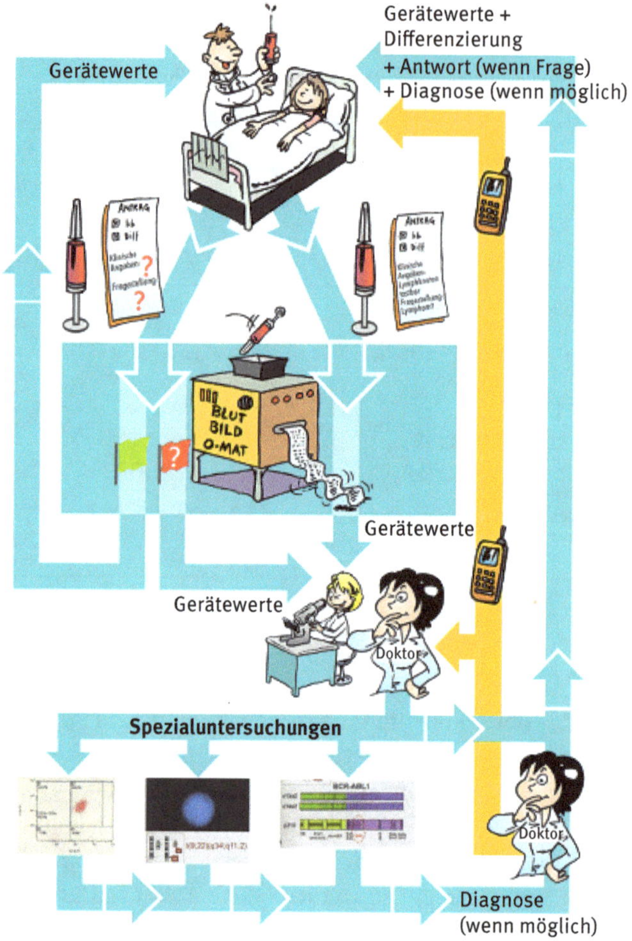

Abb. 7.3: Algorithmus Differentialblutbild (Erwachsene), nach H. Diem, Gauting.

In einer Zeit, in der ökonomische Gesichtsunkte eine immer größere Rolle spielen und sich die Vergütungssysteme losgelöst von den inhaltlichen Anforderungen entwickeln, entstehen Verwerfungen, die medizinische Belange und Notwendigkeiten in den Hintergrund treten lassen. Beispiele sind die Vergütung der Herstellung und Beurteilung eines mikroskopischen Blutausstrichs durch die kassenärztliche Bundesvereinigung bzw. gesetzlichen Krankenkassen in Deutschland mit 40 Eurocent (in der Schweiz 27 Schweizer Franken) oder die fehlende Vergütung für die Bestimmung von Retikulozyten, was zur Vermeidung der Durchführung einer solchen Leistung in kommerziellen Laboratorien führt. Umgekehrt verlockt die lukrative Sequenzierung des Gens für den von-Willebrand-Faktor via *Next Generation Sequencing* von über 7.000 Euro zu einer ausufernden Diagnostik im Rahmen eines medizinischen Versorgungszentrums, das sich aus Laboreinnahmen finanziert. Solche Überlegungen treffen natürlich auch für andere Bereiche der Medizin zu, und in anderen Ländern sind die Mechanismen andere. Also getreu dem Motto „What you see is what you get", aber umgekehrt weist uns die Morphologie in der Hämatologie den Weg: „What you get is what you see" als Umkehrung dieses Slogans aus der Computerbranche zur Einführung des grafischen Betriebssystems Windows von Microsoft. So beginnt heute ein Kapitel über hämatologische Diagnostik mit betriebswirtschaftlichen Überlegungen, da diese die praktische Diagnostik und die Betriebsabläufe mittlerweile erheblich beeinflussen und medizinische Belange zunehmend in den Hintergrund treten lassen.

7.2 Die Zellsysteme der Hämatopoese

Die Hämatopoese lässt sich grob in Erythropoese, Granulozytopoese, Monozytopoese, Megakaryopoese und Lymphozytopoese einteilen. Ihr gemeinsames Stammzellkompartment ist zu einem wichtigen Bestandteil der Diagnostik geworden. Die

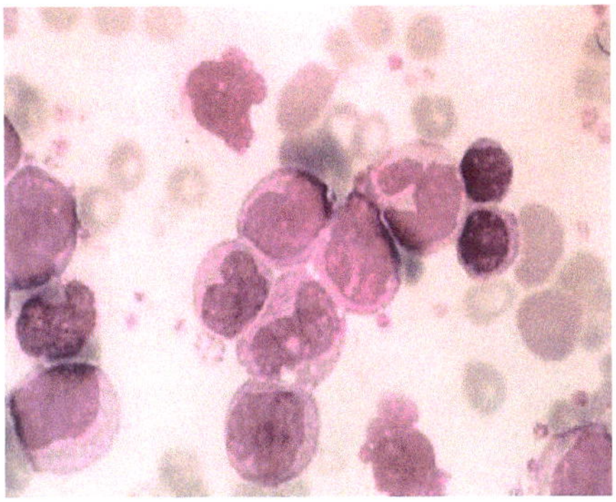

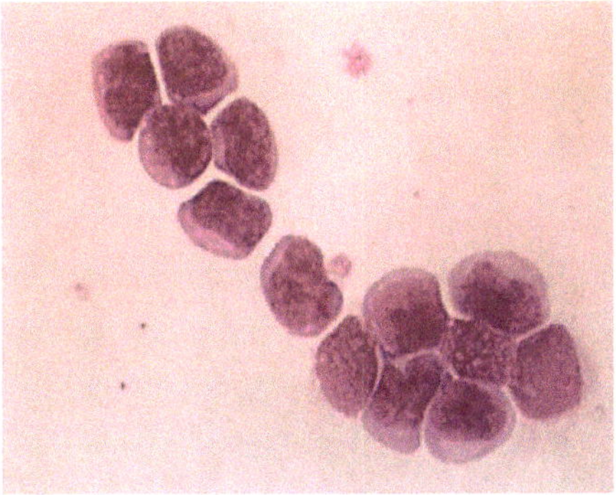

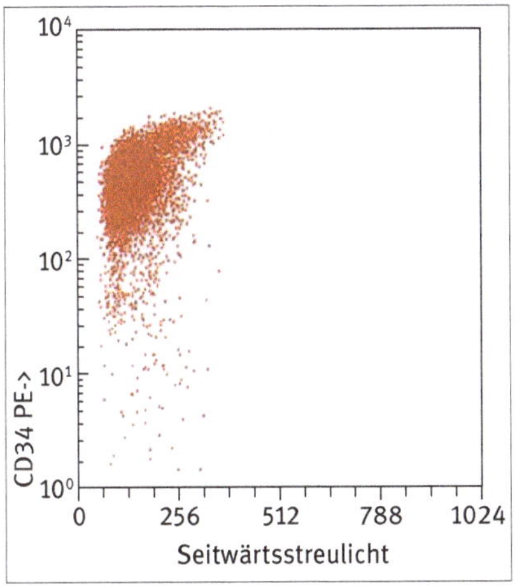

(a)

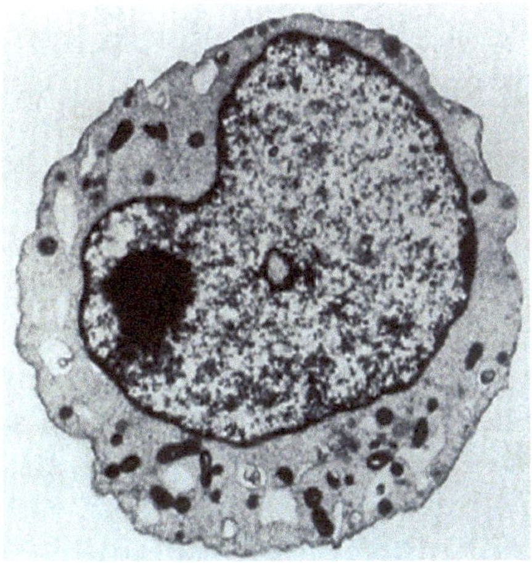

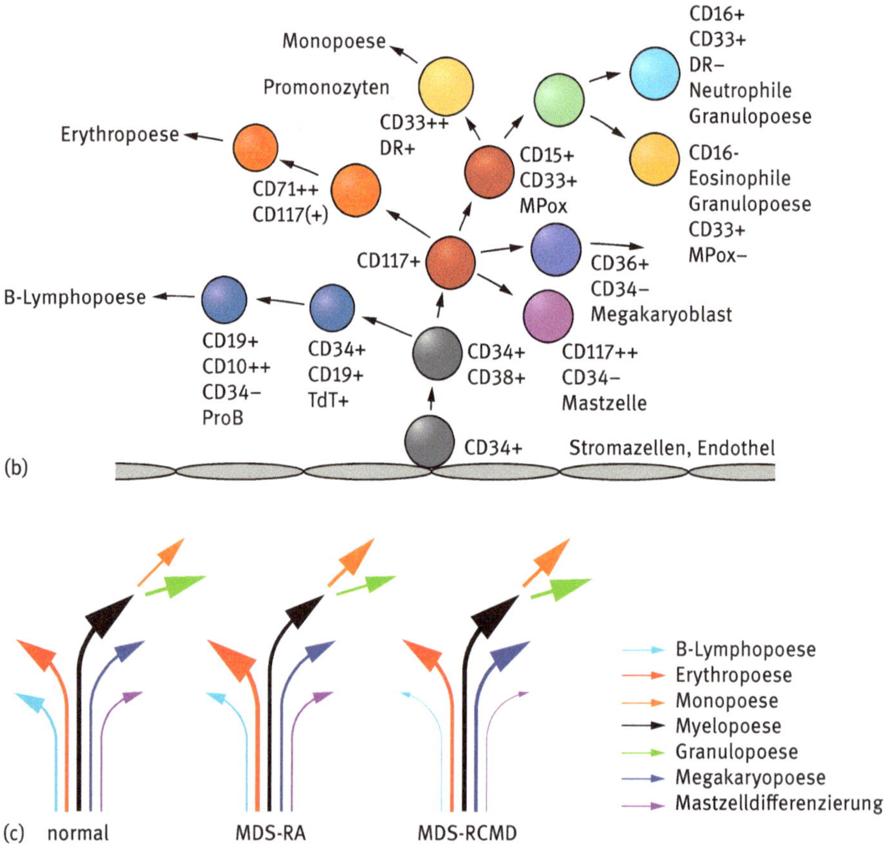

Abb. 7.4: a) Hämatopoietische Stamm- und Progenitorzellen, b) differenzielle Markerexpression hämatopoetischer Vorläuferzellen, c) limitierte Ressourcen für Progenitorzellen.

seltenen Progenitorzellen sind im Mikroskop nur schwer zu erkennen. Sie lassen sich aber durch die heutige durchflusszytometrische Immunphänotypisierung relativ gut beschreiben (s. Abb. 7.4a und b), da mittlerweile ein großes Panel an monoklonalen Antikörpern gegen Differenzierungsantigene von Blutzellen zur Verfügung steht. Die getrennte Betrachtung der Systeme hat rein didaktischen Charakter. Bei der Abklärung einer Anämie, um beim Beispiel zu bleiben, hilft die Gesamtbetrachtung aller Zellreihen viel weiter als eine isolierte Betrachtung der Erythropoese (s. Abb. 7.5). So ist z. B. ein Eisenmangel meist mit einer leichten Thrombozytose verbunden, die durch eine Entzündung, z. B. bei Autoimmunerkrankungen, deutlicher hervortritt (M. Crohn u. a.). Die Zellsysteme mit ihrem peripheren Bedarf bzw. Verbrauch konkurrieren um die gemeinsame Ressource der Progenitorzelle und des Knochenmarkstroma als Nische (s. Abb. 7.4c). Die oben genannten Systeme haben einen bestimmten proliferativen Mittelbau, um für einen mengenmäßig ausreichenden Nachschub (Promyelozyten, Promonozyten) zu sorgen und einen begrenz-

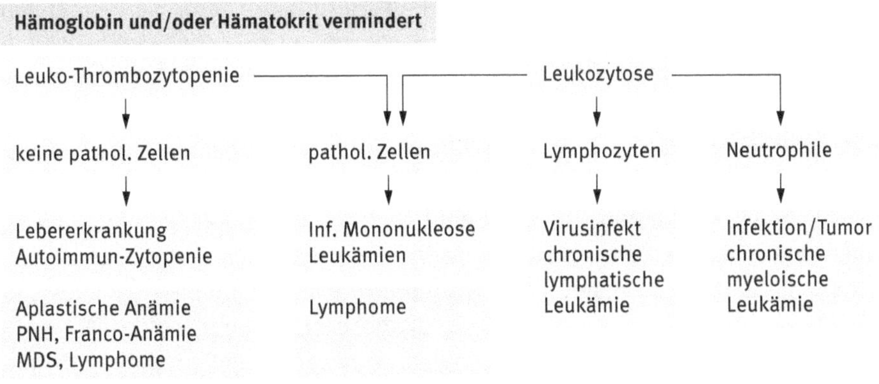

Abb. 7.5: Diagnostische Bedeutung anderer Zellen in vereinfachter Form am Beispiel der Anämieabklärung mit einer unvollständigen Auflistung möglicher Differentialdiagnosen, nach H. Heimpel, Ulm.

ten Vorrat zur sofortigen Bereitstellung (z. B. bei den Neutrophilen den sogenannten *storage pool* in den postkapillären Venolen, v. a. der Lunge oder des Thymus bei den T-Zellen). Kommt es in der frühen Differenzierung zu einem Unfall (Mutation bei akuter Leukämie), so fehlen im System meist die reifen, nachgeordneten Zellen (z. B. Neutropenie bei AML). Umgekehrt können bei einer myeloproliferativen Erkrankung Zellvermehrungen unabhängig vom Bedarf entstehen, wie anhand der Basophilenvermehrung bei chronisch myeloproliferativen Erkrankungen (CMPE = MPN) leicht zu erkennen ist, auch wenn sie nicht immer vorhanden ist.

Der weit überwiegende Anteil der **T-Zellen** (ca. 99 %) entwickelt sich komplett außerhalb des Knochenmarks (KM) im Thymus und trägt den T-Zell-Rezeptor mit alpha-beta- bzw. gamma-delta-Kette als gemeinsames Merkmal. Sie wandern erst sekundär in das Knochenmark ein. Bei Agranulozytose oder aplastischer Anämie liegen im Blut daher zumeist Leukozytenzahlen von über 1.000 Leukozyten/µl (1 G/L) vor, da die T-Zellen bei Ausfall der Hämatopoese im Knochenmark nicht betroffen sind. Umgekehrt ist bei akuten T-Zell-Leukämien die Hämatopoese im KM oftmals nicht beeinträchtigt, d. h., es liegen normale Granulozytenwerte vor (1.800–8.000/µl). Die in das KM eingewanderten T-Zellen können die Hämatopoese steuern [1; 2], weshalb bei erhöhter Zellularität reaktiver Ursache oft ein erhöhtes CD4/8-Ratio vorliegt durch vermehrten Einstrom von T-Helfer-Zellen (CD4-positiv). Umgekehrt verursacht ein CD8-Einstrom eine verminderte Zellularität (CD4/8-Ratio im KM normalerweise 0,7–1,2). Dies scheint, im Gegensatz zu den T-LGL vermittelten Zytopenien, ein unselektives Phänomen zu sein, die oft im Nachgang zu viralen Infekten oder Autoimmunerkrankungen entstehen, wo antigenspezifische bzw. klonale T-Zellen einwandern und es selektiv zu einer Neutropenie und/oder Thrombozytopenie kommen kann [3]. Diese Zellen können polyklonal und reaktiv oder auch klonal sein [4]. Die Abkürzung LGL steht für *large granular lymphocytes*, d. h. größere

Lymphozyten mit zytotoxischen Granula, die Perforin und Granzyme B enthalten und sich in der panoptischen Färbung und mikroskopischer Betrachtung violett anfärben, was eine eindeutige Funktionszuordnung erlaubt. Die T-Zellen entwickeln sich zwar auch aus pluripotenten hämatopoetischen Vorläuferzellen, jedoch scheinen diese das KM in einem sehr frühen Stadium zu verlassen. Ihr Anteil am CD34-Kompartiment im KM ist verschwindend gering [5]. In der Haut findet ebenfalls eine T-Zellreifung statt. Hier liegt ein höherer Anteil von Zellen mit dem entwicklungsgeschichtlich älteren gamma-delta-T-Zellrezeptor vor.

Im Gegensatz dazu beginnt die **B-Lymphopoese** im KM und lässt sich dort gut verfolgen. Ihre frühesten Vorläufer sind gut abgrenzbar (Immunphänotyp CD34-positiv19-positiv10-positiv). Sie steht regelhaft in Konkurrenz mit Erythropoese und Granulopoese. Ihr Anteil am CD34-Kompartment kann im *Steady-state*-KM bis zu einem Drittel bei Kindern und bis zu zehn Prozent bei Erwachsenen ausmachen. Die Mehrheit der frühen myeloischen Progenitorzellen exprimiert CD117 (Rezeptor für den Stammzellfaktor, c-kit) und teilt sich dann auf in Erythro- und Myelopoese. Nur wenige steigern ihre CD117-Expression weiter und werden zu Mastzellen.

Die Erythropoese wird dann durch einen weiteren Anstieg der CD71-Expression (Transferrin-Rezeptor) und durch den Rückgang von CD117 ab dem Proerythroblasten kenntlich. Die zunächst gemeinsame Granulo- und Monozytopoese zeigt ab dem Stadium CD34-positiv117-positivCD33-positiv eine intrazelluläre Bildung von Myeloperoxidase und exprimiert dann zunehmend entweder den niederaffinen Rezeptor CD16 (Neutrophile) oder hochaffinen Rezeptor CD64 (Monozyten/Makrophagen) für IgG. Bei Entzündungen und MDS wird die B-Lymphopoese bereits auf CD34-Ebene reduziert, bei Autoimmunerkrankungen kann sie umgekehrt überproportional erhöht sein. Im Kindesalter ist die frühe B-Lymphopoese regelhaft höher und nimmt mit der Pubertät langsam ab.

Die naiven B-Zellen ohne Antigenkontakt mit einem kompletten B-Zell-Rezeptor-Repertoire wandern vom KM in die Lymphknoten, wo sie bei Antigenpräsentation in der Keimzentrumsreaktion durch T-Zellen zu antigenspezifischen B-Zellen werden, die einen Klassenswitch von IgM zu IgG und später eine Affinitätsreifung durchmachen. Die zirkulierenden B-Zellen sind überwiegend IgM-positiv. Ein Teil der naiven B-Zellen bleibt im KM und reift in kleinen KM-Lymphknötchen bis zu Plasmazellen aus, die nach eventuellem Klassenswitch das Ende der B-Zell-Reifung darstellen. Der Lymphknoten ist der Treffpunkt der von den aus inneren und äußeren Körperoberflächen eingewanderten antigenpräsentierenden dendritischen Zellen mit den regulatorischen T-Zellen und B-Zellen. Seine Architektur macht bei einer Immunreaktion (Keimzentrumsreaktion) eine Wandlung durch. Die Primärfollikel werden bei einer Immunreaktion zu größeren Sekundärfollikeln. Der reaktiv vergrößerte Lymphknoten, der weich, schmerzhaft und verschieblich ist, kehrt danach nicht mehr auf die Ursprungsgröße zurück, da Memoryzellen zurückbleiben (CD27-positiv), die eine Reinfektion verhindern und persistierende Viren in Schach halten (siehe Reaktivierung von Herpes- oder Cytomegalie-Viren bei immunkompromitierten Patienten). Neutrophile, eosinophile, basophile Granulozyten, Makrophagen und Mastzellen hingegen sind jeweils innerhalb ihrer Linie untereinander gleichartig (austauschbar) und erhalten ihre Antigenspezifität erst durch Bindung von Immunglobulinen über ihre jeweiligen Fc-Rezeptoren für IgM, IgG oder IgE.

Diese Betrachtungen zeigen den Zusammenhang der Zellsysteme und sollten aus biologischer und medizinischer Sicht wünschenswerterweise zu einer engeren klinischen Zusammenarbeit von Hämatologen und Immunologen führen. So ist z. B. die Übergabe von Patienten mit angeborenen Immundefekten als junge Erwachsene von Pädiatern an Internisten bisher noch nicht befriedigend gelöst. Die getrennte Betrachtung von Hämatopoese und Immunsystem ist aus der Sicht desjenigen, der beide Systeme kennt, kaum nachvollziehbar und nur noch historisch zu begründen. Zur Einführung in das Immunsystem sei auf eine exzellente und gut bebilderte Übersicht von Delves und Roitt verwiesen [6; 7].

7.2.1 Erythrozyten

Die Erythrozyten werden in der Fetalzeit in der Leber und der Milz gebildet und im Kindes- und Erwachsenenalter nur noch im Knochenmark. Bei schweren Anämien können die ursprünglichen Orte wieder zur Hämatopoese herangezogen werden und führen klinisch zu einer Hepatosplenomegalie; bei Erwachsenen in erster Linie zur Splenomegalie. Der Körper besitzt eine Reservekapazität bei der Erythrozytenherstellung. Bei einer Anämie ist diese Kapazität bereis erschöpft; es ist daher auch bei leichter Anämie eine Ursachenfindung anzustreben.

Die Knochenmark-Blut-Schranke sorgt dafür, dass nur kernlose Erythrozyten das Knochenmark verlassen, was aus Gründen der besseren Verformbarkeit in den Kapillaren leicht verständlich ist, auch wenn bei Vögeln die reifen Erythrozyten noch Zellkerne beinhalten. Bei der o. g. alternativen Blutbildung oder einer gestörten Schranke kommt es zum Auftreten von reifen Erythroblasten (sogenannte Normoblasten) in der Zirkulation, was fast immer eine pathologische Situation darstellt und einer Ursachenklärung bedarf. Bei Neugeborenen ist dieses Phänomen durch die extramedulläre Blutbildung jedoch völlig normal und regelhaft zu finden.

Erythrozyten transportieren nicht nur Sauerstoff und Kohlendioxid in ihrem Inneren, sondern auch Immunkomplexe – mithilfe eines bestimmten Komplementrezeptors auf ihrer Oberfläche – vom Entzündungsgebiet bis zur Leber, wo diese weiter abgebaut werden. Dabei können die Blutzellen selbst aber auch Angriffsziel des Immunsystems werden. Es resultieren daraus „auto"-immunhämolytische Anämien, sozusagen als Kollateralschaden. Bei Medikamenten (niedermolekulares Hapten) spricht man oft nur von immunhämolytischer Anämie, weil man die Ursache in Form des Medikamentes zu kennen glaubt (Neoantigen durch Hapten-Carrier-Konjugat).

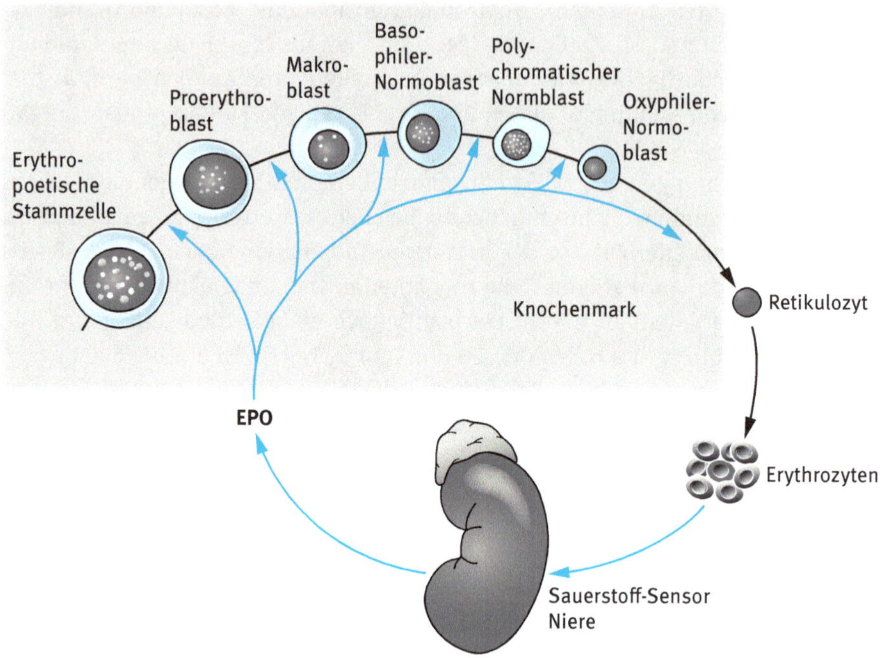

Abb. 7.6: Physiologische Regulation der Erythropoese (modifiziert nach: M. Wick, W. Pinggera, P. Lehmann, Eisenstoffwechsel, Anämien Diagnostik und Therapie, 6. Aufl., Springer, Wien, New York, 2000, S. 22).

Die Erythrozytenkonzentration (und damit indirekt auch die Hb-Konzentration) wird innerhalb eines Individuums durch den EPO-Spiegel (Hormon aus der Niere, siehe Abb. 7.6) über einen langen Zeitraumes sehr konstant gehalten, weshalb ein Vorwertvergleich lohnend ist, da er dem Vergleich mit Referenzbereichen weit überlegen ist. Dies gilt in ähnlicher Weise für die Thrombozyten.

Die **Retikulozyten** sind ein wichtiger Baustein der Anämiediagnostik und müssen Bestandteil jeder hämatologischen Primärdiagnostik sein. Sie enthalten nach der Kernausstoßung als Übergang vom Erythroblasten zum Erythrozyten als Retikulozyten noch die RNA der Hämoglobinsynthese und sind größer und oft ohne zentrale Eindellung. Bei Anämien mit erhöhtem Neubedarf verlassen die Retikulozyten das Knochenmark schneller, was im sogenannten Retikulozytenproduktionsindex (RPI) berücksichtigt wird, der im Normalfall um die 1 liegt (0,8–1,2) [8]. Die Formel und ihre Begründung sind in Abbildungen 7.7a und b erläutert. Jede relevante Nierenerkrankung, die mehr als zwei Wochen dauert, macht sich bereits bei den Retikulozyten und später bei den Erythrozyten bemerkbar – bei deren Lebensdauer von 120 Tagen.

Die Konzentration der Retikulozyten ist im *Steady state* ebenfalls recht konstant. Die Sensitivität und Spezifität ihrer Bestimmung sind mangels Standardisie-

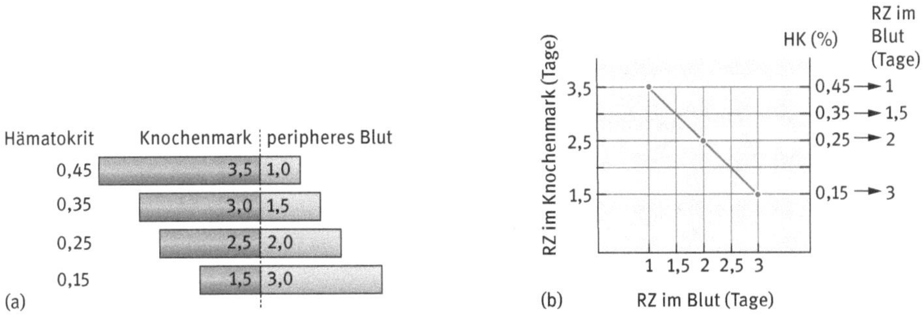

Abb. 7.7: Berechnung des Retikulozytenproduktionsindex:
a) Reifungszeit der Retikulozyten im Knochenmark und Blut in Abhängigkeit vom Hämatokrit, d. h. dem Ausmaß der Anämie nach Koepke [132];
b) Verhältnis von Hämatokrit (HK), der Reifungszeit (RZ) der Retikulozyten im Knochenmark und im peripheren Blut zur Berechnung des Retikulozytenproduktionsindex (RPI) nach Hillmann [132; 133].

rung von Gerät zu Gerät verschieden und damit sind es auch die jeweiligen Referenzbereiche. Dies liegt an der Affinität der Farbstoffe, ob es sich dabei nun um eine Fluoreszenz- oder nur eine Absorptionsmessung handelt und am Software-Algorithmus, mit dem die Retikulozyten vom Hintergrund der Erythrozyten getrennt werden, da es sich bei dem RNA-Fluoreszenzhistogramm um eine unimodale Verteilung handelt. Doubletten der roten Blutkörperchen und Makrothrombozyten müssen ebenso wie Leukozyten von der Retikulozytenauswertung ausgeschlossen werden (falsch hohe Werte) [9]. Die Anwendung der Retikulozytenanalytik im Bereich der Sportmedizin zur Detektion von Blutdoping (EPO) und insbesondere der Fall der Eisschnellläuferin Claudia Pechstein haben gezeigt, wie groß der Nachholbedarf beim Verständnis von hämatologischer Labordiagnostik und dieser Messgröße ist (s. Gutachten: www.claudia-pechstein.de/gutachten.php).

Erythroblasten kommen dank der KM-Blut-Schranke und der Milz im normalen Blutbild nicht vor. Die Kernausstoßung der Erythroblasten findet noch im KM statt, weshalb in der Zytologie die Kernrestmakrophagen die Erythroblastenproduktion der letzten Wochen anzeigen. Die Reifungsstadien vom Proerythroblasten über die Stadien der Erythroblasten mit Farb- und Größenänderung während der Ausreifung lassen sich morphologisch gut nachverfolgen. Immunzytometrisch können die Stadien über die differentielle Expression von CD45, CD71 und CD235 gut beschrieben werden (siehe Abb. 7.8). Bei Neugeborenen und bei Patienten mit myeloproliferativen Erkrankungen (MPN) mit extramedullärer Blutbildung existiert diese Schranke nicht. Es entsteht bei den MPN das sogenannte leukoerythroblastische Blutbild mit linksverschobener Granulopoese und Erythroblasten im Blutausstrich. Bei Sepsispatienten ist der Verlust der KM-Schranke ein prognostisch ungünstiges Zeichen [10]. Bei der idiopathischen Myelofibrose (IMF), heute als primäre Myelofibrose (PMF, früher als Osteomyelofibrose (OMF)) bezeichnet, kommt es im Lauf der Erkrankung zu einer Transformation mit einem Blastenanstieg.

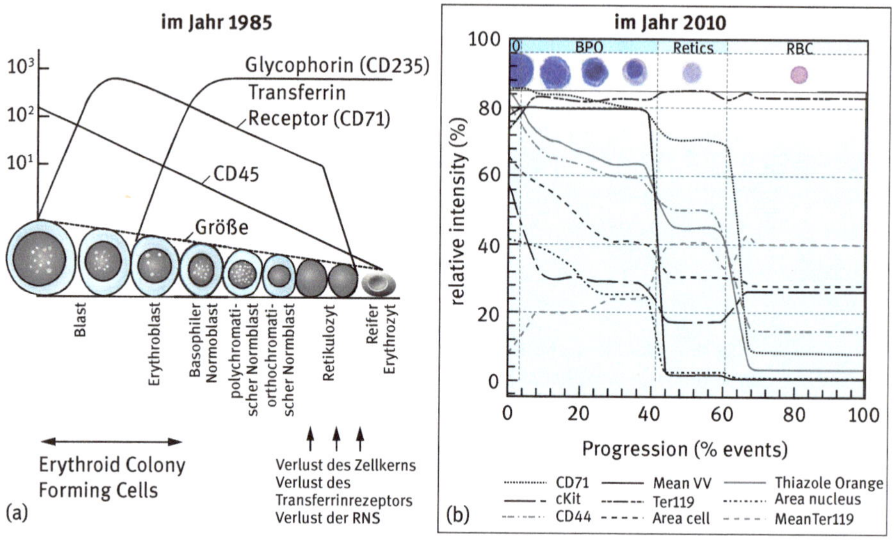

Abb. 7.8: Morphologische und immunologische Beschreibung der Erythropoese, a) 1985 im Vergleich zu b) 2010 (Quelle Teresa S. Hawley and Robert G. Hawley (eds.), Flow Cytometry Protocols, Methods in Molecular Biology, vol. 699, DOI 10.1007/978-1-61737-950-5_2).

7.2.1.1 Erythrozytenindices

Die physiologische Erythropoese im *steady state* bringt – in Bezug auf Größe, Form und Inhalt – formvollendete rote Blutkörperchen hervor. Auch wenn die Bedarfsmeldung gesenkt wird (EPO-Spiegel, renale Anämie), bleibt das so. Auch nach akutem Blutverlust werden Reservekapazitäten genutzt. Bei Bildungsstörungen kommt es jedoch zu Größen- und Formabweichungen, die oft wegweisend sind. Bei Mischformen, die in mehr als 20 % der Anämien vorliegen, wird es schwieriger. Die Morphologie kann dann Beweise dafür liefern, dass mehr als eine Ursache in Betracht gezogen werden muss. Die Größe der Erythrozyten wird mit der Volumenmessung nach dem Coulter-Prinzip von den Hämatologiegeräten mit hydrodynamischer Fokussierung der Zellen gut erfasst (*mean corpuscular volume*, MCV in fL), ebenso der errechnete Hämoglobingehalt (*mean corpuscular hemoglobin* (MCH = Hb/RBC) in pg). Die Größenvarianz wird noch einigermaßen (*red cell distribution width*, RDW in % = Streubreite bei Halbmaximum der Volumenverteilungskurve) aber Formveränderungen werden nur schlecht erfasst. Volumen und Hämoglobinmenge pro Erythrozyt verhalten sich proportional, da die Packungsdichte des Hämoglobins im Erythrozyten recht konstant ist (*mean corpuscular hemoglobin concentration*, MCHC). Diese sogenannten Erythrozytenindices (s. Tab. 7.4) wurden um 1930 von dem amerikanischen Hämatologen Wintrobe eingeführt [11; 12].

Sie wurden aus den damals verfügbaren Messgrößen errechnet: die photometrisch bestimmte Hämoglobinkonzentration (Hb), die Erythrozytenkonzentration aus der Zählkammer (*red blood count*, RBC) und der Hämatokrit nach Zentrifuga-

Tab. 7.4: Erythrozytenindices zur groben Einteilung der Anämieformen.

Erythrozytenvolumen (MCV in fl)	MCV = HCT × 10 / Ery
Hämoglobin des Erythrozyten (MCH in pg/Ery)	MCH = Hb / Ery
Hämoglobinkonzentration im Erythrozyt (MCHC)	MCHC = HB × 100 / HCT [g Hb/Liter Erythrozyten]

Abkürzungen: MCV = Mean Corpuscular Volume [fl], MCH = Mean Corpuscular Hemoglobulin [pg], MCHC = Mean Corpuscular Hemoglobulin Concentration [g/L].
Die Packungsdichte des Hb ist konstant = MCHC (320–360 g/L).

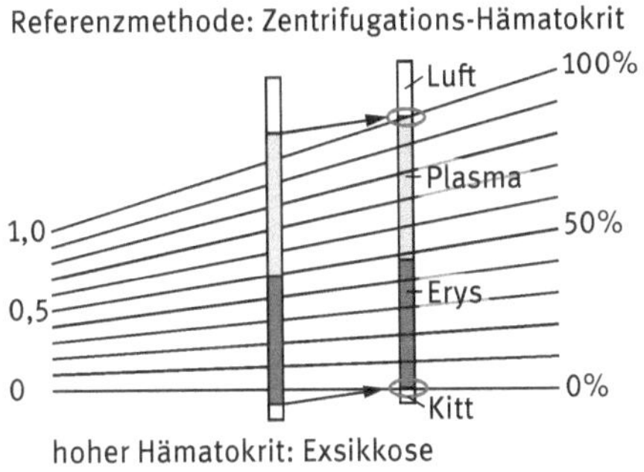

Abb. 7.9: Bestimmung des Hämatokrit.

tion einer Kapillare (HCT bzw. HKT in % oder als Quotient L/L, s. Abb. 7.9). Bei den heutigen Geräten wird das MCV direkt gemessen und der Hämatokrit berechnet, damals war es umgekehrt. Der MCV-Wert ist in der Praxis aufgrund der seinerzeit eingeführten Einteilung in mikrozytäre und makrozytäre Anämien sehr beliebt. In der Normwertstudie des Arbeitskreises Labor [13] hat sich jedoch herausgestellt, dass aktuell der MCH-Wert präziser gemessen bzw. aus RBC und Hb errechnet wird und damit sensitiver für pathologische Veränderungen ist. Dies liegt u. a. an der ungenaueren laseroptischen Bestimmung des MCV, da die Instrumentenhersteller bei den Großgeräten meist das Coulter-Prinzip verlassen haben.

Es ist versucht worden, diese Indices auf die Retikulozyten zu übertragen, wodurch ein früherer Marker für ein Ansprechen auf eine EPO-Therapie etabliert werden sollte (Hämoglobingehalt der Retikulozyten, RetHb bzw. MCHR) [14; 15]. Wenn die Retikulozyten nach der Kernausstoßung das Knochenmark verlassen, besitzen sie noch einen höheren RNA-Gehalt, der bis zum Erythrozyten kontinuierlich abfällt. Der Anteil von jungen Retikulozyten (*immature reticulocyte fraction*, IRF oder *reticulocyte maturation index*, RMI) soll ebenso einen empfindlicheren und früheren Marker der EPO-Wirkung darstellen, wobei aber diese Indices allesamt bisher noch keinen Eingang in die klinische Routine gefunden haben.

7.2.1.2 Erythrozytenmorphologie

Es gibt sehr charakteristische Veränderungen der Erythrozytenmorphologie, wie sie im nach Pappenheim (MGG-) gefärbten Blutausstrich zu erkennen sind, wenn er korrekt hergestellt wurde (keine Schnellfärbungen) [16]. Kritische Eckpunkte sind nach der vollständigen Trocknung eine (Vor-) Fixierung mit absolut wasserfreiem

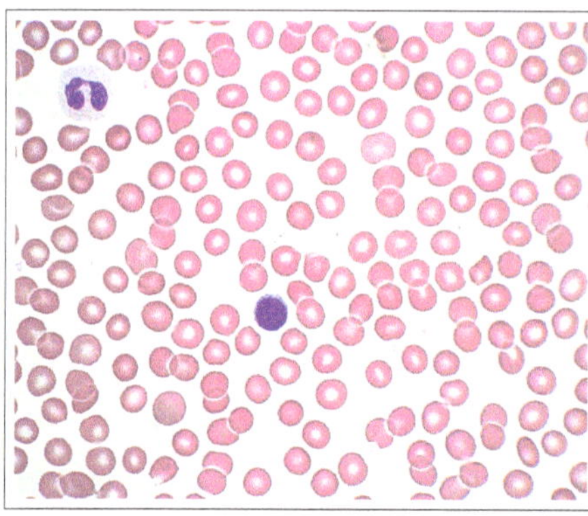

Normalbefund zum Vergleich der nachfolgenden Abweichungen. Man sucht sich einen ruhenden, sogenannten Standard-Lymphozyten zum Größenvergleich, dessen Zellkern mit 8 µm eine Spur größer ist im Vergleich zum Erythrozyten (7 µm).

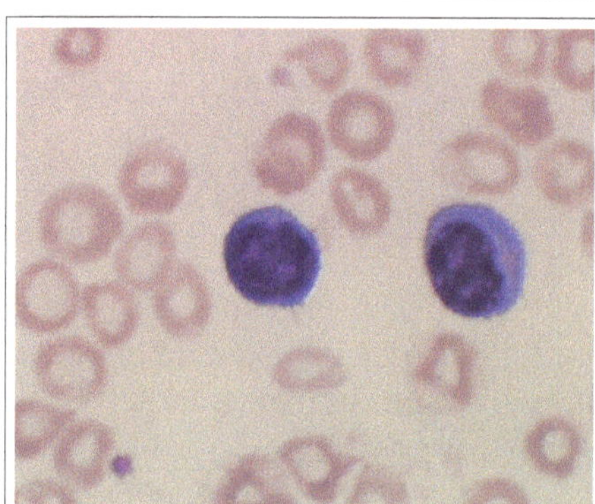

Mikrozytäre Anämie.

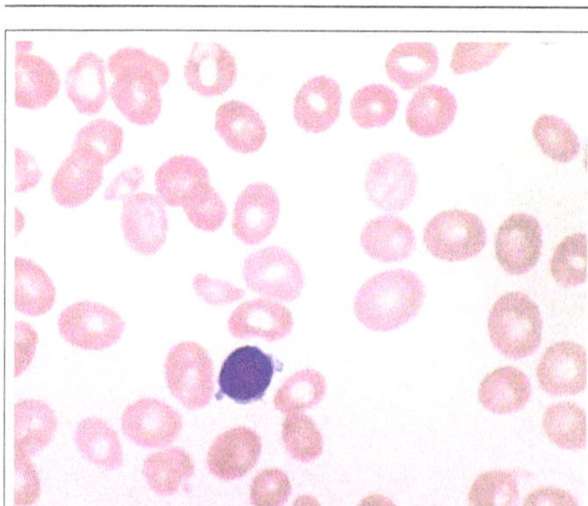

Makrozytäre Anämie: Die Makrozyten neigen teilweise zu ovaler Form. Sie besitzen im Gegensatz zu den physiologischerweise größeren Retikulozyten eine normale Anfärbung (keine Polychromasie). Hier bei einem Patienten mit MDS kommen neben der Ansisopoikilozytose Störungen der Hämoglobinverteilung hinzu.

Abb. 7.10: Erythrozytenmorphologie.

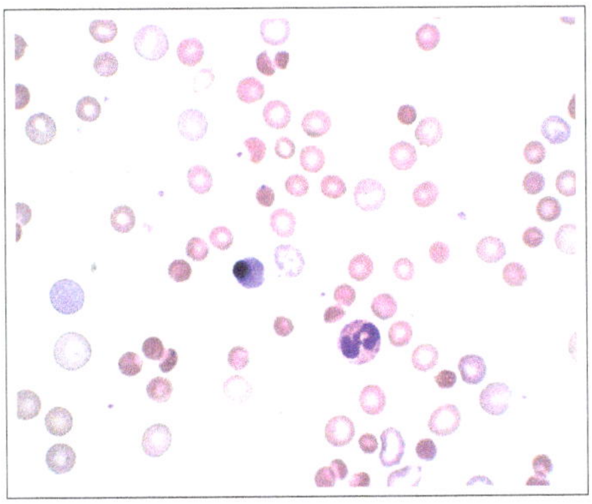

Schwere Anisopoikilozytose und Polychromasie – hier bei hämolytischer Anämie.

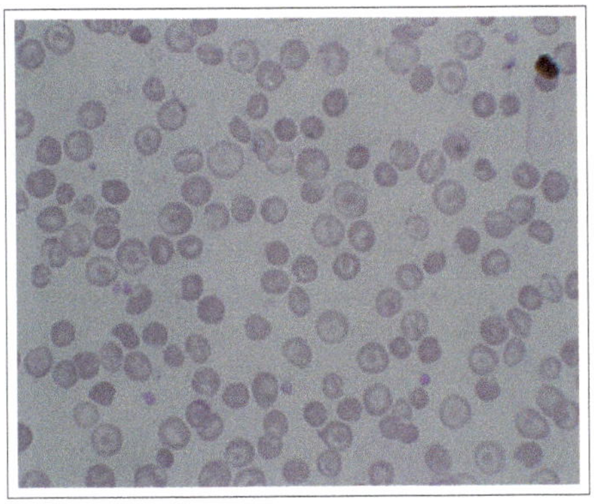

Starke Vermehrung von Targetzellen bei einem Patienten mit beta-Thalassämie, die oft geringere Anisopikilozytose aufweisen als in diesem Fall bei Thalassämia major.

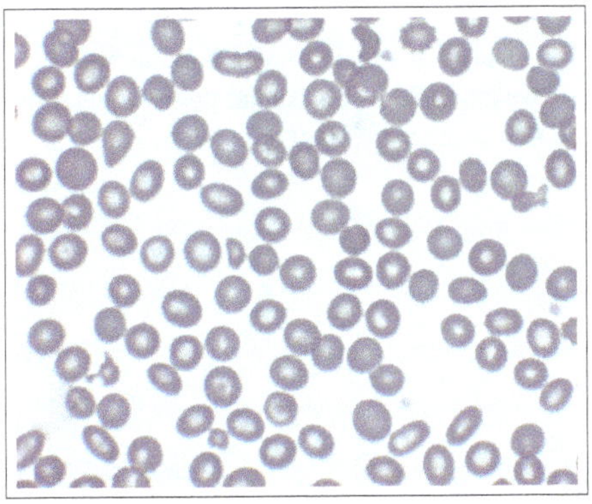

Bei einer Thalassämie können auch fischförmige Erythrozyten entstehen.

Abb. 7.10: fortgesetzt.

Methanol und frische und filtrierte Farbstofflösungen. Die Erythrozytenmorphologie kann sehr wichtige Hinweise auf die Anämieursache geben, weshalb die manuelle, mikroskopische Beurteilung des korrekt gefärbten Blutausstrichs ein Muss jeder primären Anämiediagnostik darstellt. Die Automatenfärbung hat hier ihre Grenzen. Die Hämatologiegeräte und automatisierten Bildanalysesysteme (compu-

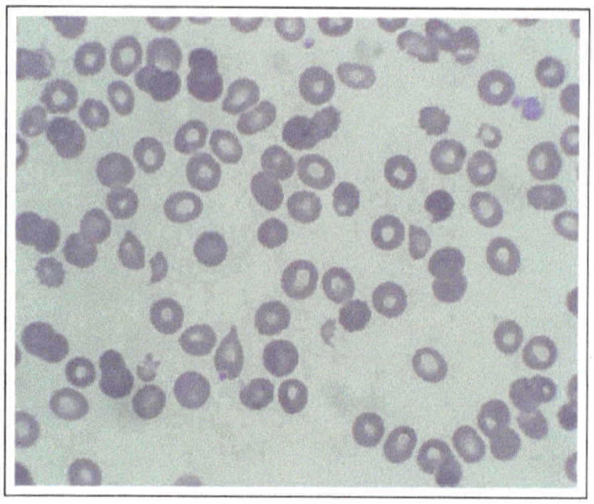

Fragmentozyten bei einem Patienten mit thrombotisch-thrombozytopeniescher Purpura (TTP) als einer der Ursachen eines Erythrozytenfragmentationssyndroms. Fragmentozyten besitzen eine bikonkave Form und sind oft wegweisend für ein noch nicht anderweitig diagnostiziertes Erythrozytenfragmentationssyndrom.

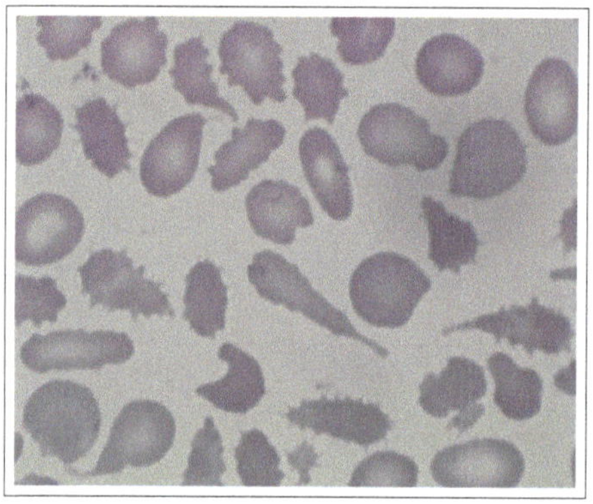

Gleichzeitiges Vorkommen von Tränenformen und dem Artefakt von Echinozyten (Stechapfelformen) bei einem Patienten mit Myelofibrose. Auch sie sind morphologisch oft wegweisend für die Diagnose einer KM-Fibrose und werden wie auch die Fragmentozyten von den Geräten nicht erkannt. Die Unterscheidung von Akanthozyten und Echinozyten ist nicht immer einfach. Bei Stechäpfeln sind meist alle Erythrozyten betroffen, während Akathozyten einen mehr oder weniger großen Anteil ausmachen, durch die fehlende Filterfunktion der Milz.

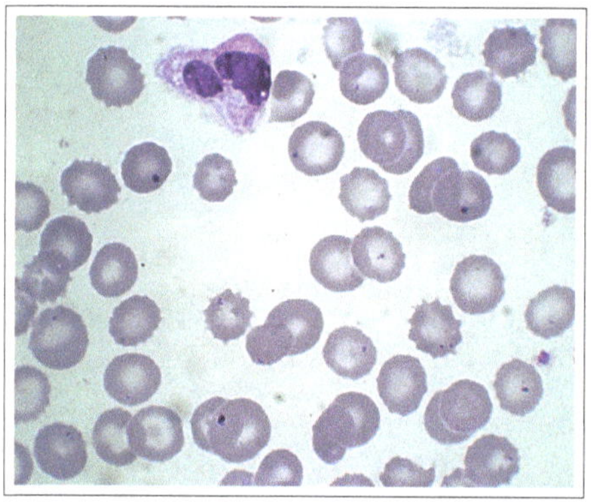

Howell-Jolly-Körperchen und Akanthozyten sowie Targetzellen nach Splenektomie bei Thalassämia major. Die Hämatologieautomaten und Computermikroskope können beide nicht erkennen.

Abb. 7.10: fortgesetzt.

ter-assistierte Mikroskopie, CAM) können viele dieser charakteristischen Veränderungen nicht oder nicht sicher erkennen [17] oder manchmal nur erahnen (Fragmentozyten).

Es werden **Größe** (Anisozytose mit Mikrozytose, Makrozytose), **Form** (Poikilozytose mit spezifischen Formen wie Fragmentozyten, Tränenformen), **Anfärbbar-**

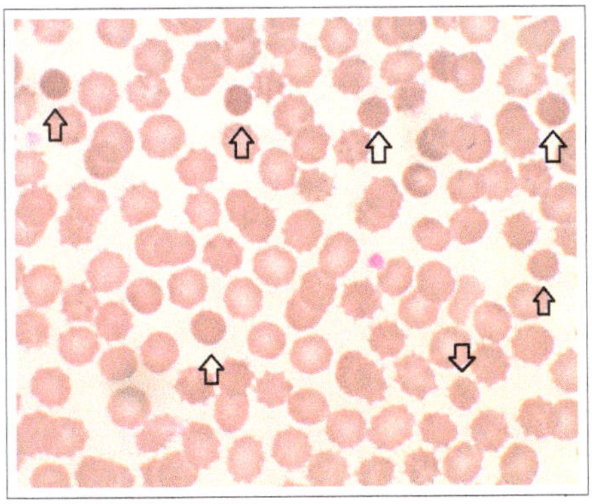

Mikrosphärozyten (Kugelzellen) bei Sphärozytose, die in ca. 90 % der Fälle vererbt ist. Durch die fehlende zentrale Eindellung ist das Volumen kaum niedriger – trotz des geringeren Durchmessers – d. h. der MCV-Wert ist meist normal. Sie werden von Hämatologieautomaten und Bilderkennungssystemen nicht bemerkt.

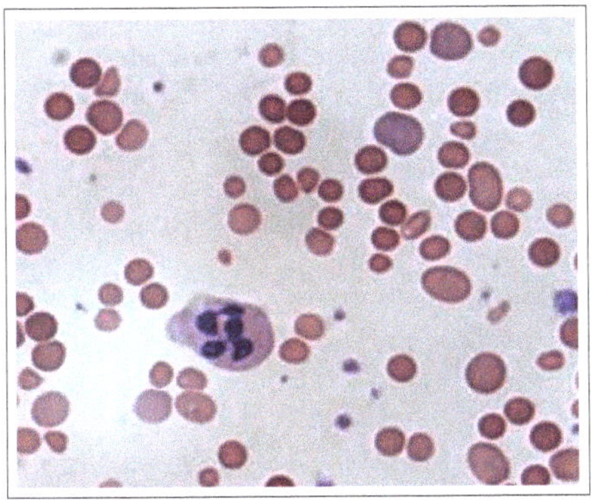

Die hereditäre Pyropoikilozytose (HPP) entsteht wie die Sphärozytose (HS) aufgrund einer Spektrinmutation, aber die Erythrozyten weisen ein abnorm geringes Volumen (MCV-Wert) auf.

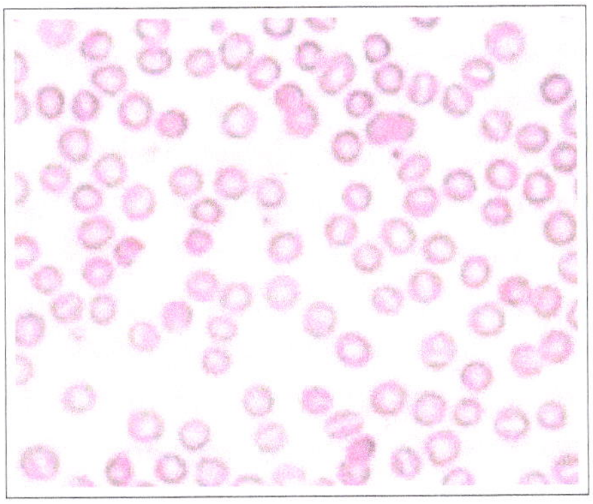

Die hereditäre Stomatozytose zeigt eine Schlitzform der zentralen Eindellung als solitäre Abweichung von der normalen Erythrozytenmorphologie bei mehr als 20 % der Erythrozyten (keine Erkennung durch o. g. Geräte).

Abb. 7.10: fortgesetzt.

keit (Polychromasie, Anisochromie mit Hypochromasie, Hyperchromasie), **Einschlüsse** (Howell-Jolly-Körperchen, Pappenheimer-Körperchen, basophile Tüpfelung), Hämoglobinverteilung (Targetzellen, Hämoglobinverteilungsstörungen bei MDS), **Lagerung** der Erythrozyten (Geldrollen) und Erythroblasten beurteilt. Die Anisozytose ist häufig mit einer Poikilozytose verknüpft, so dass Heimpel den Be-

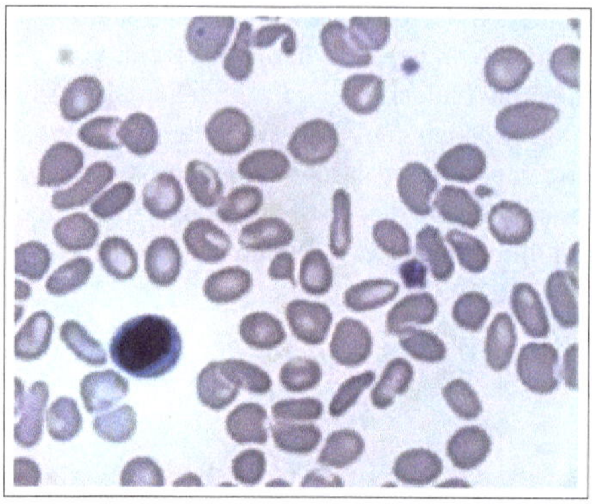

Die Elliptozyten sollen bei Eliptozytose einen Anteil von mehr als 30 % aufweisen (keine Geräteerkennung).

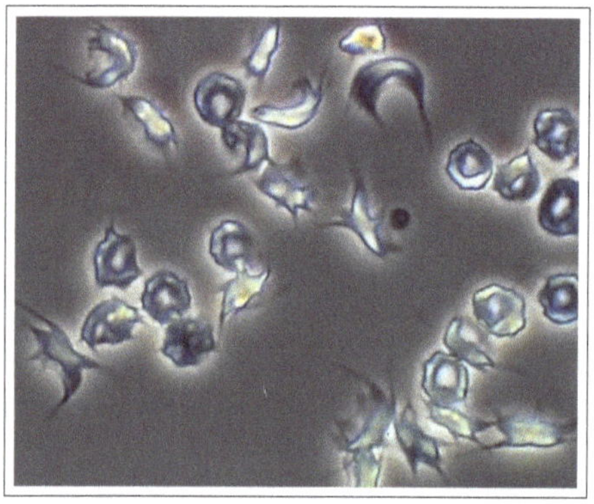

Nach Inkubation unter Luftabschluss mit dem sauerstoffverzehrenden Natriumdithionit zeigt sich eindrucksvoll im Phasenkontrast das Sichelzell-Phänomen bei der Sichelzellkrankheit.

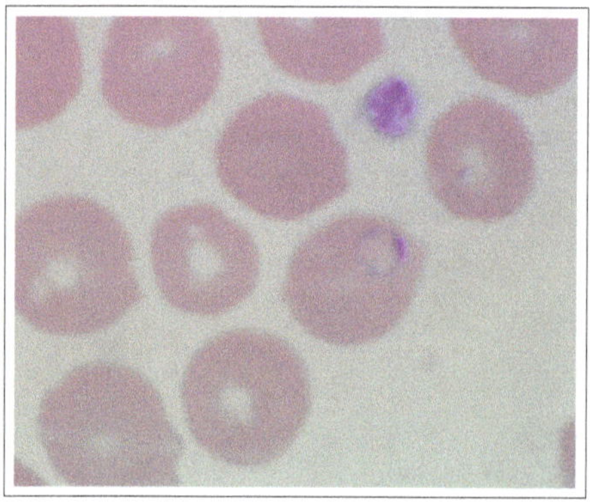

Infektion mit *Plasmodium falciparum*. Gut erkennbar und charakteristisch ist der Doppelkern des Trophozoiten. Die Erkennung durch Hämatologiegeräte ist sehr unzuverlässig oder nicht gegeben.

Abb. 7.10: fortgesetzt.

griff der Anisopoikilozytose geprägt hat, um beides zusammenzufassen und die Übersichtlichkeit bei der Beschreibung der abnormen Erythrozytenmorphologie zu wahren. Das Problem des Anfängers ist es, die Grenze zwischen normaler und vermehrter Anisopoikilozytose zu erkennen und nicht durch ständige Erwähnung der

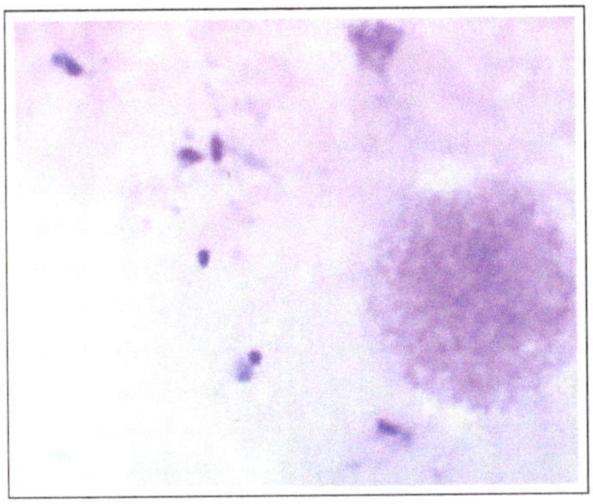

Im dicken Tropfen bei dem selben Patienten ist die Anreicherung erkennbar, aber die Differenzierung der Malariaformen ist etwas schwieriger.

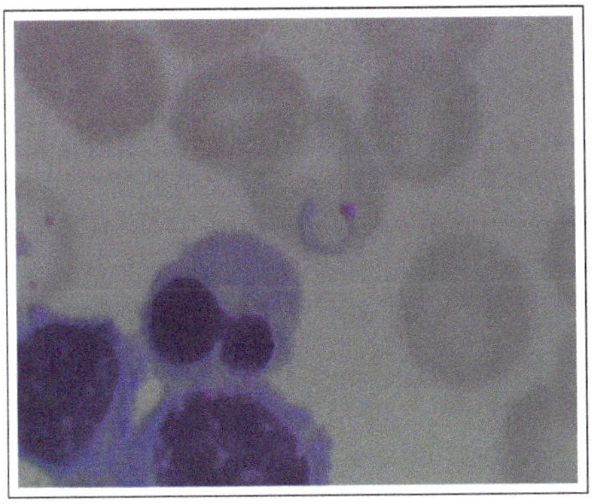

Infektion mit *Plasmodium vivax* bei einem türkischen Kind, welches unter V. a. akute Leukämie knochenmarkpunktiert wurde. Form und Größe von Trophozoit und Erythrozyt sind nur sekundäre Hilfsmerkmale bei der Differenzierung der Plasmodien. Das Kind, und wie sich später herausstellte auch die Mutter, hatten sich bei einem Heimaturlaub in der Türkei infiziert (Endemiegebiet für Plasmodium vivax).

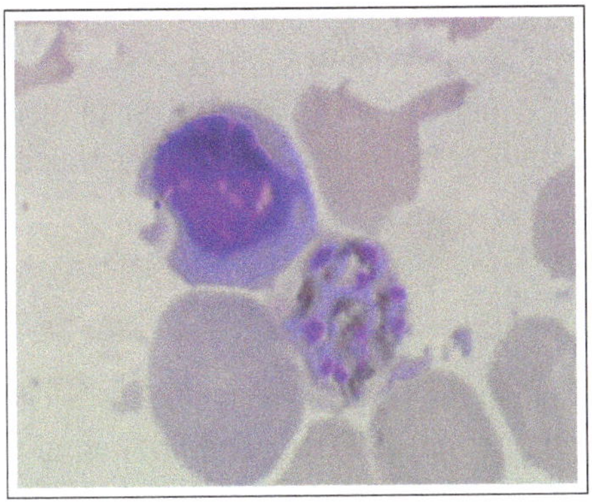

Schizont einer *Plasmodium-vivax*-Infektion. Die Zahl der Merozoiten erlaubt eine Differenzierung von *Plasmodium ovale*.

Abb. 7.10: fortgesetzt.

Morphologieparameter den Einsender abzustumpfen. Die typischen pathognomonischen Formen sind in der Abbildung 7.10 zusammengefasst.

Die Retikulozyten führen durch ihren hohen RNA-Gehalt in der Pappenheim-Färbung zu einer Polychromasie, d. h. zu einer bläulichen Verfärbung des Zytoplasmas im Vergleich zu den reifen Erythrozyten. Zusammen mit dem größeren Durch-

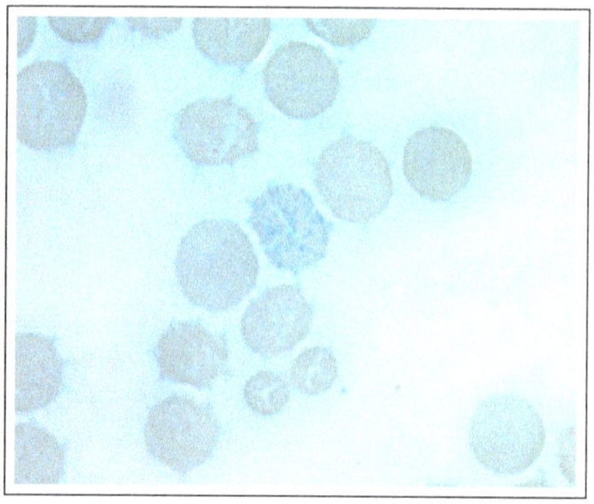

Abb. 7.11: HbH-Zellen, wegweisend für eine alpha-Thalassämie, verlangen oft eine längere Suche im Mikroskop.

messer sind sie leicht im Ausstrich zu erkennen und erlauben eine Abschätzung einer Retikulozytenerhöhung. Die namensgebende Färbung mit Supravitalfarbstoffen (Brilliantkresylblau, Neumethylenblau), die zu einer netzförmigen Präzipitation der RNA führen, erlaubt eine eindeutige Unterscheidung, auch wenn die Methodik nicht für leichte Veränderungen geeignet ist (Statistik). Die Menge der RNA nimmt mit ihrem Alter (Reifung) ab. Zwei RNA-Dots sind die morphologische Minimalforderung für einen Retikulozyten. Die Stadieneinteilung nach Heilmeyer ist historisch und hat wie der zytometrisch bestimmbare Reifungsindex (*reticulocyte maturation index*, RMI) in der klinischen Routine keinen Eingang gefunden. Die gleiche Färbung erlaubt auch den Nachweis von Hämoglobin-H (HbH)-haltigen Erythrozyten zur Diagnose einer alpha-Thalassämie, deren Suche durch ihre Seltenheit (<< 1 : 10.000) eine gewisse Geduld erfordert und die in ihrer regelmäßig gepunkteten Feinstruktur Golfbällen ähneln (s. Abb. 7.11).

7.2.1.3 Anämien

Im Sinne einer rationalen Anämiediagnostik lautet die Frage im ersten Schritt einer Stufendiagnostik: Handelt es sich nur um eine Anämie oder um eine Bildungsstörung, eine ineffektive Erythropoese oder eine verkürzte Erythrozytenlebenszeit? Ist es eine mikrozytäre oder normozytäre oder makrozytäre Anämie? Liegt eine Beteiligung anderer Zellreihen vor (s. Abb. 7.5)?

Die häufigsten erworbenen und angeborenen Anämieformen sind in den Tabellen 7.5 und 7.6 zusammengefasst. Die Eisenmangelanämie ist dabei die häufigste Ursache. Der Eisenmangel ist dabei aber nur ein Symptom und nicht die eigentliche Ursache. Die Suche nach der Blutungsquelle ist die häufige Folge, wenn keine offensichtlichen Ursachen wie vegane Ernährung oder schwere Menstruationsblutungen erkennbar sind. Der überschätzte Vitamin-B12-Mangel ist selten geworden

Tab. 7.5: Erworbene Anämien, nach Prof. H. Heimpel, Ulm.

Erkrankung	Risikogruppe	Prävalenz/10^6	Fälle in Deutschland
Eisenmangelanämie	Kinder, Frauen < 50	50.000	4.000.000
Sekundäre Anämie		50.000	4.000.000
– Bei Neoplasien	Ältere Menschen	30.000	3.000.000
– Bei rheumatischen Krankheiten	Erwachsene	10.000	800.000
– Bei Infektionen	Erwachsene Männer	10.000	800.000
Bei Leber-Darmerkankungen	Erwachsene Männer	10.000	800.000
Vitamin-B12-Mangel	Erwachsene	200	16.000
Folsäuremangel	Erwachsene	100	8.000
Autoimmunhämolytische Anämie	Erwachsene	500	40.000
Aplastische Anämie	Alle	10	800
PNH	Erwachsene	10	800

Tab. 7.6: Angeborene Anämien, nach Prof. H. Heimpel, Ulm.

Erkrankung	Erbgang	Prävalenz/10^6	Fälle in Deutschland
Hereditäre Sphärozytose	dominant	200	19.000
Hereditäre Elliptozyose	dominant	200	19.000
Herditäre Stomatozytose	dominant	< 1	??
G-6-PDH-Mangel	X-dominant	10	1.000
Pyruvatkinasemangel	rezessiv	1	100
Thalassämia major	rezessiv	3	250
Thalassämia intermedia	rezessiv	2	150
Sichelzellerkrankung	rezessiv	10	800
CDA I	rezessiv	< 1	25
CDA II	rezessiv	< 1	50
Blackfan-Diamond-Anämie	verschieden	> 1	100
Fanconi-Anämie	rezessiv	< 1	200
hereditäre sideroblastische Anämie	X-dominant	< 1	50

(atrophische Gastritis) und gehört daher in die zweite Reihe. Umgekehrt ist die renale Ursache der Anämie häufiger als angenommen, und die Kreatinin-Bestimmung hat eine schlechte Sensitivität für eine Nierenerkrankung. Die Kreatinin-

Clearance-Untersuchung ist schlecht, aufgrund der fehlenden Schulung und Compliance des Patienten, wie auch eigene Vergleiche mit der berechneten glomerulären Filtrationsrate (GFR) nach der Mayo-Formel gezeigt haben. An vielen Kliniken ist daher die Clearance-Untersuchung zugunsten der GR-Formel verlassen worden. Aufgrund des sehr viel höheren Preises hat sich der wesentlich besser geeignete GFR-Parameter Cystatin C nicht durchsetzen können.

Da die Basisdiagnostik günstig ist und mindestens 20 % der Anämien eine kombinierte Ursache haben (zumindest in den westlichen Industrienationen), sollte eine gewisse Basis bei der Erstdiagnose einer Anämie nicht unterschritten werden: Diese Einteilung ist willkürlich und hängt sehr von der Prävalenz der Krankheiten ab. Die Tabellen 7.5 und 7.6 mit der Übersicht über angeborene und erworbene Anämien stammen von Prof. Hempel aus Ulm, der sich u. a. um die Anämiediagnostik in Deutschland verdient gemacht hat. Die Abbildung 7.12 gibt eine Übersicht über die Differentialdiagnose der häufigsten Anämieformen.

Erste Stufe: Zur Basisdiagnostik nach Feststellung einer Anämie gehören 1. das maschinelle Differentialblutbild aus EDTA-Blut inklusive Retikulozyten und manuell mikroskopiertem Blutausstrich, 2. aus Serum die Bestimmung von Bilirubin und von direktem Bilirubin, Haptoglobin, Eisen mit Transferrin (beides gemeinsam für die Berechnung der Transferrinsättigung), Ferritin und CRP, BKS, Folat-Spiegel (stationär intraerythrozytär), Kreatinin und GFR. Auch die EPO-Bestimmung ist so im Preis gefallen, dass sie spätestens in der zweiten Stufe dabei sein sollte, bei Patienten mit renaler Erkrankung oder Diabetes bereits in der Grundrunde.

Die **zweite Stufe**, die beim Hämatologen mit vordiagnostizierten Patienten zur Basisdiagnostik gehört, umfasst Coombs-Test, EPO-Spiegel, löslicher Transferrin-Rezeptor, Zinkprotoporphyrin, Holotranscobalamin und Vitamin B12, freie Leichtketten, Haptoglobin, ggf. Hämopexin, Hämoglobin-Elektrophorese bzw. Hämoglobin-HPLC. Die Prüfung der Leberfunktion (Quick-Wert, Albumin, Cholinesterase) gehört mit zur internistischen Anämiediagnostik. Es ist nicht nachvollziehbar, warum in der Praxis die EPO-Bestimmung so selten angefordert wird – im Gegensatz zu TSH oder anderen Hormonbestimmungen. Das zeigt auch das Beispiel des Parameters Retikulozyten, der in einem Universitätsklinikum von 250–500 Blutbildanforderungen am Tag bei 5–15 Patienten angefragt wurde.

Dritte Stufe: Diese beinhaltet eine Knochenmarkpunktion (bei Bi- oder Trizytopenie ggf. früher inklusive Frage MDS) und bei Hämolyse osmotische Resistenz, EMA-Test, Aktivität der Erythrozytenenzyme, PNH-Diagnostik.

Die reine **Eisenmangelanämie** führt zu einer Anisozytose, einer Mikrozytose, zu Anulozyten und Zigarrenformen, bei extremer Form auch zu Schistozyten und wenn Fragmentozyten, dann als Unterform und nur in geringer Menge [18]. Die Hypochromasie ist bei guter Färbetechnik leicht zu erkennen. Das Speicherprotein Ferritin (3000 Eisenmoleküle pro Proteinmolekül) mit seinen Isoformen wird in der unteren Normbereich und ist ein Akut-Phase-Protein, welches bei Entzündung ansteigt. Der Ferritin/CRP-Quotient kompensiert diesen Einwand in begrenztem

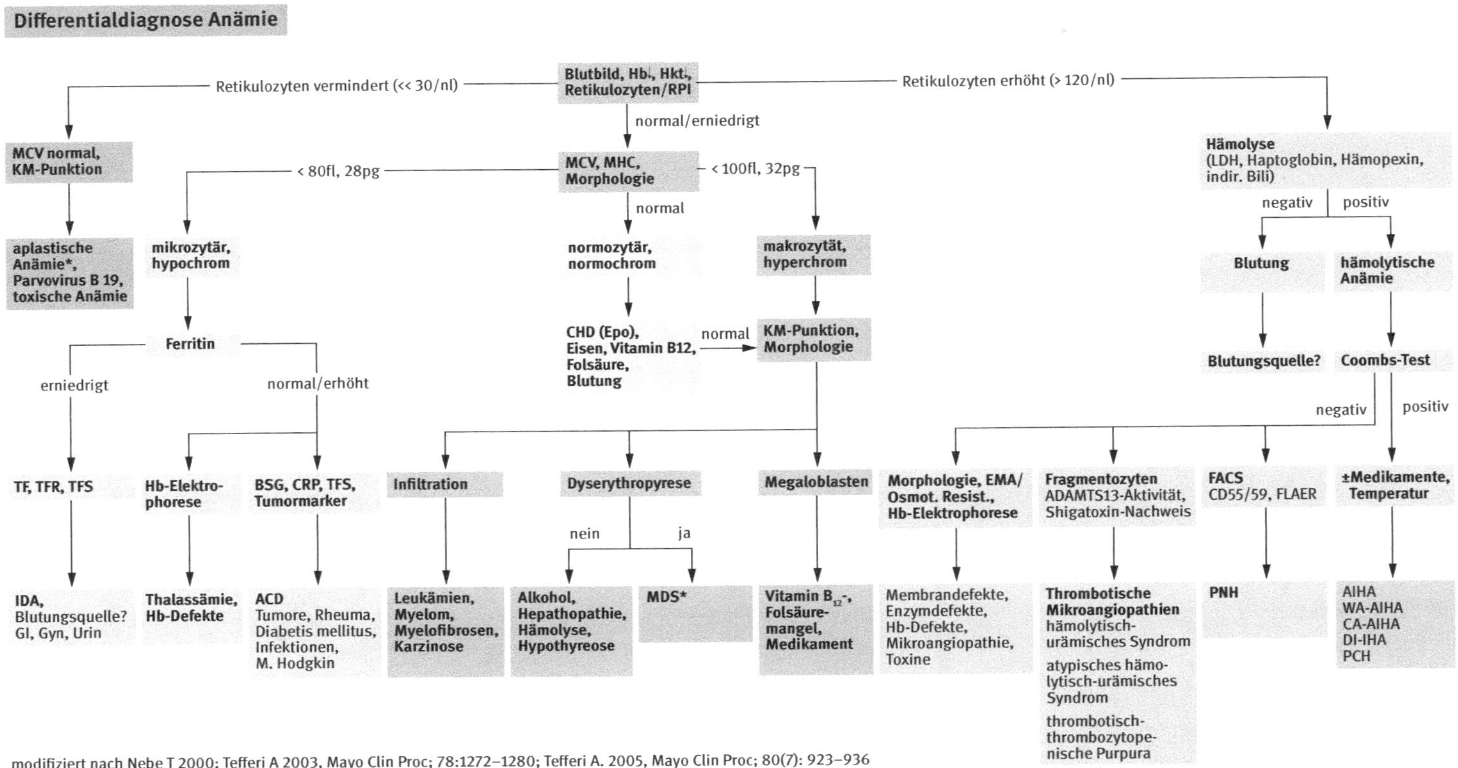

modifiziert nach Nebe T 2000; Tefferi A 2003, Mayo Clin Proc; 78:1272–1280; Tefferi A. 2005, Mayo Clin Proc; 80(7): 923–936
„Hämolytische Anämien" herausgegeben von Schubert, Schrezenmeier, Röth 2009
*bei aplastischer Anämie und MDS vom Subtyp „Refraktäre Anämie" sollte auch eine PNH-Diagnostik durchgeführt werden (Parker C et al., Blood 2005; 106:3699–3709)
Abkürzungen: AIHA = Autoimmunhämolytische Anämie; **aHUS** = **a**typisches **H**ämolytisch-**U**rämisches **S**yndrom; **Bili** = Bilirubin; **CA- AIHA** = Autoimmunhämolyse v. Kälte-AK-Typ; **DD** = Differenzialdiagnose; **DI-IHA** = Medikamenten-induzierte immunhämolytische Anämie; **LDH** = Lactatdehydrogenase; **STEC-HUS** = **S**higatoxin-prod. **E.** coli-assoziiertes Hämolytisch-**U**rämisches-**S**yndrom; **PCH** = Paro-xysmale Kältehämoglobinurie; **PNH** = **P**aroxysmale **n**ächtliche **H**ämoglobinurie; **RPI** = **R**etikulozyten-**P**roduktions-**I**ndex; **TTP** = **t**hrombotisch-**t**hrombozytopenische **P**urpura; **vWF** = **v**on-**W**illebrand-**F**aktor; **WA** = **W**ärme-**A**ntikörper; **WA-AIHA** = Autoimmunhämolyse vom Wärme-AK-Typ

Abb. 7.12: Differentialdiagnose der häufigsten Anämieformen.

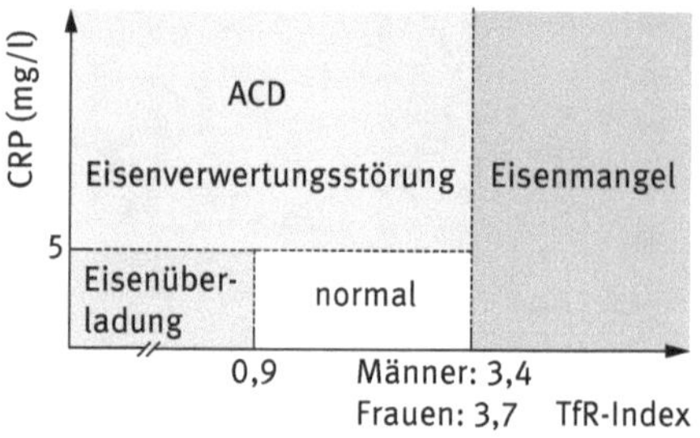

Abb. 7.13: Indices zur Kompensation des Ferritinwertes bei Entzündungen, modifiziert nach: J. Hastka, P. Lehmann, G. Weiss und B. Zawta. Anämien Fragen und Antworten, 1. Aufl., Roche Diagnostics, Mannheim, 2003, S. 138. TfR-Index = löslicher Transferrinrezeptor/log Ferritin.

Ausmaß, da z. B. autoimmune Entzündungen nur eine geringe CRP-Erhöhung aufweisen und die Entzündungsanämie die konkurrierende Diagnose darstellt (siehe Abb. 7.13). Vergleicht man die Eisenfärbung der Knochenmarkzytologie mit dem Ferritinspiegel im Blut, so stellt man fest, dass bereits bei Ferritinspiegeln < 30 µg/dl die Speicher schon längst völlig entleert sein können, d.h. der Eisenmangel unterschätzt wird.

Die orale Eisensubstitutionstherapie ist langwierig (viele Monate, schlechte Resorption) und regelhaft mit unerwünschten Nebenwirkungen belegt (Bauchschmerzen, Stuhlverhärtung) und weist daher eine sehr schlechte Compliance auf. Es ist daher wichtig, die Diagnose eines Eisenmangels früh zu stellen.

Es ist die Kunst des behandelnden Arztes durch Eisenresorptionstest, Ernährungsumstellung, Einnahmezeitpunkt und niedrige Dosierung die Eisenspeicher langsam aufzufüllen, anstelle mit einer intravenösen Substitution zu beginnen, die jedoch bei schlechter Resorption im oberen Dünndarm (M. Crohn) unumgänglich ist (siehe Abb. 7.14). Die Retikulozyten steigen i. d. R. bei erfolgreicher Therapie auf ca. 3 % an und der gesteigerte Bedarf an Vitamin B12, Folat etc. darf nicht vergessen werden. Nochmals: Der Eisenmangel bedarf der Ursachenklärung, damit nicht ein blutendes Colonkarzinom allein mit Eisensubstitution behandelt wird.

Mehr als 20 % der Anämien haben eine kombinierte Ursache und Eisenmangelanämien müssen daher nicht mikrozytär sein.

Ein robuster Parameter ist das Zinkprotoporphyrin (s. u.), wo durch ersatzweise Zinkeinlagerung bei Eisenmangel im Erythrozyten bei 410 nm Anregung eine rote Autofluoreszenz des Porphyrinringes gemessen werden kann (sog. Quenching [19]).

Die **Anämie chronischer Erkrankungen** (*anemia of chronic disease*, ACD), von manchen Kollegen als Entzündungsanämie bezeichnet, verlangt eine Differenzierung über die Bestimmung der Transferrinsättigung. Transferrin ist ein Transportprotein (zwei Eisenmoleküle pro Proteinmolekül) und ein Anti-Akut-Phase-Protein und fällt bei Entzündung ab. Die Berechnung der Transferrinsättigung er-

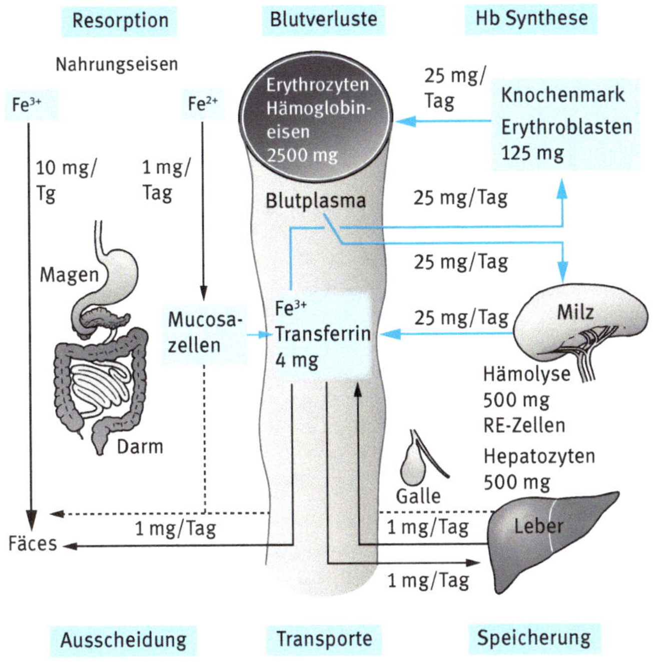

Abb. 7.14: Limitationen des Transports beim Eisenstoffwechsel, aus: M. Wick, W. Pinggera, P. Lehmann, Eisenstoffwechsel, Anämien Diagnostik und Therapie, 6. Aufl., Springer, Wien, New York, 2000, S. 15.

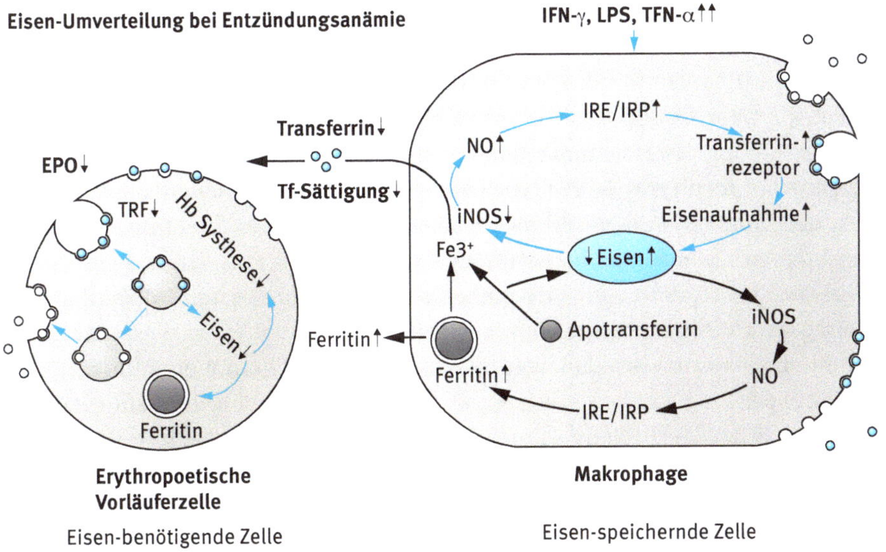

Abb. 7.15: Pathomechanismus bei der Anämie chronischer Erkrankungen, modifiziert nach: M. Wick, W. Pinggera, P. Lehmann, Eisenstoffwechsel, Anämien Diagnostik und Therapie, 6. Aufl., Springer, Wien, New York, 2000, S. 36.

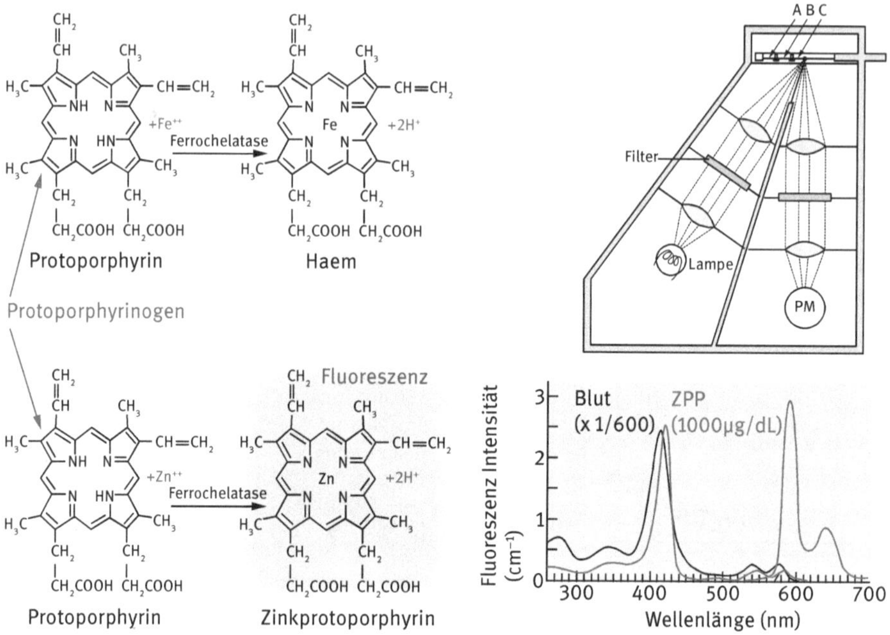

Abb. 7.16: Struktur und Bestimmung des Zinkprotoporphyrin.

fordert daher die Bestimmung des Serumeisens, die damit nicht obsolet ist, wie in vielen Lehrbüchern zu lesen ist und aufgrund seines deutlichen circadianen Rhythmus eine Beachtung der Uhrzeit verlangt. Das Ausmaß der Entzündung sollte von einem guten Arzt nicht nur durch CRP sondern auch die Blutsenkung, Fibrinogen, Serumelektrophorese und Neutrophilenzahl abgefragt werden. Die Pathophysiologie dieser Störung der Eisenumverteilung ist in Abbildung 7.15 zusammengefasst.

Zinkprotoporphyrin (ZPP, Eryprotoporphyrin) ist also ein wertvoller Parameter bei der Differentialdiagnostik des Eisenmangels, weil es direkt den aktuellen intrazellulären Eisenmangel im Erythrozyten anzeigt. Der Porphyrinring im Eisenmangel zeigt bei UV-Anregung (410 nm) eine rote Eigenfluoreszenz (615 nm). Durch das Eisen wird diese Fluoreszenz unterdrückt (gequencht). Wenn dieses fehlt, beginnt durch die ersatzweise Einlagerung von Zink oder Blei (höhere Affinität, Bleivergiftung) der Ring zu fluoreszieren (siehe Abb. 7.16). Nach Eisensubstitution normalisiert sich der Wert relativ schnell (< 50 µmol ZPP pro mol Häm). Die beiden Methoden, die Fluoreszenzmessung und die HPLC-Methode, liefern geringe unterschiedliche Ergebnisse. Die teure Bestimmung des löslichen Transferrinrezeptors (sTFR), dessen Spiegel sich in etwa proportional zum Umfang der gesteigerten Erythropoese im Knochenmark verhält, korreliert gut mit dem ZPP-Wert. Das Verhalten der Indikatoren im Serum in Relation zum Ausmaß des Eisenmangels ist in Abbildung 7.17 dargestellt.

Stadien des Eisenmangels	Normalzustand	Speichereisen-mangel	Eisen-defiziente Erythropoese	Eisenmangel-anämie
Speichereisen (30%)				
Erythron-Eisen (70%) (in Erythrozyten enthalten, Funktionseisen)				
Knochenmarks(speicher)eisen [0–6+]	2–3+	0–1+	0	0
Sideroblasten [%]	40–60	40–60	< 10	< 10
Serum-Ferritin [µg/l] Frauen Männer	**20–200** **30–300**	**< 20** **< 30**	**< 20** **< 30**	**< 10** **< 10**
Eisenresorption	normal	erhöht	erhöht	erhöht
Eisenbindungskapazität (TEBK) [%]	20–50	< 30	< 15	< 10
Zinkprotoporphyrin (ZPP) [µmol/mol Häm]	**normal**	**normal**	**< 40**	**< 100**
Erythrozytenmorphologie	**normal**	**normal**	**Anisozytose**	**mikrozytär**
Ery-Volumen (MCV) [fl]	**80–100**	**80–100**	**< 85**	**< 80**
Ery-HB (MCH) [pg]	**27–34**			
Hämoglobin (Hb) [g/dl] Frauen Männer	**12–15** **13–17**		**< 13** **< 14**	**< 11** **< 12**

Abb. 7.17: Stadieneinteilung bei Eisenmangel, modifiziert nach Kaltwasser in: Innere Medizin, Hrsg. von Klassen, Diehl, Kochsiek, Urban & Fischer.

Umgekehrt besteht bei einer **Hämochromatose**, einer der häufigsten „Erbkrankheiten", eine Eisenintoxikation des Knochenmarks und damit der Erythropoese. Sie ist evolutionär betrachtet das Tribut für den menstruellen Blut- und damit Eisenverlust der Frau, der mit der vorteilhaften Heterozygotie durch eine bessere Resorption kompensiert werden kann. Bei einem hohen Ferritinwert wird dann oft in der HFE-PCR die Verdachtsdiagnose bestätigt.

Durch die *Heliobacter-pylori*-Eradikation und die erfolgreiche Therapie bzw. Prävention des Magenulkus und damit den Wegfall der Billroth-OP des Magens wird die **perniziöse Anämie** immer seltener. Die atrophische Gastritis und Wurminfektionen sind neben Fehlernährung die verbleibenden Ursachen des **Vitamin-B12-Mangels**, der über die Untersuchung von Holotranscobalamin sensitiver bestimmt werden kann. Durch die ineffiziente Erythropoese mit Zelluntergang von Normoblasten kommt es bei Vitamin-B12-Mangel zu einem deutlichen LDH-Anstieg. Der Retikulozytenanstieg nach Vitamin-B12-Substitution (im zweistelligen Prozentbereich) gilt als funktioneller Nachweis eines Vitamin-B12-Mangels. Der **Folsäuremangel** ist vergleichsweise wesentlich häufiger, aber nach Ernährungsumstellung (stationäre Aufnahme) ist er im Serum nach kurzer Zeit schon nicht mehr nachweisbar. Gerade bei der Alkoholkrankheit (Ethylismus), der häufigsten Ursache für eine unerklärte Makrozytose der Erythrozyten, kommt es zu einer Man-

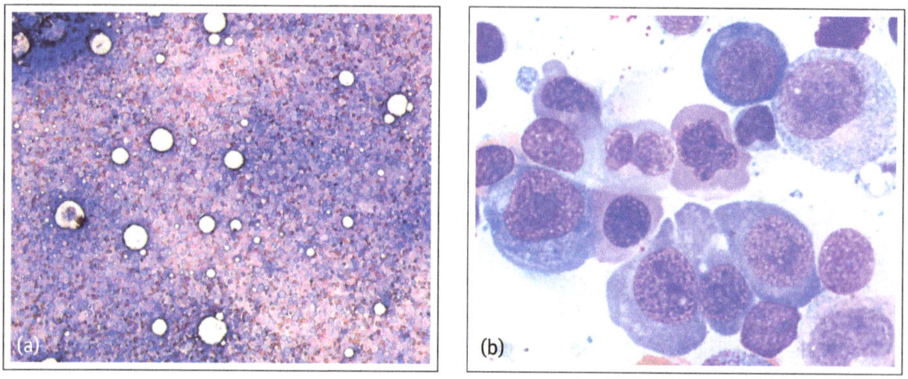

Abb. 7.18: a) Volles Knochenmark bei Pernizosa, b) namensgebende Megaloblasten bei perniziöser Anämie im Knochenmark.

gelernährung. Der intraerythrozytäre Spiegel ist dort hilfreich, weil er dem Serumspiegel noch nachhinkt. Morphologisch kommt es zu einer Vermehrung von Megalozyten bzw. Megaloblasten bei Vitamin B12 im Knochenmark (siehe Abb. 7.18a und b). Insbesondere bei ausgeprägtem Folsäuremangel kann es zu erheblichen Dysplasien kommen, wie auch bei Therapie mit dem Folsäureantagonisten Methotrexat (MTX), dem Basistherapeutikum bei rheumatoider Arthritis u. a. Autoimmunerkrankungen. Hier kommt es ebenfalls zu einer Dysplasie, die in Unkenntnis dieser Therapie zur Verwechslung mit einem MDS führen kann.

Die **hämolytischen** Anämien werden leicht übersehen, beim Arzt und im Labor, dabei ist ihre Diagnose so wichtig. Die wichtigsten Formen sind in den Tabellen 7.7 und 7.8 zusammengefasst. Die chronische Hämolyse führt nur zu einer leichten Retikulozytenerhöhung (Makrozytose), die bei phasenweiser Hämolyse fehlen kann und bei Persistenz zu einem Eisenverlust (Mikrozytose), was den MCV in den Normbereich bringen kann. Auch ist der Hb meist nicht dramatisch erniedrigt, weil die chronische Hämolyse z. T. kompensiert werden kann. Zu den erworbenen hämolytischen Anämien gehören immunhämolytische Anämien und hier die infektassoziierten, die medikamenteninduzierten und in zweiter Linie die autoimmunhämolytischen Anämien. So wie die Retikulozyten beim Blutbild viel zu wenig angefordert werden, so ist es das Haptoglobin im Serum bzw. Plasma bei der Anämieabklärung. Das freie Hb ist im Labor durch eine *In-vitro*-Hämolyse so häufig erhöht, dass es keine Beachtung findet und niemand dahinter die *In-vivo*-Hämolyse vermutet. Die **Lactatdehydrogenase (LDH)** ist ein ubiquitäres intrazelluläres Enzym und ebenfalls bei jeder Lyse von Erythrozyten, aber auch Thrombozyten oder Leukozyten erhöht (CLL!). Sie ist ebenso bei *In-vitro*-Hämolyse falsch positiv (geringe Spezifität, ausreichende Sensitivität). Dem **Coombs-Test** (direkter Antiglobulin-Test (DAT)), der Antikörper auf den Patientenerythrozyten nachweist, kommt bei der DD der hämolytischen Anämien eine hohe Bedeutung zu. Er sollte neben Komple-

Tab. 7.7: Angeborene nicht-immune hämolytische Anämien.

Enzymopathien	– Glucose-6-Phosphat-Dehydrogenase-Mangel – Pyruvatkinase-Mangel – weitere seltene Enzymdefekte (Glucosephosphatisomerase, Triosephosphatisomerase, Hexokinase ...)
Hämoglobinopathien	– Sichelzell-Krankheit (HbS), Hb-C, Hb-SC, Hb-E, Hb-M – Thalassämien u. a.

Abnormaler Kationentransport	– Hereditäre Stomatozytose (HSt)
	  – Dehydrated HSt
	  – Overhydrated HSt
	  – Cryohydrocytosis (CHC)
	  – Familiäre Pseudohyperkaliämie

Membranopathien	– Hereditäre Sphärozytose (HS) 10–20 % spontan – Hereditäre Elliptozytose (HE) HS und HE sind die häufigsten Membranopathien, die eine abnormale Erythrozytenmorphologie verursachen. – Hereditäre Pyropoikilozytose – Kongenitale dyserythropoetische Anämien (CDA Typ 1–3) – Southeast Asian ovalocytosis (SAO) – Akanthozytose (autosomal rezessive Abetalipoproteinämie u. a. Lipidanomalien)

ment C3 auch IgG4 und IgA erfassen. In Zweifelsfällen muss eine Phagozytose der Erythrozyten *in vitro* geprüft werden, die auch *in vivo* zu einer Splenomegalie führt.

Die angeborenen Hämoglobinopathien (siehe Tab. 7.9) gehören zu den häufigen angeborenen Anämien (s. Tab. 7.6, Übersicht von Heimpel s. [20]). Sie sind durch ihre relative Resistenz gegenüber der Malaria nicht nur in den heutigen Endemiegebieten weit verbreitet, sondern erinnern daran, dass die Malaria auch in Europa und auch dort nicht nur in den Mittelmeerländern heimisch war. Sie stellen eine natürliche Selektion von Mutationen im großen Proteinanteil des Hämoglobinmoleküls dar (s. Abb. 7.19).

Die **Thalassämien** können durch Familienanamnese und Blutbildwerte wahrscheinlich gemacht werden. Bei ausgeglichenem Eisenhaushalt ist die Sensitivität der Hämoglobin HPLC für die kompensatorische Erhöhung des HbA_2 bei beta-Thalassämie ausreichend und der Hb-Elektrophorese überlegen, die eine geringere Sensitivität aufweist. Die alpha-Thalassämie ist schwerer zu erkennen, da die Erythrozyten mit HbH-Innenkörpern in der Supravitalfärbung im Ausstrich selten sind (siehe Abb. 7.11) und die Diagnose ansonsten eine Gensequenzierung erfordert.

Die **Sichelzellanämie** bzw. Sichelzellkrankheit (Sichelzellkrisen mit Milzinfarkten) beruht auf einem Hämoglobin S und vermittelt ebenfalls eine relative Resistenz gegenüber der Malariainfektion. Morphologisch sind die Sichelzellen im

Tab. 7.8: Erworbene hämolytische Anämien.

Immunhämolytische Anämien	
Autoimmunhämolytische Anämien (AIHA)	– Wärmeantikörper (80 %) – Kälteantikörper (15 %) – Biphasische Antikörper (Donath-Landsteiner, 5 %)
Medikamentenassoziierte hämolytische Anämie (MIHA)	– Medikamenteninduzierte AIHA (Methyldopa-Typ, 75 %) – Medikamentenadsorption (Penizillin-Typ, 20 %) – Immunkomplexbildung (Chinidin-Typ, 5 %)
Evans-Syndrom	
Allo-Antikörper	– Morbus hämolyticus Neonatorum – Hämolytische Transfusionsreaktionen
Akute postinfektiöse hämolytische Anämie	– Sialidase assoziierte hämolytische Anämie
Nicht immune hämolytische Anämien	
– Thrombotisch-thrombozytopenische Purpura (TTP, M. Moschcowitz) – HELLP-Syndrom (hemolysis, elevated liver enzymes, proteinuria) – Hämolytisch-urämisches Syndrom (D-HUS, A-HUS) – Paroxysmale nächtliche Hämoglobinurie (PNH) – Thermische (Verbrennung) oder mechanische Ursachen	

Tab. 7.9: Die häufigsten Hämoglobinopathien.

Quantitative Hb-Defekte	– Alpha-Thalassämie (Deletionen der α-Kette) Nachweis Hb Bart = gamma4-Tetramer, HbH = β4-Tetramer Heinz'sche Innenkörper Hb-Elpho/Hb-HPLC – Beta-Thalassämie (Mutationen der β-Kette) klinisch major- (homozygot), intermedia- und minor-Formen Nachweis kompensatorische HbA2-Erhöhung (kein Eisenmangel) – HbF-Persistenz
Qualitative Hb-Defekte	– Sichelzellanämie – HbC, HbD, HbE, HbM
Kombinierte Hb-Defekte	– HbS-Thalassämie – HbSC, HbSE, HbC-Thalassämie – HbS-HbO Arab

Blutausstrich nur beim homozygoten Patienten zu sehen. Daher ist der sog. Sichelzelltest eine wichtige, einfache, billige und zuverlässige Möglichkeit, diese sichtbar zu machen, insbesondere in den Häusern oder Laboren, in denen keine Hb-HPLC verfügbar ist. Das mit einer Natriumdithionit-Lösung (dicht verschlossene Aufbewahrung) versetzte, verdünnte Blut wird ungefärbt unter Sauerstoffabschluss inku-

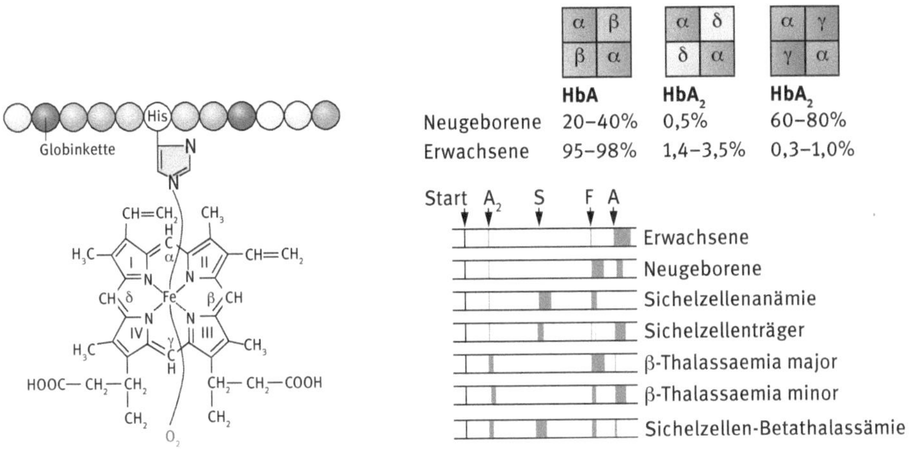

Abb. 7.19: Hämoglobinopathien, aus: J. Hastka, P. Lehmann, G. Weiss und B. Zawta. Anämien Fragen und Antworten, 1. Aufl., Roche Diagnostics, Mannheim, 2003, S. 19, 20; Hb-Elpho aus: U. Bucher. Labormethoden in der Hämatologie, Verlag Hans Huber, Bern, 1988, S. 154.

biert (Objektträger mit Deckgläschen am Rand mit Fixogum versiegelt) und nach 7 Stunden und zur Kontrolle am nächsten Morgen im Phasenkontrastmikroskop begutachtet (siehe Abb. 7.10, notfalls im Dunkelfeld). Alternativ lässt sich das HbS in der Hb-HPLC nachweisen. Während die Basisdiagnostik einfach ist, sind die nicht seltenen kombinierten Thalassämie- und Sichelzellträger schwieriger zu differenzieren. Es sei an dieser Stelle auf eine Übersichtsarbeit von Frau Prof. Kohne aus Ulm verwiesen [21], die auf diesem Gebiet im deutschsprachigen Raum führend ist.

Innerhalb der hämolytischen Anämien sind die angeborenen Membrandefekte eine weitere Gruppe spät entdeckter Anämieursachen, die in einer Arbeit im British Journal of Hematology zusammengefasst sind [22]. Die überwiegend angeborene **Sphärozytose** kann mit einer hohen Sensitivität über die verminderte Bindung von Eosin-5-Maleiimid (sog. EMA-Test) diagnostiziert werden. Eine Kombination mit der Bestimmung der osmotischen Resistenz wird von den Experten angeraten [23]. Die alleinige morphologische Diagnostik der Mikrosphärozyten im Blutausstrich besitzt im Gegensatz zu anderslautenden Darstellungen aus eigener Erfahrung keine ausreichende Sensitivität und Spezifität. Das maschinelle Blutbild weist zunächst eine normozytäre Anämie auf, die durch hämolytische Krisen mikrozytär werden kann. Durch einen phasenhaften Verlauf kann die Retikulozytenzahl zeitweise auch normal sein.

Die Möglichkeiten eines Mangels an **Erythrozytenenzymen** sind größer als gemeinhin angenommen und der Glucose-6-Phosphat-Deydrogenease- bzw. Pyruvatkinase-Mangel sind nur die beiden häufigsten Formen. Es wird labordiagnostisch die Enzymaktivität im Hämolysat im Vergleich zum Gesunden geprüft.

An die **Malaria** muss auch in den Industrienationen gedacht werden, sonst wird sie übersehen. Aufgrund der online verfügbaren Lehrtafeln der WHO, die bei der Differentialdiagnose hilfreich sind (WHO, *bench aid malaria*), wird hier auf ausführliche Abbildungen und Erläuterungen verzichtet. Die Angst vor einem Versagen bei der Differentialdiagnose der Parasiten muss den hämatologischen Assistenten genommen werden: Wichtig ist die Entdeckung der Plasmodien überhaupt und dann erst sekundär die Erkennung der typischen Erscheinungen wie z. B. bei *Plasmodium falciparum* (*P. falciparum*), dem Erreger der gefährlichsten Form der Malaria, der Malaria tropica, mit seinen Doppelkernen und dem Doppelbefall der Erythrozyten. Hier kommt es zu schweren, z. T. mit zerebralen Verläufen, v. a. bei fehlender Immunität (Kinder). Die bananenförmigen Gametozyten sind am Anfang der Erkrankung selten und werden oft erst bei erfolgreicher Therapie sichtbar. Die Suche lohnt sich ebenso wenig wie die nach den Schizonten, die bei *P. falciparum* typischerweise fehlen. Die Differenzierung zwischen *Plasmodium vivax* (*P. vivax*) und ovale (*P. ovale*), die am besten an den Schizonten gelingt, ist nicht zeitkritisch. Die Kenntnis des Malaria-Endemiegebietes (s. Webseiten des Robert-Koch-Institut in Berlin), wo der Patient sich infiziert hat, hilft im Zweifelsfall weiter, bis die Diagnose eines erfahrenen Kollegen vorliegt. Die beispielhafte Abbildung zu *P. vivax* (siehe Abb. 7.10) stammt von einem türkischen Kleinkind, das unter V. a. akute Leukämie in Mannheim knochenmarkpunktiert wurde. Es hatte sich beim Heimatbesuch in der Türkei infiziert, und niemand hatte an eine Malaria gedacht. Bei der Durchuntersuchung der Familie war auch die Mutter infiziert. Da der an sich einfach durchzuführende „dicke Tropfen" bei ungeübten Personen oft misslingt und die morphologische Diagnostik erschwert, ist es besser, einen normalen Blutausstrich zu durchmustern, der nach Pappenheim gefärbt wurde (May-Grünwald-Giemsa). Beim dicken Tropfen werden 20 µl Blut auf 20-Cent-Größe mindestens 20 Sekunden lang kreisförmig mit der Pipettenspitze auf dem Objektträger verteilt (verhindert Ablösen des DT), mindestens 20 Minuten durchtrocknen lassen und mit Leitungswasser lysiert und 30 Minuten mit einer 1 : 10 verdünnten Giemsa-Lösung gefärbt. Dies dauert mindestens 20 Minuten und mehr. Der dicke Tropfen verkürzt das Suchen durch eine 20–50fache Anreicherung gegenüber dem Blutausstrich. Besteht der Verdacht weiterhin, so wird eine zweite Blutabnahme vorgenommen. Die Differenzierung zwischen *Plasmodium vivax* und *ovale* kann am sichersten an der Anzahl der rötlichen Kerne im Schizonten-Stadium vorgenommen werden. *P. vivax* hat 12–24 Merozoiten pro Schizont im Erythrozyten, *P. ovale* hat nur 6–12. Der Anteil von Schizonten im Ausstrich hängt von der Phase des synchron verlaufenden Vermehrungszyklus ab. Daher kann eine erneute Blutabnahme zu einem späteren Zeitpunkt sehr erleichternd sein. Die Schüffner'sche Tüpfelung ist bei der MGG-Färbung nicht zu sehen und verzichtbar.

Alternative Verfahren zur Malariadiagnostik sind der **Antigen-Schnelltest**, eine akut wenig hilfreiche serologische Antikörperuntersuchung und die PCR. Der Schnelltest ist ein immunchromatographischer *In-vitro*-Test für den qualitativen

Nachweis der Antigene von *Plasmodium* in humanem, mit EDTA versetztem, venösem und kapillärem Vollblut bei Personen mit Zeichen und Symptomen einer Malariainfektion. Der Test weist Antigene des histidinreichen Proteins II (HRPII) nach, die spezifisch für *P. falciparum* sind, und Aldolase, ein Antigen, das alle vier Malariaspezies aufweisen, die für die Infektion beim Menschen verantwortlich sind – *P. falciparum, P. vivax, P. ovale* und *Plasmodium malariae* (*P. malariae*). Während der Test nach Übung im Labor eine gute Sensitivität und Spezifität aufwies, zeigten die Feldversuche deutlich schlechtere Ergebnisse (Daten RKI Berlin). Dies mag dort an der mangelnden Übung liegen, der Aufregung und dem Fieber bei Selbstanwendung und an den Umgebungsbedingungen in Afrika. Die PCR ist ein attraktives Verfahren, doch steht sie in den Momenten, wo die akute klinische Anfragen kommen (nachts und am Wochenende im Notfalldienst) nicht zur Verfügung. Ein Ergebnis drei Tage später nach Versand, ist wie eine drei Tage alte Zeitung kaum noch von Interesse, weil die klinischen Entscheidungen kurzfristig getroffen werden müssen. Da die Anfragen nicht so häufig sind, wird die PCR nur an wenigen Stellen angeboten und ist daher i. d. R. ein Versandparameter, was im Widerspruch zum Charakter einer Notfalldiagnostik steht. Die Antikörperserologie ist wenig sinnvoll, weil bei Einheimischen aus Endemiegebieten eine Prävalenz vorliegt, die keine Differenzierung erlaubt und bei frisch infizierten Personen die Latenzzeit bis zur Antikörperbildung zu groß ist.

Die **Erythrozytenfragmentationssyndrome** sind eine weitere DD der hämolytischen Anämien. Der namensgebende Fragmentozyt entsteht durch Bindung des von-Willebrand-Faktors bzw. des Fibrins und durch Scherkräfte in der Endstrombahn. Es ist daher wegweisend für bestimmte Krankheitsbilder, die oft übersehen werden, weshalb die Erkennung und der Nachweis von Fragmentozyten wichtig sind (s. Faltblatt des Arbeitskreises Labor der DGHO [24]). Bei der thrombotisch-thrombozytopenen Pupura (TTP), auch Morbus Moschcowitz genannt, wird durch Fehlen, Inhibition und v. a. Autoantikörper gegen die Protease ADAM TS13 die Fragmentozytenbildung hervorgerufen. Die psychischen Auffälligkeiten, wenn sie als einziges Symptom auftreten, wie es bei manchen Patienten der Fall ist, machen die Diagnose schwer. Auch die Diagnose des HELLP-Syndroms (hemolysis, elevated liver enzymes, low platelet count) in der Spätschwangerschaft wird oft verspätet gestellt und ist meist mit einer Präeklampsie verknüpft (= Spätgestose = EPH-Gestose; EPH = edema, proteinuria, hypertension). Das hämolytisch-urämische Syndrom (typisches und atypisches HUS) geht mit einer wegweisenden Fragmentozytenbildung einher. Karzinome, v. a. des Pankreas, können ebenfalls zu einer Fragmentozytenbildung führen. Die Zählung erfolgt im Mikroskop analog zur Retikulozytenzählung (Auszählung pro Gesichtsfeld an eintausend Erythrozyten). Im Promillebereich werden sie mit „+“ vermerkt und im Prozentbereich gezählt (> 0,5 %) und als prozentualer Wert berichtet, weil ihr Rückgang mit der erfolgreichen Beseitigung der Ursache einhergeht (Monitoring). Sinnvollerweise wird die Zählung jeweils von der gleichen Person durchgeführt, die die gleichen Kriterien anlegt.

Die **paroxysmale nächtliche Hämoglobinurie (PNH)** ist am Ende der hämolytischen Anämien aufgeführt, da sie vergleichsweise sehr selten vorkommt (geschätzt 800 Fälle in Deutschland), obwohl sie durch die Therapieoption mit dem monoklonalen Antikörper gegen den Komplementfaktor C5 große Bekanntheit erreicht hat. Pathognomonisch ist das Fehlen des GPI-Ankerproteins in der Zellmembran, weshalb alle die Oberflächenmoleküle auf den Blutzellen fehlen, die auf diese Weise verankert sind. Dazu zählen auch die Komplementinhibitoren „decay accelerating factor“ (DAF, CD55) und der „Membran-Inhibitor der reaktiven Lyse“ (MIRL, CD59), was die Hämolyse erklärt, die nur bei ca. 25 % der Patienten im Urin sichtbar wird. Es gibt eine primäre Form, die durch Hämolyse auffällt und eine sekundäre, die mit KM-Insuffizienz und einer verminderten Retikulozytenkonzentration einhergeht. Die sekundäre PNH geht oft aus einer aplastischen Anämie hervor, weshalb diese Patienten spätestens alle 6 Monate auf einen neu entstandenen GPI-Defekt kontrolliert werden sollten. Methode der Wahl ist der durchflusszytometrische Nachweis des Fehlens GPI-verankerter Membranproteine auf einer Subfraktion eines Zelltyps mittels Immunfluoreszenz [25; 26]. Der Nachweis sollte auf Retikulozyten (CD58 und CD59) und auf Neutrophilen bzw. Monozyten (FLAER, CD157) erfolgen, erstere wegen der höheren Sensitivität und letztere wegen der kurzen Halbwertszeit. FLAER ist die Abkürzung für ein fluoreszentes ProAerolysin, ein Toxin, welches von Bakterien gebildet wird. Es stellt also einen Liganden dar und keinen Antikörper. Da es das Ziel ist, kleine Anteile negativer Zellen herauszufinden, müssen die Zielzellen sauber durch nicht GPI-verankerte Proteine definiert sein: Glykophorin A (CD235) für Erythrozyten, Transferrinrezeptor (CD71) oder der RNA-Farbstoff Thiazolorange für Retikulozyten und CD33 für Granulozyten und Monozyten. Damit wird der Negativbereich frei von störenden Fremdpartikeln, was die Analytik anspruchsvoll macht.

Als **Polyglobulie** bezeichnet man die Erhöhung des Hämatokrit, deren häufige Ursache die Exsikkose ist, v. a. durch vermehrten Flüssigkeitsverlust infolge von Transpiration, feuchter Atemluft und zu geringer Flüssigkeitsaufnahme – bei alten und alleinstehenden Personen ein häufiges Bild, wie auch die alternativ ursächliche chronisch obstruktive Lungenerkrankung (COPD). Angeborene Herzfehler sind bei Kindern eine wichtige Differentialdiagnose. Beim Hämatologen geht bei Erwachsenen die Frage in die Richtung der Polyzythämia vera (PV), einer myeloproliferativen Erkrankung (MPN), die in aller Regel mit einer Mutation im JAK2-Gen vergesellschaftet ist, die eine konstitutive Expression einer Tyrosinkinase bewirkt. Die Verdachtsdiagnose einer PV ist daher in erster Linie über den RBC und nicht über den HCT zu stellen, wie es in allen Lehrbüchern steht, da die PV auf Dauer mikrozytär wird, was den HCT insensitiv macht.

7.2.1.4 Myelodysplastisches Syndrom

Die Diagnose eines Myelodysplastischen Syndroms (MDS) ist die Herausforderung in der hämatologischen Diagnostik und erfordert eine gewisse Erfahrung auf Seiten

Tab. 7.10: Definition der verschiedenen MDS-Typen und der verschiedenen Typen der *Mixed Myelodysplastic/Myeloproliferative Neoplasias* entsprechend den WHO-Vorschlägen (Quelle: http://www.kompetenznetz-leukaemie.de/content/aerzte/therapie/mds/mds_klassifikation_2008/index_ger.html, Autor: Prof. Dr. med. Ulrich Germing, Heinrich-Heine-Universität Düsseldorf, für die Deutsche MDS-Studiengruppe).

Type	**Blood**	**Marrow**
Refractory Cytopenia (RCUD) Refractory Thrombopenia (RT) Refractory Neutropenia (RN) Refractory Anemia (RA)	< 1 % Blasts	< 5 % Blasts unilineage Dysplasia only < 15 % Ring Sideroblasts
Refractory Anemia with Ring Sideroblasts (RARS)	< 1 % Blasts	< 5 % Blasts Dyserythropoiesis only ≥ 15 % Ring Sideroblasts
Refractory Cytopenia with multilineage Dysplasia (RCMD) with or without Ringsideroblasts	< 1 % Blasts < 1.000/µl Monocytes	< 5 % Blasts Dysplasia in >10 % of other Cell lines >/< 15 Ring Sideroblasts no Auer Rods no single del(5q)
MDS unclassifiable MDS-U	≤ 1 % Blasts	RCUD or RCMD with 1 % Blasts in Blood RCUD with Pancytopenia < 10 % dysplastic Cells one or more Cell lines with Cytogenetic evidence of clonality
MDS with 5q-Anomaly	≤ 1 % Blasts	< 5 % Blasts, no Auer Rods mononuclear Megakaryocytes isolated del(5q)
Refractory Anemia with Excess of Blasts I (RAEB I)	Cytopenia < 5 % Blasts no Auer Rods < 1000/µl Monocytes	Unilineage or multilineage Dysplasia 5–9 % Blasts no Auer Rods
Refractory Anemia with Excess of Blasts II (RAEB II)	Cytopenia < 19 % Blasts Auer Rods + or – < 1000/µl Monocytes	Unilineage or multilineage Dysplasia 10–19 % Blasts Auer Rods + or –
Chronic myelomonocytic Leukemia I (CMML I)	< 5 % Blasts > 1000/µl Monocytes	< 10 % Blasts Dysplasia in 1–2 Cell lines no t(9;22) no bcr/abl

Tab. 7.10: fortgesetzt

Type	Blood	Marrow
Chronic myelomonocytic Leukaemia II (CMML II)	< 20 % Blasts > 1.000/µl Monocytes	< 20 % Blasts Dysplasia in 1–2 Cell lines no t(9;22) no bcr/abl
Refractory anemia with Ring Sideroblasts and Thrombocytosis (RARS-T)	< 1 % Blasts Platelets > 600.000/µl	< 5 % Blasts Dysplasis of 1–3 Cell lines ≥ 15 % Ring Sideroblasts often Jak-2 Mutations

des Einsenders und des Diagnostikers im Labor, die heute meist getrennte Personen darstellen. Eine Myelodysplasie ist noch kein MDS und kann neben den o. g. Ursachen eine Reihe von weiteren Gründen haben. Ausgangsbedingung ist eine **therapierefraktäre Anämie**, d. h. der Ausschluss von o. g. Ursachen und Medikamenten, die eine Dysplasie verursachen. Das MDS wird in verschiedene Untergruppen und Stadien eingeteilt (WHO-Klassifikation, siehe Tab. 7.10). Die Ursache des heterogenen und komplexen MDS ist bis heute ungeklärt. Im Verlauf der Erkrankung kann es zu weiteren Ereignissen (Mutationen) und zytogenetischen Veränderungen kommen, die häufig aber nicht immer in eine akute myeloische Leukämie münden. So ist auch die Stadieneinteilung angelegt von der refraktären Anämie (RA) über die Blastenstadien (refractory anemia with excess of blasts, RAEB-I und RAEB-II) hin zur AML, die von Zeit zu Zeit immer wieder revidiert wird, v. a. was den Einschluss der chronischen myelomonozytären Leukämie betrifft (CMML, besser als CMMoL bezeichnet zur Vermeidung einer Verwechslung mit der CML), die aufgrund ihrer Dysplasien dem MDS zugeordnet wurde. Zytogenetische Veränderungen wie beim 5q-Syndrom und der refraktären Anämie mit Ringsideroblasten (SF3B1-Mutation) können zur Definition eigenständiger Erkrankungen beitragen. Ansonsten findet man nur in etwa der Hälfte der MDS-Fälle charakteristische chromosomale Veränderungen bis hin zum komplex aberranten Karyotyp mit der ungünstigsten Prognose. Die gleichen zytogenetischen Veränderungen finden sich auch bei einem Teil der akuten myeloischen Leukämien wieder (v. a. bei sekundärer AML), so dass man bei der De-novo-AML den Hergang ableiten kann (sekundäre AML mit ungünstiger Prognose). Durch die Einführung des next generation sequencing (NGS) werden immer mehr molekulare Veränderungen gefunden, die wie die zytogenetischen nur bei einem Teil der Patienten vorkommen (derzeit auch in etwa 50 %, Tendenz steigend) [27].

In jedem Fall ist eine schrittweise Leukämogenese anzunehmen (siehe Abb. 7.20). Die Auswertung des neuen MDS-Studienregisters des europäischen Leukä-

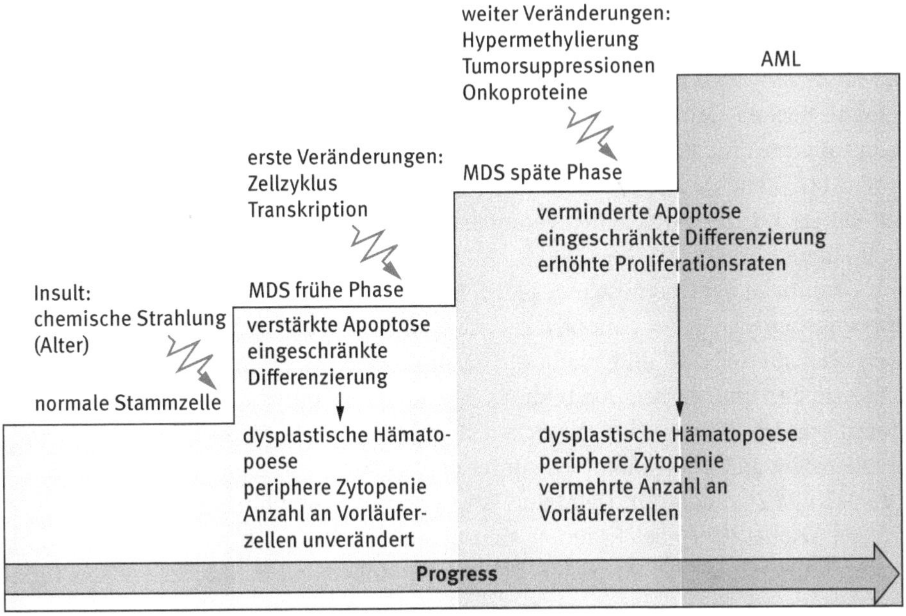

Abb. 7.20: Entwicklung des MDS.
Akute myeloische Leukämien (AML) gehen im höheren Lebensalter oft aus einem MDS hervor. Die Leukämien weisen die gleichen charakteristischen chromosomalen Veränderungen wie beim MDS auf. Die Suche nach den Ursprüngen der genetischen Veränderungen ist immer noch unbefriedigend. Nur in wenigen Patienten können Chemikalien oder Strahlenexposition als konkrete Ursache benannt werden.

mie-Netzwerkes (ELN) hat zu der überraschenden Erkenntnis geführt, das die Entwicklung der Zytopenie eine größere Bedeutung hat als der Blastenanstieg. Das MDS ist also mehr als nur eine lineare Entwicklung zur AML, deren Zeitachse nur von zytogenetischen Prognosefaktoren abhängt (momentaner Stand, siehe Modell in Abbildung 7.21). Eine Erklärung dafür könnte sein, eine Erkrankung der Stromazellen des KM als gemeinsame Ursache der Reifungsstörungen anzunehmen, da die bisher beschriebenen immunologischen, zytogenetischen und molekulargenetischen Veränderungen in den hämatopoetischen Zellen jeweils nur in einem Teil der MDS-Fälle anzutreffen sind. Die Stromazellen bilden einerseits über Zell-Zellkontakt und Mikromilieu die Nische und anderseits auch die Knochenmark-Blut-Schranke für eine Freisetzung der neu gebildeten Zellen ins Blut. Die Stromazellen sind schwerer zugänglich und bisher beim MDS noch nicht systematisch untersucht werden. Die herauslösbaren Zellen der Hämatopoese wären dann das Opfer und deren Veränderung die sekundäre Folge ähnlich wie bei der idiopathischen Myelofibrose (IMF, primäre Myelofibrose (PMF) bzw. Osteomyelofibrose (OMF)). So sind auch die molekularen Grundlagen (Wirkprinzipien) der momentan aktuellen

Therapie mit dem Medikament 5-Azacytidin (Vidaza®) noch nicht ganz geklärt. Ein weiterer, neu entdeckter ungünstiger Prognoseparameter beim MDS ist die fehlende Expression des Heatshock-Proteins (p 53) [28]. Dieser ist auch der wichtigste prognostische Faktor bei der CLL ist [29], was auf den Verlust der immunologischen Kontrolle im Frühstadium der Erkrankung hinweist (Erkennungsmolekül für NK- und T-LGL-Zellen), was einen weiteren Therapieansatz bedeuten könnte und Licht in den Dschungel genetischer Veränderungen bei malignen hämatologischen Erkrankungen bringt.

Grundlage der Diagnose eines MDS ist immer noch die Morphologie der hämatopoetischen Zellen im panoptisch gefärbten Blutausstrich [30]. Die Bestimmung des Blastenanteils ist und bleibt ein spannendes Thema, weil es abhängig vom Untersucher und dessen Ausbildung ist. Es streut unter Experten (Studie Prof. Gassmann im Rahmen des deutschen Kompetenznetzes für Leukämien, unveröffentlicht) im gleichen Umfang wie unter Ringversuchsteilnehmern (INSTAND-Ringversuch KM-Zytologie, Dr. Diem und Baurmann). Die neu hinzugekommenen flowzytometrischen Dysplasiekriterien sind objektiver, bedürfen aber noch der klinischen Validierung [31]. Besonders interessant dabei sind die Störungen der Differenzierung der Progenitorzellen im Stadium der refraktären Anämie (RA) und die frühe Blastenentwicklung sowie deren reproduzierbare Bestimmung. Entscheidend ist dabei, dass die immunzytometrische Untersuchung am ersten Aspirat durchgeführt wird, welches eine Knochenmarkreinheit von deutlich über 50 % aufweisen sollte. Ihre Berechnung erfolgt mit der Holdrinet-Formel: KM-Reinheit [in %] = $(1 - (RBC_{KM} / RBC_{pB}) \times (WBC_{pB} / WBC_{KM}))$, wobei RBC = Erythrozytenkonzentration/µl und WBC = Leukozytenkonzentration/µl im peripheren Blut (pB) bzw. Knochenmark (KM).

Bereits durch das reduzierte Signal in der Laserstreulichtanalyse des Hämatologieautomaten und mehr noch im Blutausstrich kann der Verdacht auf ein MDS geäußert werden und Anlass geben zu einer KM-Punktion, die Histologie und Zytologie beinhaltet. Die **Dysplasiekriterien** bei Neutrophilen beinhalten ein gehäuftes Auftreten von Pseudopelger-Formen (bilobulierte Kerne), Kernfortsätze (multiple Drumsticks), verplumpte Zellkerne (häufig bei CMMoL, cave Alterungsartefakte), Hypogranularität (vermindertes Seitwärtsstreulicht) oder abnorme toxische Granulation (selten). Die Dysplasie der Monozyten ist nicht spezifisch und tritt oft auch in reaktiven Situationen auf. Die Dysplasie der Erythrozyten entspricht einer Anisopoikilozytose, die ebenfalls nicht spezifisch ist und diskriminierend sind eher die Hämoglobinverteilungsstörungen innerhalb einiger Erythrozyten, sowie die Kernentrundung und Zersplitterung in den reifen bzw. Vakuolisierung in den unreifen Erythroblasten. Die Dysplasie der Thrombozyten ist besser zu erkennen, erfordert aber eine gute Färbung. Im Knochenmark kommt eine Hypogranularität der Promyelozyten hinzu, was für den Anfänger schwierig ist, da diese Zellen Promonozyten ähneln. Die Riesenstabkernigen weisen eher auf die DD der perniziösen Anämie hin. Eine Dysplasie der Eosinophilen besteht in der Abweichung vom bilobulierten

Zellkern und einer ungleichen Größe der eosinophilen Granula, die normalerweise eine sehr gleichmäßige Größe aufweisen. Vitamin-B12-Mangel, Folsäuremangel oder die Gabe des Antagonisten Metothrexat bewirken die gleichen Veränderungen und sogar in ausgeprägterer Form, weshalb ein refraktärer Zustand eine Eingangsvoraussetzung ist.

Die „refractory cytopenia with multilineage dysplasia (RCMD)" ist das Pendant zur RA wenn die Erythropoese nicht betroffen ist. Hinzu kommen unilineäre Dysplasien, was die isolierte Dysgranulopoese oder Dysmegakaryopoese betrifft. Die isolierten Dysplasien müssen mit besonderer Vorsicht betrachtet werden, da z. B. auch bei Immunthrombozytopenie (ITP) dysplastische Megakaryozyten vorkommen können. Isolierte Neutropenien können bei z. B. bei LGL-assoziierten Erkrankungen (reaktive oder klonale Vermehrungen von granulierten Lymphozyten, sog. large granular lymphocytes) oder bei Infektionen mit atypischen Erregern vorkommen (z. B. Chlamydophila pneumoniae). Hier wird es rein morphologisch zunehmend schwierig in der Abgrenzung in Richtung CMMoL oder 5q-Syndrom. Die refraktäre Anämie mit Ringsideroblasten (RARS) ist eine Diagnose des KM und der Eisenfärbung und kann heute z. T. durch die SF3B1-Mutation vorhergesagt werden. Bei der RARS-T kommt eine Thrombozytose hinzu (gesteigerte Megakaryopoese), die oft eine Mutation im JAK2- bzw. Calretikulin- oder selten dem MPL-Gen aufweist.

Die morphologische Diagnostik am KM-Bröckelausstrich gilt nach wie vor als **Goldstandard** für die Verdachtsdiagnose eines MDS und diese setzt eine refraktäre Anämie voraus, d. h. eine Abklärung aller DD, was die Prävalenz im Untersuchungsgut erhöht, um die schlechte Spezifität der Morphologie auszugleichen. In jedem Fall ist aus den genannten Gründen die Verdachtsdiagnose eines MDS, v. a. im Stadium RA, mit großer Zurückhaltung zu stellen (die Diagnose wird am Krankenbett gestellt) und ggf. eine Nachuntersuchung im Abstand von 6–12 Monaten anzuraten, wo sich so manches rein morphologisch diagnostiziertes MDS auch wieder in Luft aufgelöst hat (ohne zytogenetische Veränderungen), v. a. wenn es sich um Patienten im Alter unter 50 Jahren handelt. Die Suche nach neuen Klonalitätsmarkern für myeloische Zellen besteht weiter unter der Vorstellung, dass die Klonalität ein entscheidendes Kriterium für die Diagnose eines MDS sei. All diese kritischen Anmerkungen sollen zu einem vorsichtigen Umgang mit der Diagnose eines MDS führen, welches keine Verlegenheitsdiagnose sein darf. Es beginnt sich aus der geschilderten Problematik heraus die Diagnose einer **Altersanämie** zu reetablieren, um eine Alternative zum MDS bei refraktärer Anämie aufzubauen. Es hat sich dazu im ELN eine unterstützenswerte Arbeitsgruppe etabliert, die an diesem Thema arbeitet (Studien, Diagnosekriterien).

Die **aplastische Anämie** hingegen tritt plötzlich und aus heiterem Himmel heraus auf. Die Folgen der Agranulozytose treten als Erstes auf. Die Retikulozyten sind deutlich vermindert, manchmal kaum messbar. Es wird zwischen einer schweren Form (severe aplastic anemia, SAA) und einer protrahierten Form (non severe aplastic anemia, NSAA) unterschieden. Die KM-Histologie ist bei der Diagnose führend und zeigt an einem möglichst kompletten Markzylinder leere innere Markräume, die in der Zytologie an guten Bröckelausstrichen zu vermuten sind, wo aber ein Ausstreichen von subkortikalem Fettmark nicht sicher ausgeschlossen werden kann. Unter der Annahme einer zugrunde liegenden Autoimmunreaktion, vermutlich nach vorausgegangener Virusinfektion, wird vor der Transplantation eine immunsuppressive Therapie versucht.

7.2.2 Thrombozyten

Die Thrombozyten werden diagnostisch oft stiefmütterlich behandelt und es wird lediglich ihre Konzentration zur Kenntnis genommen. Die Thrombozyten werden bei Entzündungen vermehrt freigesetzt und sind oft das erste Zeichen einer Immunantwort (Akute-Phase-Reaktion). Das für ihre Konzentration verantwortliche Thrombopoietin wird in der Leber gebildet, die an den meisten Entzündungsreaktionen beteiligt ist. Die Konzentrationsschwankungen der Plättchen innerhalb eines Individuums über die Zeit sind deutlich niedriger als es der breite Referenzbereich von 150.000 bis 350.000 Thrombozyten pro Mikroliter erwarten lässt (siehe Abb. 7.21). Die Referenzbereiche sind geschlechtsabhängig (Abbildung 7.22 mit Referenzbereichen [32]). Die Megakaryopoese unterscheidet sich deutlich von der Erythropoese: Die Megakaryozyten bleiben ortsständig im Knochenmark und ihre in den Sinus der Venolen hineinragenden Zellfortsätze setzen fortlaufend Thrombozyten frei. Je älter und größer sie werden, umso mehr Thrombozyten können sie freisetzen (siehe Abb. 7.23). Bei der Immunthrombozytopenie (IgG-vermittelter M. Werl-

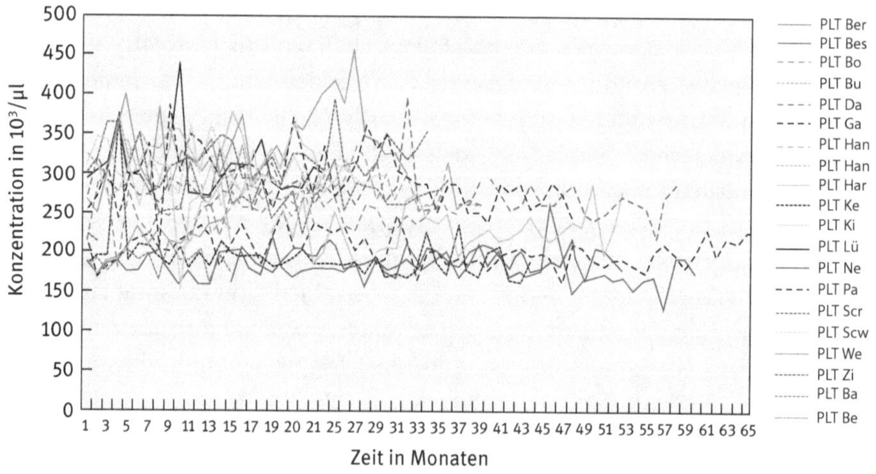

Abb. 7.21: Thrombozyten: Breiter Referenzbereich aber begrenzte Schwankungen innerhalb eines Individuums.

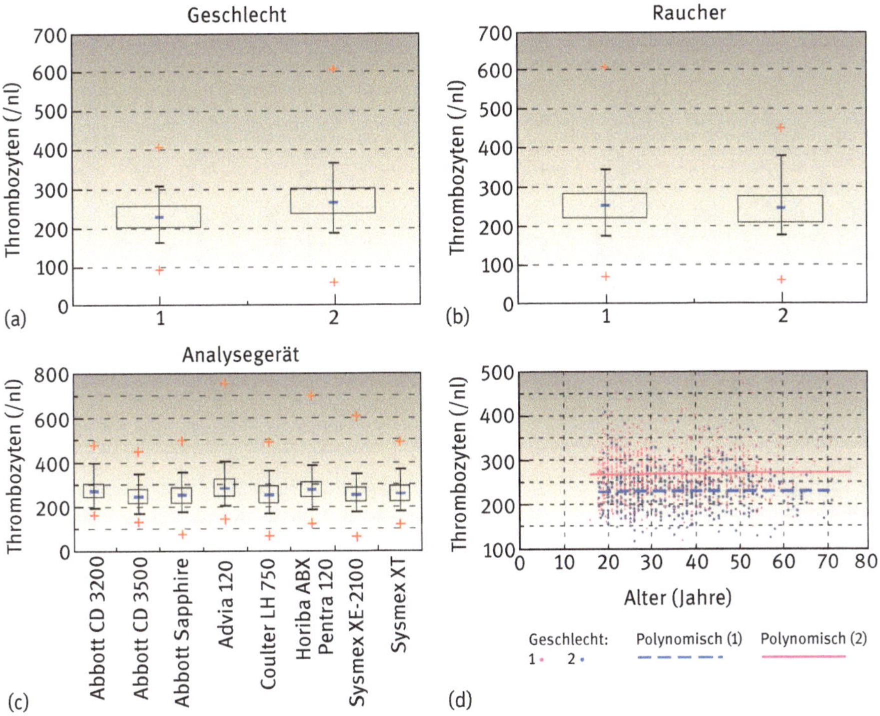

Abb. 7.22: Die Referenzbereiche der Thrombozytenkonzentration sind geschlechtsabhängig (a) aber unabhängig vom Alter (d) oder Raucherstatus (b). Der Gerätetyp der Hämatologieanalysatoren hat nur einen moderaten Einfluss (c). (Quelle: Nebe T, Bentzien F, Bruegel M, Fiedler GM, Gutensohn K, Hermann H, Krebs N, Ossendorf M, Schuff-Werner P, Stamminger G, Baum H. 2011. Multicentric Determination of Reference Ranges for Automated Blood Counts. J Lab Med. 35(1): 3–28).

hof) ist dies im Knochenmark besonders gut zu sehen, wie durch vermehrten Bedarf die Megakaryozyten frühzeitig die Thrombozyten freisetzen, wodurch sie kleiner bleiben und die präformierten Thrombozyten gut zu sehen sind. Die Zahl der pro Megakaryozyt freigesetzten Thrombozyten ist dabei deutlich geringer (ineffektive Megakaryopoese, siehe Abb. 7.24).

Die bei der ITP verfrüht freigesetzten Thrombozyten sind daher im Mittel grösser und enthalten noch mehr RNA, weshalb sie Ken Ault [33; 34] und Rinder [35; 36], kurz nach der Erstbeschreibung durch Kienast [37] in Analogie zu den Retikulozyten als sog. „retikulierte" Thrombozyten bezeichnet haben, was aber im Gegensatz zu den Retikulozyten der Erythropoese morphologisch nicht nachvollziehbar ist (keine netzartige Präzipitation der RNA durch Farbstoffe). Thrombozyten enthalten im Gegensatz zu Erythrozyten morphologisch ein sog. Granulomer, d. h. prä-

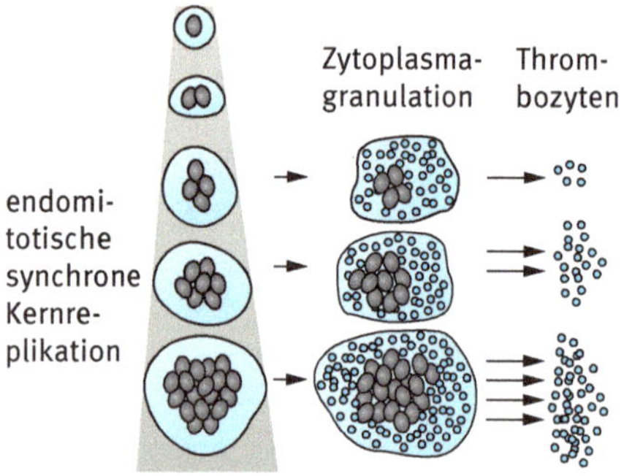

Abb. 7.23: Unterschiedliche Effizienz der Thrombozytenneubildung in Abhängigkeit vom Bedarf.

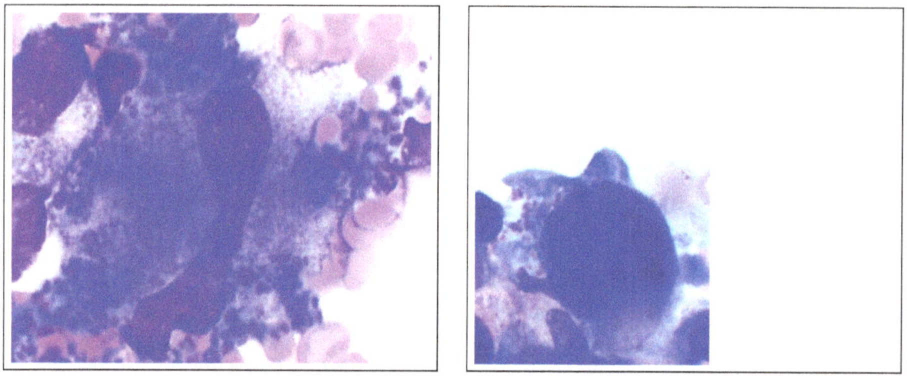

Abb. 7.24: Ineffektive Megakaryopoese bei ITP und vermehrte Bildung von „retikulierten" Thrombozyten mit erhöhtem Nukleinsäuregehalt.

formierte Vesikel und sekretorische Gänge, die eine unspezifische Anfärbung mit den RNA-Farbstoffen hervorrufen. Dem kann man nur durch sehr hochaffine RNA-Farbstoffe begegnen und teilweise durch eine Degranulation, z. B. mit TRAP6. Die Größe der Thrombozyten (mean platelet volume, MPV) ist mehr noch als bei den im Vergleich zu den Erythrozyten vergrößerten Retikulozyten ein unzuverlässige Größe was die Pathophysiologie und die Messtechnik betrifft (hohe Sensitivität, schlechte Spezifität für ITP bzw. vermehrte Regeneration) [38; 39]. Die Färbedauer muss 15 Minuten und mehr betragen (z. B. zwei Stunden mit Thiazolorange), was in den Hämatologieautomaten nicht erreicht wird, weshalb die derzeit am Markt befindlichen Geräte trotz gegenteiliger Behauptungen eine schlechte Spezifität für „retikulierte" Thrombozyten besitzen, auch wenn der Zusatz von RNAse als Beweisführung das Signal etwas reduziert. Daher haben sich die Erwartungen in den Nachfolgestudien an Routinegeräten mit Retikulozytenkanal nicht erfüllt und dieser klinisch wertvolle Parameter der gesteigerten Thrombozytenfreisetzung ist in Verruf gebracht worden [40].

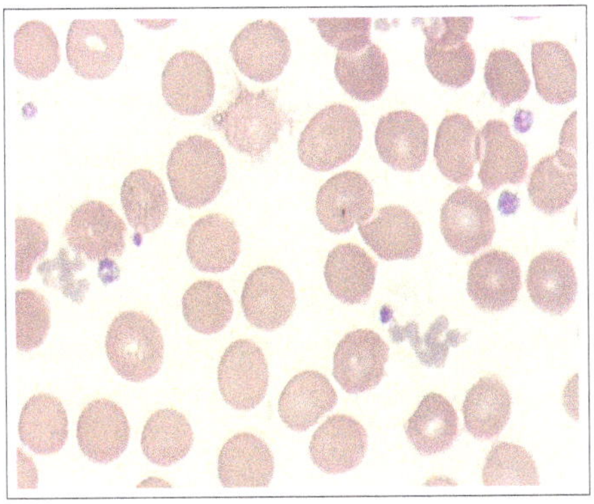

Abb. 7.25: Kryoglobuline als artefizielle Thrombozyten.

Die Aktivierung und Aktivierbarkeit von Thrombozyten *ex vivo* sind im Rahmen der Arterioskleroseforschung Gegenstand vieler Untersuchungen gewesen. Der empfindlichste Parameter ist dabei ihr Formwandel (*shape change*) noch vor einer gesteigerten oder Neoexpression von Oberflächenantigenen. Die Probleme bei der *Ex-vivo*-Bestimmung liegen zum einen darin, dass die aktivierten Thrombozyten adhärent sind und sich der Blutentnahme entziehen und dass die Blutentnahme selbst durch Scherkräfte und Fremdoberflächen bereits zur Aktivierung führen. Die Adhärenz an Zellen wie Monozyten ist ein *ex vivo* messbares Korrelat ihrer Aktivierung *in vivo*.

Aggregate in Form von Thrombozytenwolken haben vielfältige Ursachen: angeronnene Proben, eine EDTA-induzierte IgM-vermittelte Autoaggregation. Heparin induziert durch dessen Endotoxin-Kontamination bei der Herstellung in dem Entnahmegefäß, durch *in vivo* wirksame Anti-Heparin-Antikörper des Patienten (heparininduzierte Thrombozytopenie Typ I und Typ II nach Immunisierung), Kälteagglutinine (gehäuft bei bestimmten Infektionen (z. B. Mykoplasmen), Autoimmunerkrankungen oder Hepatitis C) oder durch mangelhafte Auflösung der Thrombozyten nach Freisetzung bei der essentiellen Thrombozythämie, einer myeloproliferativen Neoplasie. Da die erstgenannten Artefakte häufiger sind als die pathogenetisch relevanten Ursachen, hat die Beachtung dieses Phänomens in der Praxis wenig Beachtung gefunden. Ein neues Hämatologiegerät mit Bildanalyse statt Durchflusszytometrie (Cobas M511 (R), Fa. Roche) soll sogar die Thrombozyten innerhalb von Aggregaten einzeln zählen können.

Umgekehrt können Kryoglobuline, die oft als kleine kugelförmige Präzipitate auftreten, Thrombozyten vortäuschen (siehe Abb. 7.25). Eine andere Störgröße sind Zytoplasmafragmente, die durch apoptotische Abschnürungen von leukämischen Blasten v. a. bei AML entstehen können und die dort auftretenden schweren Thrombozytopenien teilweise kaschieren. Da die Thrombozyten bei der zytometrischen Messung durch ihre Teilchengröße definiert werden, können auch Erythrozyten-

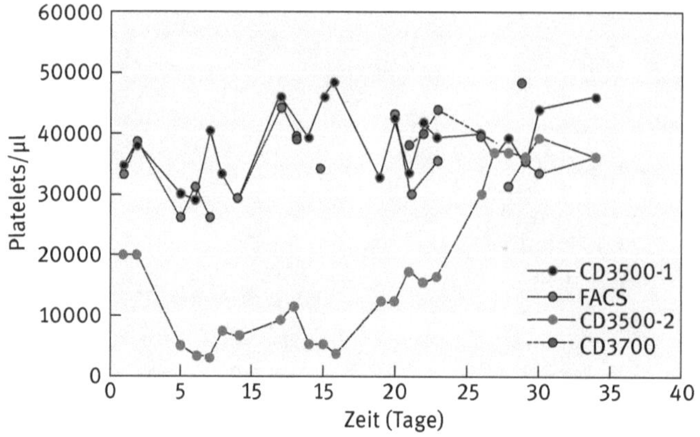

Abb. 7.26: Probleme der Thrombozytenzählung in klinischen Proben: Störung durch Fragmentozyten am Beispiel des hämolytisch-urämischen Syndroms (HUS). Die Markierung mit fluoreszenten Antikörpern liefert den wahren Wert (FACS).

fragmente Thrombozyten vortäuschen, wie sie beim schweren Eisenmangel oder den Erythrozytenfragmentationssyndromen (TTP, HUS, HELLP-Syndrom) vorkommen. Die immunologische Konzentrationsbestimmung unter Verwendung fluoreszenter monoklonaler Antikörper (CD41, CD42, CD61) ist an dieser Stelle hilfreich (siehe Abb. 7.26) und auch der laseroptischen Messung überlegen.

7.2.2.1 Thrombozytopenie

Reflexartig stellt sich beim Erfahrenen bei Erstdiagnose einer Thrombozytopenie als erstes die Frage, ob die Thrombozytenzahl korrekt ermittelt werden konnte und von dem Ergebnis her stimmt. Allen und z. T. aufwändigen Untersuchungen zur Differentialdiagnose der Thrombozytopenie voran geht der Ausschluss einer angeronnenen Probe oder einer EDTA-assoziierten **Pseudothrombozytopenie**, die im Vergleich zum M. Werlhof viel häufiger vorkommt. Niedrigtitrige IgM-Antikörper sind die Ursache. Sie verursachen im Patienten *in vivo* keine Thrombozytopenie im Gegensatz zu Kälteantikörpern und zu heparininduzierter Thrombozytopenie nach therapeutischer Gabe v. a. von hochmolekularem Heparin! Die Pseudothrombozytopenie entwickelt oder verstärkt sich in der Zeit nach der Blutentnahme (> 2 h). Die Probe muss daher nach 24 h im Kühlschrank erneut analysiert werden, wenn der Verdacht im Raum steht. Als Ersatz und zur Ermittlung des wahren Wertes wird zumeist Citratblut herangezogen. In ca. 10 % der Fälle einer Pseudothrombozytopenie sind die AK jedoch auch hier in Citrat wirksam und ein Thrombexakt®-Abnahmeröhrchen muss zusätzlich herangezogen werden. Da dieses Phänomen i. d. R. dauerhaft erhalten bleibt, sollten Patient und behandelnder Arzt darüber Infomiert sein, um nicht falsche Rückschlüsse zu ziehen und z. B. eine notwendige Operation zu unterlassen oder zu verschieben oder Erkrankungen hineinzuinterpretieren. Ein Patientenausweis könnte hier vermutlich helfen. Aus diesem Grund muss die Diagnose auch eindeutig gestellt werden durch den o. g. Vergleich von EDTA mit Citrat bzw. Thrombexakt® und ggf. eine Zeitkinetik erstellt werden, was die Pseudothrombozytopenie von einer angeronnenen Blutprobe oder *in vivo* wirksamen Kälteantikörpern gegen Thrombozyten unterscheidet, auch wenn diese Vorgehensweise oft belächelt wird.

Erythrozytenfragmente, Zytoplasmafragmente, Kryoglobuline oder Verunreinigungen der Geräte- oder Waschlösungen können v. a. beim einfachen Coulter-Verfahren fälschlicherweise als Thrombozyten gezählt werden und die wahre Thrombozytopenie verschleiern. Die Impedanzänderung im Elektrolyten bei Durchtritt einer Zelle durch eine runde Messöffnung ist zwar proportional zu dem Zellvolumen (Coulter-Prinzip), kann aber den Zelltyp nicht unterscheiden. Das Messergebnis eines Gerätes mit dem Coulterverfahren (bei Herstellern einfacher Hämatologiegeräte noch weit verbreitet) sollten Werte unterhalb von 30.000/µl mit Vorsicht betrachtet und mit anderen Methoden kontrolliert werden. Laseroptische Streulichtmessungen sind besser und der Einsatz von Farbstoffen oder besser noch fluoreszenzmarkierten monoklonalen Antikörpern gegen Thrombozytenantigene führen zu einem korrekten Ergebnis, v. a. im Zählbereich unterhalb von 20–30.000 Thrombozyten pro Mikroliter, welcher bei den Kontrollreagenzien und in Ringversuchen ausgelassen wird, was die Problematik verschleiert. Die Überprüfung der Plausibilität kann mit einfachen Methoden wie der Zählkammer unter dem Mikroskop stattfinden oder im Ausstrich aus dem Verhältnis Erythrozyten : Thrombozyten geschätzt werden, deren beider Präzision aber keine sichere Unterscheidung z. B. von 15.000 von 18.000/µl erlaubt. Man zählt dabei in der Kammer 15 oder 18 Thrombozyten, die bei der ITP nicht so perfekt aussehen wie bei Gesunden. Bei allem Eifer sollten dann die möglicherweise vorhandenen Blasten einer ursächlichen, z. B. akuten T-Zell-Leukämie nicht übersehen werden, weshalb die Überprüfung im MGG-gefärbten Blutausstrich viel informativer ist. Aufgrund dieser Einschränkungen sind zur Thrombozytenzählung Referenzverfahren erarbeitet worden [41; 42].

Die dann korrekt ermittelte Thrombozytopenie kann als solches verschiedene Ursachen haben, weshalb die korrekte Bestimmung der **retikulierten Thrombozyten** eine wichtige Entscheidungshilfe in der Differentialdiagnostik darstellt, wenn sie denn korrekt gemessen werden (s. o.). Die Bildung und Ausreifung von Thrombozyten aus den Megakaryozyten wird fast nur durch Thrombopoietin reguliert, welches ausschließlich aus der Leber stammt. Ausgeprägte Lebererkrankungen verursachen daher regelhaft eine Thrombozytopenie, wenn sie mit einer Synthesestörung einhergehen (siehe auch Quick-Wert, Cholinesterase, Albuminspiegel). Der Thrombozytenspiegel selbst sorgt über die Rückkopplung via Thrombopoietin für einen sehr konstanten Thrombozytenwert. Umgekehrt täuschen die Thrombozytenfragmente bei ITP einen normalen Spiegel vor und bewirken damit eine inadäquat niedrige Nachproduktion. Die Megakaryozyten können wie oben beschrieben zu jedem Zeitpunkt ihrer Reifung und dem Erreichen ihrer maximalen Größe bei Bedarf vorzeitig Thrombozyten freisetzen und dabei je vorzeitiger umso weniger, d. h. die Megakaryopoese wird dramatisch ineffizienter. Die mikroskopischen Bilder im KM-Bröckelausstrich bei ITP sind zum Verständnis sehr lehrreich (siehe Abbildung 7.24). Diese großen ortsständigen Zellen geben über ihre Fortsätze, die in die sinusoidalen Gefäße hineinreichen, dosiert die Thrombozyten ab, wie aus elektronenmikroskopischen Aufnahmen von histologischen KM-Schnitten hervorgeht (TEM). Die frühen präformierten Thrombozyten, die bei den bei ITP vermehrten unreifen Megakaryoblasten gut zu erkennen sind, enthalten noch gröber strukturierte Granula und mehr RNA, was einerseits die Basis für die Bestimmung der sog. retikulierten Thrombozyten darstellt und anderseits Ursache für die störende Hintergrundfluoreszenz der RNA-Farbstoffe, die deshalb eine hohe Spezifität (Affinität) aufweisen müssen. Niedrige Affinität und kurze Färbedauer, wie in den Hämatologieautomaten implementiert sind, erlauben keine korrekte Bestimmung, weshalb die dort ermittelten Werte auch nicht mit der Diagnose der ITP korrelieren im Gegensatz zur Originalmethode, wie sie von Ken Ault und von Schmitz und Kienast beschrieben wurde. Bestimmte Syto-Farbstoffe bieten eine noch höhere Affinität als das in den o. g. Publikationen verwendete Thiazolorange.

Die Thrombozyten sind über ihre Fc-Rezeptoren am Transport der Immunkomplexe beteiligt und können selbst eine Zielscheibe des Immunsystems werden. Das immunogene Neoantigen kann ein Epitop aus infektiösem Fremdmolekül und Thrombozytenprotein sein, wodurch die Thrombozytopenie nach Abklingen der Infektion wieder verschwindet, wie es bei der akuten ITP bei Kindern nach Virusinfektionen häufig der Fall ist. Wenn das erkannte Epitop aus einer reinen Thrombozytenstruktur besteht, kommt es zur chronischen Immunthrombozytopenie (ITP, M. Werlhof), wo die Plättchen in der Milz abgefangen werden. Umgekehrt verursacht ein Hypersplenismus, gleich welcher Ursache, meist eine Thrombozytopenie und manchmal auch eine Neutropenie. Standard bei der ITP-Diagnostik ist der MAIPA-Test von Kiefel [43], aber auch die Thrombozytenantikörperbestimmung mit Immunfluoreszenz an autologen Plättchen (PIFT) ist recht erfolgreich (analog zum direkten Coombs-Test) [44]. Beim MAIPA werden nur der gpIIb/IIIa-Komplex aus Thrombozytenlysat aus Patienten-EDTA-Blut über Antikörper an die Mikrotiter ELISA-Platte gebunden und mit einem anti-Human-IgG im Sandwichverfahren die Autoantikörper detektiert. Es können daher auch nur Autoantikörper gegen den gpIIb/IIIa-Komplex gefunden werden, der ein häufiges Target bei der ITP darstellt und nur die AK-Klassen, die vom Zweitantikörper erkannt werden. Eine Abwandlung des Tests prüft dies auf Mikropartikeln im Durchflusszytometer (SASPA-Test von Nguyen [45; 46]) und hat weitere Capture-Antikörper hinzugenommen, die auch anti-HLA-AK erfassen. Wichtig ist es dabei, IgG-, IgM- und IgA-Antikörper getrennt zu erfassen: IgA wird im Original-Ansatz des MAIPA nicht gemessen, ist aber bei 10–20 % der ITP-Fälle positiv. IgM kennzeichnet das Anfangsstadium und wenn es allein vorkommt, wie bei der CLL, ist bei Persistenz des IgM auch an para-

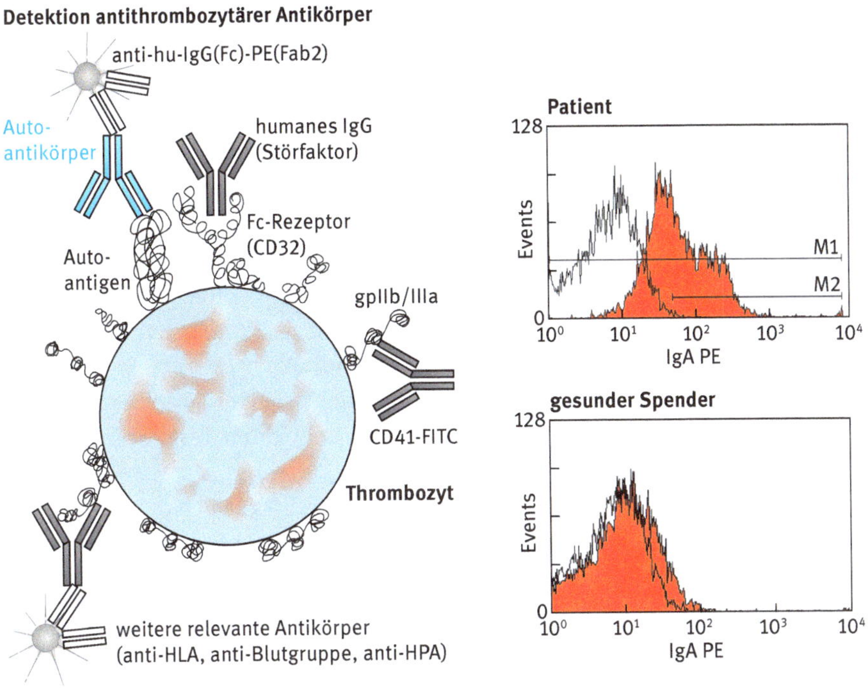

Abb. 7.27: Plättchen-assoziiertes Immunglobulin und Antikörper gegen Thrombozyten.

neoplastische AK zu denken (DD Verdrängung vs. ITP). Der Vorteil der selektiven MAIPA- und SASPA-Tests ist, wenn die Dissoziation der Membranproteine gelingt, die Entfernung der störenden Fc-Rezeptoren (CD32), die bei inkompletter Auflösung der Membran noch vorhanden sind und so wie beim PIFT ein Hintergrundsignal verursachen, welches die Nachweisgrenze verschlechtert (siehe Abb. 7.27). Eine Fixierung der Thrombozyten ist ebenfalls kontraproduktiv, sowohl im direkten wie auch im indirekten Test, denn dieser Schritt fixiert auch die FcR-gebundenen Immunglobuline und erhöht damit per se die Autofluoreszenz der Zellen. Die gewaschenen und über Nacht oder noch länger stehen gelassenen Thrombozyten geben die FcR-gebundenen störenden Immunglobuline wieder frei während die Fab-seitig bindenden bleiben und damit wird eine deutlich bessere Nachweisgrenze erreicht, die den PIFT als Screeningtest klinisch brauchbar macht, da er die schlechte Sensitivität des MAIPA kompensiert. Dabei muss man den Überbegriff einer Immunthrombozytopenie (ITP) von dem klassischen M. Werlhof unterscheiden (idiopathische thrombozytopenische Purpura (auch und bereits früher mit ITP abgekürzt)), wo der MAIPA- bzw. SASPA-Test wiederum eine bessere Spezifität besitzt. In der klinischen Praxis (Gerinnungsambulanz) sind aber viele immunologisch vermittelte Begleitthrombozytopenien zu finden, die v. a. im Rahmen von Infektionen, chronischer Entzündungen, Infektionen oder Lymphomen (v. a. M. Waldenström) auftreten, die man nicht als M. Werlhof bezeichnen möchte und wo neben den Antikörpern auch T-Zellen eine entscheidende Rolle spielen können [47–52].

Die Thrombozytenfragmente nach Komplementlyse beim M. Werlhof, wo bereits wenige Antikörpermoleküle eines hochaffinen IgG pro Zelle zu einer Lyse führen, sind noch gerinnungsaktiv, weshalb diese Patienten z. T. die niedrigen Thrombozytenkonzentrationen ohne Blutungskomplikation tolerieren. Die Immunkomplexe aus Membranfragmenten von Thrombozyten und Antikörpern sind auch im Zytometer noch messbar (Trigger auf fluoreszenzmarkierte Thrombozytenantigene wie CD61), stellen aber hohe Anforderungen an Test (partikelfreie Lösungen) und Messtechnik (Optik). Erstaunlicherweise existieren in den wenigsten Fällen freie Antikörper, die im indirekten Test (analog zum indirekten Coombs-Test bei den Erythrozyten) auf gesunden Test-Thrombozyten nachweisbar wären, weshalb die meisten immunhämatologischen Laboratorien den indirekten Test eingestellt haben.

Ein ungeliebtes Thema ist bei den ITP-Experten die Frage nach der Zell-vermittelten zytotoxischen Immunantwort gegen die Megakaryopoese oder deren Anteil an der ITP, da sie im PIFT-, MAIPA- bzw. SASPA-Test nicht gesehen wird und man heute meint, auf die Antikörperdiagnostik und die KM-Punktion bei der Diagnose der ITP verzichten zu können [53]. Das dieser nicht antikörpervermittelte Mechanismus existiert, ist ganz einfach in der KM-Zytologie zu sehen, da in diesem Fall die gesteigerte Megakaryopoese trotz klinisch diagnostizierter ITP fehlt und PIFT, MAIPA und SASPA negativ sind und die retikulierten Thrombozyten kaum erhöht sind. Viele Kollegen und so auch die Konsensusempfehlungen diagnostizieren daher angesichts der nicht unproblematischen Labordiagnostik die ITP allein über die Klinik, d. h. Anamnese und Thrombozytenzahl, da die o. g. Tests nicht ausreichend sensitiv (PIFT) und unvollständig sind (MAIPA). Die Anzahl der benötigten T-Zellen ist wie die der IgG-Moleküle gering und die Zahl der Targets ist es ebenfalls, weshalb man im KM bei ITP vergeblich lymphozytäre Infiltrate sucht. Wie man aus *In-vitro*-Untersuchungen weiß, können einzelne zytotoxische T-Zellen ihre Targetzellen (am Beispiel von Tumorzellen untersucht) nacheinander angreifen, weshalb wenige Zellen ausreichend sind. In den Fällen, wo die ITP von klonalen T-Zellen vermittelt wird, gelingt dann der Nachweis. Die gezielte Suche nach granulierten Lymphozyten (LGL) im Ausstrich und in der durchflusszytometrischen Lymphozytentypisierung (Immunphänotyp CD8-positiv56-positiv und/oder CD8-positiv57-positiv, z. T. auch CD4-positiv oder CD3-positiv4-negativ8-negativ) gehört heute zur Abklärung einer unklaren Thrombozytopenie oder Neutropenie dazu. Man darf sich also nicht wundern, wenn in solchen Fällen die klassischen Therapieansätze bei ITP, die auf der Autoantikörper-Hypothese basieren, ganz oder teilweise versagen (anti-D, intravenöses Immunglobulin, Rituximab (CD20), Splenektomie). Neuere Arbeiten gestehen zumindest regulatorischen T-Zellen eine gewisse Bedeutung zu [54; 55]. Die teuren Agonisten der Thrombozytopoese können hier dennoch einen Thrombozytenanstieg erreichen.

Die Oberflächenproteine der Thrombozyten sind z. T. polymorph, was das HPA-System und die HLA-Moleküle betrifft. Die ersteren sorgen für die **Alloimmunthrombozytopenie** (analog zur Neutropenie) des Neugeborenen durch Immunisierung in der Schwangerschaft und die zweiten für den Thrombozytenabfall nach Transfusion HLA-ungematchter Thrombozytenpräparate wie sie in aller Regel verabreicht werden.

Eine weitere wichtige und häufige Ursache der Thrombozytopenie ist die bereits erwähnte **Verdrängung** der Megakaryopoese im Knochenmark durch maligne Prozesse: Dies können Metastasen solider Tumore, Lymphome oder akute Leukämien sein. Hinzu kommen die primäre Myelofibrose (PMF), die sekundäre Myelofibrose bei Polyzythämia vera (PV), die essentielle Thrombozythämie (ET), die Haarzell-Leukämie (HCL) oder die Megakaryozyten-Leukämie (AML FAB M7).

Nach dem zuvor Gesagten wird es verständlich, warum es so schwer ist, eine fixe **Substitutionsgrenze** für Thrombozyten festzulegen: Bei ITP ohne plasmatische Gerinnungsstörung ist man toleranter wie auch bei akuter ITP im Rahmen von Virusinfekten und kann selbst bei Werten unter 10.000/µl zuwarten, während bei Patienten mit Gerinnungsstörung die Indikation großzügiger zu stellen ist. Noch wichtiger ist die Thrombozytenfunktion, deren korrekte Untersuchung an eine ausreichende Thrombozytenzahl gebunden ist. Der ansonsten so brauchbare Test des Funktionsmessgeräts PFA100 ist bei Thrombozytopenie nicht aussagekräftig und führt in dem Zusammenhang im Alltag oft zu Fehldiagnosen durch Fehlinterpretation. Je länger man den Patienten kennt bzw. dessen Anamnese, umso besser kann man die Situation einschätzen und die o. g. Tests entlasten. Eine Willebrand-Patientin mit Blutungsneigung hat einen anderen Bedarf im Vergleich zu einem Tumorpatient mit einer prokoagulatorischen Situation durch die Tumor-assoziierten Proteasen.

Die Thrombozytopenie kann auch als Begleitphänomen im Rahmen einer Mikroangiopathie auftreten und ist als Thrombozytenabfall innerhalb von Stunden das früheste und führende Zeichen bei **disseminierter intravasaler Gerinnung (DIC)** [56] bzw. einer Verbrauchskoagulopathie, wo jede Stunde einer früheren Intervention lebensrettend sein kann. Eine intelligente Maßnahme ist es daher, in der Labor-EDV einen sogenannten Delta-Check für Thrombozyten bei Risikopatienten einzuführen, der Alarm schlägt wenn die Thrombozyten bei Pateinten aus Risikogruppen plötzlich abfallen (Intensivstationen, Sepsis-Patienten), d. h. bereits zu einem Zeitpunkt wenn die Thrombozytenkonzentration noch im Normbereich liegt und nicht erst wenn die Plättchen unter den unteren Grenzwert des Referenzbereiches abgefallen sind.

Thrombozytenverminderungen kommen auch regelhaft bei Verbrennungen, Sepsis und auch Malaria vor, jeweils mit ungünstiger Prognose und nicht selten mit einer DIC bzw. Verbrauchskoagulopathie verknüpft.

Bei einer Blutentnahme in **Heparinröhrchen** kommt es fast regelhaft zu einem sog. Satelliten-Phänomen, wo sich die Thrombozyten rosettenförmig an Neutrophile anlagern. Das Phänomen ist spenderabhängig unterschiedlich stark ausgeprägt und kommt neben der Polyanionen-Wirkung des hochmolekularen Polymer Heparin und unspezifischen Bindung, v. a. durch den Endotoxin-Gehalt des ungereinigten Heparin der Entnahmeröhrchen und Aktivierung v. a. der Neutrophilen durch das Endotoxin zustande. Heparin für Blutentnahmesysteme wird als Massenprodukt in Schlachthöfen aus unsteriler Schweinedarmmukosa gewonnen. Eine Blutbildbestimmung aus Heparinblut ist daher obsolet.

Innerhalb von zwei Wochen nach erstmaligen Heparin-Gabe können sich in vivo Antikörper entwickeln und zu einer Thrombozytopenie eventuell sogar zu Gewebsnekrosen an der Injektionsstelle führen (**heparininduzierte Thrombozytopenie** (HIT Typ 2). Bei zweiter Gabe treten die Antiköperbildung und die Thrombozytopenie sofort ein. Der einfachste Test ist eine Zählung der Thrombozyten im Vergleich +/− Heparininkubation *in vitro* im Hämatologiegerät. Den Standard stellt hier noch der HIPA-Test nach Prof. Greinacher dar [57]. Er dauert zwei Tage während die klinische Entscheidung (Absetzen bzw. Umstellung der Heparin-Therapie) sehr schnell getroffen werden muss und man nicht auf das Testergebnis warten kann. Die Hit-Typ 1 kommt mehr durch die weiteren, o. g. Mechanismen zustande und ist weniger dramatisch.

Andererseits gibt es auch *in vivo* neben der Heparin induzierten andere antikörpervermittelte Thrombozytopenien. Wir haben eine solche Reaktion auch nach therapeutischer i.v.-Gabe monoklonaler Antikörper gegen Gerinnungsfaktoren oder Rezeptoren an Thrombozyten gesehen.

Autoantikörper gegen Thrombozyten bzw. Immunkomplexe auf ihrer Oberfläche führen nicht nur zu einer Thrombozytopenie, sei es durch komplementvermittelte Lyse, Phagozytose oder Sequestration in der Milz: Sie können oft auch eine Störung der Thrombozytenfunktion durch Blockierung der Rezeptorfunktion verursachen, sei sie durch direkte Antikörperbindung am Rezeptor oder sterisch bedingt (Immunkomplexe).

Manch ein Leser wird sich an dieser Stelle fragen, warum dieses Thema im Kapitel einen so relativ breiten Raum einnimmt. Die Abklärung einer Thrombozytopenie ist ein komplexes Feld und Patienten mit Thrombozytopenien sind Grenzgänger zwischen Hämatologen, Hämostaseologen und Transfusionsmedizinern und eine übergreifende Darstellung aller Ursachen von Thrombozytopenien gibt es in der Form nicht. Die Abbildung 7.28 fasst daher das Dargestellte noch einmal zusammen.

Die Hämatologen sind durch Überweisung von Hausarzt oft mit der Frage der Abklärung von Thrombozytopenien konfrontiert (ohne vorliegende Gerinnungsanalysen), insbesondere wenn sie nicht isoliert auftreten sondern von Anämie oder Neutropenie begleitet werden. Umgekehrt betreuen Hämostaseologen hämatologische Patienten und es wurden alle aufwändigen und teuren Tests gemacht ohne dass ein Blutausstrich untersucht worden wäre. Die Autoimmunerkrankungen sind ein weiteres Feld der Zytopenien wie Medikamentös-induzierte Autoimmunerkran-

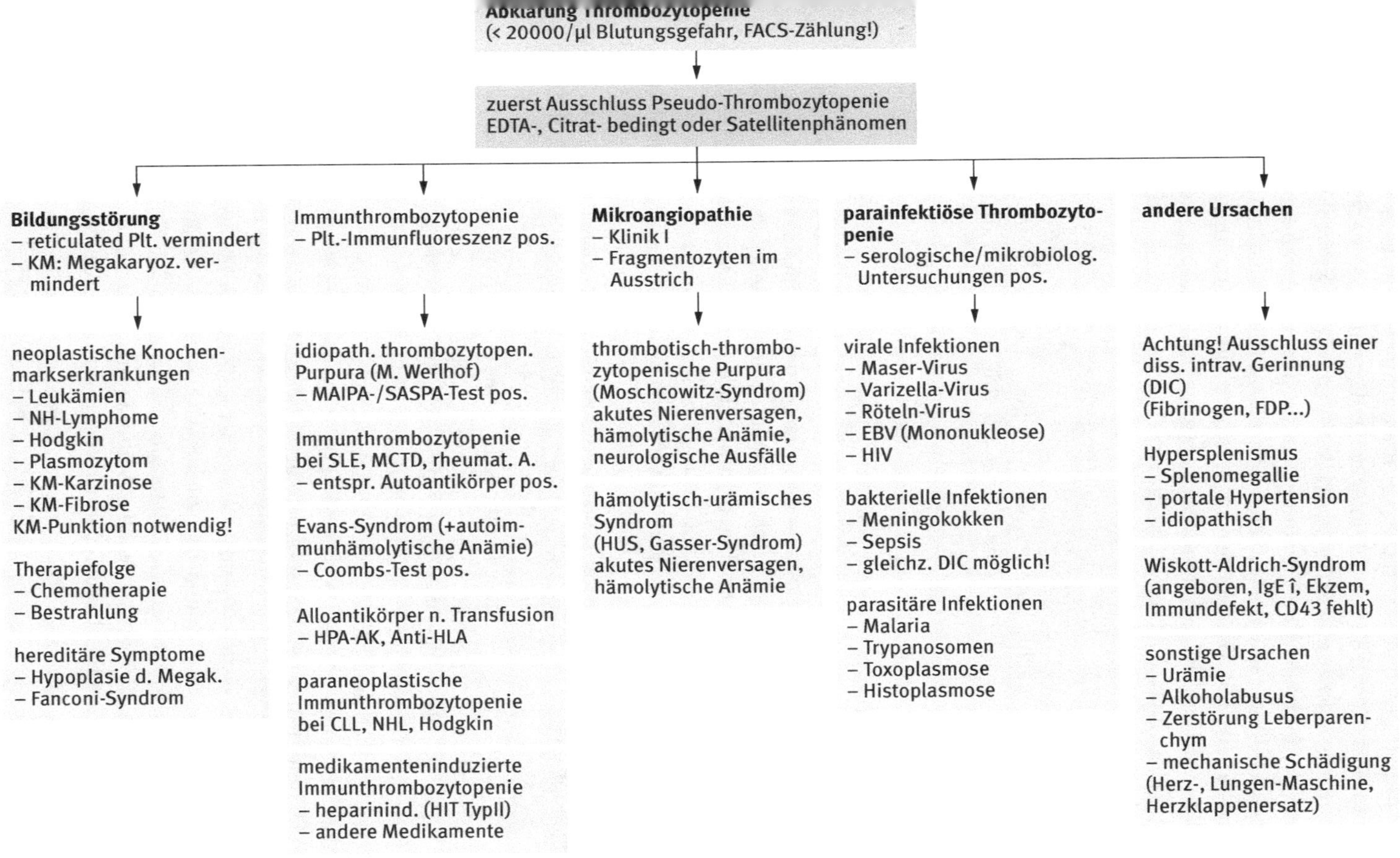

Abb. 7.28: Abklärung einer Thrombozytopenie.

kung, Antiphospholipid-Syndrom, SLE, Rheumatoide Arthritis, Felty-Syndrom, M. Still u. a.) und wie auch die infektiologischen Ursachen, wo parasitäre oder intrazelluläre Erreger gerne eine Splenomegalie verursachen (Hypersplenismus) und bei geringer oder fehlender CRP-Erhöhung z. B. bei intrazellulären Erregern, die infektiologische Differentialdiagnose schon gar nicht mehr in Betracht gezogen wird. Oft können eine LGL-Vermehrung im Blut oder die Aufarbeitung von resezierten Lymphknoten Hinweise geben, sofern daran gedacht und die Frage an den Diagnostiker (Pathologe, Mikrobiologe, Zytologe) formuliert wird. Non-Hodgkin-Lymphome der T-Zell-Reihe (v. a. T-LGL) werden oft von einer Thrombozytopenie oder Neutropenie begleitet, auch wenn Kälteantikörper oder eine Kryofibrinogenämie vorliegen. Etwa bei der Hälfte der Fälle von Kryofibrinogenämie kommt ein NHL vor, das z. T. als ursächlich angesehen wird [58]. Auch bei Kälteantikörpern (*cold agglutinin disease*) wird in vielen Fällen ein B-NHL ähnlich dem Immunozytom angenommen [59].

7.2.2.2 Thrombozytose

Ähnlich der Pseudothrombozytopenie gibt es in umgekehrten Sinn eine Pseudovermehrung in Form von Kryoglobulinen, die kugelförmige Präzipitate bilden können (siehe Abb. 7.25). Als weiteres Artefakt können Schistozyten oder Fragmentozyten Thrombozyten vortäuschen bzw. eine Thrombozytopenie kaschieren (M. Moschcowitz (TTP), hämolytisch-urämisches Syndrom (HUS), HELLP-Syndrom).

Reaktive Thrombozytosen können unter intensivmedizinischen Patienten Werte bis über eine Million pro µl erreichen, weshalb die Höhe der Thrombozytenzahl kein sicheres Kriterium für eine Unterscheidung zwischen einer reaktiven und einer myeloproliferativen Erkrankung wie der ET oder PMF darstellt [60]. Der Thrombozytenanstieg ist oft das erste Zeichen bei einer Infektion. Die Anisozytose und Größe der Thrombozyten ist ebenfalls kein sicheres Zeichen zur Unterscheidung reaktiver und autonomer Plättchenvermehrung. Hingegen können bei Thrombozytose (!) kleinere bis mittlere Aggregate mit erheblicher Thrombozyenanisozytose im Ausstrich ein Hinweis auf eine ET sein, die im KM bei solchen Patienten regelhaft auftreten, wo sich die Thrombozytenwolken nach Freisetzung bzw. Abgabe aus den Megakaryozyten nicht mehr vereinzeln. Der Zusammenhang zwischen solchen *in-vivo*-Aggregaten und der Thromboseneigung bei nicht wenigen Patienten mit ET ist noch nicht geklärt. Daher muss auch bei Thrombozytose die Thrombozytenzahl im Ausstrich zumindest bei Erstdiagnose überprüft werden! Schwankende Thrombozytenzahlen im Verlauf sind bei solchen Patienten mit ET auch ganz typisch. Ansonsten ist der lineare Thrombozytenanstieg über die Zeit (Monate) ein gutes Kriterium für eine ET, während reaktive Veränderungen ein auf und ab verursachen bei der ansonsten innerhalb eines Individuums konstanten Thrombozytenkonzentration (+/– 5 %).

Im Gegensatz zu den reaktiven Formen sind autonome Thrombozytosen ein Zeichen einer sog. chronischen myeloproliferativen Erkrankung (heute als myeloproliferative Neoplasien bezeichnet (MPN)). Dazu gehören die essentielle Thrombozythämie mit isolierter Thrombozytose (ohne Basophilenvermehrung, Polyglobulie), die chronisch myeloische Leukämie (CML), die Polyzythämia vera, die Osteomyelofibrose (OMF, später als idiopathische Myelofibrose (IMF) und heute als primäre Myelofibrose (PMF) bezeichnet) und bei den myelodysplastische/myeloproliferativen Erkrankungen das 5q-Syndrom (zu den MDS gerechnet) und die refraktäre Anämie mit Ringsideroblasten und Thrombozytose (MDS-RARS-T). Zunächst klingen diese Krankheitsnamen verwirrend, aber im Zuge der zunehmend entdeckten molekularen Grundlagen kommt das Verständnis und therapeutische Optionen, da sich die Erkrankungen aus einer Kombination von Mutationen erklären lassen, (JAK2-, CALR- und MPL-Mutation). Die Mutation der Tyrosinkinase bcr-abl und die der Januskinase 2 (JAK2) führen zu einer Myeloproliferation, die unabhängig vom Stimulus und bei fast allen PV-Fällen verantwortlich ist. Die kommt aber auch bei 50 % der ET und 20–30 % der PMF vor, wobei auch die PV in eine Myelofibrose übergehen kann. Die RARS wird weitgehend durch die SF3B1-Mutation hervorgerufen und bei RARS-T kommen JAK2-, MPL- oder Calretikulin-Mutation hinzu. Das 5q-Syndrom wird, wie der Name schon sagt, durch eine Deletion am Ende des langen Arms von Chromosom 5 hervorgerufen und geht mit Dysplasien der Megakaryopoese und der anderen Linien einher. Es kommt bei der Beurteilung der Thrombozytosen also auf eine Betrachtung der Begleitumstände an, um sie richtig zu interpretieren.

Das Ausmaß der Thrombozytose bei myeloproliferativen Erkrankungen ist unterschiedlich ausgeprägt, bei einer CML geringer ebenso bei einer PV, wobei jedoch in Bezug auf die Thrombozytenzahl breite Überlappungen existieren. Die Thrombozytose bei 5q-Syndrom, einer Unterform des MDS, liegt zumeist unter 750.000/µl, der von Wintrobe genannten arbiträren Grenzzahl zwischen reaktiver und autonomer Vermehrung. Dieser Grenzwert ist von der WHO immer weiter gesenkt worden und liegt derzeit bei 450.000/µl. Es werden sich künftig sicher weitere, seltenere myeloproliferative Erkrankungen demaskieren [61; 62], die jetzt noch in dem Topf atypische CML bzw. unklassifizierbarer MDS/MPS landen. Ein ausgeprägter Eisenmangel ist zumeist mit einer leichten Thrombozytose assoziiert, weshalb ein Eisenmangel bei Entzündung oder MPN die Thrombozytose verstärkt.

7.2.2.3 Thrombozytenfunktion

Die Analyse der Thrombozytenfunktion ist eine Domäne der Hämostaseologen und es gibt in dem Bereich wenig Standardisierung. Jeder der großen Experten auf dem Gebiet hat eine eigene Methode oder Modifikation entwickelt, weshalb unterschiedliche Geräte am Markt sind und kein Konsens besteht. Die umfangreiche Bestimmung der Neoexpression aktivierungsabhängiger Moleküle auf Thrombozyten u. a. im Rahmen der Arterioskleroseforschung hat sich in der Routine nicht durchsetzen können. Dies hat mit der sofortigen Bindung aktivierter Thrombozyten an

Endothelien *in vivo* zu tun und mit den Scherstress-Bedingungen für die Thrombozyten bei der Blutentnahme zu tun (enge Nadel, Verbindungsschlauch zwischen Entnahmenadel und Entnahmeröhrchen) obwohl es mittlerweile verschiedene d. h. nicht standardisierte Stabilisierungslösungen gibt, die z. T. als Geheimrezept kommerzialisiert wurden. Der Formwandel der Thrombozyten (shape change) von diskoid zu gestreckt ist dabei ein früher und sensitiver Marker einer Aktivierung, jedoch erzeugt er keinen guten Signalunterscheid im Streulicht (FSC vs SSC) bei der durchflusszytometrischen Analyse, d. h. es gibt keine gute Messmethode dafür. Eine interessante Alternative dazu ist die bereits o. g. Untersuchung von Zell-Zell-Interaktionen *ex-vivo*, die recht stabil und reproduzierbar sind. Die Anheftung von Thrombozyten an Monozyten ist dabei besonders interessant und wurde in der Arteriosklerose-Forschung als bereits vor vielen Jahren eingesetzt (simultane Immunfluoreszenz von Monozyten- und Thrombozytenmarkern). Die Anheftung von Thrombozyten ist also keineswegs nur ein lästiger Artefakt bei der Bestimmung der Thrombozytenzahl sondern eine robuster Funktionsparameter [63–66].

Eine detaillierte Thrombozytenfunktionsanalyse ist daher immer an ein bestimmtes Labor und die Interpretation des jeweiligen Experten gebunden und erfordert immer eine frische Blutentnahme, weshalb der Patient sich der Patient im jeweiligen Labor vorstellen muss [67–69]. Es bleibt im Einzelfall die Frage, ob sich der Aufwand lohnt [70].

7.3 Leukozyten

Die Leukozyten stellen eine heterogene Gruppe dar und ihre Gesamtbetrachtung ist angesichts der vielen Erkenntnisse aus der modernen Immunologie wenig zeitgemäß. Die in der Praxis häufig anzutreffende Angabe der Untergruppe in Prozentwerten ist eigentlich klinisch wenig hilfreich, vielmehr bedarf es der Berechnung der Konzentrationswerte (Zellen pro Mikroliter Blut bzw. Nanoliter) für die Definition z. B. einer Lymphozytose. Die Prozentwerte stammen aus einer Zeit, wo man deren Konzentration nur durch manuelle Multiplikation der Leukozytenzahl (*white blood count* (WBC) aus Zählkammer oder Coulter-Counter) mit den Prozentwerten des mikroskopischen Differentialblutbildes aus einem gefärbten Blutausstrich ermitteln konnte (May-Grünwald-Giemsa- sog. Pappenheimfärbung in deutschsprachigen Ländern, Wright-Färbung in den USA). Die Qualität von Ausstrich und Färbung spielt eine große Rolle.

Die Leukozytenzahl im Blut bewegt sich im Bereich von 4.000 bis 10.000 Zellen pro µl, genauer gesagt 3.800–10.200/µl (höhere Toleranz nach oben bei ambulanten Patienten), aber scharfe Grenzen gibt es nicht. Eine Gesamtbetrachtung der Leukozyten liefert wenig Interpretationshilfe, da sie sich aus unterschiedlichen Zellsystemen zusammensetzt, die mit Neutrophilen, Monozyten und Lymphozyten ein eklatant unterschiedliches Zirkulationsverhalten, Reaktionsverhalten, Kinetik und Lebensdauer aufweisen. Die lebensgefährliche Agranulozytose hat immer noch eine Leukozytenzahl von 1.200–2.000 Leukozyten pro Mikroliter (µl), da die Lymphozyten nicht betroffen sind.

Eine normale Leukozytenzahl schließt eine hämatologische Erkrankung nicht aus und eine Leukozytose kann vielerlei Ursachen haben und hilft dem Kliniker als alleinige Information bei Erstdiagnose überhaupt nicht weiter. Daher sollte immer eine getrennte Betrachtung der Leukozytenuntergruppen erfolgen. Ein kleines Blutbild in Ermangelung eines Gerätes für Differentialblutbilder erfordert daher in dem Zusammenhang einen ergänzenden Blutausstrich. Die breitere statistische Streuung der manuellen Ergebnisse bei der Auszählung von nur 100 Zellen ist jedoch bei Verlaufskontrollen problematisch, weshalb sie in der Labor-EDV bei der Ergebnisdarstellung in getrennten Zeilen dargestellt werden sollten und eine Berechnung der Absolutzahlen allenfalls für Neutrophile und Lymphozyten sinnvoll ist.

Auch in den operativen Fächern ist eine Bestimmung der **Neutrophilenkonzentration** hilfreich, da das CRP postoperativ durch die Gewebeverletzung bei größeren Eingriffen erhöht ist, ohne dass eine Infektion vorliegt und das teure Procalcitonin seine Erwartungen nicht erfüllt hat. Auch für die Differentialdiagnose der Anämien ist eine mikroskopische Betrachtung unerlässlich, was aber postoperativ zunächst von untergeordneter Bedeutung ist.

Aus den genannten Gründen ist auch die Gesamtbetrachtung der Granulozyten ist wenig hilfreich, da die Subpopulationen der Neutrophilen, Eosinophilen und Basophilen völlig unterschiedliche Funktionen und Bedeutung haben. Auch sie sollten daher im Befund getrennt dargestellt und abgehandelt werden. Für die Zeiten in der Nacht und am Wochenende, wo keine Möglichkeit der manuellen Differenzierung gegeben ist, hat sich eine alleinige Herausgabe der weniger störanfälligen absoluten Neutrophilenzahl bewährt.

7.3.1 Vorläuferzellen

Im gesunden Knochenmark des Kindes und Erwachsenen kommen die Stamm- und Progenitorzellen mit einem Anteil von ca. 1 % (Erwachsene) bzw. 2 % vor (Kinder < 10 Jahre). Hier zeigen diese im gesunden Zustand eine Differenzierung in alle Richtungen (Erythropoese, Granulopoese und B-Lymphopoese), welche sich durch die Betrachtung der Oberflächenmarker gut nachvollziehen lässt. Der Verlust dieser Pluripotenz hat eine wichtige Aussagekraft bei der Diagnose des Myelodysplastischen Syndrom (MDS) bzw. myeloproliferativer Neoplasien (MPN, früher als chronisch myeloproliferative Syndrome CMPE bezeichnet). Sie reagieren mit den Antikörpern der Cluster CD34 und mit CD117 bzw. CD38 in abnehmendem Maße im Übergang zum Promyelozyten im Falle der **Granulopoese**. Dieser reagiert bereits mit CD15 und in der terminalen und irreversiblen Differenzierung vom Myelozyten zum Segmentkernigen hin kommt schrittweise CD16 hinzu. Die differentielle Markerexpression der hämatopoetischen Vorläuferzellen ist in groben Zügen in Abbildung 7.4b dargestellt und lässt sich durch Hinzunahme weiterer Marker verfeinern. Bereits beim Übergang vom Knochenmark ins Blut ändert sich der Reifegrad der Progenitorzellen, weshalb sich die Interpretation ihres Markerprofils in Abhängigkeit von der KM-Reinheit des Aspirates bis zum Blut hin ändert.

Differenziert die Stammzelle in Richtung der **Monozyten/Makrophagenlinie**, so kommt neben der Hochregulation von CD4 und CD33 noch die Expression des hochaffinen Rezeptors für IgG (CD64) hinzu und terminal auch die des Rezeptors für das Lipopolysaccharid (LPS)-bindende Protein (CD14, Mitglied der toll-like receptor (TLR)-Familie) bzw. IREM2 (CD300e, immune receptor expressed by myeloid cells 2).

Bei der **erythropoetischen Differenzierung** (s. Abb. 7.8) wird der Transferrin-Rezeptor (CD71) deutlich herauf und CD33 herunter geregelt. CD105 (Endoglin) markiert nur die frühen Phasen der Erythropoese. Der oft verwendete Thrombospondin-Rezeptor (CD36) hat keine besondere Spezifität für die Erythropoese sondern reagiert auch mit der Monozytopoese und der Megakaryopoese, wird aber historisch für die Erythrozytenentwicklung herangezogen. Der Verlust von CD45 (leukocyte common antigen, eine auf Leukozyten beschränkte Rezeptor-gekoppelte Protein Tyrosinphosphatase) beginnt beim Proerythroblasten und setzt sich schrittweise bis zum noch kernhaltigen Erythroblasten fort, der dann auch mit dem Blutgruppenantigen Glykophorin A (CD235) reagiert. CD45 und CD235 schließen sich strikt gegenseitig aus. Erst die multiparametrische Analyse erlaubt einen sinnvollen Einsatz dieser Marker bei der anderweitig nicht möglichen Beurteilung hämatopoetischer Stamm- und Progenitorzellen, d. h., eine sinnvolle Interpretation und damit die Notwendigkeit einer finanziellen Erstattung. Bei einer Dysplasie der Erythropoese werden CD71 und CD33 oft vermindert exprimiert, was eine der krankheitsrelevanten Veränderungen darstellt. Im Gegensatz zur mühsamen und subjektiven mikroskopischen Beurteilung eines gefärbten Knochenmarkausstrichs können hier objektiv messbare Veränderungen künftig quantitativ ausgewertet werden (Infinicyt-Software des EuroFlow-Consortiums).

Bei der **B-lymphatischen Differenzierung** geht CD117 zuvor verloren und CD19 kommt sehr früh und dann CD10 hinzu, wobei letzteres danach auch wieder verschwindet, bevor die Schwerketten und dann die Leichtketten exprimiert werden. Zuerst wird kappa rearrangiert, dann lambda, dass deshalb bei Expansion der frühen B-Lymphopoese an dieser Stelle nicht mit einer klonalen Erkrankung verwechseln darf. CD20 markiert das Stadium einer reifen naiven B-Zelle (siehe Abb. 7.29) während CD27 das Stadium der Memory-B-Zelle markiert (Gedächtniszellen nach erfolgreicher Immunreaktion).

Die **Mastzelldifferenzierung** führt zu einer noch weiteren Hochregulation von CD117, die von keiner anderen Zellart erreicht wird. Eine atypische Koexpression von CD2 und v. a. von CD25 (Interleukin-2-Rezeptor) geht relativ zuverlässig mit einer malignen Mastozytose einher. Es sind aber nur wenige Zellen, die sich im

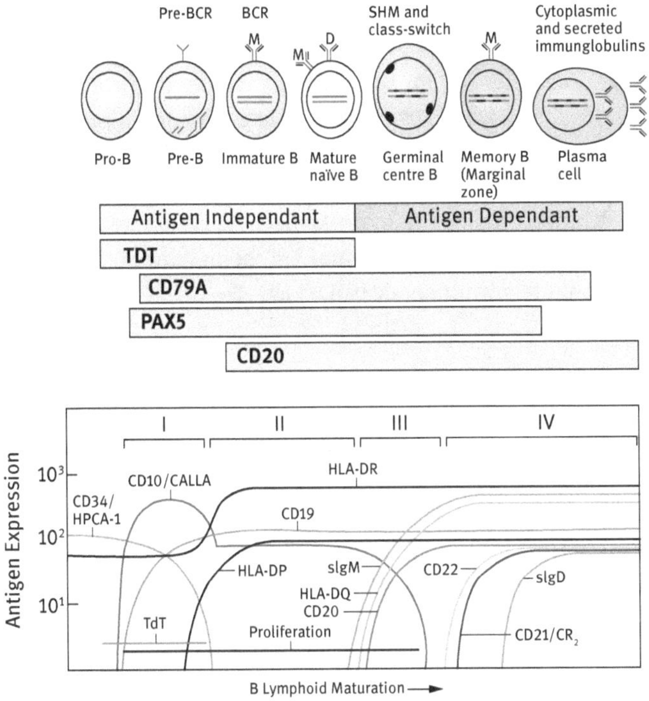

Abb. 7.29: Reifung und Antigenexpression von B-Zellen.

freien Zustand im ersten Aspirat wiederfinden lassen. Das dritte Aspirat der Knochenmarkpunktion enthält keine physiologischen Mastzellen mehr. Ähnlich verhält es sich mit den Plasmazellen.

Die Entwicklung der **T-Vorläufer** ist im Knochenmark nicht vorhanden, sondern nur im Thymus und teilweise in der Haut. Die T-Zellen im Knochenmark sind sekundär eingewandert und steuern die Aktivität der Hämatopoese. Bei aplastischer Anämie ist der CD4/8-Quotient vermindert, bei reaktiven Prozessen erhöht. Diese Aussagen gelten für nur für das erste Aspirat. Dabei ist zur Interpretation nicht nur der Quotient zu beurteilen, sondern auch die Erhöhung (Infiltrationsgrad) der CD8- bzw. CD4-Zellen.

Auch die Pluripotenz der **CD34-Zellen** ist nur im ersten Aspirat einer normalen Punktion gut zu erkennen. Eine *Punctio sicca* erlaubt wie in der Zytologie nur noch bedingt einen Rückschluss auf die eigentlichen Verhältnisse im Knochenmark. Die im Blut zirkulierenden Vorläuferzellen sind bereits myeloisch determiniert (CD33-positiv, CD34-positiv, CD117-positiv) und haben eine Konzentration von ca. 2–4/µl. Bei MPN steigt deren Konzentration um das mehr als 5-Fache, was außerhalb von Stammzellmobilisierungen mit G-CSF oder Regeneration nach Chemotherapie sonst nicht zu beobachten ist. In Richtung Transformation steigt ihre Konzentration bei MPN (CMPE) weiter an und die myeloische Omnipotenz geht verloren. Die

Messdaten-Wolke wird dann in der Immunphänotypisierung v. a. im Zweiparameter-Histogramm (sogenannter Dot Plot) CD34 vs. CD117 schmaler und dichter und die Expressionsdichte von CD34 steigt oft an. Abnormale, pathologische Zugewinne von CD2, CD7 oder CD56 u. a. Antigenen sind möglich, aber nicht regelhaft (aberrante Immunphänotyen), die i. d. R. auch in dem späteren, Leukämie assoziierten Immunphänotyp (LAIP) enden. Eine vermehrte B-lymphatische Differenzierung beobachtet man bei Kindern, in der hämatopoetischen Regeneration nach Chemotherapie und bei Autoimmunerkrankungen und z. T. beim lymphoplasmozytoiden Lymphom, welches gehäuft mit ihnen assoziiert ist.

7.3.2 Neutrophile Granulozyten

Auf „Granulozyten“ als Oberbegriff wurde ebenso verzichtet, weil sie diagnostisch getrennt betrachtet werden müssen. Sie entstehen aus dem Promyelozyten als letztem gemeinsamen Vorläufer – bevor sich die Wege trennen. Neutrophile lassen sich zytometrisch leicht durch ihr hohes Seitwärtsstreulicht (SSC) abtrennen, was sich durch die Menge an Phasengrenzen der Granula gegenüber dem Zytoplasma ergibt (Granulagehalt). Es gibt jedoch zwei Gründe für einen SSC-Signalverlust: Hypogranulation bei Myelodysplasie oder die sogenannte toxische Granulation (Zunahme basophiler Granula, die diese 90°-Streuung nicht erzeugen), weshalb auch basophile Granulozyten im Streulicht dicht bei den Lymphozyten zu liegen kommen. Die sogenannte Linksverschiebung – ein Begriff der bildlichen Darstellung gefärbter Zellen im Ausstrich vom unreifen Myeloblasten am Beginn der Zeile und dem übersegmetierten Neutrophilen am rechten Ende der Zeile – hat zu der klinisch häufig verwendeten Namensgebung geführt. Nur die neutrophilen Granulozyten werden hierzu beurteilt, die eosinohilen und basophilen Granulozyten nicht. Die Zytometer können aber durch die Streulichtanalysen die Kernform nicht unterscheiden, wohl aber Größe und Granulagehalt, weshalb sich Stab- und Segmentkernige nicht unterscheiden oder scharf von Myelozyten kaum abtrennen lassen. Die physiologische Reife kann jedoch über CD16, CD13 und CD11b immunologisch überprüft werden und ist ab dem Myelozyten erreicht (siehe Abb. 7.30). CD16 als niederaffiner Fc-Rezeptor für monomeres IgG erkennt als Zeichen der vollständigen Reife v. a. aggregiertes IgG in Form von Immunkomplexen bzw. opsonisierten Mikroorganismen. Durch seinen Polymorphismus kann er Ziel einer alloimmunen Antikörperbildung sein. Durch seine GPI-Verankerung in der Zellmembran fehlt er bei Patienten mit einem erworbenen GPI-Defekt (paroxysmale nächtliche Hämoglobinurie (PNH)). Aufgrund des genannten Polymorphismus ist bei der Immunphänotypisierung Vorsicht geboten, ob das jeweilige Epitop vom eingesetzten CD16-Klon erkannt wird, bevor man eine PNH diagnostiziert. Auf den NK-Zellen wird der gleiche Rezeptor ohne Polymorphismus transmembranös verankert. Der hochaffine Rezeptor für IgG CD64 ist auf Monozyten konstitutiv vorhanden und wird von Neutrophilen erst nach Aktivierung exprimiert.

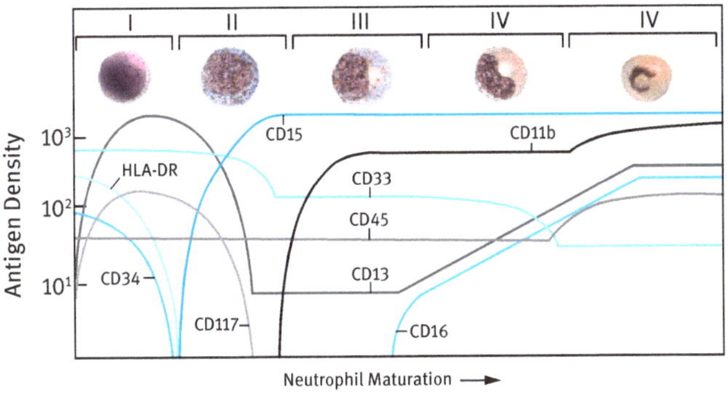

Abb. 7.30: Reifung und Antigenexpression von Neutrophilen.

Die Neutrophilen haben eine Gesamtlebensdauer von ca. 10 Tagen und befinden sich zum großen Teil im sogenannten *storage pool* in den postkapillären Venolen v. a. der Lunge, der nur eine geringe Linksverschiebung aufweist. Sie können auf ein Signal freigesetzt werden, was zu einem plötzlichen Leukozytenanstieg innerhalb weniger als einer Stunde führt. Die akute Lungenentzündung ist ein gutes Beispiel dafür. Daher sind die Neutrophilen nach vermehrter Freisetzung zunächst alle segmentkernig. Die sogenannte Linksverschiebung setzt erst langsam ein – innerhalb eines Tages mit der Nachproduktion aus Vorläuferzellen, die die Knochenmarkschranke schon im unreiferen Zustand des Stabkernigen und Myelozyten überschreiten. Die überstürzte Ausreifung führt zum Verbleib der Primärgranulation, was historisch mit dem Begriff „toxische Granulation" belegt ist. Die Gabe von G-CSF (Neurogen und Analoga) führt zu ähnlichen Effekten, was in Unkenntnis der Therapie im Labor oft zu Fehlinterpretationen führt. Die überreifen Neutrophilen werden als übersegmentiert bezeichnet (fünf und mehr Kernsegmente), lassen sich nur morphologisch identifizieren und legen bei einem gehäuften Auftreten den Verdacht auf einen Vitamin-B12-Mangel nahe. Pseudopelger, vermehrte Kernausstülpungen, ähnlich den *drumsticks* bei der Frau (inaktiviertes X-Chromosom) und verminderte oder fehlende Sekundärgranulation sind wichtige Hinweise auf eine mögliche Myelodysplasie (MDS). Es sei aufgrund einer häufigen Fehlinterpretation an dieser Stelle nochmals darauf hingewiesen, dass ein vermindertes Seitwärtsstreulicht sowohl durch eine verminderte bzw. fehlende als auch eine toxische Granulation der Neutrophilen hervorgerufen werden kann. Bei chronischen Entzündungen mit schubweisem Verlauf spiegeln sie die Krankheitsaktivität wider. Bei Gabe von Cortison kommt es zu einer Neutrophilenerhöhung mit typischer feiner violetter Granulation, die sich von den groben Primärgrnula sichtbar unterscheidet.

Die Raucherleukozytose ist ein häufig verwendeter Begriff, um eine unklare Leukozytose bei Rauchern zu erklären. Dabei handelt es sich jedoch meist um keine reine Neutrophilenerhöhung und ist z. T. eine Verlegenheitsdiagnose. Die Normwertstudie des Arbeitskreises Labor mit Erfassung des Raucherstatus hat gezeigt, dass sich die Normwerte bei gesunden Rauchern von gesunden Nichtrauchern nicht signifikant unterscheiden. Neutrophile sind der Entzündungsmarker par excellence, die myeloproliferativen Erkrankungen sind die Ausnahme. An dieser Stelle hilft die Analyse im Kontext mit Dysplasien, Monozytose, Basophilenvermehrung und der Art der Linksverschiebung. Daher kann man eigentlich kaum eine CML mit Eosinophilen- und Basophilenvermehrung mit einer Entzündungsreaktion mit Linksverschiebung wie bei Pneumonie verwechseln (sogenannte leukämoide Reaktion).

Eine Neutropenie kann viele Ursachen haben: Erhöhter Verbrauch durch Autoantikörper, Sequestration (Milz) oder eine Bildungsstörung durch im Extremfall Agranulozytose, Reifungsstörung (Dysplasie), Verdrängung (CLL) oder zytotoxische Immunantwort (LGL-T- oder NK-Zellen, *bystander killing* [Kollateralschaden]). Das Risiko einer septischen Erkrankung steigt unter 500/µl sprunghaft an, nicht weil 600 oder 400 Neutrophile/µl im strömenden Blut entscheidend sind, sondern weil die Entleerung des Marginalpools angezeigt wird. Eine Neutropenie im Rahmen einer Chemotherapie kann kurzfristig über wenige Tage toleriert werden. Eine neu aufgetretene Neutropenie ohne bekannte klinische Ursache muss unbedingt durch KM-Punktion abgeklärt werden, v. a. wenn peripher keine LGL-Zellen als Ursache gefunden werden (zumeist T-LGL-Proliferationen nach Virusinfekten). Diese LGL-Vermehrungen werden morphologisch häufig übersehen, wenn nicht gezielt auf die Lymphozyten mit den oft feinen Granula geachtet wird. Ihre numerische Erhöhung lässt die Gesamtlymphozytenzahl, wenn überhaupt, häufig nur mäßig ansteigen. Erst die Klonalitätsanalyse des T-Zell-Rezeptors zeigt das Ausmaß der klonalen Vermehrung an. Bei Autoimmunerkrankungen liegen erhöhte LGL-Konzentrationen vor, weshalb die obere Grenze für LGL vom Arbeitskreis Laboratorium der DGHO auf 10 % festgelegt wurde, bevor sie als atypisch registriert werden [71]. Eine weitere Ursache kann ein Hypersplenismus sein, der aber nur mit moderaten Verminderungen einhergeht und oft die Thrombozyten einschließt.

7.3.3 Eosinophile Granulozyten

Sie gehen aus einem besonderen Promyelozyten hervor, der eosinophile und basophile Granula gleichzeitig aufweist. Interleukin-5 ist das Zytokin, das ihre Neubildung steigert und gleichzeitg deren Apoptose hinauszögert. Es wird nur von T-Helferzellen vom Typ 2 (Th2-Zellen) gebildet. Bei antiviraler Immunantwort führt das Übergewicht von Th1 zu einer Verminderung der Eosinophilen, v. a. wenn sie länger andauert. Die Granula gesunder Eosinophiler sind gleich groß, so dass die Zelle aussieht, als sei sie mit homogenen orangefarbenen Kugeln gefüllt, wodurch man sie auch noch im Schwarz-Weiß-Bild erkennen würde. Diese Granula enthalten hauptsächlich das *eosinophil cationic protein* (ECP) und können die Schwingungsebene des polarisierten Lichtstrahls eines Lasers drehen, was ansonsten keine Zelle vermag (abgesehen von Monozyten mit phagozytiertem Malariapigment). Daher kann diese Eigenschaft zu sicheren Detektion von Eosinophilen in Hämatologiegeräten genutzt werden. Der Verlust dieses depolarisierten Streulichtsignals geht mit einer Degranulation einher, was als Verlaufskontrolle von atopischen Erkrankungen und Hyper-Eosinophilie-Syndromen genutzt werden kann. Immunologisch tragen sie CD15 aber kein CD16. Insbesondere nach mit Paraformaldehyd fixierender Lyse zeigen sie bei violetter oder blauer Anregung eine erhöhte Eigenfluoreszenz, was eine Abtrennung gegenüber Neutrophilen auch ohne Verwendung einer Antiköpermarkierung erlaubt (Darstellung von Pacific Blue, FITC oder PE vs. SSC). Im Rotfluoreszenzbereich geht dieser Unterschied verloren.

Die Vermehrung von Eosinophilen ist in den Industrienationen ein Hinweis auf eine atopische Erkrankung, während in Entwicklungsländern, die parasitären Erkrankungen die wesentlich häufigere Ursache sind. Bei Infektion mit Darmparasiten steigen die Eosinophilen aber erst an, wenn sie das Darmlumen verlassen haben und in das umliegende Gewebe eindringen. Während die Eosinophilen bei atopischen Erkrankungen i. d. R. deutlich unter 1.000/µl liegen, erreichen sie bei invasiven parasitären Infektionen höhere Werte. In den Fällen eines Hypereosinophile-Syndroms kann eine myeloproliferative Erkrankung zugrunde liegen – bei Vorliegen einer entsprechenden PDGF- und FGF-Rezeptormutationen. Ihr teilweises Ansprechen auf Tyrosinkinase-Inhibitoren macht eine genaue Abklärung sinnvoll. Zurzeit wird untersucht, ob die eosinophilen Lungenerkrankungen mit diesen hämatologischen Erkrankungen in Verbindung stehen. Sie machen aber selbst unter den Einsendungen eines Speziallabors (hohe Prävalenz) nur 5 % der Ursachen einer Eosinophilie aus (T. Haferlach, persönliche Mitteilung). Eine Vermehrung der Eosinophilen durch T-Zell-Lymphome oder bei M. Hodgkin gehören zu den noch selteneren Ursachen. Eine Verminderung der Eosinophilen findet man v. a. bei viralen und akuten bakteriellen Infektionen. In der frühen Rekonvaleszenz nach bakterieller Infektion kommt es zu einem vorübergehenden und nur relativen Anstieg (sog. Morgenröte der Genesung). Ihr Fehlen macht also ebenso eine Aussage, nämlich dass das Immunsystem nicht in Ruhe ist (kein steady state, Th1/Th2-Imbalance).

7.3.4 Basophile Granulozyten

Die Basophilen sind die Kronzeugen von myeloproliferativen Erkrankungen wie der CML und der PV, meist auch bei der CMMoL und der PMF. Sie liegen bei Gesunden bei wenigen Prozent (< 2 %), aber auch hier sind die Konzentrationswerte entscheidend: In jedem Fall weisen Werte über 150/µl auf eine pathologische Ursache hin (Grauzone 120–150/µl), eine gute (immunologische) Messmethode vorausgesetzt. Manche Kollegen nehmen erst eine Erhöhung von 200/µl als Grenze, aber es gibt hierzu keine Studien bzw. Publikationen, sondern basiert auf dem guten Konsens zwischen erfahrenen Laboratorien (Eminenz basierter Wert). Nur wenige Infektionen rufen eine Basophilen-Vermehrung hervor, die dann vom prozentualen Anteil her in der Grauzone von 2–3 % nicht von MPN unterscheidbar ist, aber deren Konzentration bei reaktiven Veränderungen in aller Regel unter 120/µl liegt. Bei allergisch-atopischen Erkrankungen sind die Eosinophilen, aber nicht die Basophilen vermehrt. Sie reagieren mit CD33 schwach im Vergleich zu Monozyten, mit CD45 etwas weniger als Lymphozyten, sind CD123 und CD203 positiv, aber bleiben im Gegensatz zu den ebenfalls CD123 positiven dendritischen Zellen HLA-DR negativ. Ihr Seitwärtsstreulicht-Signal (SSC) ist gering und nimmt nach Degranulation paradoxerweise zu, in der Streulichtanalyse (FSC vs SSC) überlappen sie mit den Lymphozyten. Ähnliches gilt für die Neutrophilen im SSC, wo deren ggf. vorhandene sogenannte toxische Granulation zu einem verminderten SSC-Signal führt. Im Ausstrich ist der Anstieg der Basophilen erst von 3 % oder mehr relevant, da die Zählstatistik zwischen null und drei bei 100 Zellen schlecht ist. Sie sind dort inhomogen verteilt, oft in der Mitte liegend und in gegenseitiger Nachbarschaft auftretend. Die Hämatologiegeräte können sie i. d. R. nur schlecht detektieren – insbesondere bei verminderter Granulation – und sind daher bis auf Ausnahmen unzuverlässig trotz eines sogenannten „Basokanals". Ihr Wiederanstieg nach Stammzell-Transplantation ist sehr träge.

7.3.5 Lymphozyten

Der Gesamtorganismus Mensch betreibt einen erheblichen Aufwand zur Bereitstellung einer spezifischen zellulären und humoralen Immunabwehr, die durch die Lymphozyten verkörpert wird. Es gibt bei der Lymphopoese drei Phasen der Zellproliferation: Zuerst bei der Bereitstellung naiver Lymphozyten mit einem breiten Repertoire Antigen spezifischer Rezeptoren zur Erkennung einer Vielzahl von Erregern und Toxinen und später nach der Antigenerkennung und Proliferation im Rahmen der Immunantwort. Die dritte Phase ist die Reaktivierung der Memory-Zellen. In allen drei Lebensabschnitten eines Lymphozyten müssen Mechanismen bereit stehen, die ein autonomes Wachstum – unabhängig vom Bedarf – verhindern. Das positive Signal einer Proliferation bedarf eines Zusammentreffens mehrerer Ereignisse (Rezeptoren beim Zell-Zell-Kontakt und Zytokine). Das negative Signal muss das Standardprogramm sein (endliche Lebensspanne mit Apoptose). Versagen diese Sicherungssysteme, so kommt es zu den entsprechenden Leukämien bzw. lymphoblastischen Lymphomen (erster Lebensabschnitt) bzw. Lymphomen (zweiter Lebensabschnitt). Morphologisch lassen sich B- und T-Zellen nicht sicher unterscheiden, weshalb die Immunzytologie an dieser Stelle in den achtziger Jahren des vorigen Jahrhunderts ein Durchbruch war. In der Pappenheim-Färbung werden mikroskopisch typische und atypische Lymphozyten unterschieden und bei letzteren eine Unterteilung in atypisch, vermutlich reaktiv und atypisch, vermutlich maligne getroffen, was eine entsprechende morphologische Erfahrung voraussetzt.

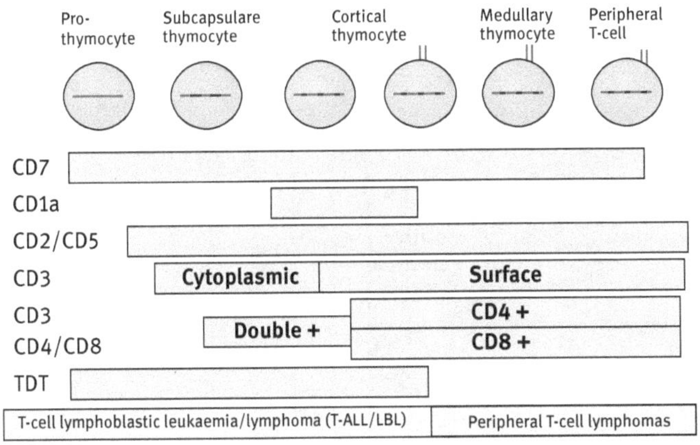

Abb. 7.31: Reifung und Antigenexpression von T-Zellen. Quelle: Swerdlow et al. WHO Classification of Tumors of Haematopoietic and Lymphoid Tissues, IARC Press, Lyon 2008.

Eine Gesamtbetrachtung aller Lymphozyten macht wenig Sinn, da sich die T-, NK- und B-Zellen unterschiedlich verhalten. Alle drei Untergruppen sollten als Summe in etwa 100 % der Lymphozyten ergeben (> 95 %). Wenn dies nicht der Fall ist, versteckt sich eine pathologische Zellfraktion im Lymphozytenfenster. Im Laborinformationssystem sollten entsprechende Formeln hinterlegt werden, die diese Differenz automatisch bei jeder Probe überprüfen (100 % – % T – % B – % NK < 5 %). Morphologisch lassen sich B- und T-Zellen nicht sicher unterscheiden, weshalb die Immunzytologie an dieser Stelle in den achtziger Jahren des vorigen Jahrhunderts ein Durchbruch war. In der Pappenheim-Färbung werden mikroskopisch typische und atypische Lymphozyten unterschieden und bei letzteren eine Unterteilung in atypisch, vermutlich reaktiv und atypisch, vermutlich maligne getroffen, was eine entsprechende morphologische Erfahrung voraussetzt.

Die **T-Zellen** stellen den Löwenanteil der zirkulierenden Lymphozyten im Blut, da das T-Zell-Rezeptor (TCR)-Repertoire an jeder potentiellen Eintrittspforte für Erreger dem Immunsystem zur Verfügung stehen muss (Haut und Schleimhäute). Sie werden im Thymus gebildet und in geringem Umfang auch in der Haut (athymische Patienten haben einen schweren Immundefekt). Auch ihr Differenzierungsweg lässt sich durch Antikörpermarkierung und molekulargenetische Analysen nachzeichnen (siehe Abb. 7.31). Die komplexe Differenzierung („Ausbildung“) im Thymus (siehe Abb. 7.32) zur Unterscheidung von Selbst und Nicht-Selbst bringt ein individuelles, (Patienten-) spezifisches T-Zell-Repertoire hervor, damit es keinem Erreger gelingt, durch Kopie von körpereigenen Strukturen das Immunsystem zu unterlaufen (sogenanntes *molekulares Mimikry*). Die fragile Bindung des von antigenpräsentierenden Zellen im MHC-Molekül präsentierten Fremdpeptids auf der einen Seite und dem T-Zellrezeptor (TCR2 mit alpha und beta-Kette) auf der anderen Seite erfordert eine Stabilisierung dieses Zell-Zell-Kontaktes, was u. a. durch

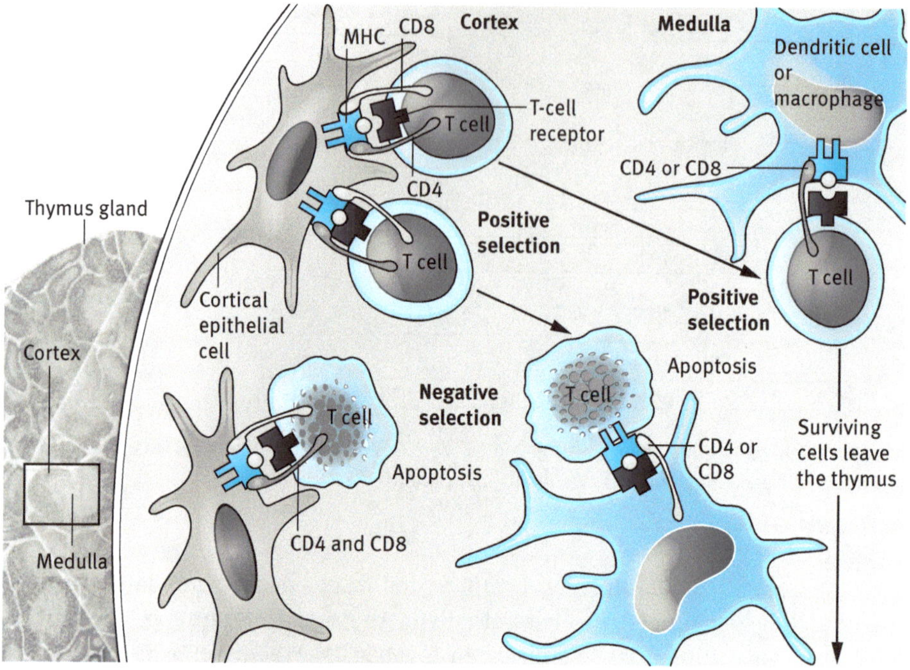

Abb. 7.32: T-Zell-Entwicklung im Thymus.

die von den monoklonalen Antikörpern der Cluster CD4 und CD8 erkannten Korezeptoren gewährleistet wird. Das durch CD4-Antikörper erkannte Molekül stabilisiert die Bindung zu professionellen antigenpräsentierenden Zellen, die MHC-Klasse-II-Moleküle tragen, während das durch CD8 markierte die TCR-Bindung zu MHC-Klasse I stabilisiert. Das durch CD8 erkannte Molekül kann aus zwei alpha-Ketten bestehen oder aus einer alpha- und einer β-Kette, was bei der Auswahl von CD8-Antikörpern für diagnostische Zwecke bedacht werden muss. Es kommen regelhaft auch sogenannte doppelpositive Zellen vor, bei denen das jeweils andere Molekül schwach koexprimiert wird – im Gegensatz zu dem CD4-positiv8-positiv-Stadium im Thymus, wo CD4- und CD8-Antigene stark exprimiert sind. Die sogenannten doppelnegativen T-Zellen (CD4-negativCD8-negativ) weisen i. d. R. eine höhere CD3-Expression auf und tragen oft den entwicklungsgeschichtlich älteren T-Zellrezeptor (TCR1) mit der gamma/delta-Kette, was durch entsprechende fluoreszente Antikörper überprüft werden kann. Die in den Anfangsjahren der Lymphozytenimmunologie getroffene Unterscheidung in CD4 = T-Helfer-Zellen und CD8 = Supressor/zytotoxische T-Zellen, die v. a. aus *In-vitro*-Experimenten mit Blutlymphozyten stammt, lässt sich heute nicht mehr aufrecht erhalten. Vielmehr entscheiden Zytokinausstattung und Granula über die Funktion und CD4 und CD8 über ihre Restriktion bezüglich der Zellen mit denen sie kommunizieren können. An dieser Stelle wird auf das Kapitel 5, 6, 9 und 14 verwiesen.

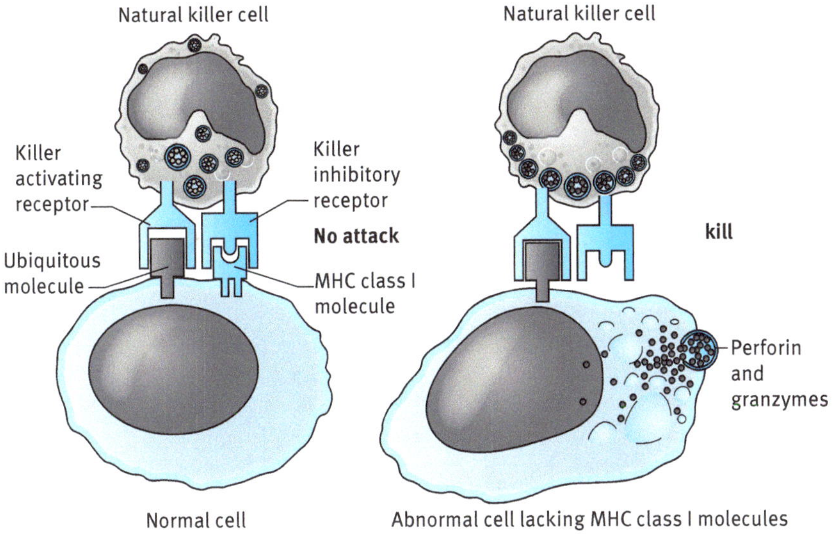

Abb. 7.33: NK-Zellen suchen nach abnormen Zellen, denen z. B. die MHC-Klasse I-Moleküle fehlen, die intrazelluläre Erregerbruchstücke präsentieren. Das Zytomegalie-Virus (CMV) regelt als *Immune-escape*-Mechanismus MHC I herunter (modifiziert nach Delves PJ and Roitt IM, The New England Journal of Medicine, 343(1), 2000, 37–49).

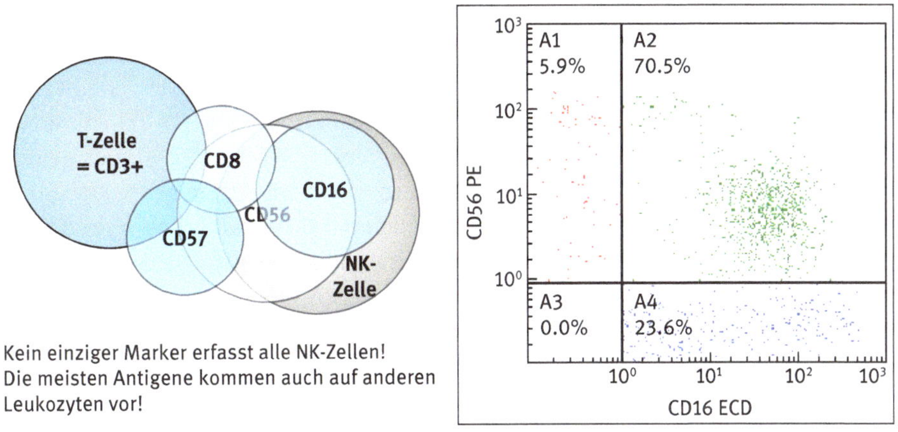

Abb. 7.34: Heterogenität von NK-Zellen.

Hingegen können die **B-Zellen** als Plasmazellen auch an entfernten Stellen ihre Antikörper freisetzen und müssen nur im Lymphfollikel für die Antigen spezifische Antwort für einen Zell-Zell-Kontakt bereit stehen. Aber auch für sie gilt das Zirkulationsprinzip, weshalb auch bei verminderten B-Zellkonzentrationen bei

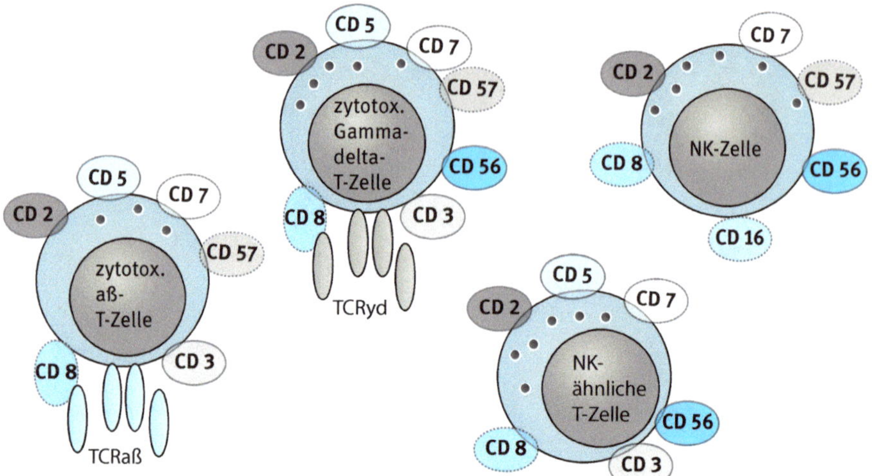

Kein einziger Marker trennt alle zytotoxischen Zellen!
Die meisten Antigene kommen auf allen dieser Lymphozyten vor!

Abb. 7.35: Verwandtschaft der zytotoxischen Lymphozyten.

Lymphom-Patienten z. T. noch klonale Fraktionen neben den normalen B-Zellen gefunden werden können.

Die **NK-Zellen** haben in Ergänzung zu ihren nahen Verwandten, den zytotoxischen T-Zellen, die Aufgabe abnormale Zellen, d. h., vor allem Tumorzellen zu erkennen und durch Zytotoxizität zu vernichten (siehe Abb. 7.33). Sie sind heterogen und es gibt kein alleiniges Antigen, das alle Untergruppen gemeinsam erfasst (siehe Abb. 7.34) und umgekehrt keines, was sie von den zytotoxischen Z-Zellen trennt, abgesehen von der Abwesenheit des T-Zell-Rezeptors (siehe Abb. 7.35). Das neuronale Adhäsionsmolekül CD56 (unter Ausschluss von zumindest der CD3-Koexpression, aber auch dysplastische Monozyten können mit CD56-Antikörpern reagieren) kennzeichnet einen großen Teil und – gemeinsam mit CD16 – den überwiegenden Teil der NK-Zellen. Im Gegensatz zu den zytotoxischen T-Zellen, die über ihren Antigenrezeptor positiv auf neu hinzugekommenes Fremdantigen reagieren, prüfen die NK-Zellen über ihre *Killer-Inhibitory*-Rezeptoren (KIR, CD158) auf eine vollständige und korrekte Oberflächenstruktur der Körperzellen, da Makromoleküle auf Tumorzellen durch Mutationen und Deregulation der Differenzierung oft unvollständig sind. Ihre Klonalitätsanalyse via KIR-Repertoire steht klinisch bevor (polychromatische Färbung mit CD158a, b, c, siehe Abb. 7.36).

Die **dendritischen Zellen** sind, wie die NK-Zellen, eine heterogene Population und haben in der klinischen Diagnostik noch nicht das Licht der Welt erblickt, sind aber, wenn auch selten vermehrt, immunzytometrisch gut erkennbar. Im Lymphknoten und in der Haut sind sie regelhaft zu finden. Die im Blut häufigste Form, die plasmozytoiden dendritischen Zellen (eine unglückliche morphologische Be-

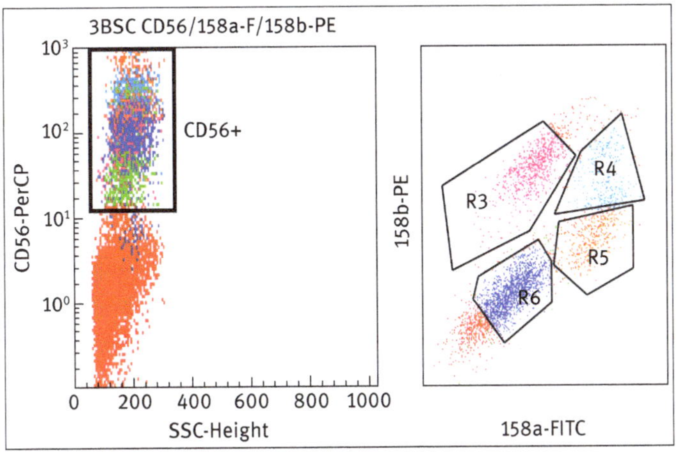

Abb. 7.36: Durchflusszytometrische Analyse des NK-Zell-Rezeptorrepertoires.

schreibung), liegt im Streulichtfenster von Lymphozyten und trägt die Marker CD4low, CD33low, CD123 und HLA-DR, was bei Basophilen mit ihrem ähnlichen Markerprofil nicht der Fall ist. Ihr Anteil liegt zwischen 0 und 0,2 % der Leukozyten. Morphologisch stehen sie zwischen Lymphozyten und Monozyten und können sehr effizient Antigene präsentieren. Funktionell sind sie gut zu erkennen und nehmen bei Phagozytoseversuchen nur ein fluoreszentes Bakterium auf. Nur bei wenigen Patienten aus dem Bereich der rheumatoiden Arthritis haben wir Vermehrungen im einstelligen Prozentbereich gesehen. Maligne Entartungen in Form akuter Leukämien sind sehr selten und sollen einen sehr schlechten Verlauf haben.

7.3.6 Lymphomdiagnostik

Zu unterscheiden sind akute lymphatische Leukämien (von den Pathologen unter den leukämisch verlaufenden lymphoblastische Lymphomen subsummiert) und chronische lymphoproliferative Erkrankungen (CLPD), oft als Non-Hodgkin-Lymphome (NHL) zusammengefasst. Nach Jahrzehnten unterschiedlicher Klassifikationssysteme (*Working Formulation*, Kiel-Klassifikation) hat die international akzeptierte und in die WHO-Klassifikation übergegangene REAL-Klassifikation (revised european american lymphoma classification) einen Durchbruch erzielt (s. Abb. 7.37). Sie hat die bisher noch histopathologisch orientierte Lymphomklassifikation jedoch durch lokalisationsbedingte Formen weiter unterteilt, was sie auf den ersten Blick unübersichtlich macht (s. Tab. 7.11). Die häufigsten Entitäten sind daher nochmals in Form von Tortendiagrammen dargestellt (s. Abb. 7.38 und 7.39).

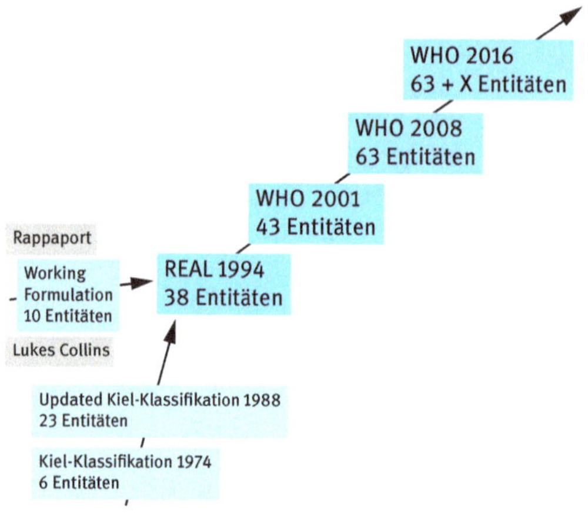

Abb. 7.37: Entwicklung der Lymphomklassifikationen mit „Atomisierung" der Diagnose NHL in Subgruppen.

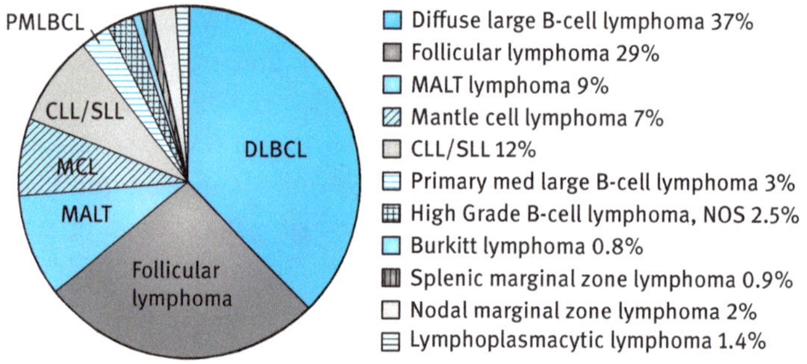

Abb. 7.38: Die häufigsten Formen der B-Zell-Lymphome (Quelle: Swerdlow et al. WHO Classification of Tumors of Haematopoietic and Lymphoid Tissues, IARC Press, Lyon 2008).

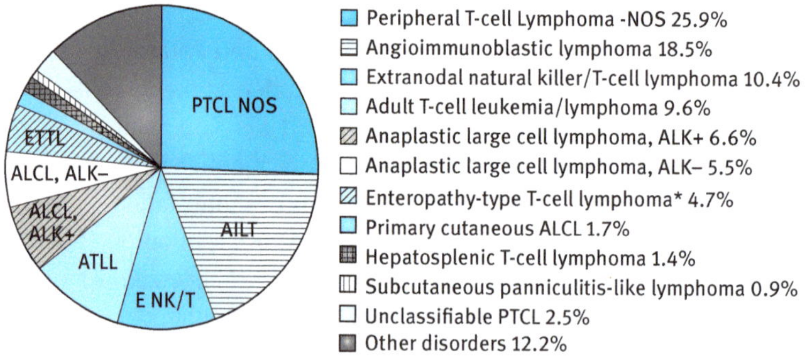

Abb. 7.39: Häufigkeit von T-NHL (Quelle: Swerdlow et al. WHO Classification of Tumors of Haematopoietic and Lymphoid Tissues, IARC Press, Lyon 2008).

Tab. 7.11: WHO-Klassifikation (2008) der B- und T-Zell-Lymphome (ICD-Nummern*); n. n. b.: nicht näher bezeichnet.

Reifzellige B-Zell-Lymphome
– Chron. Lymphozyten-Leukämie (B-CLL)/kleinzellig-lymphozytisches Lymphom (C91.1)
– Prolymphozyten-Leukämie (B-PLL) (C91.3)
– Lymphoplasmozytisches Lymphom (C83.0)
– Waldenström-Makroglobulinämie (C88.0)
– Splenisches Marginalzonen-Lymphom (C83.0)
– Haarzellen-Leukämie (C91.4)
– Splenisches B-Zell-Lymphom/Leukämie, nicht klassifizierbar (z. B. C83.0)
– splenisches diffuses kleinzelliges B-Zell-Lymphom der roten Pulpa
– Haarzellen-Leukämie (s. o.)
– Plasmazell-Myelom (Plasmozytom) (C90.0)
– Plasmazell-Leukämie (C90.1)
– Monoklonale Gammopathie unbestimmter Signifikanz (MGUS) (D47.2)
– Solitäres Plasmozytom (C90.3)
– Extraossäres Plasmozytom (C90.2)
– Primäre Amyloidose (E85.0–E85.9)
– Schwerkettenkrankheit mit ihren Unterformen (C88.2)
– Extranodales Marginalzonen-B-Zell-Lymphom des mukosaassoziierten lymphatischen Gewebes (MALT-Lymphom) (C88.4)
– Nodales Marginalzonen-B-Zell-Lymphom (C83.0)
– Follikuläres Lymphom Grad 1 (C82.0)
– Follikuläres Lymphom Grad 2 (C82.1)
– Follikuläres Lymphom Grad 3 n. n. b. (C82.2), Grad 3a (C82.3), Grad 3b (C82.4)
– Primäres kutanes follikuläres Lymphom (C82.6)
– Mantelzell-Lymphom (C83.1)
– Diffuses großzelliges B-Zell-Lymphom (DLBCL), n. n. b. (C83.3, C83.5):
– T-Zell-/histiozytenreiches großzelliges B-Zell-Lymphom
– primäres DLBCL des ZNS
– primär kutanes DLBCL des Beines
– EBV-positives DLBCL des Älteren (C88.7)
– Diffuses großzelliges B-Zell-Lymphom, assoziiert mit chronischer Entzündung
– ALK-positives großzelliges B-Zell-Lymphom (C83.3)
– Plasmoblastisches Lymphom (C83.3)
– Großzelliges B-Zell-Lymphom bei HHV8–assoziierter multizentrischer Castleman-Erkrankung (C83.8)
– Intravaskuläres großzelliges Lymphom (C83.8)
– Primäres Lymphom der serösen Körperhöhlen (C83.8)
– Mediastinales großzelliges B-Zell-Lymphom (des Thymus) (C85.2)
– B-Zell-Lymphom, unklassifizierbar, mit Eigenschaften von diffus-großzelligen B-Zell-Lymphomen und Burkitt-Lymphom (C83.7)
– B-Zell-Lymphom, unklassifizierbar, mit Eigenschaften von diffus-großzelligen B-Zell-Lymphomen und klassischem Hodgkin-Lymphom (C83.6)
– Lymphomatoide Granulomatose (C83.8)

Tab. 7.11: fortgesetzt.

Precursor-B-Zell-Lymphome (C83.5)/-Leukämien (C91.00)
– B-lymphoblastisches Lymphom/Leukämie, n. n. b. – B-lymphoblastisches Lymphom/Leukämie mit rekurrenten genetischen Veränderungen – B-lymphoblastisches Lymphom/Leukämie mit t(9;22)(q34;q11.2); BCR-ABL1 – B-lymphoblastisches Lymphom/Leukämie mit t(v;11q23); MLL rearrangiert – B-lymphoblastisches Lymphom/Leukämie mit t(12;21)(p13;q22); – TEL-AML1 (ETV6–RUNX1) – Lymphom/Leukämie mit Hyperdiploidie – B-lymphoblastisches Lymphom/Leukämie mit Hypodiploidie (hypodiploide ALL) – B-lymphoblastisches Lymphom/Leukämie mit t(5;14)(q31;q32); IL3–IGH – B-lymphoblastisches Lymphom/Leukämie mit t(1;19)(q23;p13.3); E2A-PBX1 (TCF3–PBX1)
Precursor-T-Zell-Lymphome (C83.5)/-Leukämien (C91.00)
– Precursor-T-lymphoblastisches Lymphom – Precursor-T-Zell-lymphoblastische Leukämie
Reife/periphere T-Zell-Lymphome und neoplastische NK-Zell-Erkrankungen
– T-Zell-Prolymphozyten-Leukämie (PLL) (C91.6) – T-Zell-Leukämie der granulierten großen Lymphozyten (LGL) (C91.7) – Chronische lymphoproliferative Erkrankung der NK-Zellen – Aggressive NK-Zell-Leukämie – T-Zell-Leukämie/-Lymphom des Erwachsenen (HTLV1–positiv) (C91.5) – Lymphoproliferative Erkrankungen der Kindheit – systemische EBV-positive T-Zell-lymphoproliferative Erkrankung der Kindheit – Hydroa-vacciniformia-ähnliches Lymphom – Mycosis fungoides (C84.0) – Sézary-Syndrom (C84.1) – Primär kutane CD30-positive T-Zell-lymphoproliferative Erkrankungen (C86.6) – Primär kutane periphere T-Zell-Lymphome, seltene Subtypen – primär kutanes gamma-delta-T-Zell-Lymphom (C86.1) – primär kutanes CD8-positives zytotoxisches T-Zell-Lymphom – primär kutanes CD4-positives klein/medium T-Zell-Lymphom
– Extranodales NK/T-Zell-Lymphom vom nasalen Typ (C86.0) – T-Zell-Lymphom vom Enteropathie-Typ (C86.2) – Hepatosplenisches T-Zell-Lymphom (C86.1) – Subkutanes Pannikulitis-artiges T-Zell-Lymphom (C86.3) – Angioimmunoblastisches T-Zell-Lymphom (C86.5) – Peripheres T-Zell-Lymphom, n. n. b. (C84.4) – Anaplastisches großzelliges Lymphom, ALK-positiv/negativ (C84.6, C84.7)
Hodgkin-Lymphome (C81)
– Noduläres Lymphozyten-prädominantes Hodgkin-Lymphom (C81.0) – Klassisches Hodgkin-Lymphom – nodulär-sklerosierend (C81.1) – lymphozytenreich (C81.4) – gemischtzellig (C81.2)

Tab. 7.11: fortgesetzt.

Hodgkin-Lymphome (C81)
– lymphozytenarm (C81.3) – Histiozytische und dendritische Neoplasien – Histiozytisches Sarkom (C96.8) – Langerhans-Zell-Histiozytose (C96.6) – Langerhans-Zell-Sarkom (C96.4) – Interdigitating dendritisches Sarkom – Follikuläres dendritisches Sarkom – Fibroblastischer retikulärer Zelltumor – Indeterminanter dendritischer Zelltumor – Disseminiertes juveniles Xanthogranulom (D76.3)
Posttransplant. lymphoproliferative Erkrankungen (PTLD) (C88.7)
– Frühe Läsionen – plasmozytische Hyperplasie – infektiöse-Mononukleose-ähnliche PTLD – Polymorphe PTLD – Monomorphe PTLD (B- und NK-Zell-Typ) – Klassisches Hodgkin-Lymphom Typ PTLD – Andere iatrogen induzierte Immundefizienz-assoziierte lymphoproliferative Erkrankungen

Die T-Zell-Lymphome

Die im Vergleich zu den B-NHL deutlich selteneren T-Zell-Lymphome (siehe Abb. 7.39) gehen mehr als die B-NHL und v. a. fortgeschrittenen Stadium mit einer leukämischen Verlaufsform in Sinne einer Lymphozytose einher. Ihre Prädilektionsstellen richten sich nach dem Ort des natürlichen Vorkommens im Verlauf der physiologischen Ausreifung (siehe Abb. 7.40). Am häufigsten sind die fast immer auch im Blut nachweisbaren **T-LGL**-Proliferationen, die eine STAT3-Mutation aufweisen können. Sie können (!) mit Neutropenien oder Thrombozytopenien assoziiert sein, wo dann die Patienten vom behandelnden Arzt zum Hämatologen zur Abklärung geschickt werden. Diese LGL-Lymphoproliferationen, die oft aus viralen Infektionen aber auch bestimmten bakteriellen hervorgehen, können oligoklonal oder auch monoklonal sein und dennoch transient und sich nach dem Verschwinden des triggernden Agens wieder zurückbilden. Die seltenen NK-LGL können über viele Jahre ohne Progression bestehen bleiben. Andererseits können kutane T-Zell-Lymphome sehr aggressiv verlaufen und therapieresistent sein.

Eigene Untersuchungen an einem Kollektiv von Patienten mit gesichertem **Sézary-Syndrom** haben die Heterogenität der nur scheinbar uniformen Erkrankung gezeigt: Der Immunphänotyp ist abgesehen von der Positivität für CD3, CD4 und TCR-alpha-beta recht variabel und keinesfalls getreu dem Lehrbuch immer CD7-negativ. Die T-Zell-Rezeptordichte (CD3) kann vermindert oder normal sein und die als Sézary spezifische Marker vorgeschlagenen Marker CD26 oder CD158 sind unzuverlässig. Auch die PCR für die T-Zell-Rezeptorkette (Biomed-2-Protokoll) und die

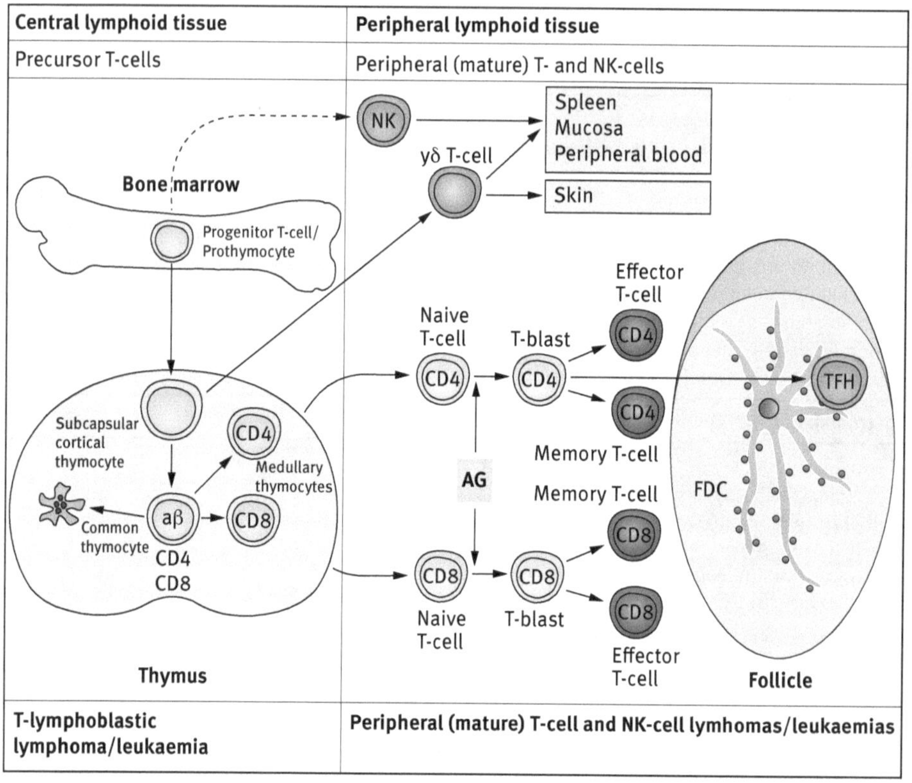

Abb. 7.40: Anatomie der T-NHL (modifiziert nach: Swerdlow et al. WHO Classification of Tumors of Haematopoietic and Lymphoid Tissues, IARC Press, Lyon 2008).

immunologische Charakterisierung der Vβ-Kette des TCR haben nur in etwa 70 % der Patienten die Klonalität beweisen können. Die Morphologie kann in vielen Fällen typisch (kleinzellig mit gyriertem Zellkern (Luzner-Zelle), weniger häufig blastär oder sogar normal sein [72].

Die **T-Prolymphozytenleukämie** (T-PLL) ist eher CD8 als CD4 positiv und weist eine unruhige dreidimensionale Kernstruktur auf, die an eine geballte Faust erinnern kann. Sie ist zumeist mit einer signifikanten Leukozytose verbunden und weist keine zytoplasmatische Granula auf. Die CD4-positive Form wurde früher als T-CLL bezeichnet, was heute obsolet ist, da die Verwechslung mit der vergleichsweise benignen B-CLL gefährlich ist und wird daher ebenfalls als T-PLL geführt.

Selten sind ebenfalls das angioimmunoblastische Lymphom (früher AILD, heute AILT), das CD4-positiv ist und meist einen CD3-Verlust aufweist [73]. Das Gefäße einscheidende ALK-Lymphom wird spät leukämisch und weist auf ein finales Stadium hin. Insgesamt sind die T-NHL diagnostisch und therapeutisch ein Stiefkind der Hämatologie, da die selten sind und aufgrund ihrer Klinik mit kutanen Erscheinungsformen oft bei Hautärzten oder seltener bei HNO-Ärzten behandelt werden. Das Dilemma ist nur durch interdisziplinäre und internationale Studiengruppen zu lösen.

Akute T-Zell-Leukämien können recht kleinzellig und kompakt sein, daher muss man bei der Leukämie- und Lymphom-Diagnostik immer auf der Hut sein (T-ALL sind teilweise CD1-positiv, CD4-positiv8-positiv, CD10-positiv, TdT-positiv, cyCD3-positiv, sCD3 dim oder negativ), zumal durch die extramedulläre Lokalisation die Hämatopoese nicht gestört sein muss, auch wenn sie oft mit einer Thrombozytopenie vergesellschaftet ist. Sie können CD34-negativ und HLA-DR negativ sein oder einen CD5-Verlust aufweisen. Wie bei der AML, beginnt sich eine molekulare Risikostratifizierung zu etablieren. Analog zu den normalen T-Zellen in der Zirkulation sind die TCR-alpha-beta-Leukämien häufiger als die gamma-delta-positiven Formen. Es kommen aber auch T-NHL vor, die auf der Zelloberfläche CD3-negativ und nur zytoplasmatisch positiv sind, wie im Fall des o. g. angioimmunoblastischen Lymphoms.

Chronische **NK-Zell-Proliferationen** sind selten und bis auf die Ausnahme der noch selteneren akuten, aggressiven und therapieresistenten NK-Zell-Leukämie gutartig. Milz und Leberpforte sind Prädilektionsstellen. Eine infektiöse Ursache muss ähnlich wie bei den T-LGL sehr sorgfältig ausgeschlossen werden. Anhand der selektiven Expansionen bestimmter Vβ-Ketten bei Immunantworten der T-LGL bei einzelnen Viren wie CMV und HHV6 liegt der Verdacht sehr nahe, dass diese die ursprünglichen Auslöser der später autonomen klonalen Erkrankung sind.

Bei den B- wie auch den T-NHL sind bei den Laboratorien für Immunphänotypisierung die Tabellen sehr beliebt, in denen bestimmten Entitäten bestimmte Markerprofile bzw. genetische Veränderungen zugeordnet werden (s. Tab. 7.12 bis 7.14), so dass über ein spezifisches Muster von CD-Antigenen eine Diagnose gestellt werden kann. Je länger und intensiver man sich mit diesem Thema und den Tabellen befasst, umso mehr erkennt man wie überlappend sich die NHL verhalten können, in der Abbildung 7.41 gezeigt am Beispiel der B-NHL.

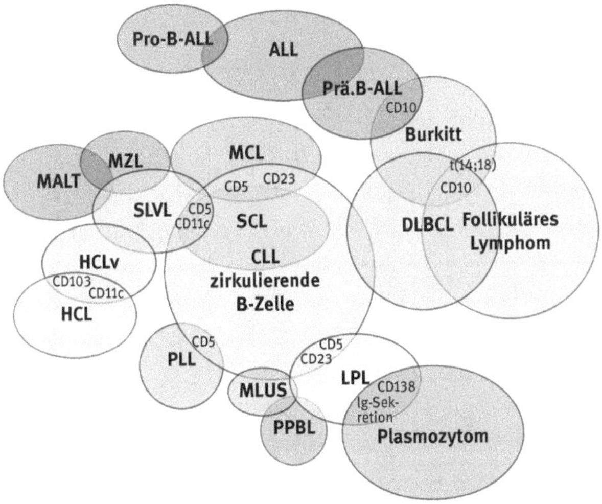

Abb. 7.41: Überlappung der B-NHL.

Tab. 7.12: Immunphänotyp und Genetik der B-NHL (Quelle: NL Harris, H Stein, SE Coupland, M Hummel, RD Dalla Favera, L Pasqualucci and WC Chan: New Approaches to Lymphoma Diagnosis. doi: 10.1182/asheducation-2001.1.194 ASH Education Book January 1, 2001 vol. 2001 no. 1 194–220.

Neoplasie	SIg; cIg	CD5	CD10	Bcl6	CD23	CD43	CD103	Cyclin D1	CD138	Genetische Abnormalität	Immunglobulin Gene*
B-SLL/CLL	+; −/+	+	−	−	+	+	−	−	−	Trisomie 12; 13q	R, U (50 %); M (50 %)
Lymphoplasmo-zytisches Lymphom	+; +	−	−	−	−	+/−	−	−	−/+	t(9;14); del 6(q23)	R, M
Haarzell-Leukämie	+; −	−	−	−	−	+	++	+/−	−	BRAF2-Mutation	R, M
Plasmazell myelom	−; +	−	−/+	−	−	−/+	−	-/+	+	t(4:14), t(6;14) t(14;16), t(1;14)	R, M
Splenisches Marginalzonen-Lymphom	+; −/+	−	−	−	−	−	+	−	−	unbekannt	R, M
Follikuläres Lymphom	+; −	−	+/−	+	−/+	−	−	−	−	t(14;18); bcl-2	R, M, O
Mantelzell-Lymphom	+; −	−	−	−	−/+	−/+	−	+	−	t(11;14); bcl-1	R, U
MALT-Lymphom	+; +/−	−	−	−	−/+	−/+	−	−	−	+3, t(11;18); API2/MLT1	R, M, O
Diffus-großzelliges B-Zell-Lymphom	+/−; −/+	−	−/+	+/−	NA	−/+	NA	−	−/+	t(14;18),t(8;14) 3q27; BCL2, cMYC, BCL6	R, M
Burkitt-Lymphom	+; −	−	+	+	−	−	NA	−	−	t(8;14), t(2;8), t(8;22); cMYC; EBV-/+	R, M

Abkürzungen: R = rearrangiert; M = mutiert; NK = Natürliche Killer-Zelle; U = unmutiert; O = ongoing mutations; NA = not available;
Zeichen: + = > 90 % positiv; +/− = > 50 % positiv; −/+ = < 50 % positiv; = < 10 % positiv

Tab. 7.13: Zytogenetik bei B-NHL (Quelle: NL Harris, H Stein, SE Coupland, M Hummel, RD Dalla Favera, L Pasqualucci and WC Chan: New Approaches to Lymphoma Diagnosis. doi: 10.1182/asheducation-2001.1.194 ASH Education Book January 1, 2001 vol. 2001 no. 1 194–220.

Histologischer Typ des NHL	**Translokation**	**% an betroffenen Fällen**	**Beteiligtes Protoonkogen**	**Mechanismus der Protoonkogen-Aktivierung**	**Funktion des Protoonkogens**
Lymphoplasmozytisches Lymphom	t(9;14)(p13;q32)	50 %	*PAX-5*	Transcriptional deregulation	Transcription factor regulating B-cell proliferation and differentiation
Follikuläres Lymphom	t(14;18)(q32;q21) t(2;18)(p11;q21) t(18;22)(q21;q11)	**90 %**	*BCL-2*	Transcriptional deregulation	Negative regulator of apoptosis
Mantelzell-Lymphom	t(11;14)(q13;q32)	70 %	*BCL-1/cyclin D1*	Transcriptional deregulation	Cell cycle regulator
MALT -Lymphom	t(11;18)(q21;q21) t(1;14)(p22;q32)	**50 %** **selten**	*API2/MLT* *BCL-10*	Fusion protein Trancriptional deregulation	API2 has antiapoptotic activity Anti-apoptosis (?)
Diffus-großzelliges B-Zell-Lymphom	der(3)(q27)	35 %	*BCL-6*	Transcriptional deregulation	Transcriptional repressor required for GC formation
Burkitt-Lymphom	t(8;14)(q24;q32) t(2;8)(p11;q24) t(8;22)(q24;q11)	80 % 15 % 5 %	*c-MYC*	Transcriptional deregulation	Transcription factor regulating cell proliferation and growth
Anaplastisch-großzelliges T-Zell-Lymphom	t(2;5)(p23;q35)	60 % (in the adult population; 85 % in childhood)	*NPM/ALK*	Fusion protein	ALK is a tyrosine kinase

Tab. 7.14: Phänotypen der T-NHL (Quelle: NL Harris, H Stein, SE Coupland, M Hummel, RD Dalla Favera, L Pasqualucci and WC Chan: New Approaches to Lymphoma Diagnosis. doi: 10.1182/asheducation-2001.1.194 ASH Education Book January 1, 2001 vol. 2001 no. 1 194–220.

Neoplasie	**CD3 (S; C)**	**CD5**	**CD7**	**CD4**	**CD8**	**CD30**	**TCR**	**NK**	**Zytotoxische Granula**	**EBV**	**Genetische Abnormalität**	**T-Zell-Rezeptor Gene**
T-Prolymphozyten-Leukämie	+	–	+, +	+/–	–/+	–	αβ	–	–	–	Inv 14+8	R
T-large granular lympho-proliferative disease	+	–	+, +	–	+	–	αβ	+, –	+	–	STAT3 Mutation	R
NK large granlular lympho-proliferative disease	+	–	+, –	–	+/–	–	–	–, +	+	+	unbekannt	G
Extranodal es NK/ T-Zell-Lymphom	–; +	–	–/+	–	–	–	–	NA, +	+	++	unbekannt	G
Hepatosplenisches T-Zell-Lymphom	+	–	+	–	–	–	γδ >> αβ	+, –/+	+	–	i(7q)(q10)	R
Enteropathie-Typ T-Zell-Lymphom	+	+	+	–	+/–	+/–	αβ >> γδ	–	+	–	unbekannt	R
Mycosis fungoides	+	+	–/+	+	–	–	αβ	–	–	–	unbekannt	R
Kutanes anaplastisches großzelliges T-Zell-Lymphom	+/–	+/–	+/–	+/–	–	++	αβ	–	–/+	–	unbekannt	R
Subcutaneous panniculitis-like T-cell	+	+	+	–	+	–/+	αβ > γδ	–, +/–	+	–	unbekannt	R
Peripheres T-Zell-Lymphom, unspecified	+/–	+/–	+/–	+/–	–/+	–/+	αβ > γδ	–/+	–/+	–/+	inv 14; +8, komplex	R

Angioimmunoblastisches T-Zell-Lymphom	+	+	+	+/−	−/+	−	αβ	−	NA	+/−	+3 +5 +X	R
Primäres systemisches anaplastisches groß-zelliges Lymphom	+/−	+/−	NA	−/+	−/+	++	αβ	−	+	−	t(2;5); NPM/ALK	R

Abkürzungen: R = rearrangiert; M = mutiert; NK = natürliche Killerzelle [16; 56]; U = unmutiert; O = ongoing mutations; TCR = T-Zell-Rezeptor Gen; Ig = Immunglobulin; NA = not available

Zeichen: + = > 90 % positiv; +/− = > 50 % positiv; −/+ = < 50 % positiv; − = < 10 % positiv; Cytotoxic granule = TIA-1, Perforin und/oder Granzyme

* Mutationen in der Ig-Gen V Region zeigen eine Antigenexposition.

Die B-Zell-Lymphome

Beim Morbus Hodgkin, der von dem englischen Arzt Thomas Hodgkin als erstes Lymphom beschreiben wurde, war lange Zeit die Natur der Ursprungszelle nicht bekannt, bis der Immunologe Klaus Rajewski und der Hämatologe Volker Diehl in Köln die Zugehörigkeit zu den B-Zellen erklären konnten [74]. Die nachfolgend beschriebenen Lymphome wurden daher als Non-Hodgkin-Lymphome bezeichnet, eine unglückliche Namensgebung, die sich bis heute erhalten hat. Die eigentlichen, malignen Zellen sind selten und sorgen für eine Einwanderung von nicht klonalen Lymphozyten, die das klinische Lymphom ausmachen.

Die eigentlichen Hodgkin-Zellen sind beim Hodgkin selten und ortsständig im betroffenen Lymphknoten, weshalb sie sich lange der Erforschung entzogen haben. Da sie sich nur bei der histologischen Aufarbeitung des Lymphknotens nachweisen lassen, war und ist die Hodgkin-Diagnostik eine Domäne der Pathologen. Es gibt weltweit nur von einer Arbeitsgruppe (Brent Wood aus Seattle) Publikationen über einen durchflusszytometrischen Nachweis von Hodgkin-Zellen im Knochenmark – gezeigt an einer kleinen Kohorte von Patienten [75; 76]. Die Hodgkin-Zellen sind jedoch nur unter simultanem Einsatz mehrerer Antikörper (CD15, CD30, CD64) detektierbar, da sie einzeln genommen nicht bei jedem Hodgkin-Patienten nachweisbar sind und in jedem Fall die Analyse einer hohen Zellzahl erfordert (5–10 Million Zellen). Da die großen Hodgkin-Zellen oft mit T-Zellen rosettieren, entziehen sie sich wie die Megakaryozyten dem üblichen Streulichtfester im FSC/SSC-Dotplot und werden bei der Auswertung der zytometrischen Messergebnisse als Doubletten verworfen. Ein Nachweis im Blut ist in jedem Fall aussichtslos. Eine sekundäre Infiltration im Knochenmark ist Spätstadien vorbehalten und gelingt auch in der Zytologie am Bröckelausstrich nur sehr selten.

Die B-Non-Hodgkin-Lymphome zeigen ein breites Spektrum von diagnostisch primär leukämischen Formen wie der CLL bis zu rein nodalen Formen wie dem diffus-großzelligen B-Zell-Lymphom (und dem Hodgkin-Lymphom), die selten leukämisch werden und klinisch von niedrig-malignen Formen mit geringer Proliferationskapazität und Apoptoseresistenz zu hochmalignen Formen mit hoher Proliferationskapazität und gutem chemotherapeutischem Ansprechen als klinischem Kriterium. Im englischen Sprachraum werden sie als „*low grade*“ und „*high grade*“ klassifiziert. Während im Labor die chronische lymphatische Leukämie (CLL) am häufigsten diagnsotiziert wird, ist es beim Pathologen das follikuläre und das diffus-großzellige Lymphom. Die Namensgebung bei den Lymphomen stammt aus der Histopathologie. Sie ist aus der Lokalisation innerhalb des Lymphknotens entstanden mit der Zuordnung innerhalb der Lymphknotenarchitektur. Das beste Verständnis der verwirrenden Namensgebung ist aus der Kenntnis des Aufbaus des Lymphknotens mit seinen primären und sekundären Lymphfollikeln zu erreichen (siehe Abb. 7.42), sowie aus der Geschichte der Lymphomklassifikation (s. Abb. 7.37) und der Übersetzungstabelle bei der Fusion der Klassifikationen bei der Publikation der REAL-Klassifikation [77]. Die Entitäten zeigen trotz der didaktisch

Central lymphoid tissue	Peripheral lymphoid tissue		
Precursor B-cells	Peripheral (mature) B-cells		
Bone marrow	Interfollicular area	Follicular area	Perifollicular area

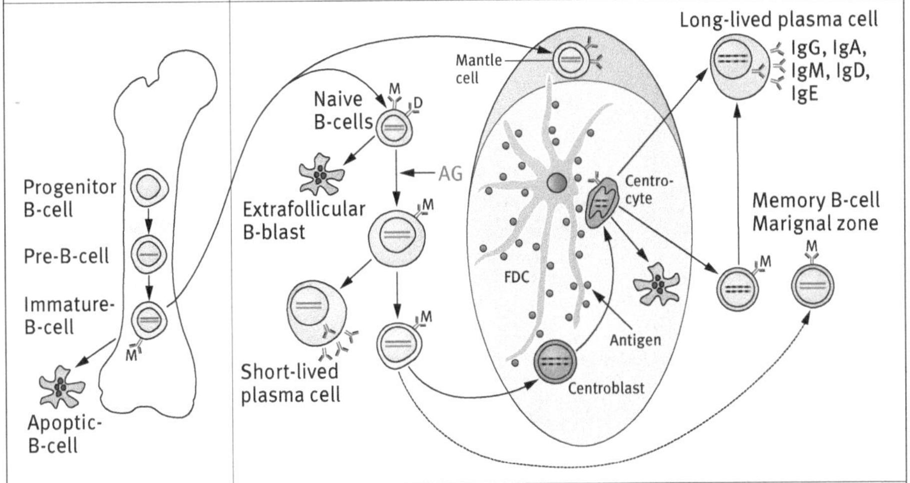

Precursor B-cell neoplasms B lymphoblastic leukaemia/lymphoma	**Prec-GC neoplasm** Mantle cell lymphoma	**GC neoplasms** Follicular lymphoma Burkitt lymphoma DLBCL (some) Hodgkin lymphoma	**Post-GC neoplasms** Marginal zone & MALT lymphomas Lymhoplasmacytic lymphoma CLL/SLL, DLBCL (some) Plasma cell myeloma

Abb. 7.42: Anatomie der B-Zell-Reifung (Histologie).

hilfreichen Trennung eine gewisse Überlappung, die sich in der Immunphänotypisierung widerspiegelt (siehe Abb. 7.41). Nachfolgend sind die wichtigsten Entitäten beschrieben, wie sie in der WHO-Klassifikation von 2008 dargestellt werden [78].

Die **chronisch lymphatische Leukämie** (CLL) entspringt aus einem Stadium der B-Zellreifung im Knochenmark, wo naive B-Zellen gebildet werden, die noch nicht ihre volle Reifung abgeschlossen haben, erkennbar an der unvollständigen CD20 bzw. CD22-Expression und der geringen Leichtkettenexpression. Sie haben noch Ähnlichkeit mit den morphologisch kleinen und kompakten B-Vorläufern, die als Hämatogone bezeichnet werden (CD19-positiv, CD10-positiv, CD20-negativ, CD34-negativ, CD38-positiv-positiv, CD45dim, TdT-, kappa negativ oder dim, FSC low, SSC low) und die Nachschublinie naiver B-Zellen bilden, erkennbar an ihrer Abnahme im Laufe des Lebens, ihrer reaktiven Expansion nach Chemotherapie oder bei chronisch entzündlichen (Autoimmun-) Erkrankungen. Sie sind die letzte Stufe vor der CD20-Expression und bleiben daher unter Rituximab-Therapie erhalten. Die kleinen B-Vorläuferzellen (Hämatogone) sind kappa/lambda doppelnegativ. Zuerst wird nach der nur zytoplasmatisch nachweisbaren Schwerkette (cy Igµ)

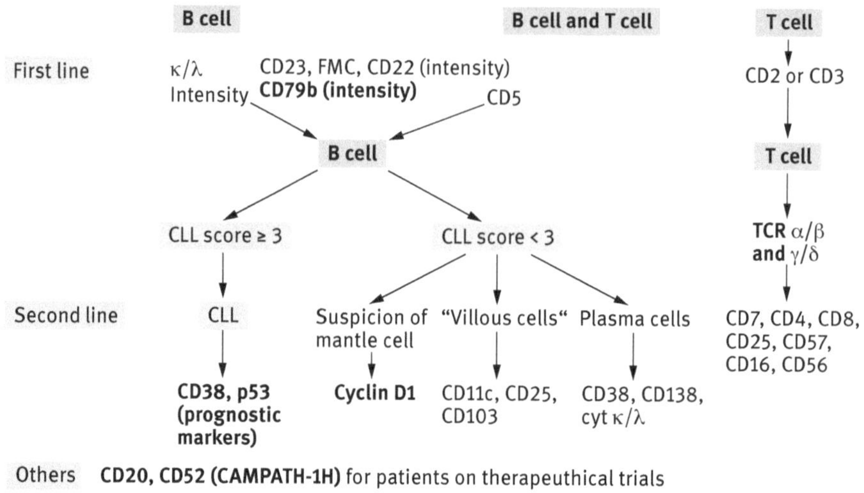

Abb. 7.43: Anwendung des Matutes-Score in der Differentialdiagnose der niedrig-malignen B-NHL (Quelle: Matutes E. J Clin Pathol. 2002 Mar; 55(3): 180–3).

die kappa- und später dann die lambda-Leichtkette rearrangiert und dann an der Oberfläche exprimiert. In diesem Stadium erscheinen beide Leichtketten in geringerer Dichte an der Oberfläche im Vergleich zu reifen naiven B-Zellen.

So sind in der Regeneration die kappa-B-Zellen stärker expandiert. Sie werden oft als Lymphom fehldiagnostiziert, wie auch die CD19-positiv10-positiv doppelnegativen Vorläufer als common ALL missverstanden werden können. Die B-Zellen sind im Streulicht eh kleiner als die T-Zellen. Diese frühen B-Vorläufer („Hämatogone" ist eine unglückliche, historisch bedingte Bezeichnung) sind nochmals kleiner als die reifen B-Zellen. In Kenntnis all dieser Eigenschaften sind sie eigentlich mit neoplastischen B-Zellen nicht zu verwechseln, da sie auch in der reaktiven Expansion klein bleiben und das Stadium davor CD19-positiv10-positiv34-positiv (und weniger nach dem CD19-positiv10-positiv34-negativ) ebenfalls proportional vermehrt ist.

Entsprechend dem unterschiedlichen Reifungsstadium, in dem die klonale Transformation stattfindet, gibt es eine gewisse Bandbreite im Immunphänotyp. Deshalb wurde von Estella Matutes aus der Arbeitsgruppe von Prof. Catovski am Royal Marsden Hospital London – die im Jahr etwa zweitausend B-NHL sehen – ein Scoring-System entwickelt, das weltweit eine hohe Akzeptanz gefunden hat (siehe Tab. 7.15 bzw. Abb. 7.43): CD5, CD19, CD23 und dann die Oberflächendichte der Leichtkette – von fast gar nicht exprimiert über schwach bis fast normal – bezogen auf die Zahl der Moleküle pro Zelle oder die CD20-Expression – von fast fehlend bis normal. Der im Score enthaltene monoklonale Antikörper FMC7 (vom Typ IgM), der ein Epitop von CD20 erkennt, macht das als FITC-Konjugat besonders gut deutlich.

Tab. 7.15: Matutes-Score für die Differentialdiagnose der CLL.

Marker	CLL	Score	Andere B-zellige NHL	Score
SIg	schwach	1	stark	0
CD5	positiv	1	negativ*	0
CD23	positiv	1	negativ	0
CD79b	schwach	1	stark	0
or CD22	schwach	1	stark	0
FMC7	negativ	1	positiv	0
	CLL Score 4–5		Score 0–2	

* ausgenommen MZL, Richtigkeit 96,8 %

Das **Immunozytom** mit seiner IgM-Produktion ist die nächste Reifungsstufe der Zell-Entwicklung. Morphologisch sind die klonalen Zellen von den gesunden Lymphozyten bei der CLL oft nur schwer zu unterscheiden. Sie gleichen ruhenden Lymphozyten oder auch solchen, die man in der Kategorie „atypisch, vermutlich reaktiv" einordnen würde. Daher soll die Verdachtsdiagnose aus einer Gesamtschau heraus erfolgen. Treten abweichende Formen wie Prolymphozyten gekerbte Zellkerne oder Zellen mit villösen Zytoplasmaausläufern aus, so können diese mit „atypisch, vermutlich maligne" kategorisiert und in einem Textfeld näher erläutert werden. So gibt es Formen, die noch nicht sezernieren, die mit dem Immunozytom unter dem Begriff lymphoplasmozytoides Lymphom (LPL) zusammengefasst werden. Es geht im KM direkt aus den Hämatogonen hervor. Wir haben drei Patienten gesehen, wo das Immunglobulin sogar zytoplasmatisch in Kristallform vorliegt. Umgekehrt gibt es „reifere" Formen der CLL, die bereits eine lymphoplasmozytoide Reifung in einem Teil der Zellen aufweisen oder sogar in wenigen Fällen bereits anfangen, Immunglobulin zu sezernieren (sogenannte *„leaky CLL"*). Dementsprechend überlappt der Immunphänotyp. Es gibt eine Dunkelziffer von 20–30 % der Immunozytome, die einen CLL-Immunphänotyp aufweisen. Ein zentraler Bestandteil der Diagnose eines LPL ist daher der Nachweis der zytoplasmatischen Immunglobulinproduktion (neben den Serumspiegeln). Man kann dazu zytoplasmatisch IgM nachweisen – oder ersatzweise die Leichtketten – und mit der Intensität der Oberflächenfärbung vergleichen. Bei der immunzytochemischen Objektträgermethode gelingt dies noch eindrucksvoller. Dass die Diagnose und Abgrenzung nicht einfach ist, zeigt auch die problematische Rekrutierung von Patienten bei den entsprechenden klinischen Studien zum Immunozytom. Morphologisch ist die Immunglobulin-Produktion mit perinukleärer Aufhellung dunklem Zytoplasma und mehr oder weniger gut sichtbarem Golgiapparat deutlich.

Eine weitere Antigenverwandtschaft besteht zum **Mantelzell-Lymphom** (MCL, nicht zu verwechseln mit MZL = *marginal zone lymphoma*), das ebenfalls CD5 exprimiert und CD23 nicht oder in geringerer Menge. Es hat einen lymphomhaften Verlauf und ist oft aber nicht immer leukämisch. Mit seinen nicht immer vorhandenen

Kerneinbuchtungen hatte es von den Pathologen auch den Namen zentrozytisches Lymphom bekommen, eine morphologische Eigenschaft, die aber nicht zuverlässig ist, d. h., sie tritt nicht bei allen zirkulierenden MCL-Zellen im Ausstrich und nicht bei jedem Patienten auf.

Die reifzelligen Antigene CD20, CD22 und CD79b sind positiv. Als weitere Marker haben sich CD38 (oft positiv gegenüber der CLL) und CD200 (negativ im Vergleich zur CLL) bewährt. Der für die CLL angeblich spezifische Antikörper ROR1 ist noch nicht CD geclustert und befindet sich derzeit in der Prüfung. Das MCL zeigt in ca. 70 % der Fälle die Translokation t(11;14) bzw. eine Expression von Cyclin D1. Die Frage, wie hoch der Anteil der Translokationen beim MCL ist, ist schwer zu beurteilen, da es für die Definition des MCL keinen Goldstandard gibt. Die Treffsicherheit bzw. Übereinstimmung der Hämatopathologen untereinander lag in der Ära vor REAL bei den Lymphomen z. T. nur bei 50 % (H. Stein, persönliche Mitteilung).

Eine weitere Differenzialdiagnose zur CLL ist die ungünstig, d. h. progredient verlaufende **B-Prolymphozytenleukämie (PLL)**, die vergleichsweise selten vorkommt. Die Namensgebung stammt erneut aus der Morphologie: Die Kerne besitzen regelhaft (>> 50 % der Lymphozyten) einen vergrößerten und hellen Nukleolus, der dem Betrachter ins Auge springt. Der Zytoplasmaanteil ist ebenfalls vergrößert und homogen hellblau gefärbt, im Gegensatz zu den Immunoblasten des LPL (Immunozytom), die im Zytoplasma Ansätze des endoplasmatischen Retikulums zeigen und einen Farbgradienten, der etwas in das dunklere Hellblau geht. Sie besitzen ebenfalls einen (oft zentralen) Nukleolus. Der Zusammenhang zwischen einer CLL mit Prolymphozyten und einer PLL ist ungeklärt. Abgesehen von der aus meiner Sicht unterschiedlichen Morphologie (kleinere Nukleolen und weniger Zytoplasma) kann aus unserer Erfahrung eine CLL mit 30 % Prolymphozytenanteil lange stabil verlaufen im Gegensatz zu einer PLL. Der Prolymphozytenanteil bei CLL wird daher oft nicht mehr gesondert berichtet.

Die CLL kann (in einem Teil der Fälle!) in verschiedene Richtungen (SLVL, PLL, LPL und MCL) bei mehr oder weniger großem Anteil ihrer Lymphozyten morphologische Differenzierungsansätze zeigen, weshalb bereits die FAB-Gruppe bis zur 30 % Prolymphozyten oder gebuchtete Zellen (ähnlich den Zentrozyten) für die CLL zugelassen hat. Die Prolymphozyten der CLL haben in der Regel einen kleineren Nukleolus, der sich nicht so markant vom Zellkern absetzt wie bei der PLL. Das hängt auch von der Ausstrichtechnik ab, da die Morphologie der Lymphozyten im dünnen Teil anders aussieht als im dicken Teil des Ausstrichs, wo die Ausläufer des Zytoplasmas viel besser zu sehen sind, dafür aber die Nukleoli schlechter.

Die morphologische Heterogenität innerhalb eines Falles schlägt sich aber zumeist nicht in einer Heterogenität im Markerprofil nieder, das innerhalb eines Patienten meist homogen ist. Wenn zwei Cluster auftreten, eventuell auch erst im Verlauf, so ist eine erneute Zytogenetik sinnvoll, um prognostisch relevante Veränderungen zu prüfen. Die CLL und ihr Vorläufer einer monoklonalen B-Zell-Lymphozytose sind so häufig, dass man damit rechnen muss, dass eine Zweiterkrankung vorliegen kann, die klinisch führend ist und den Patienten zum Arzt geführt hat. Die durchflußzytometrische Immunphänotypisierung ist zwar entlastend für die Morphologie, kann sie jedoch bei der Klassifikation der Lymphome im Einzelfall nicht ersetzen.

Als prognostische Marker bei CLL gelten historisch der Prolymphozytenanteil und die Lymphozytenverdopplungszeit, immunphänotypisch die CD38- und ZAP70-Expression (Anteil positiver Zellen), CD11c wurde verlassen. Molekulargenetisch spielt die Zytogenetik eine wichtige Rolle, wobei die 17p-Deletion führend ist, d. h. der Verlust von dem Heatshock-Protein p53 (ungünstige Prognose wie auch bei MDS). ZAP70 (zeta-assoziiertes Protein) ist eine physiologische Tyrosinkinase (im Gegensatz zur CML), die physiologisch bei T- und NK-Zellen vorhanden ist, aber nicht bei den B-Lymphozyten im Blut, weshalb diese Zellen als interner Standard bei der Zap70-Bestimmung mitgeführt werden und zur Berechnung des ZAP70-Index dienen. Bei CLL hat ein erhöhter Index eine ungünstige Prognose, ist aber bei anderen B-NHL bedeutungslos.

Die Thrombozytopenie, die ein wichtiges Merkmal zum Staging bei CLL darstellt (beim Rai- und Binet-Schema), kann bei dieser Erkrankung durch Verdrängung im Knochenmark, durch Hypersplenismus, durch autoreaktive LGL-Zellen oder durch Autoantikörper gegen Thrombozyten entstehen oder durch eine Kombination dieser Ursachen, was unterschiedliche therapeutische Konsequenzen hat.

Die Neutropenie ist bei CLL mit hoher Zellzahl schwer zu diagnostizieren, da die **Kernschatten** bei der Leukozytenzahl zu berücksichtigen sind (s. Empfehlungen des Arbeitskreises Labor der DGHO) und die Kernschatten bei den Waschschritten im Rahmen der Probenvorbereitung zur Immunphänotypisierung abgekippt und/oder bei der Lyse während der Probenvorbereitung zerstört werden. Damit wird dann der Anteil der CLL z. T. erheblich unterschätzt und der Neutrophilenanteil damit überschätzt. Dies betrifft auch die Hämatologieautomaten, weshalb die Patienten oft über je nach Arzt und Labor verschiedene Leukozytenzahlen im therapiefreien Krankheitsverlauf berichten. Die Kernschatten sind nicht spezifisch für die CLL und ihr Anteil beträgt bei der CLL typischerweise ca. 30 % (abgesehen vom Frühstadium oder nach Therapie). Er ist im dicken Teil geringer als im dünnen, wo die Zelldifferenzierung vorgenommen werden soll und damit untersucherabhängig und schlecht reproduzierbar (s. MTA-Vergleich beim manuellen Differentialblutbild (DiffBB)). Durch Zusatz von Albumin kann er vermindert werden. Also auch bei den no-wash-Ansätzen entspricht das Differentialzellbild nicht immer dem wahren Zustand. Der Begriff „Gumprecht'sche Kernschatten" soll vermieden werden, da er die Diagnose einer CLL inauguriert, die mit der morphologischen Untersuchung allein noch nicht gesichert ist und da Kernschatten auch bei viralen Infekten oder akuten Leukämien auftreten können.

Als immunologische Begleitreaktion ist bei den B-NHL und insbesondere der CLL regelhaft eine mehr oder weniger starke reaktive Vermehrung von **LGL-Zellen** (*large granular lymphocytes*) im Ausstrich zu beobachten [79]. Die Granula können grob oder fein sein, wobei sie im letzteren Fall gerne übersehen werden. Der Immunphänotyp ist i. d. R. der von NK-ähnlichen zytotoxischen T-Zellen, d. h. CD3-positiv8-positiv56-positiv. Es sind aber auch NK-Zellen beteiligt (CD3-negativCD8-positiv/-negativ, CD16-positiv/-negativ CD56-positiv). Mark Lowdell aus London hat nachgewiesen, dass sie eine Zytotoxizität gegen die eigenen CLL-Lymphozyten besitzen. Sie stellen die körpereigene Immunantwort gegen die lymphoproliferative Erkrankung dar und in wenigen Fällen kommt es sogar zu einer klonalen Expansion der LGL-Zellen. Durch Chemotherapie werden auch diese reduziert, so dass beispielsweise die CLL nach jedem Therapiezyklus eine immer kürzere Lymphozytenverdopplungszeit aufweist. Nach der atomaren Reaktorkatastrophe von Tschernobyl wurde bei den exponierten Soldaten unmittelbar nach den Aufräumarbeiten eine Verminderung der LGL-Zellen festgestellt (bevor sie verstreut wurden) [80–84]. In der Nachbeobachtung hat sich kürzlich überraschenderweise herausgestellt, dass die CLL die häufigste Neoplasie bei den exponierten Personen darstellt [85; 86]. Da die LGL-Zellen p53 erkennen und dies bei der Deletion 17p verloren geht, unterstreicht dies erneut die Bedeutung der Immunantwort bei der Entstehung und dem Verlauf von B-NHL und insbesondere der CLL. Die Bedeutung der Immunantwort gegen B-NHL wird unterschiedlich beurteilt und ist noch nicht Stand des Allgemeinwissens bzw. common sense. Die Nutzung des Immunsystems in Form der „donor lymphocyte infusion" ist hingegen eine mittlerweile akzeptierte immunologische Therapie nach allogener Stammzelltransplantation.

Das **follikuläre Lymphom** ist klinisch häufig und wurde in der Kiel-Klassifikation zentroblastisch- zentrozytisches Lymphom genannt (CB-CC). Die Zentrozyten sind wie beim CCL (MCL) klein und kompakt, und die Zentroblasten 2–3mal größer und besitzen zumeist einen deutlich sichtbaren Nukleolus. Der Kern hat ein mehr lockeres Chromatin und die Zellen werden gern mit Monozyten verwechselt, v. a. von den Hämatologieautomaten. Das Antigenprofil ist nicht einheitlich und die CD10-Expression geht in den fortgeschrittenen Stadien verloren. Es sei daran erinnert, dass auch das diffus-großzellige Lymphom, das Burkitt-Lymphom, die common ALL und die Hämatogone CD10 exprimieren. CD10 kann daher das follikuläre Lymphom allein nicht eindeutig beschreiben, wie es jedoch häufig in den immunzytometrischen Befunden zu lesen ist. Die Zytogenetik ist hilfreich, da sie oft eine Translokation t(14;18) ergibt und eine bcl2-vermittelte Apoptoseresistenz.

Zwei weitere typische niedrig-maligne B-NHL sind das **MALT-Lymphom** (mucosa associated lymphatic tissue) und das **Marginalzonen-Lymphom**. Als splenisches Marginalzonenlymphom (splenic lymphoma with villous lymphocytes, SLVL) ist das Lymphom mit den zytoplasmatischen Ausläufern (sog. punker cells, nach ihrer Ähnlichkeit mit dem Haarstil von Punkern) eine wichtige Differentialdiagnose zur CLL, der es morphologisch und immunologisch ähnelt (angeblich häufigste Fehldiagnose bei der CLL). Auch das MALT-Lymphom hat keinen eindeutigen Immunphänotyp und ähnelt morphologisch der CLL. Als MALT-Lymphom des Magens und seinem eindeutigen reaktivem Vorstadium durch eine Infektion mit Helicobacter pylori hat es Berühmtheit erlangt (Nobelpreis für Medizin 2005 für die Australier Warren und Aarry Marshall).

Bei den **haarigen Leukämien**, gemeint sind damit drei B-NHL mit haarigen Ausläufern, die i. d. R. leukämisch verlaufen, gibt es drei Entitäten, die alle drei eine Milzvergrößerung verursachen (neben anderen Lymphomen, Autoimmun- und Infektionserkrankungen): Die Haarzellen-Leukämie (HCL) und ihre Variante (HCLv) und das gerade genannte SLVL. Die Haarzellen-Leukämie ist eigentlich ein Lymphom des Knochenmarks und der Milz. Sie verursacht im KM regelhaft eine Markfibrose und daher in der Regel eine punctio sicca, d. h. eine Knochenmark-Punktion, die keine Bröckel aspirieren lässt. Ein weiterer Aspekt, der sie auch von der Variante unterscheidet, ist das weitgehende Fehlen der Monozyten in der Zirkulation. Die Ausschwemmung kann sehr gering sein, sogar bei verminderter Zahl von B-Zellen kann eine HCL vorliegen! Sie kann immunzytometrisch durch verschiedene Eigenschaften entdeckt werden: Besondere Lage der Streulichtwolke (etwas neben den typischen Lymphozyten im SSC), Überexpression aller konstitutiven B-Zellantigene (CD19, CD20, CD22, CD25, CD45, HLA-DR) und spezifische Reaktion mit den Antikörper des Clusters C103 (Klone BLy7 und HML-1), mit CD305 (LAIR-1 Überexpression) und starke Reaktion mit Adhäsionsmolekül CD11c. Wir haben auch Fälle, die nur mit dem einen oder anderen CD103-Klon reagieren und auch Estella Matutes hat bereits in der Ära vor ihrer Zuordnung zum Cluster CD103 die Anwendung beider Klone gefordert. Eine falsch positive Reaktion von CD103 mit dem SLVL soll selten einmal vorkommen. Da die HCLv nicht so häufig ist, muss man vorsichtig mit allgemeingültigen Statements sein, wie etwa Negativität für CD25 und normale Monozytenzahl, geringerer Zytoplasmaanteil oder höheres Ausmaß der Leukozytose. Sie unterscheidet sich aber durch ihr schlechteres Therapieansprechen, weshalb die Unterscheidung von der HCL nicht rein akademisch ist. Die namensgebende Morphologie mit den haarigen Ausläufern haben wir bisher bei allen Patienten gefunden. Man muss dafür nur den dicken Teil des Ausstrichs aufsuchen. Die Ausläufer sind nicht igelstachelartig (was immer ein Artefakt ist), sondern pseudopodienartig und die Zelle ähnelt einem adhärenten Fibroblasten oder dem Zeltdach des Münchener Olympiastadiums für die, die mit Zellkulturen nicht vertraut sind. Das Vorhandensein der BRAF-Mutation kann zu Bestätigung dienen, v. a. bei Zweifelsfällen.

Es ist in der WHO-Klassifikation noch eine Reihe von selteneren B-Zell-Lymphomen gelistet, die v. a. anhand ihrer Lokalisation diagnostiziert werden (Haut, Mediastinum) und kein spezifisches Markerprofil aufweisen.

Das plasmazelluläre **Myelom**, so die neueste Wortschöpfung der WHO-Pathologen für das multiple Myelom, Plasmozytom, bzw. M. Kahler zeichnet sich durch eine alle Fälle übergreifende Expression von CD138 (Syndecan-1) und CD38, sowie eine zytoplasmatische Leichtkettenrestriktion für kappa oder lambda aus, die auf der Oberfläche oft nicht nachweisbar sind. Die Koexpressionen von CD19, CD45 und CD56 sind variabel und kein sicheres Indiz für Malignität und Abgrenzung gegenüber dem MGUS. MGUS und MM werden von manchen Kollegen zur plasma cell dyscrasia (PCD) zusammengefasst. Das Verhältnis von CD19-positiven zu CD19 negativen klonalen Plasmazellen wird von der Plasmozytomgruppe aus Salamanca zur Prognoseabschätzung vom Übergang einer MGUS zum MM verwendet. Der Anteil von Plasmazellen im Bröckel und Aspirat zur Immunphänotypisierung können sich um den Faktor 10 oder mehr unterscheiden, weshalb die Kombination von Morphologie und Immunzytometrie neben der FISH für viele Hämatologen zum Standard bei Plasmozytomdiagnostik gehört, was nicht ganz unumstritten ist. Die in dem Zusammenhang besonders wichtige Frage der KM-Reinheit im Aspirat kann durch den Anteil von Progenitorzellen oder durch die Holdrinet-Formel abgeschätzt werden. Die Koexpression von CD117 wird beim MM als prognostisch günstig gesehen. Für das beim MM seltene CD34 ist das nicht geklärt.

Das MALT-Lymphom ist neben dem Immunozytom ein malignes Lymphom, welches bis zu klonalen Plasmazellen ausreifen kann, weshalb immer nach klonalen B-Zellen und Plasmazellen gesucht werden muss (Zelloberfläche und Zytoplasma). Im Rezidiv oder bei der inkompletten Remission können die klonalen Plasmazellen allein vorkommen.

Eine Reihe weiterer Lymphomentitäten kommen hinzu, die nicht primär leukämisch verlaufen und daher eher von den Pathologen gesehen werden, die ja maßgeblich die WHO-Klassifikation gestaltet haben.

7.3.7 Diagnostik akuter Leukämien

„Akute Leukämie" ist ein klinischer Begriff und bedeutet ein kurzfristiger Verlauf mit Ausschwemmung von blastären Zellen der Hämatopoese, wobei das Ausmaß der Leukozytose sehr unterschiedlich sein kann. Der Begriff der Leukämie wurde von 1847 von dem berühmten Berliner Arzt Rudolf Virchow geprägt, der an der Charité tätig war und bei einem Patienten mit CML eine Spiegelung des Augenhintergrundes mit seinen gut sichtbaren Blutgefäßen vorgenommen hatte. Die Zellzahl war so hoch, dass ihm das Blut von weißer Farbe erschein. Umgekehrt können bei akuten myeloischen Leukämien im Alter, die meist aus einem MDS hervorgehen, mit Leukozytenzahlen im Normbereich einhergehen, wobei im Differentialblutbild dann meist neben der mehr oder weniger vorhandenen Blastenausschwemmung eine Neutropenie vorliegt. Die Trennung zwischen akuten lymphatischen Leukämien und lymphoblastischen Lymphomen der WHO-Klassifikation ist an einigen Stellen schwierig, da es Übergangsformen gibt, aber der klinisch gut etablierte Begriff akuter Leukämien sollte unbedingt beibehalten werden. Neben den früheren bereits genannten, zunächst noch getrennten Lymphomklassifikationen kam historisch die FAB-Klassifikation der akuten Leukämien hinzu. Diese basiert hauptsächlich auf morphologischen Kriterien und ist daher vielerorts noch im Einsatz, zumal auch Zusammenhänge zwischen Morphologie und Genotyp vorhanden sind (z. B. AML FAB M3 (akute Promyelozytenleukämie) und Translokation t(15;17) bzw. des-

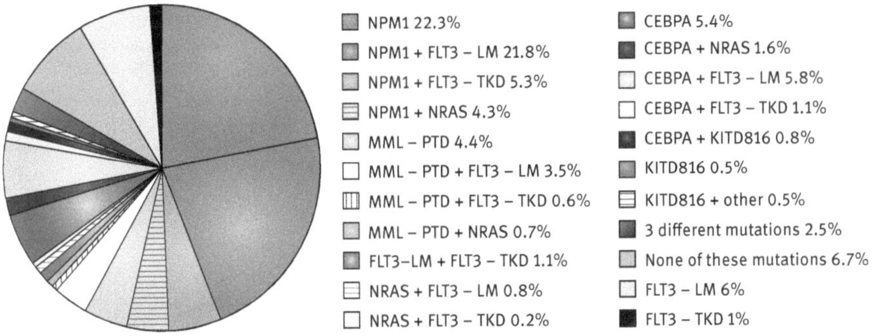

Abb. 7.44: Molekulare Marker bei AML mit normalem Karyotyp (45 % der Patienten) (Quelle: T. Haferlach et al., Curr Op Hematol, 14, 90–97, 2007).

sen Fusionsgen PML-RARA (*retinoic acid receptor alpha*). Aufgrund der klinischen Relevanz zytogenetischer und molekulargenetischer Veränderungen basiert die WHO-Klassifikation primär auf genetischen Veränderungen und wenn diese nicht greifen fällt sie auf das alte FAB-Schema zurück. Das zeitlich und inhaltlich zwischen FAB und WHO liegende auf der Immunphänotypisierung basierende EGIL-Schema hat sich klinisch nicht durchsetzen können und wird daher in der WHO-Klassifikation nur als sekundäres Kriterium und nicht als eigenständiges Klassifikationsschema verwendet. Die Entitäten einzeln darzustellen sprengt den Rahmen und daher wird nur eine tabellarische Übersicht gegeben und auf das Buch selbst verwiesen, zumal dieses regelmäßig überarbeitet wird. Es wird bei der Stufendiagnostik daher auch in der Praxis die Reihenfolge Morphologie (Zyto- und Histologie FAB), Immunphänotypisierung (EGIL) und Molekulargenetik (WHO) eingehalten (wobei das WHO-Schema alle Kriterien beinhaltet), was eine abschließende Bewertung aller Verfahren verlangt (s. Tab. 7.16–7.20). Die Französisch-Amerikanisch-Britische (FAB)-Klassifikation hatte erkannt, dass einige Entitäten charakteristische Veränderungen aufweisen (M3) und die AML nach morphologisch erkennbarem Reifegrad geordnet (M0 bis M7). Danach kamen zytogenetische Erkenntnisse hinzu und letztlich molekulargenetische, die Kombinationsmöglichkeiten hervorrufen, die zu einer Atomisierung der AML beigetragen haben (s. Abb. 7.44) und klinisch nicht mehr praktikabel sind. Darunter befinden sich jedoch therapierelevante Entitäten, die auf bestimmte Tyrosinkinase-Inhibitoren ansprechen bzw. Vitamin A bei der Translokation t(15;17) der akuten Promyelozytenleukämie, die bereits morphologisch mit ihren zahlreichen Auerstäbchen auffällt (sog. fagott cells). Bereits die FAB-Klassifikation kannte solche morphologische Besonderheiten, denen bestimmte zytogenetische Veränderungen zugrundeliegen, weshalb dann bei der WHO-Klassifikation molekulargenetische Veränderungen zum primären Kriterium erhoben wurden (s. Tabelle 7.17).

Tab. 7.16: FAB-Klassifikation akuter myeloischer Leukämien.

FAB-Subtyp	Bezeichnung	Morphologische Kennzeichen	Zytochemie (EST = Esterase, POX = Peroxidase)	Typische zytogenetische Aberrationen
M0	Akute myeloische Leukämie mit minimaler Differenzierung	Unreife Blasten ohne Granulation	POX < 3 %, EST negativ	–
M1	Akute myeloische Leukämie ohne Ausreifung	weniger als 10 % reife Zellen (= Promyelozyten, Granulozyten, Monozyten), nur spärliche Granulation	POX > 3 %, EST < 20 %	–
M2	Akute myeloische Leukämie mit Ausreifung	≥ 10 % reife Zellen in der Myelopoese, weniger als 20 % Monozyten	POX > 3 % (meist deutlich positiv), EST meist schwach positiv	t(8;21) (in ca. 20 %)
$M2_{baso}$	Akute Basophilen-Leukämie		–	t(6;9)
M3	Akute Promyelozyten-Leukämie	30 % Promyelozyten (Blastenanteil oft weniger)	POX > 3 % (meist stark positiv), EST schwach bis mäßig positiv	t(15;17), selten t(5;17), t(11;17)
M3v	Akute Promyelozyten-Leukämie, mikrogranuläre Form	–	–	t(15;17)
M4	Akute myelomonozytäre Leukämie	Myeloische Zellen (Blasten + Promyelozyten) > 20 %, monozytäre Zellen (Monoblasten und reife Formen) 20 % bis 80 %	POX > 3 %, EST > 20 %	–
$M4_{Eo}$	Akute myelomonozytäre Leukämie mit Eosinophilie	–	–	inv(16)
M5	Akute Monoblasten/ Monozyten-Leukämie	mehr als 80 % der myeloischen Zellen sind Monoblasten bzw. Monozyten	POX meist negativ bis leicht positiv, EST > 20 % (kräftig positiv)	–
M5a	Akute Monoblasten-Leukämie	mehr als 80 % der myeloischen Zellen sind Monoblasten bzw. Monozyten, davon sind mehr als 80 % Monoblasten oder Promonozyten	POX meist negativ bis leicht positiv, EST > 20 % (kräftig positiv)	–

Tab. 7.16: fortgesetzt.

FAB-Subtyp	Bezeichnung	Morphologische Kennzeichen	Zytochemie (EST = Esterase, POX = Peroxidase)	Typische zytogenetische Aberrationen
M5b	Akute Monozyten-Leukämie	mehr als 80 % der myeloischen Zellen sind Monoblasten bzw. Monozyten, davon sind mehr als 20 % Monozyten	POX meist negativ bis leicht positiv, EST > 20 % (kräftig positiv)	–
M6	Akute Erythroleukämie (Erythrämie)	> 50 % aller Zellen sind Erythroblasten oder > 30 % aller Blasten unter den nicht-erythrozytären Zellen sind Erythroblasten, häufig trilineäre Dysplasie	POX > 3 %, EST kann positiv sein	–
M7	Akute Megakaryoblasten-Leukämie	Hochgradig pleomorphe Blasten	POX < 3 %, EST kann positiv sein	–

Tab. 7.17: Veraltete FAB-Klassifikation akuter lymphatischer Leukämien.

FAB-Subtyp	Bezeichnung	Typische zytogenetische Aberrationen
L1	akute Lymphoblastenleukämie mit kleinen Zellen	–
L2	akute Lymphoblastenleukämie mit mittelgroßen Zellen	–
L3	akute Lymphoblastenleukämie mit großen Zellen	t(8;14), seltener t(2;8), t(8;22)

Tab. 7.18: Immunologische Klassifikation akuter lymphatischer Leukämien (EGIL).

	B-Linien-ALL				T-Linien-ALL			
	pro-B	common	prä-B	reife	pro-T	prä-T	kortikale (thymische)	reife
B-Zell-Antigene								
CD19	+	+	+	+	–	–	–	–
cyCD22	+	+	+	+	–	–	–	–

Tab. 7.18: fortgesetzt.

	B-Linien-ALL				T-Linien-ALL			
	pro-B	common	prä-B	reife	pro-T	prä-T	kortikale (thymische)	reife
CD79alpha	+	+	+	+	–	–	–	–
cyIgM	–	–	+	–	–	–	–	–
mIg	–	–	–	+	–	–	–	–
T-Zell-Antigene								
cyCD3	–	–	–	–	+	+	+/–	–
CD7	–	–	–	–	+	+	+	+
CD2	–	–	–	–	–	+	+	+
CD1a	–	–	–	–	–	–	+	–
mCD3	–	–	–	–	–	–	+/–	+
Vorläuferzell-Antigene								
TdT	+	+	+	–	+	+	+	+/–
HLA-DR	+	+	+	+	+/–	–	–	–
CD10	–	+	+/–	+/–	+/–	+/–	+/–	–

Tab. 7.19: WHO-Klassifikation der akuten myeloischen Leukämien (AML), aktualisiert 2008.

AML mit wiederkehrenden zytogenetischen Anomalien	
mit t(8;21)(q22;q22), (AML1/ETO)	unabhängig von der Blastenzahl im Blut oder KM!
mit inv(16)(p13.1;q22) oder t(16;16)(p13.1;q22), (CBFb/MYH11)	
akute Promyelozyten-Leukämie: mit t(15;17)(q22;q12), (PML/RARα) und Varianten	
AML mit t(9;11)(p22;q23), MLLT3–MLL oder	alle folgenden AML-Subtypen: ≥ 20 % Blasten im BB oder KM
anderen 11q23 (MLL) Anomalien	
AML mit t(6;9)(p23;q34), DEK-NUP214	
AML mit inv(3)(q21;q26.2) oder t(3;3)(q21;q26.2), RPN1–EVI1	
AML (megakaryoblastisch) mit t(1;22)(p13;q13), RBM15–MKL1	
Provisorische Entitäten: – AML mit mutiertem NPM1 – AML mit mutiertem CEBPA	

Tab. 7.19: fortgesetzt.

AML mit Myelodyplasie-verwandten Veränderungen
AML, therapiebedingt
AML ohne weitere Kategorie
mit minimaler Differenzierung
ohne Ausreifung
mit Ausreifung
akute myelomonozytäre Leukämie
akute monoblastische und monozytäre Leukämie
akute Erythroleukämie
– akute erythroide Leukämie
– erythroid/myeloisch
akute Megakaryoblasten-Leukämie
akute Basophilen-Leukämie
akute Panmyelose mit Myelofibrose
Myeloisches Sarkom
Myeloische Proliferationen bei Down-Syndrom
transient anormale Myelopoese
myeloische Leukämie assoziiert mit Down-Syndrom
Blastische plasmazytoide dendritische Zell-Neoplasien

Tab. 7.20: WHO-Klassifikation der akuten lymphatischen Leukämien (ALL) 2008.

B-lymphoblastische Leukämie/Lymphom, nicht näher bezeichnet (n. n. b.)
B-lymphoblastische Leukämie/Lymphom mit wiederkehrenden genetischen Anomalien
B-lymphoblastische Leukämie/Lymphom mit t(9;22)(q34;q11.2); BCR-ABL1
B-lymphoblastische Leukämie/Lymphom mit t(v;11q23); MLL rearrangiert
B-lymphoblastische Leukämie/Lymphom mit t(12;21)(p13;q22); TEL-AML1 (ETV6–RUNX1)
B-lymphoblastische Leukämie/Lymphom mit Hyperdiploidie
B-lymphoblastische Leukämie/Lymphom mit Hypodiploidie (hypodiploide ALL)
B-lymphoblastische Leukämie/Lymphom mit t(5;14)(q31;q32); IL3–IGH
B-lymphoblastische Leukämie/Lymphom mit t(1;19)(q23;p13.3); E2A-PBX1 (TCF3–PBX1)
T-lymphoblastische Leukämie/Lymphom

7.4 Präanalytik

7.4.1 Antikoagulantien

7.4.1.1 EDTA

Für eine Zellzählung ist eine strikte und schnelle Antikoagulation erforderlich. Sie wird derzeit nur von dem Kalziumchelator EDTA (Ethylendiamintetraessigsäure) gewährleistet. Die Blutzellen reagieren unterschiedlich auf den Kalziumentzug und die pH-Änderung und die Neutrophilen am empfindlichsten, d. h. es setzt eine Blutalterung ein, beginnend nach 6–8 Stunden, je nach Person. Die Temperatur beschleunigt den Vorgang, aber auch die Kühlung der Probe verhindert ihn nicht. Die macht die Versandproblematik deutlich, die optimalerweise die Anfertigung eines ungefärbten Blutausstrichs direkt nach der Probenentnahme verlangt. Es existieren zwei Formen, K2-EDTA und K3-EDTA. Die zwei unterschiedlichen Salze führen sogar zu unterschiedlichen Referenzbereichen für das Blutbild, was kontrovers beurteilt wird [87; 88]. EDTA benötigt eine gewisse Einwirkzeit, weshalb eine frisch entnommene Blutprobe mind. 15 Minuten warten sollte bevor die Messung begonnen wird.

7.4.1.2 Heparin

Heparin, welches für die Zwecke der Gerinnungshemmung *in vitro* eingesetzt wird, wird aus Schweinedarm von Schlachthöfen gewonnen und enthält daher variable hohe Mengen an Endotoxinen, die ein starkes Stimulans für alle Zellsysteme darstellen. Bei Neutrophilen und Thrombozyten führen sie zu einer Isoagglutination aber auch zu einer Anheftung der Thrombozyten an Neutrophile (sog. Satellitenphänomen) und Monozyten oder myeloische Blasten, was zu einer Fehlinterpretation der Expression von megakaryozytären Antigenen führt und daher immer eine visuelle fluoreszenzmikroskopische Kontrolle erfordert. Der Vorteil ist eine plasmatische Gerinnungshemmung, die eine anschließende Funktionsprüfung der Zellen erlaubt und eine längere Haltbarkeit der Probe, die mit Zusatz von Zellkulturmedium temperaturstabilisiert bis zu 48 Stunden betragen kann.

Zytogenetische Untersuchungen, die eine Zellteilung für die Darstellung der Metaphasen erfordern, benötigen heparinisiertes Blut, am besten in vom Labor präparierte sterile 15 ml-Röhrchen, die auch Zellkulturmedium enthalten. Das darin enthaltene Phenolrot als pH-Indikator zeigt die Sterilität an, stört aber als Hintergrundsfluoreszenz bei der Immunphänotypisierung. Gleiches gilt für Funktionsanalysen an Lymphozyten, Monozyten und Granulozyten (z. B. Chemotaxis, Phagozytose, oxidativer Burst, Lymphozytenstimulationstest, Basophilendegranulation)

Unfraktioniertes Heparin für intravenöse Therapie wird endotoxinfrei hergestellt, z. T. auch rekombinant. Es wird in einer Menge vorgelegt, dass es mit ca. 150 IE pro ml Blut als Endkonzentration vorliegt. Dies entspricht etwa einer Menge von 100 µl, die den Spritzenkonus einer 20 ml-Spritze füllt, mit der man eine i.v.-Heparin von 25.000 IE/ml aus einer Glasampulle aufzieht. Eine Übermenge an Heparin verstärkt die genannten Effekte und ist zu vermeiden.

Heparin ist ein ladungsreiches Polysaccharid, welches sich auf der Zelloberfläche niederschlägt und den Ausstrich für eine Pappenheimfärbung durch den sog. Heparinschleier unbrauchbar macht. Die Zellaggregate stören die Zellzählung und -differenzierung in den Automaten, je nach Ausmaß mehr oder weniger stark, weshalb Heparin für diese Zwecke (Zellzählung, Differenzierung Ausstrich und weitgehend auch Immunphänotypisierung ungeeignet ist. Hiruduin und fraktioniertes Heparin steht für diese Zwecke routinemäßig aus Kostengründen bisher noch nicht zur Verfügung.

Hiruduin weist Nachteile nicht auf und ist ein erfolgversprechendes Antikoagulans der Zukunft [89].

7.4.1.3 Citrat

Natriumcitrat muss in flüssiger Form vorgelegt werden (10 %ige Verdünnung des Blutes bei vollständig gefülltem Röhrchen) und verbessert die Haltbarkeit der Neutrophilen nur geringem Maße. Unzentrifugiert kann es bei fehlendem EDTA-Blut als Ersatz dienen.

Acid citrate dextrose (ACD) ist als Zusatz in den Blutkonserven in Verwendung und eignet sich in ähnlicher Weise wie Citrat.

Thrombozytenfunktionsuntersuchungen und Messung der Antikörperbeladungen werden am besten aus citratreichem Plasma durchgeführt, welches durch einfache Zentrifugation aus Citratblut gewonnen wird. Die Voraktivierung von Thrombozyten bei der Blutentnahme ist ein heikles Thema, bei dem es unterschiedliche Ansichten bei Experten gibt. In jedem Fall ist eine großlumige Kanüle und eine langsame Entnahme mit geringen Scherkräften und wenig Kontakt mit Fremdoberfläche (keine Schläuche, d. h. Butterfly) eine gemeinsame Forderung.

7.4.2 Entnahmezeitpunkt und Infusionssysteme

Methode der Wahl ist die direkte Entnahme von venösem Blut am sitzenden oder ersatzweise liegenden Patienten (Einfluss auf den Hämatokrit). Der Eisenspiegel unterliegt am stärksten einer circadianen Rhythmik, die Lymphozytensubpopulationen haben auch eine saisonale Veränderung. Postprandial und unter akutem Stress (getestet bei Fallschirmspringern) kommt es zu einer veränderten Umverteilung v. a. der T-Zellen, was sich durch deren Zirkulation über das Lymphsystem gut verstehen lässt. Zur detaillierten Darstellung muss auf Primärliteratur verwiesen werden [90]. Auf Intensivstation ist eine häufige Blutentnahme an der Tagesordnung mit einer Vorentnahme von mind. 10 ml Blut bei der komplexen Verkabelung und durch Infusion verdünntem Blut der Armvene. Nach einer Woche wird

i. d. R. eine Menge an Blut entnommen, die der Menge einer Blutkonserve (Erythrozytenkonzentrat) entspricht, was unethisch ist, wie auch zusätzliche Blutentnahmen zu Studienzwecken ohne Einverständnis des Patienten. Die Entnahme von Restblut im Labor für Forschungszwecke ist ein geduldetes Verfahren erfordert aber auch ein Einverständnis des Patienten und ein Ethikvotum. In jedem Fall darf nur die minimal erforderliche Menge entnommen werden, die eine Doppelbestimmung im Labor zulässt und bei Citrat muss das Röhrchen vollständig gefüllt sein, damit die einberechnete Verdünnung stimmt (Rekalzifizierung bei den Gerinnungstests).

7.4.3 Aufmischen der Blutprobe

Beginnend mit dem Abstellen des Entnahmeröhrchens in einen Probenständer beginnt die Sedimentation der Blutzellen. Das Mischen kann manuell oder maschinell geschehen. Beste Methode ist ein Überkopf-Mischen der Probe (> 10-fach). Das Kontrollprobenmaterial sollte abwechselnd manuell zwischen den Handflächen gerollt und Über-Kopf gemischt werden, da es noch gründlicher gemischt werden muss. Wird einmal aus einer ungemischten Probe entnommen und gemessen, ist der Fehler nicht mehr rückgängig zu machen: Die Entmischung und damit begonnene Fehlmessung, setzt sich zwangsweise bei der nächsten Verwendung fort. Da eine nicht korrekt geschulte Person den Fehler i. d. R. immer gleich macht, wird der Fehler von Mal zu Mal größer. Das Kontrollmaterial sollte idealerweise wie eine Probe am Gerät gesetzt werden, jedoch sind die Röhrchen des Kontrollmaterials oft unterschiedlich im Vergleich zu Patientenproben und dann nicht mit dem Greifarm bzw. Mischkopf des Hämatologiegerätes kompatibel. In der Praxis werden gerne sog. Taumelmischer eingesetzt, die das Röhrchen drehen und gleichzeitig schaukeln (teilweises „Überkopf-Mischen"). Über die maximale Dauer der beschriebenen maschinellen Mischung, bevor ein Zellschaden eintritt, gibt es keine Literatur. Konsens ist, dass sich die Probe weniger als 30 min auf den Mischer und Kontrollmaterial von Hand gemischt werden sollte (eminenzbasierte Empfehlung).

7.4.4 Probentransport

Die Proben sollten baldmöglichst im Labor analysiert werden. Die Alterungsempfindlichkeit hängt sehr vom Gerätetyp (Messprinzip) und vom Antikoagulans ab. Als erstes treten bei EDTA-Blut nach 6–8 Stunden Veränderungen auf, wobei Neutrophile in EDTA-Blut am empfindlichsten reagieren. Bei Versand mit einem Fahrdienst über mehr als 12 Stunden sind in jedem Fall Vorsichtsmaßnahmen notwendig. Eine Versandtemperatur unter 4 °C ist unbedingt zu vermeiden. Eine ungeschützte Zugabe von gefrorenen Kühlgelbeuteln in eine Styroporbox mit den Proben wird zu einer Zellschädigung führen. Aufgezeichnete Verlaufskurven von Temperaturloggern im Probenraum zeigen immer wieder dieses Phänomen. Eine Temperatur von 10–14 °C ist anzustreben. Diese Empfehlung stammt aus einer nicht publizierten Studie einer Firma. Stabilisierte Raumtemperatur ist zweite Wahl und ungeschützter Versand ist nicht akkreditierbar, da Temperaturschwankungen den lebenden Zellen in der Probe schaden. Dennoch kam es bei Overnight-Fahrten im Winter zum Einfrieren bei Außentemperaturen von unter –15 °C wenn die geschützten Proben im LKW verbleiben. Umgekehrt entstehen im Sommer im PKW in der Sonne hinter der Windschutzscheibe (z. B. Taxifahrten) Temperaturen von 50–70 °C. Temperaturlogger bei Validierung des Versandes von Ringversuchsproben haben weiterhin gezeigt, dass bei längeren Transportstrecken (auch innerhalb Deutschlands) Flugzeuge eingesetzt werden, in deren Frachträumen Temperaturen um die 0 °C erreicht werden. Dies alles zwingt bei solchen Versendungsarten zu einem termingesicherten Expressversand mit temperaturstabilisierten Verpackungsformen, die zuvor einer Prüfung unterzogen wurden und zu einem zumindest stichprobenartigem Einsatz von Temperaturloggern.

7.5 Bestimmungsmethoden

Für eine Befundinterpretation und Beratung des einsendenden Arztes ist es wichtig, die Messmethoden zu kennen und diskrepante Ergebnisse erklären zu können. Ein Patient hat unterschiedliche Thrombozytenwerte, widersprüchliche Leukozytenzahlen in seiner Vorgeschichte oder handelt es sich um einen signifikanten Anstieg oder Abfall der Thrombozyten oder Lymphozyten? Ist die Basophilenerhöhung zuverlässig? Kann ich am Blutbild ein Rezidiv der bekannten hämatologischen Erkrankung erkennen?

7.5.1 Hb-Bestimmung

Die Hämoglobinbestimmung ist die älteste hämatologische Analysemethode und bestand zunächst aus einem Farbvergleich. Sie führte zur Gründung der Hämatometer-Prüfstelle in Freiburg, aus der die spätere Ringversuchsorganisation INSTAND hervorging. Als Standard gilt heute die Transformation von Hämoglobin in Cyanhemiglobin mittels Kaliumcyanid und anschließender absorptionsphotometrischer Bestimmung bei 540 nm, der sogenannten Soretbande des Hämoglobins nach Hämolyse der Erythrozyten durch ein Detergenz (Saponin). Diese Bestimmung wird durch Trübungen gestört, z. B. durch hohe Leukozytenzahlen (z. B. bei CML oder Lipämie). Mittlerweile sind Ersatzverfahren entwickelt worden, um die Verwendung des Zellgifts Kaliumcyanid zu vermeiden.

7.5.2 Zellzählsysteme für das kleine Blutbild

Die von Wallace Coulter in den sechziger Jahren des vorigen Jahrhundert entwickelte Verfahren der Impedanzmessung und Zählung von Blutzellen ist bis heute das Standardverfahren in den einfachen und damit preiswerten Hämatologiegeräten geblieben. Die Zellsuspension Blut wird in einer Salzlösung verdünnt (1 : 200) und durch eine Messöffnung, deren Durchmesser kaum größer als die Zelle selbst ist, geleitet. Der Zelldurchtritt erzeugt eine Widerstandsänderung in der Elektrolyt-Lösung, die als Zählimpuls dient und deren Ausmaß proportional der Zellgröße ist. Die deutlich geringer konzentrierten Leukozyten werden nach Lyse der Erythrozyten aus der Verdünnung bestimmt (ca. 1 : 20), die auch für die Hb-Bestimmung hergestellt wird. Die Saponin-Lyse zerstört zwar die Leukozytenmembran, lässt aber die Zellkerne intakt. Damit war die Stunde der getrennten Zählung von Thrombozyten, Erythrozyten und Leukozyten gekommen, da sich diese in der Zellgröße unterscheiden. Ein Vorteil der o. g. Coulter-Methode ist auch der geringe Blutbedarf, weshalb die einfachen Geräte in der Pädiatrie bzw. Neonatologie und generell bei Kapillarblutbestimmungen beliebt sind. Nachteilhaft ist eine Miterfassung der perinatal mehr oder weniger vorhandenen, kernhaltigen Erythroblasten bei den Leukozyten, was eine Subtraktion gemäß Zelldifferenzierung im Blutausstrich erfordert. Auch bei Erwachsenen macht sich dieser Effekt störend bemerkbar (Hämolyse, Thalassämien ...). Thrombozytenaggregate und Erythrozytenagglutinate stören die Ergebnisse erheblich und machen sie i. d. R. unbrauchbar. Es ist also in den meisten Fällen eigentlich eine Freigabe des kleinen Blutbildes erst nach mikroskopischer Kontrolle des Blutausstrichs möglich. Erst modernere Geräte mit fluoreszenzoptischen Methoden und Kernanfärbungen erlauben eine eindeutige Abtrennung und manchmal auch Zählung der kernhaltigen Erythrozyten und Makrothrombozyten.

In den Nachfolgejahren wurde durch die verschiedenen Gerätehersteller versucht, durch eine Modifikation der Erythrozytenlyse herbeizuführen, die eine bessere Differenzierung der Leukozytensubpopulationen erlaubt und Warnhinweise für o. g. Störgrößen zu etablieren. Die Ergebnisse dieser Versuche rein auf Basis der Impedanzänderung sind bis heute unbefriedigend, und die nachfolgend beschriebene Laserstreulicht-Analyse ist heute die Methode der Wahl, um weiße Blutzellen (Leukozyten) zu differenzieren. Die Vor- und Nachteile dieses Verfahrens werden weiter unten gemeinsam im Kapitel Durchflusszytometrie behandelt.

7.5.3 Maschinelles Differentialblutbild

Dieses sog. maschinelle Differentialblutbild soll die weißen Blutzellen in neutrophile, eosinophile und basophile Granulozyten, sowie Monozyten und Lymphozyten auftrennen. Der Begriff Leukozyt (griech. leukos = weiß), wurde von Virchow bei Betrachtung der Blutgefäße bei Spiegelung des Augenhintergrunds eines Patienten mit CML geprägt. Für normale (ruhende) Leukozyten wird das Ziel durch Laserstreulichtanalyse heute erreicht. Die Wellenlänge des Laserlichtes spielt dabei eine Rolle und die violette Anregung bei 415 nm erreicht das Ziel am besten, insbesondere die problematische Abtrennung Lymphozyten und Monozyten. Das Screening der Normalbevölkerung beim ersten Hausarztbesuch kann damit erreicht werden, spezielle Fragestellungen können jedoch oft nicht beantwortet werden (z. B. reaktive Linksverschiebung der Neutrophilen, lymphatische Immunantwort, Blastenausschwemmung, Basophilenvermehrung, Normoblasten, dendritische Zellen, niedrige Ausschwemmung von Lymphomzellen), so dass der Hämatologe auf eine manuelle Differenzierung durch eine erfahrene Person beharren muss. Im besten Fall sind die Hämatologiegeräte dazu geeignet, kranke von gesunden Personen zu unterscheiden und durch Warnhinweise (sog. flags) auf Abnormalitäten hinzuweisen. Die am Markt befindlichen Geräte haben hierfür unterschiedliche Messtechniken und Strategien und erreichen im externen Ringversuch im Gruppenvergleich leicht unterschiedliche Ergebnisse. Da die Blutbildparameter zum billigen Massentest verkommen sind und die Bewertung im Ringversuch nach Gerätehersteller getrennt wird, ist das Interesse der Firmen gering, hier eine Abhilfe zu schaffen und das geschilderte Problem besteht seit Jahrzehnten. Die Richtigkeit der Blasten- oder Basophilenbestimmung ist in aller Regel schlecht, so dass eine Vermehrung z. B. von kleinen oder granulierten Blasten oder Basophilen im Blut derzeitig von den Hämatologieautomaten schlecht erkannt wird (CML u. a. CMPE). Inwieweit die neuen Gerätesysteme, die auf der Basis computergestützter Bilderkennung schnell gefärbter Blutausstriche arbeiten, dieses Problem beseitigen, muss sich erst in Studien zeigen.

7.5.4 Mikroskopische Betrachtung der Blutzellen

Ein Bild sagt mehr als tausend Worte ... so fragt man sich, warum dieses Kapitel mit dem Schwerpunkt der Morphologie nicht von einem umfangreichen Bildmaterial begleitet wird. Viele Bücher bilden an dieser Stelle einzelne Zellen ab, was ein Feigenblatt wäre. Gute Bilder verlangen einen Hochglanzdruck auf teurem Papier und würden die Herstellungskosten in die Höhe treiben. Daher an dieser Stelle ein Verweis auf gute Internetseiten bzw. Atlanten, wo man sich etwas orientieren muss: Anfänger versus Fortgeschrittene, Übersicht versus Detailwissen, Systematik versus Kasuistiken, reine Bilder mit oder ohne textlichen Erläuterungen, kostenlos oder kostenpflichtig. Problematisch bleiben die URL-Adressen, da die Server nicht konstant bleiben und sich die Adressen ändern können. Trotz guter Webseiten und Atlanten sieht man mehr wenn eine Erläuterung erfolgt, die einen auf Details hinweist, die man dann erst sieht und man Fragen stellen kann. Daher ist ein Besuch von Fortbildungsveranstaltungen mit Mikroskopen unbedingt empfehlenswert. Diese Kurse muten oft wie ein Geheimtipp an und es gibt keine gute Veranstaltungsübersicht. Die Webseiten der hämatologischen Fachgesellschaften und von INSTAND enthalten sie zum Teil und man wird immer wieder aktuell im Internet suchen müssen. Die Veranstaltungen hängen sehr vom Engagement einzelner Personen ab, was schon ein wesentlicher Grund der Inkonstanz der Kursangebote ist. Trotz aller Möglichkeiten digitaler Medien: Die digitale Bildqualität bleibt auch im

Jahr 2015 noch hinter dem Livebild zurück und dies liegt nicht nur am Auflösungsvermögen der Digitalkameras, sondern an fehlender Dreidimensionalität (Z-Stapel), Kontrast, Farbtiefe und Farbauflösung bei der Wiedergabe. Die Farbtiefe ist wohl die bedeutendste Einschränkung, wenn man an die Farbnuancen im Chromatin des Zellkern denkt und die enorme Dynamik in Markbröckeln, wo es z. B. den Digitalkameras nicht gelingt, die Mastzellen im Bröckel darzustellen, was mit dem Auge am Mikroskop leicht möglich ist. Auch die feinen rosa Granula in Monozyten und deren Vorläufern sowie LGL-Zellen mit feinen Granula bleiben eine Herausforderung und zeigen eindrucksvoll, zu welchen Sehleistungen ein menschliches Auge mit seiner Bildnachbearbeitung im Gehirn in der Lage ist.

Folgende Quellen sind zu empfehlen:

- Systematik: Taschenatlas der Hämatologie, Thieme-Verlag, engl. Version online unter http://patfiza.net/books/med/gematologia/Theml_H.,_Diem_H.,_Haferlach_T._Color_Atlas_of_Hematology_%28Thieme,2004 %29 %28208s%29.pdf
- Hemosurf: http://e-learning.studmed.unibe.ch/hemosurf_demo/ (kostenpflichtig)
- Handbuch und mikroskopischer Bildatlas zum Eschweiler Mikroskopierkurs (CD-ROM) bzw. Basiskurs Labor in jährlich aktueller Auflage (R. Fuchs, Nora-Verlag, Stolberg)
- Bilddatenbank der amerikanischen Hämatologiegesellschaft: http://imagebank.hematology.org/
- Onkodin-Bildatlas: http://www.hemato-images.eu
- Hematopathology, Univ. Utah, http://library.med.utah.edu/WebPath/HEMEHTML/HEMEIDX.html
- Zur Überprüfung des eigenen Wissens: http://www.leukemia-net.org/content/diagnostics/diagnostics/morphology/index_eng.html
- http://www.hematologyatlas.com/

Da die Morphologie in der hämatologischen Diagnostik eine zentrale Rolle spielt, werden an dieser Stelle ein paar Anmerkungen zu den Anforderungen an ein geeignetes Mikroskop aufgeführt, was Lichtquelle, Objektiv und Okular betreffen. Ein Fototubus und eine Digitalkamera gehören heute selbstverständlich dazu. Es werden folgende Objektive benötigt: 3× oder 5× für die Übersicht beim Knochenmark bzw. in der Histologie, 10× für die Übersicht beim Blutausstrich bzw. Zytospin, hilfreich ist ein 20× für das Abscannen mit dem Auge (Ölimmersion vorteilhaft), 40× mit Ölimmersion v. a. für das Knochenmark, 63× mit Ölimmersion als zentrales Objektiv mit numerischer Apertur (NA) von 1,4 und ein 100er Objektiv mit einer NA besser oder gleich 1,2, das meist zur Fotografie von Einzelzellen dient und ggf. verzichtbar ist, da das Auflösungsvermögen unter dem 63er liegt und die Tiefenschärfe gering ist. Das Okular bestimmt die Größe des Gesichtsfelds (GF 22 bis max. 28), und mehr als 10× bringt nur eine Verkleinerung des GF und eine Verschlechterung der Bildqualität. Apoplan-Objektive besitzen die höchste Güte und damit

Schärfe und beurteilbare, plane Fläche und nur dann macht auch ein großes Gesichtsfeld > 22 im Okular auch Sinn, um nicht unscharfe Randbereiche zu betrachten. Das Alter des Mikroskops spielt keine Rolle, da sich die Gesetze der Optik nicht geändert haben. Nur sind die Objektive der verschiedenen Hersteller seit einigen Jahren nach Einführung der Unendlichoptik und verschiedener Gewindedurchmesser untereinander nicht mehr austauschbar. Davor waren sie austauschbar und auf eine Tubuslänge 160 mm berechnet, weshalb ältere, gebrauchte Mikroskope vorteilhaft sein können. Als Lichtquelle sind heute Leuchtdioden zu bevorzugen, die ein konstant weißes Licht auch bei unterschiedlicher Helligkeit liefern im Gegensatz zu den alten Halogen- oder gar Glühlampen, die je nach Helligkeit ihre Farbtemperatur ändern und einen Blaufilter erfordern, um die Zytoplasmafarbe gut beurteilen zu können (z. B. Fehlen der braunen Sekundärgranulation der Neutrophilen bei Dysplasiebeurteilung). 20 Watt Halogen sind knapp bemessen und nur für Durchlicht ausreichend (ohne Strahlteilung für Kamera). Bei Mitbeobachtung und Phasenkontrast sind höhere Leistungen erforderlich (100 W). Die Kosten für ein Mikroskop werden über die Qualität der Objektive bestimmt und da gibt es bei Neukauf keine Schnäppchen sondern nur Qualitätseinbußen bei den Objektiven, die nach o. g. Kriterien genau zu betrachten sind v. a. die numerische Apertur. Die namhaften Hersteller haben die Preise untereinander abgeglichen und die Preise bei der Euroumstellung 1 : 1 umgesetzt, so dass ein einzelnes Hochleistungsobjektiv für die Hämatologie ca. 4.000 bis 6.000 Euro kostet (PlanApo). Darunter gibt es noch zwei Qualitätsstufen (Eigenname je nach Firma), wobei die unterste für den regelmäßigen Gebrauch wenig Sinn macht. In die Objektive eingebaute Phasenringe und Irisblenden für Fluoreszenzapplikationen vermindern die Lichtausbeute. Umgekehrt ist die Phasenkontrasteinrichtung für ungefärbte Präparate unabdingbar (Urinsediment, Kammerzählung, Sichelzelltest u. a. m.).

7.5.4.1 Manuelle Blutzelldifferenzierung

Das seit einhundert Jahren geübte Prinzip ist der panoptisch gefärbte Blutausstrich auf einem Glasobjektträger, gefärbt nach der Methode von Arthur von Pappenheim mit der May-Grünwald-Giemsa-Methode. Diese metachromatische Färbung und die möglichen Fehlerquellen sind kürzlich nochmals genau beschrieben worden [91]. Die v. a. in den USA übliche und weniger aufwändige Wright-Färbung ergibt weniger Kontraste und Farbtiefe. Die Ausstrichtechnik und manuelle Auszählung haben systemimmanente Probleme: Die geringe Zahl der einhundert zu differenzierenden Zellen und die ungleichmäßige Verteilung der Zellen innerhalb eines Blutausstrichs führen zu einer Impräzision v. a. kleiner Populationen, die keiner statistischen Prüfung stand hält. Die korrelierte Darstellung von prozentualem Anteil der Zellen und der statistischen Streuung beim Ergebnis zeigt (sogenanntes Rümpke-Projektil), dass eine zuverlässige Zählung bei einem Anteil der Zielpopulation < 3 % nicht möglich ist, wenn nur 100 Zellen gezählt werden [92]. Da der Fehler mit der Quadratwurzel eingeht, müssen 400 oder 1.600 Zellen ausgezählt werden, um eine relevante Verbesserung zu erreichen. Schon die 400 Zellen überfordern die Routinediagnostik und es wird verständlich, welchen Vorteil Hämatologieanalysatoren bieten, die 10.000 bis 20.000 Leukozyten zählen und differenzieren. Umgekehrt kann auch eine computerassistierte Mikroskopie eines Blutausstrichs die genannten statistischen Limitationen nicht überwinden.

Die Beurteilung des panoptisch gefärbten Blutausstrichs ist für die hämatologische Diagnostik von zentraler Bedeutung und verlangt eine hohe Qualität, die nicht dem Zufall überlassen werden darf. Es ist evtl. eine Überzeugungsarbeit beim technischen Personal notwendig, welches für die Herstellung und Färbung zuständig ist, die man nicht scheuen darf. Die fachgerechte Herstellung erfordert einen gereinigten Objektträger mit eindeutiger und gut lesbarer Beschriftung. Die aufzutragende Blutmenge beträgt ca. 5 µl und das Ausstreichen ein Deckgläschen, welches schmäler ist als der Objektträger selbst, damit die Ränder des Ausstrichs begutachtet werden können (idealerweise Ausstreicher nach Undritz mit geschliffenen Kanten). Die Dicke des Ausstrichs wird durch den Anstellwinkel des Deckgläschens beeinflusst. Die optimierte Pappenheimfärbung umfasst eine Vorfixierung in reinem Methanol (bei Knochenmarkausstrichen unumgänglich), eine 7-minütige, methanolbasierte May-Grünwald-Färbung (1+1), kurzes Wässern, eine 20 minütige wässrige Giemsa-Färbung (1+6) und ein mehrstufiges Waschen in gepuffertem Wasser, die sog. Differenzierung. Die Farbstoffe sollten dabei von der Fa. Merck stammen (Darmstadt, BRD), da ihre komplexe Herstellung nicht standardisiert ist, und das o. g. von Binder publizierte Protokoll genau beachtet werden, welches für alle Arten von zytologischen Präparaten geeignet (Liquor, Pleurapunktate, Aszites) und auf die Farbstoffe von Merck abgestimmt ist. Die Färbelösungen müssen täglich frisch hergestellt und fachgerecht entsorgt werden (Kanister, Sondermüll).

Das Gewicht der mikroskopischen Untersuchung von Blutausstrichen hat sich heute verlagert von der reinen Zählung (die die Maschine bei 10.000 Leukozyten besser kann) auf eine Analyse der Morphologie, d. h. der Erkennung pathognomonischer Entitäten (die der Mensch besser kann). Man darf die historische Perspektive nicht vergessen, um diesen Wandel zu verstehen. Die Begutachtung des Ausstrichs dient also heute weniger der Zählung, als der Erkennung pathologischer Zellformen, die von den maschinellen Methoden und computerisierter Auswertung bei automatisierter Mikroskopie nicht erkannt werden. Auch die durchflußzytometrische Immunphänotypisierung kann nur ein Teil der Fragen beantworten (siehe Tabelle 7.1).

Bei den Thrombozyten sind dies Anfärbung, Aggregate oder Anisozytose (PDW unzuverlässig). Dabei sind Aggregate nicht nur Artefakte einer EDTA-induzierten Pseudothrombozytopenie oder angeronnenen Blutprobe: Bei myeloproliferativen Erkrankungen kann es dazu kommen, dass sich die Thrombozyten bei der Abschnürung am Megakaryozyten gar nicht vollständig vereinzeln sondern weiter als Verband mit oft sehr unterschiedlicher Größe des Einzelthrombozyten zirkulieren.

Bei essentieller Thrombozythämie (ET) kommt dies Phänomen patientenspezifisch vor und kann bedeuten, dass die tatsächliche weit über der gemessenen Plättchenzahl liegt (z. B. 2.000.000 anstelle von 500.000/µl). Die Frage nach einem Zusammenhang mit dem für einige Patienten erhöhten Thromboserisiko bei ET ist bis heute nicht beantwortet. Megakaryozytenkerne sind ein sicheres Zeichen myeloproliferativer Erkrankungen wenn sie gehäuft auftreten, sind aber für den Ungeübten schwer zu erkennen, ebenso Megakaryoblasten, die im Blut recht klein sind und lymphatischen Zellen ähneln. Die Hämatologiegeräte und computerassistierte Mikroskopie erkennen diese Zellen nicht. Kryoglobuline treten oft, wie der Name bereits sagt, globulär auf und ähneln Thrombozyten denen das Granulomer fehlt und werden von den Geräten fälschlicherweise als Thrombozyten bzw. in Aggregatform als Leukozyten gezählt [93]. Auch sie bedürfen der manuellen Begutachtung des Ausstrichs.

Bei den Erythrozyten werden pathognomonische Formen wie Akanthozyten, Fragmentozyten, Mikrosphärozyten oder Tränenformen nur im Mikroskop erkannt, aber noch nicht von der computergestützten Bildanalyse. Einschlüsse wie Howell-Jolly-Körperchen, Pappenheimer-Körperchen, basophile Tüpfelung oder Parasiten ebenfalls nur vom trainierten Morphologen. Dies bedeutet, dass bei jeder Anämieabklärung eine visuelle Inspektion des Ausstrich an weit mehr als 10–20.000 Erythrozyten notwendig ist, welches in etwa die Zahl darstellt, die von den automatisierten Bildanalysesystemen zur Verfügung gestellt wird. Fragmentozyten werden von einem der kommerziellen Hämatologieanalysatoren bereits vermutet („geflaggt“ von engl. *flagging*) aber nicht sicher erkannt, so dass immer noch eine visuelle Kontrolle notwendig ist.

Bei den Leukozyten stellen die Blasten das dominante Thema der täglichen Diskussionen am Mikroskop dar. Sie sind so vielgestaltig, dass die Definition eine negative ist. Sie entsprechen nicht den reifen, unreifen oder aktivierten Zellformen des peripheren Blutes, auch wenn manchmal eine unreife AML normalen Stammzellen des Knochenmarks oder Myeloblasten oder die akute Promyelozytenleukämie normalen Promyelozyten ähneln kann. Mit etwas Übung kann man auch die zirkulierenden Progenitorzellen (CD34) erkennen, deren Anteil bei etwa 0,05 % liegt und damit im Mittel etwa in jedem 20. Ausstrich einmal unter den 100 Zellen vorkommt. Die Unterscheidung von physiologischen und dysplastischen Monoblasten bei einer Myelodysplasie bzw. AML ist dann die Kür, wenn die Pflicht gelernt ist. Diese Bemerkungen sollen nicht abschrecken, sondern verdeutlichen, dass es sich um einen stufenweisen Lern- und Erfahrungsprozess handelt, den jeder Morphologe durchlaufen muss. Dazu bedarf es Expertinnen bzw. Experten im Hintergrund, die man immer wieder fragen kann und einer regelmäßigen Teilnahme an Fortbildungsveranstaltungen.

Für die Befundung ist eine eindeutige Sprache, d. h. Verständigung zwischen Labor und Anforderer notwendig und nicht nur im Ringversuch, wo das Problem der Benennung öfter thematisiert wird. Für die Nomenklatur v. a. der lymphatischen Zellen, sind Anstrengungen unternommen und publiziert worden [57], für andere Leukozyten und Erythrozyten steht dies noch aus.

Die Auszählung und Unterscheidung stabkerniger neutrophiler Granulozyten zu ihren Nachbarn segmentkerniger und Metamyelozyt aus Sicht der Zellreifung ist ein Thema, was eigentlich keines mehr ist: Die hämatologischen Experten des Arbeitskreises Laboratorium halten die Unterscheidung für verzichtbar und lediglich die Neonatologen beharren noch darauf zur Bestimmung des sog. I/T-Ratios (*ratio of immature to total neutrophils*), weil andere Parameter bei unreifen Neugeborenen nicht reagieren (fehlender CRP-Anstieg bei Unreife der Leber) oder zur Verfügung stehen (zusätzlicher Bedarf an Blutvolumina oder Verfügbarkeit im Labor). Die oben und im Nachfolgenden aufgeführten Argumente sind zu bedenken, wenn es darum geht den Mikroskopiearbeitsplatz im Labor in Frage zustellen oder Bildanalyseverfahren einzuführen, die oft mit Reduktion von Personalstellen in diesem Bereich verknüpft sind.

7.5.4.2 Computerassistierte Mikroskopie

Die von z. Z. drei Herstellern angebotenen Systeme scannen fertig gefärbte Objektträger mittels mechanischem Tisch und Digitalkamera ein und versuchen nach Dekonvolution von Einzelzellen mit einer zuvor trainierten Datenbank zu vergleichen [17]. Waren früher noch originale Mikroskope verbaut, so sind diese heute einer integrierten Optik gewichen, die keine Okulare und damit Mitbeobachtung mehr erlaubt, weil sie auch nicht genutzt wurde. Der Fokus liegt auf der Erkennung und Differenzierung von Leukozyten; Thrombozyten und Erythrozyten werden nicht oder nur grob beurteilt. Der Ausstrich muss von hoher Qualität sein: Sehr dünn und gleichmäßig, standardisierte Farben und frei von irgendwelchen Schmutzpartikeln und Farbresten. Falsch zugeordnete und nicht erkannte Zellen müssen aber immer noch manuell korrigiert bzw. zugeordnet werden (1–10% in jeder (!) Probe). Da die Bilder digitalisiert und in einer Datenbank geordnet sind, können sie theoretisch von Experten auch von extern jederzeit nachbegutachtet werden.

Mensch versus Maschine: Ist eine computergestützte Auswertung nicht besser, weil objektiver als eine subjektive Beurteilung durch eine mehr oder weniger geschulte menschliche Person? Die Beurteilung von Zellen und die Bewertung der Systeme fällt von Experte zu Experte unterschiedlich aus, aber insgesamt werden die Erwartungen des Anwenders derzeit noch nicht erfüllt, da z. B. die Thrombozyten und Erythrozyten nicht oder nur bezüglich ihrer Größe und gar nicht auf Form oder Einschlüsse hin analysiert werden. Das für die meisten Diskutanten spannendste Thema der Erkennung von Blasten ist noch unbefriedigend gelöst, nicht zuletzt weil es für diese Zellen keine allgemeingültige Formel gibt. Die Lymphozytenmorphologie ist ein ebenso spannendes Thema und es werden von den derzeit am Markt befindlichen Systemen z. B. noch keine LGL-Zellen, Prolymphozyten, Immunoblasten, Zentrozyten oder Haarzellen erkannt. Selbst die erhoffte Entlastung bei der Erkennung stabkerniger neutrophiler Granulozyten gelingt nur schlecht. Die zusätzlichen Informationen, die über die Ergebnisse eines guten maschinellen Differentialblutbildes hinausgehen sind noch begrenzt (siehe Tab. 7.1–7.3). Die Limitationen der Ausstrichtechnik eines Blutausstrichs und der Statistik niedriger Stichprobengrößen (Zahl gezählter Zellen) bleiben erhalten (Ausnahme Cobas m511, Fa. Roche). Die Korrektur solcher Ergebnisse durch die Person am Bildschirm stellen noch höhere Anforderungen im Vergleich zum Mikroskop, weil die Bildqualität schlechter ist im Vergleich zur direkten Beobachtung am Mikroskop. Oft waren der Wunsch nach Entlastung oder gar Einsparung des Laborpersonals und die Erweiterung der Verfügbarkeit für das mikroskopische Differentialblutbild der Anlass der Beschaffung. Die Geräteanbieter der semiautomatisierten Systeme gestehen erst auf direkte Nachfrage ein, dass die Zeiteinsparung eine vergebliche Hoffnung ist. Einige Labore, die solche Geräte praktisch einsetzen, machen auf dem Befund noch nicht einmal kenntlich, dass das mikroskopische Differentialblutbild nicht von einer manuellen Differenzierung stammt, was aus Expertensicht einem Täuschungsversuch nahekommt. Eine Kommastelle bei den Ergebnissen des manuellen Differentialblutbildes sollte den Einsender also stutzig machen. Der Benefit solcher Geräte liegt im Bereich von Großlaboren, wo überwiegend hämatologisch Gesunde untersucht werden und die Hämatologiegeräte viele Proben falsch positiv als pathologisch kennzeichnen und eine Nachdifferenzierung verlangen. An den 100 oder 200 auf dem Bildschirm angezeigten Zellen kann der Geübte relativ schnell erkennen, dass hier ein unauffälliges Differentialblutbild vorliegt. Also auch hier, wie bei den Hämatologiegeräten, werden unauffällige Blutbilder aussortiert, um sich auf die pathologischen Fälle konzentrieren zu können. Die Rate der Proben, die eine Nachbegutachtung am Bildschirm verlangen ist relativ hoch, weil die Geräte bei den meisten Patienten nur 95 % der Leukozyten zuordnen können und der Rest vom Bediener zugeordnet werden muss. Der gesamtökonomische Nutzen für das Labor ist also fragwürdig bei Anschaffungskosten, die im Bereich von zwei Jahresgehältern einer technischen Assistentin/Assistenten liegen. Jedes Labor sollte sich deshalb vor der Anschaffung eine Probezeit auferlegen, wo es die o. g. Fragen für sich selbst beantwortet.

Neu ist ein Hybridgerät (Cobas m511), welches mit einer Kapillare einen mäanderförmigen Ausstrich herstellt und panoptisch färbt und an einer größeren Zahl von Zellen eine Differenzierung vornimmt. Hier wird versucht, die o. g. Limitationen der Mikroskope und Laserzytometrie zu überwinden. Die klinische Validation dazu steht noch aus, da z. B. die Hb-Bestimmung vom Objektträger völlig andersartig ist und auch die Erythrozytenmorphologie zu beachten ist (häufigste Anforderung an den Blutausstrich).

7.5.5 Knochenmarkzytologie und -histologie

Die Knochenmarkzytologie bewertet die Hämatopoese in einem sog. Markbröckelausstrich, wo die Zellen durch vorsichtiges Ausstreichen aus dem Markbröckel herausgedrückt aber nicht gequetscht werden. Die Knochenmarkhistologie hingegen wird an einem Ultradünnschnitt eines möglichst vollständigen Stanzzylinders durchgeführt, der nach Entkalkung und Fixierung ohne Fältelung und Abbruch auf dem Objektträger aufgebracht werden muss. Er ist Goldstandard für die Beurteilung des Anteils des Fettmarks und der Zellularität, welches zwei getrennte Größen darstellen. Histologie am Zylinder, Zytologie des Bröckelausstrichs und Immunphänotypisierung im Aspirat ergeben daher drei unterschiedliche Bilder der Hämatopoese, die sich ergänzen und in Einklang gebracht werden müssen. Keine der drei Methoden ist verzichtbar und könnte die andere ersetzen [94]. Auch wenn ein Labor nur einen Teilaspekt untersucht, ist es wichtig das gesamte Procedere der Knochenmarkdiagnostik zu kennen, um seine eigenen Befunde einordnen und dem Einsender und den Kollegen kooperieren zu können.

Präanalytik: Die sorgfältig geplante und vorbereitete Knochenmarkpunktion erfolgt am liegenden Patienten in Seitenlage. Nach Ertasten der Spina iliaca posterior wird der Punktionsbereich gründlich desinfiziert und eine Lokalanästhesie des Periost durchgeführt. Standard beim Erwachsenen ist heute die Beckenkammpunktion, da sie für den Patienten gefahrloser ist, besser toleriert wird und eine größere Materialmenge im Vergleich zur Sternalpunktion gewonnen werden kann. Es wird zumeist die Punktionsnadel nach Yamshidi verwendet, die sowohl die Gewinnung eines Stanzzylinders für die Histologie als auch die Aspiration für die Zytologie, Zytometrie und Zytogenetik erlaubt. Der Stanzzylinder wird in ein Röhrchen mit gepufferter Formalinlösung eingebracht, welches vom Pathologen zur Verfügung gestellt wird. Bei der Aspiration werden 10 ml-Luer-Lok-Spritzen aufgesetzt, um den notwendigen Unterdruck zu erzeugen und mit je 5 ml gefüllt. Die Spritzen sollten bereits das jeweils benötigte Antikoagulans enthalten (Dinatrium-EDTA-Lösung 1,107 % (1 ml pro 10 ml KM) bzw. Heparin (50 µl einer Ampulle mit 20–25.000 IE/ml), ersatzweise Citrat). Das erste Aspirat ist das wertvollste und enthält die Bröckel, das zweite kaum und das dritte ist nahezu bröckelfrei und sie unterscheiden sich damit in Bezug auf ihre Knochenmarkreinheit gegenüber dem sinusoidalen bzw. peripheren Blut. Der Gehalt an Progenitorzellen, Megakaryozyten, Mastzellen, Proerythroböasten, Promyelozyten, Stromazellen und Plasmazellen nimmt mit der Anzahl der Aspirationen dramatisch ab. Oft wird das zweite Aspirat für die Immunphänotypisierung verwendet und das dritte für die PCR und das erste Aspirat nach dem Fischen der Bröckel ungeschickterweise verworfen. Die Zytogenetik benötigt für die Anzucht zur Herstellung von Metaphasen heparinisiertes KM (150 IE Heparin/ml Blut), welches aufgrund des Heparinschleiers für die Morphologie ungeeignet ist. In der Zytometrie stören die heparininduzierten Thrombozytenaggregate und -anheftung an Zellen. Es werden mehrere Spritzen aspiriert, da die Untersuchungen an getrennten Orten stattfinden. Es wäre im Prinzip eine Aspiration ohne Antikoagulation mit anschließendem Splitting auf die verschiedenen Röhrchen denkbar, jedoch lässt die schnell einsetzende Blutgerinnung diese Versuche in der Regel scheitern und die Gerinnsel täuschen Bröckel vor und sind bei der Beurteilung in allen Methoden störend. Das antikoagulierte Material hingegen lässt sich in Ruhe weiterverarbeiten. Im Prinzip können aus dem ersten Aspirat (EDTA) alle Untersuchungen bis auf die Zytogenetik durchgeführt werden, da das Filtrat nach der Bröckelgewinnung ja nicht verworfen wird. Die Aufteilung des Aspirats kann auch später in einem entsprechend geschulten Labor stattfinden. Der Transport sollte möglichst kurz sein (< 24 h) unter kontrollierten Bedingungen (optimal 10–14 °C, nicht unter 4 °C, nicht über Raumtemperatur keine Temperaturschwankungen). Eine KM-Punktion am Freitagnachmittag ist in jeder Hinsicht ungünstig (Weiterverarbeitung und Versand). Beim gemeinsamen Versand vom KM-Zylinder und den Ausstrichen werden Formalindämpfe freigesetzt, welche die ungefärbten Bröckel- und Blutausstriche verderben. Ähnliches gilt für frisch ausgepackte Plastikbehälter für den Objektträgertransport.

Zur Herstellung der Bröckelausstriche wird das mit EDTA antikoagulierte Aspirat am besten durch einen Siebeinsatz geschüttet (Cellstrainer®, Fa. Falcon), welcher auf einem 50 ml-Röhrchen aufgesetzt ist. Hier lassen sich die Bröckel mit Hilfe einer Pipette oder eines Holzspatels in Ruhe und Sorgfalt gewinnen, um mindestens 10 Ausstriche herzustellen. Die Bröckel werden mit dem Holzspatel oder einer Pipette auf den Objektträger überführt, das Blut (die Erythrozyten) um den Bröckel herum mit einem Zellstofftupfer entfernt und dann mit einem großen Deckgläschen der Bröckel ausgestrichen. Das Deckgläschen anstelle eines zweiten Objektträgers verhindert, dass ein zu großer Druck beim Ausstreichen ausgeübt wird, bei dem die Bröckel und Zellen zumindest teilweise zerstört werden (häufigster Fehler bei Anfängern). Dann werden nach Pappenheimfärbung die Areale um die Bröckel herum begutachtet. Gefordert wird eine Differenzierung von 400 Zellen des Markbröckelausstrichs in Form eines sog. Myelogramms, in dem auch die Vorläuferzellen aufgeführt sind. Anhaltszahlen sind in der Tabelle 7.21 wiedergegeben. Angesichts der Heterogenität der Areale und Zellzusammensetzung an unterschiedlichen Stellen des Präparates ist eine Zählung von je 50 kernhaltigen Zellen an je vier verschiedenen Stellen in zwei Ausstrichpräparaten sinnvoller als 400 Zellen an einer Stelle zu differenzieren. Es sollten also mindestens zwei Präparate gefärbt und begutachtet werden, um z. B. Knochenmarklymphknötchen entgehen zu können (Fehldiagnose Lymphozytose/Lymphom) und um grenzwertigen Befunden eine Richtung zu geben. Vergleicht man routinemäßig zwei Präparate eines Patienten, merkt man schnell, wie unterschiedlich die Präparate sein können und beginnt seine eigenen Aussagen die an einem Ausstrich gewonnen wurden zu relativieren (Gehalt an Megakaryozyten, Verhältnis Granulo- : Erythropoese, Anteil Plasmazellen, Anteil Blasten). Herausforderung sind der Blastenanteil unter 5 %, der auch unter Experten beträchtlichen Schwankungen unterworfen ist, die Dysplasien der Zellreihen, eine geringe Infiltration durch ein niedrig-malignes Lymphom und die langwierige Suche nach den wenigen Tumor- oder Hodgkinzellen bei KM-Befall.

In der Leukämiediagnostik war über Jahrzehnte die auf morphologischen Kriterien von Blut und Knochenmark basierende **FAB-Klassifikation** (French-Ameri-

Tab. 7.21: Myelogramm im gesunden Knochenmark (Quelle: Karl-Anton Kreuzer, Peter Bettelheim, Andreas Rosenwald, Torsten Haferlach, Leitlinie Hämatologische Diagnostik der DGHO, Stand August 2014, https://www.dgho-onkopedia.de/de/onkopedia/leitlinien/leitlinien_overview).

	Normbereich	Dimension
Myeloblasten	0–3	%
Promyelozyten	2–5	%
Myelozyten	8–17	%
Metamyelozyten	10–25	%
Stabkernige neutrophile Granulozyten	8–20	%
Segmentkernige neutrophile Granulozyten	8–16	%
Eosinophile Granulozyten	2–6	%
Basophile Granulozyten	0–1	%
Monozyten	0–3	%
Proerythroblasten	0–2	%
Basophile Erythroblasten	1–4	%
Polychromatische Erythroblasten	12–24	%
Orthochromatische Erythroblasten	2–24	%
Lymphozyten	10–20	%
Plasmazellen	0–3	%
Megakaryozyten	0–1	%

can-British) von 1976 führend [95] mit ihrer 1989 publizierten immunologischen Erweiterung bei Lymphomen [96], die immer noch als primäre Diagnose angestrebt wird bis zyto- bzw. molekulargenetische Befunde vorliegen, die die Diagnose gemäß der aktuellen WHO-Klassifikation ermöglichen. Diese wurde erstmals im Jahre 2002 vorgelegt [97], nachdem sich europäische und amerikanische Pathologen 1994 erstmals auf eine gemeinsame internationale Lymphom-Klassifikation geeinigt hatten, die sog. **REAL-Klassifikation** (revised european american lymphoma classification [73]). Noch gilt die Auflage der WHO von 2008 [74, wichtige Kommentare dazu 98; 99]; eine Aktualisierung ist für 2016 geplant. Dieses von Pathologen dominierte Schema sieht akute lymphatische Leukämien als hochmaligne lymphoblastische Lymphome, was die Verdienste dieser internationalen Harmonisierung nicht schmälert und die Biologie und fließenden Übergänge in diesem Bereich widerspiegelt. Ähnliches gilt für die chronisch lymphatische Leukämie (CLL), wo eine rein leukämische Form das eine und das small lymphocytic lymphoma (SLL) das andere Extrem darstellt bei gleicher Morphologie im Ausstrich und nahezu identem Immunphänotyp. In der Zwischenphase hat sich die Immunphänotypisierung mit monoklonalen Antikörpern entwickelt, die zuerst in der Kiel-Klassifikation für Lymphome (s. [41]) und die **EGIL-Klassifikation** (european group for immunophenotyping of leukemia and lymphoma) für akute Leukämien eingearbeitet war [100] und auch in der WHO-Klassifikation enthalten ist. Die Immunzytologie am Objektträger ist weitestgehend zugunsten der Immunzytometrie verlassen worden, während sie in der Pathologie am Schnitt weiterhin üblich ist.

Neben der Pappenheim-Färbung ist auf jeden Fall eine **Eisenfärbung** zur Beurteilung von Eisenspeicher, Sideroblasten und Ringsideroblasten notwendig. Die Eisenfärbung sollte Standard sein für jedes Präparat, zumal sie neben der Information des Eisenstoffwechsels durch höhere Transparenz eine bessere Beurteilung der Megakaryozytendichte und des Anteils an reifen Erythroblasten erlaubt (bessere Unterscheidung von Lymphozyten bzw. Hämatogonen). Scheut man die komplett eigene Herstellung der Farblösung, so bieten sich Färbekits an. Die Gegenfärbung mit Kernechtrot bietet Vorteile gegenüber Hämalaun, weil das Eisen sich besser vom Hintergrund abhebt und sich die Erythroblasten mit ihrem kompakten Kern gut abheben, während mit Hämalaun Blasten besser zu erkennen sind. Essentiell sind gute Bröckelpräparate, um ein Grading der Eisenspeicher vornehmen zu können [101]. Da die Eisenverteilung im Knochenmark sehr inhomogen sein kann, empfiehlt es sich, v. a. bei wenig Bröckeln, zwei Objektträger anzufärben, bevor ein Urteil abgegeben wird. Gleiches gilt für die Pappenheimfärbung, wo der Lymphozytenanteil, der durch Anpunktieren eines KM-Lymphknötchens fälschlicherweise erhöht sein kann, sich im zweiten Präparat oft schnell demaskiert. Es werden nicht nur die Eisenspeicher (diffus, granulär), Siderozyten, Sideroblasten und Ringsiderolasten sichtbar, sondern durch die erhöhte Transparenz der Markbröckel lässt sich der Megakaryozyt besser erkennen. Ist nur ein Bröckelpräparate vorhanden und der Eisenfärbung unterzogen worden, so lassen sich dennoch einige Informationen gewinnen die sonst aus der Pappenheimfärbung gewonnen werden (Zellularität, G : E-Ratio, Gehalt an Megakaryozyten).

Zytochemische Färbungen wie Myeloperoxidase- oder Esterasefärbung helfen bei einer schnelleren und sichereren Abschätzung des Verhältnisses von Granulopoese zu Erythropoese, was normalerweise bei 3 : 1–2 : 1 liegt. In der **Myeloperoxidase-Färbung** (mit Hämalaun-Gegenfärbung) wird der Anteil der Granulopoese gut sichtbar (orange leuchtend) und ihr Verhältnis zu der Erythropoese und myeloische Blasten und Auerstäbchen treten deutlich hervor (Neutrophile als Positivkontrolle). Die **Esterase-Färbung** (unspezifische Esterase mit Hämalaun-Gegenfärbung) ergibt ein dunkelbraune Färbung (Makrophagen als Positivkontrolle, Monozyten blassbraun) und eine positive Darstellung monozytär ausreifender Blasten bei akuten myeloischen Leukämien (AML FAB M4 oder M5) und ggf. ein Fehlen bei Myelodysplasien (Diskrepanz zur Expression monozytärer Marker bei der Immunphänotypisierung). Aufgrund der durchflusszytometrischen Immunphänotypisierung haben auch sie zu Unrecht an Bedeutung verloren, da die bröckelnahen Areale im Ausstrich die korrekte Zusammensetzung der Hämatopoese besser wiedergeben als wenn das zweite oder dritte Aspirat bei der Immunphänotypisierung zum Einsatz kommt. Die Färbeprotokolle können an verschiedenen Stellen nachgelesen werden [101; 102].

Die Beurteilung einer physiologischen Ausreifung der Hämatopoese erfordert einige Erfahrung und insbesondere die Abgrenzung zu Myelodysplasien. Im Gegensatz zur Beurteilungstechnik beim Blutausstrich spielt die Gesamtschau die Hauptrolle und die Einzelzelle belegt die Hypothese, die am gesamten zellreichen Bereich um die Bröckel herum entwickelt wird. Wichtig für die Beurteilung sind dabei eine Fragestellung und die Kenntnis des peripheren Blutbildes und Blutausstrichs. Daher sollen bei einer KM-Untersuchung parallel eine periphere Blutprobe oder zumindest ein Ausstrich mitgeliefert werden.

In der Histologie wird im KM-Stanzzylinder die Hämatopoese und Knochengerüst sozusagen im Originalzustand beurteilt. Es gibt es zwei Einbettungsmethoden bevor nach Entkalkung die Schnitte im Mikrotom angefertigt werden: Formalin oder Metacrylat an denen eine HE-Färbung und ggf. eine Chloracetat-Esterase- oder Peroxidasefärbung durchgeführt werden. Die erstere Einbettung hat den Vorteil, dass einige der CD-Antikörper am Schnitt eingesetzt werden können. Die zweite hat eine höhere Auflösung und Brillianz in den konventionellen Färbungen, lässt aber praktisch keine Immunhistologie zu (farbliche Darstellung von Zellpopulationen mit monoklonalen Antikörpern). Die Zellularität, die örtliche Aufteilung, die koloniebildenden Einheiten (CFU-E, CFU-GM), perivaskuläre Lymphome u. v. a. m. werden nur hier erkannt. Der Anteil von ortsständigen Zellen, die sich beim Ausstrich nur schlecht herauslösen wie der Plasmazellanteil, Tumorinfiltrationen oder ein Hodgkin-Befall werden hier korrekt beurteilt. Umgekehrt sind zelluläre Feinstrukturen bei Myelodysplasien besser in der Zytologie zu erkennen. Daher ergänzen sich Knochenmarkzytologie und -histologie in idealer Weise. Können keine Bröckel aspiriert und ausgestrichen werden (sogenannte *punctio sicca*), wird ein Abrollpräparat versucht, wo man den noch unfxierten KM-Zylinder auf einem Objektträger abrollt. Die Aussagekraft solcher Präparate ist jedoch deutlich eingeschränkt. Eine punctio sicca tritt typischerweise bei vermehrter Faserbildung im KM auf, wie sie bei der Haarzellen-Leukämie, der Megakaryozytenleukämie AML FAB M7) oder den primären bzw. sekundären Myelofibrosen vorkommt. Es ist eine gute Hilfestellung, dem Pathologen ebenfalls ein Zytologiepräparat (Bröckelausstrich) zur Verfügung zu stellen.

Es ist ein Dilemma, wenn wie in Deutschland üblich, die zytologische, die immunzytometrische und die histologische Diagnostik auf unterschiedliche medizinische Disziplinen verteilt wird: Den diagnostisch ausgebildeten Hämatologen, den zytologisch gesondert ausgebildeten Laborarzt und den Pathologen. Es ist hier kein „entweder/oder" sinnvoll, sondern nur eine Durchführung aller Methoden, aus deren Zusammenschau molekulargenetische Spezialuntersuchungen formliert werden. Alle drei liefern unterschiedliche Informationen mit einer gewissen Überlappung. Die durchflusszytometrische Immunphänotypisierung der Zellsuspension des Aspirates oder die Molekulargenetik können die Morphologie nicht ersetzen, sondern nur ergänzen und es gilt es zu verstehen, welchen Anteil die drei Methoden zur jeweiligen Diagnose beitragen und welche Risiken bestehen, wenn eine oder zwei der Methoden nicht durchgeführt wurden oder möglich waren. Bei Knochenveränderungen, der aplastischen Anämie, der Fibrose, myeloproliferativen Erkrankungen, bestimmten Lymphomentitäten wie z. B. beim M. Hodgkin oder der Tumorinfiltration ist die Histologie führend, während die Morphologe bei der Dysplasiebeurteilung und der FAB-Klassifikation die führende Rolle einnimmt.

7.5.6 Punktatzytologie

Gemeint ist mit diesem Begriff die mikroskopische Untersuchung von zytologischen Präparaten aus Liquor, Lymphknotenaspiraten, Lavage (bronchoaleveoläre Lavage, BAL) oder Körperergüssen aus präformierten Höhlen wie Pleura, Peritoneum (Aszites), Gelenkspalten (Synovialflüssigkeit) oder Perikard. Die Abnahme erfolgt in EDTA und eine umgehende Zentrifugation auf Objektträger (sog. Zytospinpräparate). Die Zellen im Punktat sind sehr viel empfindlicher gegenüber Transport und Lagerung, da das Mikromilieu zellfeindlich ist (proteinarmer Liquor, Azidose) oder die zelluläre Umgebung fehlt (Lymphknoten). Sinnvollerweise wird die Pappenheim-Färbung angewandt, bei bakteriologischen Fragestellungen zusätzlich die Gramfärbung und bei der Frage nach Tumorzellen die Papanicolao-Färbung. Optional und oft hilfreich ist eine Immunzytologie am Objektträger, die jedoch nur von wenigen Laboratorien bzw. Personen beherrscht wird, obwohl die Methodik überschaubar ist und von Hastka gut dargestellt [103]. Die unsterilen Abstriche mit Wattestäbchen oder Bürsten (BAL) erfordern für zytologische Zwecke in der Regel eine Stabilisierung bzw. Fixierung, die verständlicherweise für mikrobiologische Zwecke kontraproduktiv ist.

Auch hier gibt es in der täglichen Praxis Vermeidungsstrategien, da die Methodik mangels Personal oder Fachwissen v. a. zu Notdienstzeiten nicht bereit steht und die Vergütung inadäquat niedrig ist. Zu den Alternativen zählen die Messung am Hämatologieautomaten oder das Screening mit Urinteststreifen oder die reine klinische Chemie mit pH- und Laktatbestimmung oder Analyse von Tumormarkern in einer Matrix für die diese Tests gar nicht validiert oder gar zugelassen wurden. Eine durchflusszytometrische Immunphänotypisierung kann allenfalls ergänzend hilfreich sein bei lymphozytären Ergüssen, die auch reaktive Blasten enthalten können und bei oft schlechteren morphologischen Bedingungen (absterbende Zellen, stärkerer Aktivierungsgrad der Zellen und lokale Proliferation), aber sie alle stellen kein Ersatzverfahren dar für die mikroskopische Untersuchung. Bei der Frage Lymphominfiltration ist die Immunphänotypisierung jedoch primär indiziert. Die sichere Erkennung von Kristallen, Tumorzellen, Hefen oder Bakterien ist mit den Ersatzverfahren unmöglich, auch wenn es Kasuistiken gibt, die das Glauben machen und generalisieren wollen.

Diese Einschränkungen bzgl. der apparativen Diagnostik gelten insbesondere für die Liquorzytologie, wo die Hämatologiegerätehersteller nicht müde werden, Hochglanzprospekte zu drucken in denen z. B. Zellwolken mit Tumorzellen gezeigt werden.

Umgekehrt sind Hämatologiegeräte aber hilfreich bei blutigem Liquor, um die Zellzahlen zu ermitteln, wo an dieser Stelle die Lysemethode für die Zählkammer nicht ausreichend funktionert. Die nachfolgende Mikroskopie bleibt einem aber für die DIfferenzierung nicht erspart: Die Infektion der blutigen Liquordrainage, die tumorbedingte Einblutung, die Pilze, die vom Hämatologiegerät falsch als Lymphozyten klassifiziert werden, die Normoblasten und Myelozyten beim Anpunktieren von Knochenmark des Wirbelkörpers sind Beispiele aus der täglichen Praxis, wo die Alternativverfahren versagen.

Es handelt sich bei Liquor und Knochenmark um wertvolles Material, welches nicht in beliebiger Menge und beliebig oft gewonnen werden kann. Es ist daher ein sorgfältiger und steriler Umgang und eine gemeinsame Verwendung mit anderen Fachdisziplinen zu bedenken, z. B. im Falle des Liquors zur Ermittlung von Liquor/Serum-Quotienten in der Antikörperserologie oder Erregeranzucht oder PCR bei oft unvorhergesehenen Differentialdiagnosen, die sich erst während der Untersuchungsphase erschließen.

7.5.7 Immunphänotypisierung und Durchflusszytometrie

Die Erfindung monoklonaler Antikörper gegen gewünschte Zielstrukturen 1975 durch Cesar Milstein und Georges Köhler am MRC in Cambridge ohne ihre Blockade durch eine Patentierung hat eine revolutionäre Weiterentwicklung unseres Wissens und der Diagnostik im Bereich der Immunologie und Hämatologie ermöglicht. Hinzu kam eine parallele Geräteentwicklung in der Fluoreszenzdurchflusszytometrie (Lou Kamentsky in Boston und Len Herzenberg in Stanford), die es erlaubt hat, komplexe Zellgemische wie Knochenmark unter simultanem Einsatz von mittlerweile mehr als 10 Antikörpern konjugiert mit unterschiedlichen Fluoreszenzfarbstoffen, objektiv und reproduzierbar zu analysieren. Damit können heute pluripotente hämatologische Stamm- und Vorläuferzellen untersucht werden, was bis dahin mikroskopisch nicht möglich war angesichts ihres seltenen Vorkommens und ihrer schweren Unterscheidbarkeit von Lymphozyten und Myeloblasten. Überhaupt ist die Untersuchung lymphatischer Zellen aufgeblüht und hat uns viele Grundlagenkenntnisse der zellulären Immunologie und danach in der Diagnostik von Immundefekten und hämatologischen Neoplasien ermöglicht. Dennoch ist auch hier wie in der Morphologie ein Expertenwissen notwendig, welches die Anwendbarkeit auf wenige Labore und die Kernarbeitszeit beschränkt. Trotz aller Euphorie ist auch hier festzuhalten, dass eine vorausgehende Morphologie unverzichtbar bleibt und dass Erythrozyten (Anämiediagnostik) und Thrombozyten nur in beschränktem Umfang untersucht werden. Die Megakaryopoese und die ortsständigen Stromazellen des Knochenmarks bzw. Lymphknotens werden bis heute nicht oder nur sehr unzureichend erfasst. Auch die seltenen zirkulierenden Endothelzellen sind mit routinemäßigen Verfahren nicht beurteilbar. Auch ist die Auswertung dieser Messungen mit Expertenwissen verbunden.

Ein Durchflusszytometer der neuen Generation besitzt i. d. R. drei Festkörperlaser für eine violette, blaue und rote Fluoreszenzanregung von acht oder zehn Fluorochromen, die kovalent an monoklonale Antikörper gekoppelt, simultan auf Einzelzellen gemessen werden, die sich in einer Zellsuspension befinden, die durch hydrodynamische oder akustische Fokussierung in einer Art Perlenkette nacheinander in die Mitte der jeweiligen Laserstrahlen gebracht werden. Photomultiplier bzw. sehr lichtempfindliche Dioden messen das schwache Fluoreszenzlicht bzw. das intensivere Streulicht im Eng- und 90° Winkel. Analog-Digitalwandler liefern die binären Daten in einem standardisierten, sog. Listmode-File zur Auswertung an einen PC. Völlig ohne Fluoreszenzanalyse lassen sich in unterschiedlichen Raumwinkeln die reinen Streulichtsignale der Zellen erfassen, die nach Erythrozytenlyse die Leukozytenzählung- und Differenzierung erlauben, was die grundlegende Messtechnik der reinen Hämatologiegeräte darstellt.

Die Streulichtanalyse erlaubt für nicht aktivierte Zellen im peripheren Blut von Gesunden eine weitgehende Auftrennung in Lymphozyten, Monozyten und Granulozyten. Die neutrophilen und eosinophilen Granulozyten lassen sich durch Polarisationsanalyse des 90°-Streulichts voneinander unterscheiden da nur die Inhaltstoffe der eosinophilen Granula die Polarisationsebene des polarisierten Laserlichts drehen können. Die basophilen Granulozyten sind allein auf Basis von Streulichtsignalen nur schwer von den Lymphozyten abzutrennen obwohl sie sich morphologisch stark von ihnen unterscheiden. Bei reaktiven Veränderungen fällt die Trennung schwerer, weil aktivierte Lymphozyten und Blasten in der Monozytenregion zu liegen kommen und die reaktive Linksverschiebung die Trennung von Vorläufern und Monozyten erschwert. Auf diese Situationen wird von den Geräten mehr oder weniger sensitiv bzw. spezifisch hingewiesen (sog. flagging, Warnhinweis engl. flag), was einen wunden Punkt in der apparativen Blutbilddiagnostik darstellt. Im Knochenmark Lymphknoten und Punktaten ist daher die Differenzierung der Leukozyten durch reine Streulichtanalyse noch problematischer, auch wenn in den letzten Jahren die Algorithmen angepasst und die Zählraten erhöht wurden (geringere Verdünnung). Dennoch liefert sie wichtige Vorabinformationen über Zellzahl, den Gehalt an Lymphozyten (Lymphome) oder höhergradigem Gehalt an Blasten. Bei zytopenen Blutproben ist die apparative Diagnostik eine große Hilfe.

Die in den Anfängen (1975–1985) nur in Forschungslaboratorien generierten monoklonalen Antikörper wurden schnell kommerzialisiert, wobei die Firmen die Fluoreszenzkonjugation übernommen haben, was im Gegensatz zur indirekten Immunfluoreszenz mit Einsatz von fluoreszenten Zweitantikörpern, wie z. B. Fluorescein (FITC) gekoppeltem Ziege-anti-Maus-Immunglobulin, eine simultane Färbung mit mehreren Antikörpern unterschiedlicher Fluoreszenzfarbe erlaubt. Vorreiter aller Fluorochrome war das blau anregbare, niedermolekulare Fluoreszein (FITC als reaktive Form), dann folgte das hochmolekulare Algenprotein Phycoerythrin und später kamen die Tandemkonjugate dazu, die durch Fluoreszenzresonanzenergietransfer (FRET) einen größeren Stokes-Shift erlaubten (Differenz von Anregungs- zu Emissionswellenlänge) bei simultaner Anregung durch blaues Licht eines Argonionenlasers bzw. früher auch der schwachen blauen Linie einer Quecksilberdampflampe analog zum Fluoreszenzmikroskop. Auf diese Weise ist heute der simultane Einsatz von zehn Fluorochromen in einer Probe in der klinischen Routinediagnostik möglich geworden. Die notwendige Kompensation für die spektrale Überlappung der Fluorochrome (sogenannte Fluoreszenzkompensation) ist bei fünf und mehr Fluorochromen nicht mehr trivial, zumal die Tandemkonjugate oft instabil sind und nach Verlust des Akzeptormoleküls (Cyanin 5.5 (Cy5.5), Cy7) das Donormolekül (z. B. PE, APC) wieder selbst fluoresziert. Die zunächst sehr großen wasser- und später kleineren luftgekühlten Ionenlaser sind heute durch kleine Diodenlaser ersetzt worden, was die Geräte immer kleiner und kompakter hat werden lassen. Die technischen Grundlagen, wie sie nachfolgend in verkürzter Form dargestellt werden, sind in den Büchern von Howard Shapiro und von Alice Givan gut dargestellt und im freien Download verfügbar [103; 104].

7.5.7.1 Streulichtanalyse

Das Engwinkelstreulicht in Vorwärtsrichtung (*narrow angle forward scatter*, FSC) liefert ein komplexes Signal, da es in seiner Intensität abgesehen von dem Kreisumfang der Zellen an der es gebeugt wird vom unterschiedlichen Brechungsindex der Zelle und der Teilchengröße im Verhältnis zur Wellenlänge beeinflusst wird. Der Brechungsindex wird durch die unterschiedlichen Salzkonzentrationen außerhalb (Hüllstrom und Suspensionsmedium) und innerhalb der Zelle (Zytosom) bestimmt, der sich bei lebenden, apoptotischen und toten Zellen durch deren Aktivität von Ionenpumpen in der Zellmembran bzw. kompletten Verlust der Membranschrankenfunktion unterscheidet (auch durch Fixierung z. B. mit Formaldehyd). Hinzu kommt die unterschiedliche optische Anordnung der Detektoren (Sammelwinkel und -breite, reelles optisches Bild oder nicht). UV-Licht ist aufgrund der kürzeren Wellenlänge für kleine Partikel besser als blaues Licht geeignet (488 nm entspricht 0,5 µm, d. h. der Größe von Bakterien bzw. kleinen Thrombozyten zw. deren Fragmente). Auf diese Weise unterscheidet sich das Signal je nach Geräteoptik (Hersteller) und Aufarbeitung (Lyse und Fixierung).

Eine wichtige Alternative ist der axiale Lichtverlust (*axial light loss*, ALL), welcher eine exakte Größenmessung zulässt, aber nur in wenigen Geräten verfügbar ist. Die Analyse der Impulsform des Messsignals der Einzelzelle erlaubt eine Beschreibung von Impulshöhe, Impulsweite und Impulsfläche (Integral). Die Form des Impulses einer Einzelzelle und einer Doublette (Anheftung oder Koinzidenz) unterscheidet sich und man kann ein Verhältnis von Impulshöhe zu Impulsweite bilden bzw. Höhe zu Fläche und damit Doubletten von Einzelzellen unterscheiden (doublet discrimination). Diese Betrachtung gilt sowohl für das FSC als auch das ALL-Signal.

Etwas weniger technisch anspruchsvoll ist das orthogonale Streulicht in Anregungswellenlänge (90°-Streulicht, als SSC abgekürzt). Die Intensität kann mit der Dunkelfeldmikroskopie vergleichen werden, wo jede Phasengrenze ein Signal erzeugt, weshalb granulierte Zellen ein höheres Signal erzeugen als Zellen gleicher Größe ohne Granula. Aber auch die Art der Granula ist entscheidend, weshalb neutrophile ein größeres Signal erzeugen im Vergleich zu basophilen Granulozyten. Umgekehrt nimmt nach Degranulation bei Basophilen das SSC-Signal zu, während es bei Neutrophilen und Eosinophilen abnimmt. Überhaupt besitzen Eosinophile eine besondere Eigenschaft in Bezug auf das SSC-Signal: Die Inhaltsstoffe ihrer Granula können die Schwingungsebene von dem polarisiertem Laserlicht drehen, weshalb sie bei gleicher SSC-Intensität aufgrund dieser Eigenschaft durch einen Polarisationsfilter getrennt werden können. Dies wird von einigen Hämatologiegeräten genutzt. Hinzu kommt eine höhere Eigenfluoreszenz bei UV- oder Blauanregung, die durch Fixierung verstärkt wird. Die Intensität des SSC-Signals ist im Gegensatz zum FSC-Signal auch für kleine Partikel nutzbar bis hin zu großen Viren (50 nm) oder Latexpartikeln.

Die Darstellung FSC versus SSC im Zweiparameterhistogram (dot plot) ist eine gemeinsame Basis für die auf Laserstreulicht basierenden Hämatologieanalysatoren und die Fluoreszenz-Durchflusszytometer der Immunphänotypisierung und erlauben eine erste Orientierung über die Leukozytenverteilung in lysierten Vollblutproben. Lymphozyten sind relativ klein mit wenig Seitwärtsstreulicht mit Ausnahme der „large granular lymphocytes“ (LGL-Zellen, für die sich noch kein deutscher Begriff etabliert hat). Neutrophile sind größer und zeigen viel Seitwärtsstreulichtsignal und Monozyten liegen variabel dazwischen.

7.5.7.2 Gating-Strategien

Die Lymphozytenregion in der FSC/SSC-Streulichtanalyse wird insbesondere nach Fixierung mit sinkendem FSC-Signal kontaminiert durch kernhaltige Erythrozyten, Makrothrombozyten, basophile Granulozyten, dendritische Zellen und kleine Monozyten. Reaktive oder maligne Lymphoblasten und Plasmazellen kontaminieren die darüber liegende Monozytenregion, die größer sind und mehr Seitwärtsstreulicht generieren. Dieser Fehler wird umso größer je geringer die Lymphozytenkonzentration wird (z. B. bei AIDS-Patienten). Zieht man also ein zu enges Fenster (gate) um die Lymphozytenwolke, so gehen gerade die pathophysiologisch relevanten Zellen verloren. Ähnliches gilt auch für die historisch nachfolgende und geeignetere Region für Lymphozyten in der Darstellung CD45 gegen Seitwärtsstreulicht, wo Basophile durch geringeres CD45-Signal, aber auch pathologische Zellen nicht mehr enthalten sein können. B-Zellen haben grundsätzlich ein geringeres FSC- aber auch CD45-Signal, so dass T- und B-Lymphozyten sich an unterschiedlichen Stellen innerhalb der beiden genannten Lymphozytenfester aufhalten. Besonders auffällig ist dies für die B-Progenitor-Zellen (sogenannte Hämatogone, Markerprofil CD10-positiv19-positiv20-negativ34-negativ38-positiv45(-positiv)), die noch weniger FSC, SSC und CD45-Signal im Vergleich zu reifen, naiven B-Zellen besitzen. Plasmazellen und Blasten einer akuten Leukämie, die kein CD45 mehr exprimieren gehen völlig verloren, insbesondere wenn CD45 als Triggerparameter eingesetzt wird.

Das Monozytenfenster ist problematisch sowohl für FSC vs SSC- als auch CD45 vs. SSC-Darstellung aufgrund ihrer morphologischen Variabilität. CD14 erfasst nur die in etwa 85 % reifen Monozyten, von denen auch Subpopulationen definiert werden können, die sich auch biologisch unterschiedlich verhalten [106]. Die Hinzunahme von CD4 führt zu einer relativ vollständigen Erfassung, die auch einen Teil der dendritischen Zellen umfasst, die noch kein Gegenstand der Routinediagnostik sind.

Das Streulichtfenster für Granulozyten enthält Neutrophile und Eosinophile, die ein geringfügig höheres CD45-Signal und bei kürzerer Wellenlänge höhere Autofluoreszenz aufweisen. Ihre Vorläufer, die Myelozyten und Promyelozyten sind ebenfalls enthalten bei zunehmender Größe (FSC). In Körperflüssigkeiten liegen die Makrophagen ebenfalls in dem Fenster. Bei Aktivierung der Granulozyten kommt es zu einer Autoaggregation mit Doubletten und höheren Aggregatformen. Überhaupt kommen jegliche Zellaggregate inkl. der Thrombozytenaggregate das Granulozytenfenster, weshalb eine Hinzunahme von immunologischen Markern wie CD15, CD16 oder CD33 hilfreich ist. Bei bestimmten formalinhaltigen Lysereagenzien und Zentrifugationsschritten kann es zu einer Stabilisierung von spezifischen Zell-Zell-Interaktionen zwischen Neutrophilen und T-Zellen kommen, weshalb diese Konjugate im Granulozytenfenster zu liegen kommen und im Lymphozytenfenster fehlen (sog. ecapee-Phänomen). Diese sind patientenspezifisch und sehr reproduzierbar und durch immunologische Granulozytenmarker klar demarkierbar. Ähnliches gilt für andere Zell-Zell-Interaktionen wie zwischen Monozyten und Thrombozyten oder T- und B-Zellen. Diese Konjugate sind bei ruhenden Zellen bei gesunden Personen selten und nehmen bei Aktivierung und in extravasalen Räumen zu (Liquor, Pleuraflüssigkeit, Lymphknoten etc.). Das Verwerfen von störenden Doubletten kann also kontraproduktiv sein, insbesondere bei *In-vitro*-Studien mit Stimulationen oder Antigenpräsentation oder Zytotoxizitätstests (Killing durch NK- oder T-Zellen) [107] oder Hodgkin-Zellen mit Rosettierung durch T-Zellen [108].

Ein universelles Blastenfenster gibt es nicht, weder im FSC/SSC noch im CD45/SSC plot, noch in irgendeiner anderen Darstellung. Lymphoblasten, Monoblasten und Myeloblasten und Progenitorzellen haben unterschiedliche morphologische und immunphänotypische Eigenschaften. Selbst innerhalb einer Entität wie der common ALL, die 80 % der kindlichen akuten Leukämien ausmacht, gibt es eine

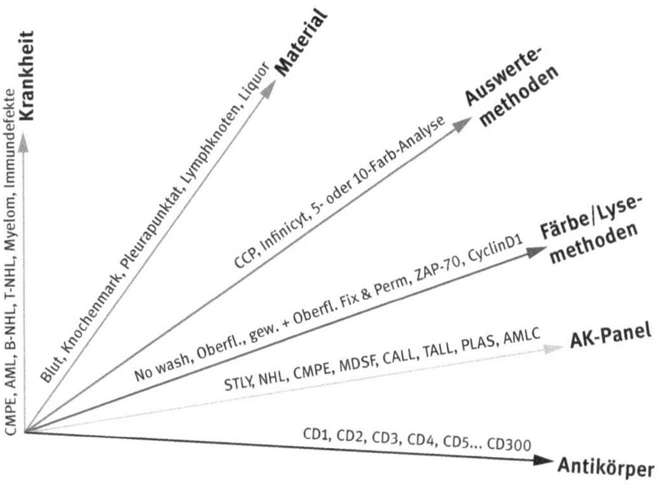

Abb. 7.45: Wird es je eine Standardisierung der Immunphänotypisierung geben?

Spannbreite an Größe, Zellkernveränderungen, CD45-Dichte und anderen Markern, dass es kein fixes Erwartungsfenster gibt. Ein initiales Gating auf Blasten macht daher keinen Sinn.

Eine wichtige Entscheidung bei der Messung liegt in der Auswahl des Triggerparameters und dem Schwellenwert, der eine Messung auslöst: In der Hämatologie werden Vorwärtsstreulicht (FSC), DNA-Gehalt oder CD45-Expression ausgewählt. Die Alternativen müssen verstanden werden: Größe hat den Vorteil, dass Leukozyten einen bestimmten unteren Größenwert besitzen, der aber durch Erythrozyten, Makrothrombozyten etc. gestört wird. CD45 definiert zwar alle Leukozyten, jedoch kommen bei Vorläuferzellen, Blasten oder Plasmazellen CD45-negative Zellen vor, die dann erst gar nicht detektiert werden. Ein Nukleinsäurefarbstoff wie Propidiumjodid, LDS751 (Styryl 8) oder Syto61 sorgt dafür, dass alle kernhaltigen Zellen in den Messdatensatz aufgenommen werden (sog. list mode file). Erythrozyten und Thrombozyten bleiben außen vor. Der Nachteil sind die breiten Flureszenzspektren der meisten dieser Farbstoffe, d. h. Einstrahlung in mehrere Messkanäle und die höhere Intensität im Vergleich zur Immunfluoreszenz mit den entsprechenden Problemen bei der Kompensation der Fluoreszenzspektren.

Das beste Gating ist kein Gating, da jedes Gating wie beim Triggerparameter die Gefahr des Ausschlusses von Zellen beinhaltet. Das Gating wird durch die acht und mehr Farben-Zytometrie immer weniger notwendig, d. h. überflüssig. Die Alternative ist daher ein painting, wo immer der gesamte Datensatz einer Messung präsent ist (Paint-A-Gate-Software®, Becton Dickinson, San José, CA oder Infinicyt-Software, Fa. Cytognos, Salamanca, ES). Die Zellpopulationen können im mehr als zehn-dimensionalen Vektorraum zuverlässig getrennt werden. Ein Softwareansatz mit dem sog. boolean gating ist also in der Hämatologie und insbesondere bei der

Analyse von Knochenmarkproben dem multidimensionalen Ansatz einer Software mit Clusteranalyse unterlegen.

Je seltener die Population (Restleukozyten in Erythrozytenkonzentraten, zirkulierende Subpopulationen von Progenitorzellen, wie z. B. endotheliale Progenitoren, residuale Leukämiezellen, zirkulierende Tumorzellen, umso mehr spielt eine Multiparameterstrategie eine Rolle. Den steigenden Messzeiten kann man eine Voranreicherung über Magnetsortierung entgegensetzen. Bei hoher Zellzahl und seltenem Vorkommen kann eine Triggerstrategie helfen (z. B. CD19 als Messschwelle bei MRD und Z. n. CD20-Antikörpertherapie).

Aus dem Gesagten wird deutlich, dass es bei der multidimensionalen Matrize mehr als eine mögliche Vorgehensweise gibt (siehe Abb. 7.45) und fast kein Labor arbeitet gleich.

7.5.7.3 Auswahl monoklonaler Antikörper (Markerpanel)

Fast jedes Labor hat momentan sein eigenes Antikörperpanel, und selbst die Teilnehmer an der Euroflow-Studie haben parallel zur Studie ihre eigenen Kombinationen und Antikörperklone verwendet. Was sind die Gründe?

- Welche Patienten werden versorgt? Kinder oder Erwachsene, stationäre oder ambulante Patienten? Die Fragestellungen und Panels sehen unterschiedlich aus.
- Welche Erkrankungen sollen erfasst werden? Immundefekte, Lymphome, akute Leukämien, MDS, PNH ...?
- Was will ich erreichen? Nur eine Charakterisierung der Blasten? Oder auch Beschreibung der normalen Hämatopoese? Normal vs MDS vs reaktiv (MDS-ähnliche Veränderungen bei rheumatoider Arthritis (RA) und/oder Therapie mit Methotrexat (MTX)? Differenzierung zwischen MGUS und Plasmozytom bzw. zwischen MALT-Lymphom mit plasmazellulärer Ausreifung, Immunozytom und Plasmozytom?
  Lediglich Trennung niedrig maligner B-NHL von reaktiver Lymhozytose?
  oder B-NHL Subtypisierung mit Unterscheidung CLL von MCL/SLVL/LPL/MZL/MALT/PLL ?
  oder auch eine Differenzierung der „haarigen" Leukämien um HCL von HCLv und SLVL zu unterscheiden? (s. Abkürzungverzeichnis).
- Welche Materialien werden untersucht? Blut? Knochenmark? Liquor? Lymphknoten? Punktate? Wer Knochenmark untersucht, sollte den Baum der Hämatopoese differenzieren können (siehe Abb. 7.4 und 7.46) und wer Liquor unter sucht profitiert von 10 Farben, da an wenig Material mehr Marker untersucht werden können.
- Welches Personal steht zur Verfügung? Eine Routine-MTA, die viele Arbeitsplätze zu versorgen hat oder Spezial-MTA, die 10 Fluorochrome kompensieren und komplexe Spezialsoftware zur Auswertung von Knochenmark bedienen kann und konkrete Vorstellungen hat von den Zellen, die sie auswertet?

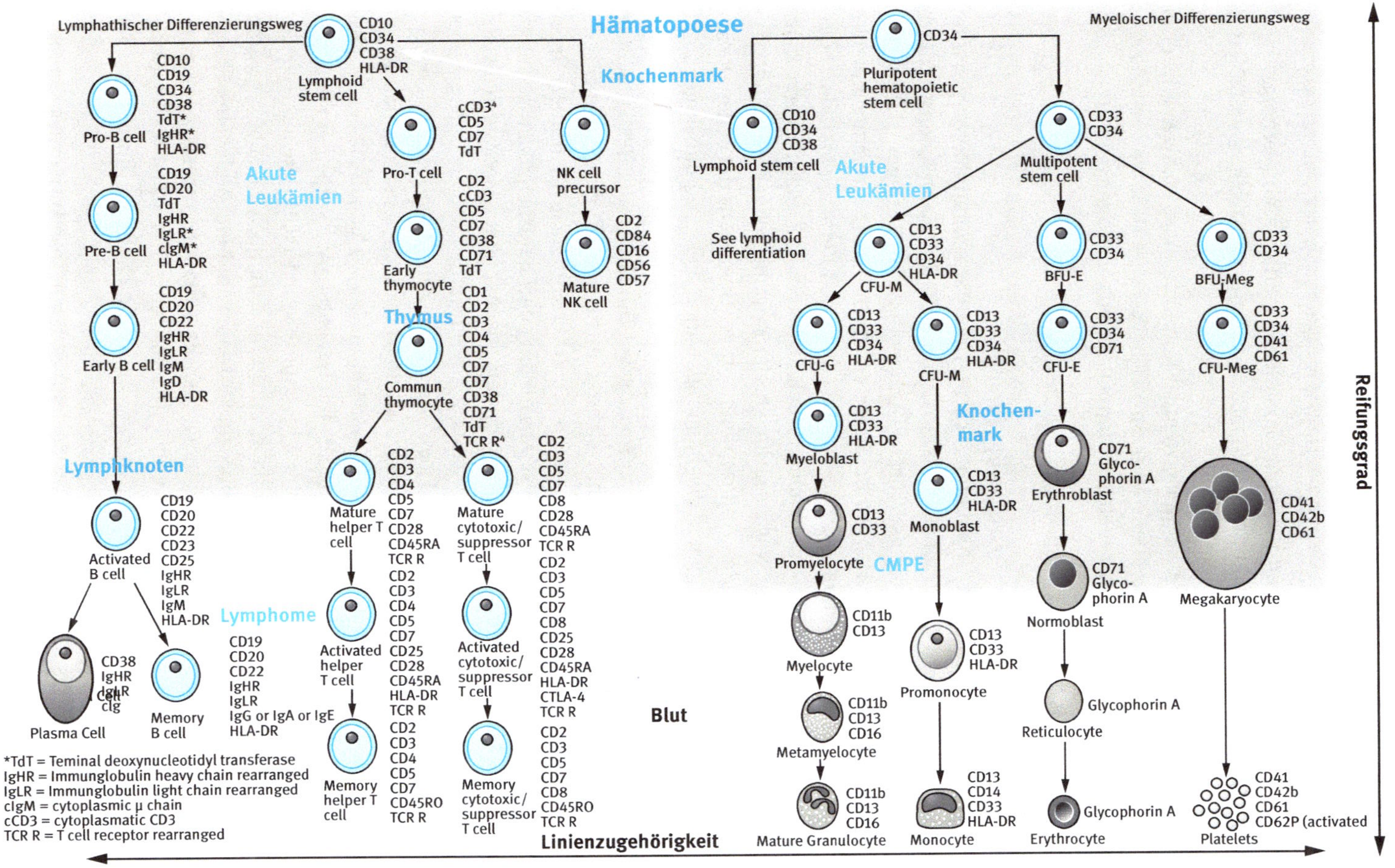

Abb. 7.46: CD-Marker zur Analyse hämatologischer Zellen und Neoplasien.

- Wieviele Farben? Ein gegebenes Durchflusszytometer hat eine bestimmte Anzahl von Fluoreszenzkanälen.
- Arbeitszeit: Je mehr Farben umso weniger Röhrchen und kürzere Zeit am Gerät. Aber umso länger dauert die immer komplexer werdende Auswertung.
- Die Herstellerfirma bietet nur bestimmte Antikörper an bzw. es werden fertige Kombinationen verwendet.
- Die Kosten: Je mehr Farben umso weniger Röhrchen umso weniger Wiederholung von den sog. Backbone-Markern (CD19, CD34, CD45). Je mehr Farben umso mehr Einsatz von neuen und doppelt so teuren Reagenzien.

7.5.7.4 Pitfalls bei der Immunphänotypisierung

Die Markierungstechniken (Inkubationsschritte) bei der Immunphänotypisierung von Leukämien und Lymphomen unterscheiden sich für Oberflächenstrukturen (z. B. T-Zell-Rezeptor), zytoplasmatische Antigene (z. B. Myeloperoxidase) und Kernantigene (TdT, Cyclin D1), wo bei letzteren kleine Fluorochrommoleküle wie FITC zu bevorzugen sind, da die Konjugate die Zell- und Kernmembran durchqueren müssen. Wenn die Strukturen auch löslich im Serum bzw. Plasma vorkommen (z. B. Immunglobuline) sind Waschschritte vor der Färbung notwendig (mindestens drei). Die dabei frei werdenden Fc-Rezeptoren auf der Oberfläche der Zellen (Rezeptoren für das konstante Fragment der Immunglobuline, FcR, und dabei niederaffine eher als hochaffine, d. h. CD16 > CD32 > CD64) müssen erneut mit Tierseren abgesättigt werden zur Vermeidung unspezifischer Bindungen der Testantikörper. Dies kann z. B. Kaninchenserum sein, welches eine höhere Affinität zum menschlichen FcR hat im Vergleich zum Mausserum (i. d. R. Absättigen mit Serum der Spezies aus dem der Test-AK stammt). Diese Absättigung darf natürlich nicht mit humanen Immunglobulinen erfolgen, die oft in den sogenannten „*blocking reagents*“ enthalten sind. Bei den notwendigen Waschschritten werden *selektiv* Untergruppen von Zellen entfernt (Verwerfen des Überstands nach Zentrifugation), was bei der CLL durch die vielen fragilen Zellen (Kernschatten) deutlich bemerkbar macht.

Vorteilhaft ist demnach eine *Lyse-no-wash*-Strategie, wo jedoch die bei der Messung noch vorhandenen ungebundenen fluoreszenten Antikörper ein erhöhtes Hintergrundsignal erzeugen und schwache Expressionen nicht detektiert werden können. Eine hohe Affinität der Antikörper, die Entfernung von ungekoppeltem Fluorochrom bei der Herstellung, eine gute Titration und ein geeignetes Fluorochrom mit hoher Quantenausbeute können hier die Situation verbessern. Monozytäre Leukämien und aktivierte B-Lymphozyten können z. T. via FcR (CD32, CD64) eine hohe unspezifische Bindung aufweisen, die sich nicht immer durch Waschen und Absättigen vermeiden lässt.

In jedem Fall sollte eine Titration der eingesetzten Test-Antikörper durchgeführt werden. Sie spart nicht nur Geld, sondern das Signal-Hintergrund-Verhältnis wird dabei optimiert. Die IVD- bzw. CE-zertifizierten Reagenzien sind i. d. R. bereits vorverdünnt, so dass der Arbeitsschritt der Titration entfällt. Zielgröße der Titration ist das S/N-Ratio der mittleren Fluoreszenzintensität des jeweiligen Klons, nicht der Prozentwert der positiven Zellen. Bei den nachfolgenden Anwendungen muss natürlich gewährleistet sein, dass für die jeweilige Zellmenge die ausreichende Menge an Antikörpern zu Verfügung steht (hohe Zellzahlen bei Leukämien).

Patienten mit anti-Maus-Ig-Antikörpern oder anti-Fc-Antikörpern (sog. Rheumafaktor) können abnorme Reaktionsmuster verursachen mit implausiblen Ergebnissen (Koexpression von CD3 und CD19). Zugabe von Maus-Immunglobulinen (monoklonale Antikörper sind i. d. R. murinen Ursprungs) oder vorheriges Waschen der Probe können diese Störfaktoren beseitigen. Die fluoreszenten monoklonalen Antikörper, insbesondere die Tandemkonjugate müssen lichtgeschützt aufbewahrt und verwendet werden. In verdünnter Lösung fehlen die seitens der Hersteller zugesetzten Stabilisatoren und die Haltbarkeit verkürzt sich stark, bei PE-Cy7 auf wenige Stunden, auch wenn proteinhaltige Salzlösungen mit Azid verwendet werden (partikelfreie sterilfiltrierte phosphat-gepufferte Kochsalzlösung (PBS) mit 2 % BSA und 0,01 % Azid als Standard-Verdünnungslösung, ggf. mit EDTA). Ein Einfrieren von Antikörpern in Lösung ist grundsätzlich problematisch (Präzipitation) und muss ggf. getestet werden, da nur ein Teil der Klone den Phasenwechsel unbeschadet übersteht.

Aufgrund der Fehlermöglichkeiten und fehlendem Kontrollmaterial für die meisten CD-Marker sind **Plausibilitätskontrollen** ein wesentlicher Bestandteil der Qualitätskontrolle immunphänotypischer Untersuchungen:
- DiffBB-Check: Vergleich DiffBB Hämatologiegerät vs DiffBB Immunphänotypisierung, insbesondere Vergleich der Lymphozytenanteile
- Lymphozyten-Summen-Check: Lymph (CD45-positivSSC-negativ) = T + B + NK (CD3 + CD19 + CD16/56). Der Wert sollte zwischen 98 und 102 % liegen, 95–100 % bei Patienten oder gealterten Proben.
- T-Zell-Summen-Check: CD3 = CD4 + CD8
- B-Zell-Check: CD19 = HLADR-positivCD3-negativCD56-negativ = CD20 = CD22
- Monozyten-Check: CD14 = CD4lowCD3-negativ

7.5.7.5 Thrombozytenmikropartikel, Exosomen und Bakterien

Die Messung kleiner Partikel wie Thrombozytenmikropartikeln, Fragmentozyten oder Mikroorganismen stellt als besondere Anforderungen an die Durchflusszytometrie, die oft in Unwissenheit ignoriert werden und es haben sich daher eine „small vesicle interest group“ [109] und eine „small particle interest group“ etabliert, die sich mit dem Thema intensiv befassen. Wichtig sind die Partikelfreiheit aller Lösungen (Hüllstromflüssigkeit, Waschlösungen und Antikörperreagenzien und die Notwendigkeit eines inline-Sterilfilters, der die Dreckpartikel aus den Schlauchleitungen eliminiert, die Anpassung des Durchmessers des Laserstrahls und das Rauschsignals des Lasers. Da mit dem Volumen des Partikels auch seine

Fluoreszenzintensität abnimmt, muss das Licht effektiv gesammelt werden (numerische Apertur der 90°-Sammellinse, Immersion der 90°-Linse (Ankopplung an die Messküvette), Anzahl der Filter im Lichtweg des Fluoreszenzlichts, Hohlspiegel vor der Küvette gegenüber der 90°-Sammellinse, Einbringen eines Schlitzes auf Bildebene zum Ausblenden der Umgebungsfluoreszenz um die Zelle herum im Laserstrahl (illuminated volume)). Als Triggerparameter sind Engwinkelstreulicht (FSC) und axialer Lichtverlust (ALL) wenig geeignet und orthogonales Seitwärtsstreulicht (SSC) und v. a. Nukleinsäure- (DNA bzw. RNA) und Immunfluoreszenz bieten sich an. Aber auch hier muss durch logische Verknüpfungen und Mehrfarbfluoreszenz und Kalibration mit Eichpartikeln sichergestellt werden, dass wirklich das analysiert wird, was man meint zu messen. Die routinemäßige Bestimmung von Mikropartikeln kann derzeit noch nicht empfohlen werden [110].

7.5.7.6 Software

Einschließlich der zwei Streulichtparameter entsteht bei zehn Fluorochromen ein zwölfdimensionaler Vektorraum, in dem die Ergebniswolken liegen. Dies erfordert eine spezielle Software für die Auswertung insbesondere von komplexen Zellgemischen wie Knochenmark (z. B. Infinicyt®, Fa. Cytognos, Paint-A-Gate®, Fa. Becton Dickinson oder Kaluza®, Fa. Beckman Coulter). Das o. g. Streulichtgating ist eigentlich ein Relikt aus vergangenen Tagen, als nur ein oder wenige Fluorochrome zur Verfügung standen und die Antikörper nacheinander auf den gleichen Zellen gemessen wurden. Bei gereinigten Zellen (z. B. isolierten Lymphozyten) oder Zellkulturen mag es noch anwendbar sein, ansonsten dienst die Streulichtdarstellung zum sog. Backgating, d. h. der Qualitätskontrolle der immunologisch definierten Zellpopulationen mit Ausschluss von Zelldebris oder Doubletten. Eine Hintereinanderreihung von zweidimensionalen Gates mit Boolescher Verknüpfung, wie sie in den meisten Laboratorien und Softwarepaketen immer noch üblich ist, birgt die große Gefahr, dass die relevante Populationen ausgeschlossen wird (z. B. Antigenshift bei akuten myeloischen Leukämien). Wesentlich besser ist die mehrdimensionale Beschreibung von Zellen aufgrund ihres Markerprofils unter großzügiger Anwendung von Streulichtbedingungen. Die Rückwärtsdarstellung ihrer Streulichteigenschaften ist dabei also immer noch hilfreich und kann kleine Lymphomzellen von Blasten unterscheiden.

Je mehr Farben und sinnvolle (!) Kombinationen existieren, umso besser lassen sich komplexe Zellgemische analysieren. Die Auswertung solcher multidimensionalen Daten dauert dabei wesentlich länger als die eigentliche Messung der Probe bzw. aller eines Patienten. Werden dann pro Messkanal (z. B. FITC) zwei unterschiedliche Antikörper gleicher Markierung eingesetzt die dann getrennt für T- oder B-Zellen betrachtet werden, so wird die Auswertung noch komplexer (CD4 und CD8 in FITC/PE simultan mit kappa und lambda, s. LST- bzw. SST-Kombination des EuroFlow-Antikörperpanels). Die Auswertung wird insgesamt immer komplexer und erfordert ein Expertenwissen, was breite Anwenderkreise in der Hämatologie ausschließt und daher kontraproduktiv ist. Hier liegt ein wesentlicher Kritikpunkt bei der Immunphänotypisierung, wo eine Standardisierung Not tut. Es befinden sich Ansätze mit „unsupervised clustering“ in der Erprobung (automated population separator (APS)), die jedoch eine hohe Standardisierung und Adhärenz zu bestimmten Antikörperkombnationen und Konjugationen voraussetzt (EuroFlow Konsortium) [110–112].

In Bezug auf die Diagnostik hämatologischer Zellen und Neoplasien und v. a. beim MDS gilt es, in Ermangelung eines universellen Tumormarkers (Leukämiemarkers) und in Anbetracht der genetisch festgelegten und in ihrer Intensität von der Zelle kontrollierten Expressionsmustern prinzipiell anstelle des Hinzugewinns einer phänotypischen Eigenschaft (CD34) den Verlust der Normalität zu untersuchen (maturation pathways). Dies ist auch das Prinzip der Immunabwehr durch natürliche Killer (NK)-Zellen, die mit ihren KIR-Rezeptoren den Verlust von normalen Oberflächenstrukturen bei Tumorzellen im Vergleich zu gesunden Körperzellen detektieren. Die Software Infinicyt stellt dazu eine fertige (EuroFlow) oder selbsdefinierbare Datenbank zur Verfügung, die zunächst mit einer Serie von gesunden bzw. pathologischen Proben definierter Entitäten (z. B. Lymphomtypen) trainiert werden kann ($n = 20$ bis $n = 50$, je nach Abweichungsgrad), bevor eine unbekannte Analyseprobe verglichen werden kann. Verwendet man das Antikörper-Panel der EuroFlow-Gruppe, ein bestimmtes Durchflusszytometer und Kalibrationsstrategie, so kann man sich mit der Daten der EuroFlow-Studie vergleichen (Literatur s. EuroFlow-Webseite). Die Zukunft der polychromatischen Multiparameterdurchflusszytometrie und erst recht die mit massenspektrometischer Detektion mit 32 und mehr Antikörpern hängt von der Existenz einer geeigneten Software und der klinischen Validierung mit gesunden und kranken Personen ab.

7.5.7.7 Immunphänotypisierung

Die monoklonalen Antikörper sind eine Entdeckung der Immunologen Cesar Milstein und Georges Köhler, seinem damaligen Doktoranden 1975 in Cambridge in England und Niels Jerne aus der Schweiz, die dafür 1984 den Nobelpreis erhielten *„for theories concerning the specificity in development and control of the immune system and the discovery of the principle for production of monoclonal antibodies“*. Schnell wurde die Bedeutung der zunächst für das lymphatische Immunsystem gedachten Antikörper für die Differenzierung der gesamten Hämatopoese und damit auch der Leukämien und Lymphome erkannt. Um eine Ordnung in die zunehmende Zahl an monoklonalen Antikörper zu bekommen, wurde 1982 der erste Workshop für die Erstellung einer Nomenklatur in Paris durchgeführt, ein weiterer zwei Jahre später in Boston und seitdem sind die HLDA-Workshops mit vorhergehender Antikörperaustestung nicht mehr wegzudenken (HLDA = human leukocyte differentiation antigens, heute „human leukocyte differentiation molecules“

(HLDM) bezeichnet). Während am Anfang noch eine gewisse Ordnung in der Nummerierung zu erkennen war (CD1–CD10 für T-Zellen, CD11–CD18 für myeloische Zellen, CD19–CD27 für B-Zellen), ging diese später weitgehend verloren. Die aktuelle Adresse der Webseite für CD-Marker lautet: http://www.proteinatlas.org/search/protein_class:CD%20markers (zuletzt besucht 12. 2. 2014). Wichtige CD-Marker zur Analyse hämatologischer Zellen und Neoplasien aus derzeit über 300 Entitäten sind in der Tabelle 7.22 gelistet. Diese Tabelle beschränkt sich auf eine Darstellung der CD-Marker, die einen Beitrag in der hämatologischen Diagnostik leisten, insbesondere bei der immunphänotypischen Diagnose von akuten Leukämien und Lymphomen. Kommerziell angebotene Klone sollten also den Nachweis einer vorausgegangenen Testung in einem unabhängigen Labor bzw. HLDA-Workshop jeweils einem Cluster zugeordnet worden sein (CD = Cluster of Differentiation). Es ist mittlerweile üblich geworden mit dem CD-Namen nicht mehr den Antikörper, sondern das erkannte Antigen (Molekül, Rezeptor) zu bezeichnen, obwohl dies eigentlich inkorrekt ist. Hinzu kommen in der Routinediagnostik Marker, die nicht in der CD-Liste enthalten sind (anti-HLA, anti-MPox, anti-TdT, T-Zell-Rezeptor ...) und polyklonale Antiseren, die manchmal Vorteile aufweisen (anti-kappa, anti-lambda, anti-Immunglobuline). Die Auswahl der im Labor verwendeten Antigene bzw. Antikörper ist willkürlich nach ihrer Bedeutung für die Diagnose bei Lymphom- und Leukämietypisierung (Bethesda-Konferenz, European Leukemia Net (ELN) bzw. EuroFlow-Konsortium) und wird unvollständig bleiben. Gibt es eine innere Ordnung in der CD-Nomenklatur? Beim ersten Workshop hat man willkürlich CD1–CD10 für T-Zellen reserviert, CD11–CD18 für myeloische Antigeneund CD19–25 für B-Zellen. Bei den späteren Workshops ging von Anekdoten abgesehen (CD16, 32 und 64 für die nieder-, mittel- und hochaffinen Fc-Rezeptoren von IgG) die Systematik verloren und erst später versuchte man Zytokinrezeptoren zu gruppieren. Gab es nur einen Antikörper für eine Zielstruktur, so wurde das Cluster mit einem „w“ versehen, wie z. B. CDw65 wo es bis heute nur wenige Klone gibt. Bei bestimmten Zielstrukturen, die aus Untereinheiten bestehen, die sich bei Differenzierungslinien unterschiedlich verhalten, mussten ebenfalls Indices eingeführt werden (z. B. CD1a, CD1b, CD1c oder CD11a, CD11b und CD11c, die jeweils alternativ gemeinsam mit CD18 ein Adhäsionsmolekül bilden). In der Ära nach der FAB-Klassifikation hat sich eine europäische Gruppe zusammengefunden, um die CD-Marker systematisch für die Klassifikation v. a. lymphatischer Leukämien zu nutzen, die in der FAB-Klassifikation nur sehr schlecht differenziert werden konnten, die European Group for Immunophenotyping of Leukemias (EGIL). Die für die Diagnostik unverzichtbaren Marker sind in der Tabelle 7.22 fett unterlegt. Die als primär bezeichneten Marker sind unverzichtbar für eine Orientierung (ALL, AML, NHL), die sekundären wichtig für eine immunphänotypische Diagnose (EGIL) und die tertiären dienen der Bestätigung oder Feindiagnose.

Tab. 7.22: CD-Marker zur Analyse hämatologischer Zellen und Neoplasien.

CD1	Die Immunisierung von Mäusen wurde zur Herstellung von monoklonalen Antikörpern gegen menschliche T-Zellen wurde mit humanen Thymozyten vorgenommen, da diese nahezu reine T-Zellen darstellen. So entstanden auch Antikörper die Antigene erkennen, die bestimmten Reifungsstadien der Thymozyten vorbehalten sind die außerhalb des Thymus in Blut und Knochenmark normalerweise nicht vorkommen. CD1a markiert kortikale T-Zellen (Cortex des Thymus). Der Marker kommt in normalem Blut. Knochenmark und Lymphknoten nicht vor. und markiert eine Entität akuter T-Zell-Leukämien (kortikale T-ALL gem. EGIL-Klassifikation). Sekundärer Marker für eine T-ALL, kennzeichnet eine kortikale T-ALL wenn zytoplasmatisches CD3 ist positiv ist, abgesichert durch CD4-positiv8-positiv doppelpositive Zellen und CD10. CD1c ist auf Langehans-Zellen exprimiert. Funktion und Ligand des von den AK des CD1-Clusters erkanntem Zelloberflächenprotein sind nicht bekannt. Die Qualitätskontrolle für diesen Marker stellt ein Problem dar mangels geeignetem Kontrollmaterial.
CD2	CD2-Antikörper (AK) erkennen ein Antigen, welches die Bindung von Schafserythrozyten an T-Zellen vermittelt. Dieses war bis zur Verfügbarkeit monoklonaler Antikörper die Methode, um T- und B-Lymphozyten zu unterscheiden oder auch präparativ zu trennen. Bestätigender Marker bei T-ALL und T-NHL, abgesichert durch CD3, CD4/8, CD5, CD7, zusätzlich aberrante Expression bei einem Teil der monozytärer AML, CMMoL. Primärer Marker für eine maligne Mastozytose (CD117-positiv-positiv), abgesichert durch CD25. Ligand für CD15, CD48, CD58, CD59.
CD3	CD3-AK erkennen die Epsilon-Kette des T-Zell-Rezeptorkomplexes (TCR), Bestandteil eines Kalziumkanals, der die T-Zell-Aktivierung einleitet. Rein zytoplasmatische Expression von CD3 ist ein primärer Marker für eine T-ALL, Zelloberflächen-CD3 ein primärer Marker für ein T-NHL, abgesichert durch Reaktion mit CD2, CD4 oder CD8,sowie CD5 und CD7, wobei es bei den beiden letzteren zu einem Antigenverlust kommen kann (!) (z. B. CD5 bei T-LGL bzw. CD7 bei Sézary-Lymphom).
CD4	Korezeptor für die Stabilisierung der Bindung des TCR bei der Antigenpräsentation via MHC-Klasse II-Moleküle, die von professionellen antigenpräsentierenden Zellen exprimiert werden (Monozyten, dendritische Zellen), abgesichert durch CD3-positivCD8-negativ. CD4 ist ein sekundärer Marker für eine T-ALL und T-NHL wenn CD3 positiv ist (zytoplasmatisch (cy) oder Oberfläche (s = surface). CD4 ist aber auch ein Marker für Monozyten und dendritische Zellen und für eine monozytäre AML. CD4-Lympozyten werden als T-Helfer-Zellen bezeichnet, aber in den Tonsillen können sie auch als zytotoxische T-Zellen auftreten und daher gibt es, wenn auch selten, CD4-positive T-LGL-Leukämien.
CD5	Primärer Marker für T-Zellen, und T-NHL, sekundär bei T-ALL. Abgesichert durch CD2, CD3 und CD7. Ebenfalls Marker für einen Teil der niedrig-maligen B-NHL (CLL, MCL, aber auch andere z.T. positiv, Koexpression von CD19).
CD7	Primärer Marker für ein T-NHL, sekundärer Marker bei einem Teil der unreifen AML (CD33-positiv7-positiv). Abgesichert durch CD2, CD3 und CD5.
CD8	In Analogie zu CD4 markieren CD8-Antikörper den Korezeptor für den TCR, der eine Antigenpräsentation via MHC-Klasse I stabilisiert. CD8 wird abgesichert durch die Kombination CD3-positivCD4-negativ. Gemeinsam mit CD4 primärer Marker bei T-ALL (oft CD4-positiv-8-positivTdT-positiv) und T-NHL (insbes. T-LGL und T-PLL). Es macht sehr viel Sinn CD3, CD4 und CD8 in einer Mehrfachmarkierung gleichzeitig einzusetzen. Die CD8-Markierung kennt eine schwächere Expression, die auf T- und NK-Zellen und eine starke Expression, die nur auf T-Zellen vorkommt. CD8 kommt in einer alpha-alpha oder einer alpha-beta Variante vor. Der eingesetzte CD8-AK sollte also möglichst die alpha-Kette erkennen. Dies wird in den Firmenkatalogen meist verschwiegen und ist an der CD-Bezeichnung nicht zu erkennen.

Tab. 7.22: fortgesetzt.

CD9	Tertiärer Marker für B cell Precursor ALL mit E2A-PBX1 Rearrangement. Erkennt pre-B-Zellen, Eosinophile, Basophile und Thrombozyten. Von untergeordneter Bedeutung.
CD10	Die AK dieses Clusters erkennen eine membrangebundene neutrale Membran-Metallo-Endopeptidase (Neprilysin) was ein bestimmtes Reifungsstadium von B-Zellen kennzeichnet, das bei Transformation einer häufigen einer akuten lymphatischen Leukämie entspricht, die 80 % der akuten Leukämien im Kindesalter ausmacht. Es hat daher den Namen common acute leukemia antigen (CALLA) erhalten lange bevor seine biochemische Identität bekannt war. Diese akute Leukämie der B-Zell-Reihe muss durch eine Kombination von AK mit CD19 CD34 CD45 und Streulicht von den physiologischen B-Vorläufern (sog. Hämatogonen) unterschieden werden. CD10-positiv sind auch das Burkitt-Lymphom, das follikuläre Lymphom im Stadium I oder II oder selten eine akute T-Zell-Leukämie in Analogie zu einem CD10-positiven Reifungsstadium der T-Zellen im Thymus). CD10 wird nicht durch andere AK gesichert und muss sicher erkannt werden. Das Antigen wird auch auf reifen Neutrophilen exprimiert, die auch als interne Kontrolle dienen.
CD11b	Adhäsionsmolekül in Kombination mit CD18. Sekundärer Marker bei MDS bei Dysplasie der Granulopoese in Kombination mit CD13 und CD16. Die dabei entstehenden Reaktionsmuster sind aber nicht spezifisch für ein MDS. CD11b hat keine Absicherung.
CD11c	Adhäsionsmolekül in Kombination mit CD18. Sekundärer Marker bei Haarzell-Leukämie, gilt hier nur als positiv wenn das Antigen überexprimiert wird, ist aber dann ein sicherer Marker. Die Aussage wird abgesichert durch Überexpression von CD19 und CD25 und positiver Reaktion mit CD103. Tritt ansonsten auch in geringerer Expressionsdichte bei anderen B-NHL auf.
CD13	Aminopeptidase N, primärer Marker für eine AML, abgesichert durch CD33, sekundärer Marker für eine dysplastische Granulopoese u. a. bei MDS in Kombination mit SSC, CD11b und CD16 (maturation pathway). Bei dem Muster CD13-positiv CD33-negativ ist an erythroide Vorläufer zu denken. Das Enzym kommt auf einer Reihe von Körperzellen vor, u.a. im Dünndarm und in der Niere.
CD14	Markiert den Rezeptor für das LPS bindende Protein, der zur Gruppe der Toll-like-Rezeptoren gehört und GPI-verankert ist (fehlt bei PNH). Hoch exprimiert auf den meisten reifen Monozyten (ca. 85 % der zirkulierenden Monozyten). Sekundärer Marker aber kein Garant für eine monozytäre AML (FAB M4, FAB M5), terminale monozytäre Differenzierung, abgesichert durch CD4, CD36, CD38, CD68, CD300 (IREM2). Bei CMMoL immer vorhanden.
CD15	Erkennt das 3-fucosyl-N-acetyl-lactosamine (Hapten X) und vermittelt Chemotaxis und Phagozytose, zu finden auf neutrophilen und eosinophilen Granulozyten, welches in geringerem Ausmaß auf Monozyten exprimiert ist. Primärer Marker für Promyelozyten (die noch CD16 negativ sind) und eine akute Promyelozytenleukämie (APL = AML FAB M3), abgesichert durch Morphologie und Zytogenetik t(15;17) bzw. PCR auf PML-RARA. Marker für Hodgkin-Zellen.
CD16	Niedrig affiner Rezeptor für monomeres IgG, hoch affin für aggregiertes Ig in Form von Immunkomplexen und nur auf reifen Neutrophilen (Segment- oder Stabkerniger, Metamyelozyt), einer Subpopulation von Monozyten und NK-Zellen vorhanden. Sekundärer Marker für eine NK- oder T-LGLL, sekundärer Marker für eine dysplastische Granulopoese bei MDS, sekundärer Marker bei PNH. Der Rezeptor ist bei Neutrophilen polymorph da posttranslational modifiziert und dort GPI-geankert, aber bei NK-Zellen transmembranös (nicht GPI-verankert). Auf reifen Neutrophilen, gesichert durch CD10, CD15, CD33. Der Klon 3G8 ist zu bevorzugen, da er am wenigsten vom Polymorphismus betroffen ist.

Tab. 7.22: fortgesetzt.

CD19	Wichtigstes Antigen auf B-Zellen, über weite Strecken von der Geburt (determinierte Progenitorzelle) bis zu gesunden Plasmazellen vorhanden. Stabilisiert die Aktivierung der B-Zelle über ihren Antigenrezeptor (IgD) gemeinsam mit CD21 und CD81. Primärer Marker für eine ALL und NHL der B-Zellreihe (low grade und high grade B cell lymphoma). Sekundärer Marker für die DD Multiples Myelom (i. d. R. CD19-negativ) vs MGUS (i. d. R. CD19-positiv), abgesichert durch CD20, CD22, CD24, HLA-DR-positiv/CD3-Lymphozyten. Koexpression auf einem Subset von unreifen AML (s. EGIL-Score). Da CD19 bei follikulären oder hochmalignen Lymphomen auch mal schwächer exprimiert sein kann, sollte es mit einem stärkeren Fluorochrom markiert sein. CD19 sollte bei der Frage B-NHL als sog. Backbone in allen Ansätzen (Röhrchen) eines Patienten vorhanden sein (Darstellung CD19 vs. SSC in jeder Auswertung).
CD20	Wird im Anschluss an das frühe CD19-positiv10-positiv Reifungsstadium (sog. Hämatogone) der B-Zell-Reifung exprimiert (reife naive B-Zellen vor Antigenkontakt bis zur Plasmazelle). Funktion und Ligand sind nicht bekannt. Sekundärer Marker für B-NHL, Primär bei CLL, um die CLL (CD20low) von anderen B-NHL abzutrennen, abgesichert durch CD19 und CD22. Durch den häufigen therapeutischen Einsatz von CD20-Antikörpern (Rituximab als Vorreiter) kann es vorkommen, dass das Epitop für den diagnostischen Antikörper bereits besetzt ist, obwohl die Zellen noch vorhanden sind. Es werden durch Rituximab nur die reifen B-Zellen depletiert und der Effekt kann über Wochen anhalten.
CD21	Komplement-Rezeptor II (CR2), bindet C3d und ist verantwortlich für die Bindung von EBV und sein Entry in die B-Zelle. Sekundärer oder tertiärer Marker für eine B-NHL (reife B-Zellen). Bestandteil der CVID-Diagnostik (Reifungsstörung von B-Zellen).
CD22	Siglec Typ von Lektinen. Sekundärer Marker für eine ALL und primär bei B-BHL, um eine CD22-negative B-CLL von anderen B-NHL abzutrennen. Wird abgesichert durch CD19 und CD20. Therapeutische AK befinden sich in den USA in klinischer Erprobung.
CD23	Primär als ein nieder-affiner Rezeptor für IgE beschrieben. Sekundärer Marker für reife B-NHL, primär um eine CLL von anderen B-NHL abzutrennen (Bestandteil des Matutes-Score für eine CLL). Abgesichert durch CD19-positiv5-positiv.
CD24	Sialoglykoprotein (Adhäsionsmolekül). Sekundärer oder tertiärer Marker für eine B-ALL und für B-NHL (mature B cells), Epitop kommt auch auf basophilen und neutrophilen Granulozyten vor.
CD25	Kette des niedrig-affinen Interleukin-2-Rezeptors, sekundärer Marker für eine CLL aber primär um Überexpression bei der Haarzell-Leukämie (HCL) zu zeigen und der Unterscheidung von der Haarzell-Variante (HCLv) und anderen B-NHL. Primärer Marker für eine maligne Mastozytose (CD117-positiv-positiv) und positiv bei HTLV-I induzierter T-ALL. Die CD25-Antikörper benötigen ein helles Fluorochrom.
CD26	Endopeptidase, sekundärer Marker für ein Sézary Syndrom (CD4-positiv T-NHL), nicht spezifisch
CD27	Mitglied der TNF-Rezeptor-Superfamilie, Interaktion mit CD70 auf aktivierten T-Zellen, immunologischer Checkpoint, Marker von B- und T-Gedächtniszellen. Analyse bei sekundären Marker bei sekundären Immundefekten (CVID) oder tertiärer Marker für eine B-NHL (memory B cells).
CD28	Tertiärer Marker für T-NHL, übt einen kostimulatorischen Effekt auf T-Zellen aus.
CD30	Primärer Marker für ein Hodgkin-Lymphom und ein anaplastisches großzelliges (ALC)-Lymphom, teilweise gesichert durch CD15 (Hodgkin). Für Flowzytometrie (FCM) verzichtbar, da die Hodgkin-Diagnostik via FCM problematisch ist.

Tab. 7.22: fortgesetzt.

CD31	Sekundärer oder tertiärer Marker für ein B-NHL (Adhäsionsmolekül).
CD33	Siglec-3 (Lektin), transmembanöser inhibitorischer Rezeptor, ein primärer Marker für eine AML, teilweise gesichert durch CD13, CD117 oder MPO. Monozyten reagieren stark, Granulozyten etwas schwächer (Neutrophile, Eosinophile und Basophile). CD33 ist eine wichtige Markierung und muss gut funktionieren, das Fluorochrom sollte hell sein. Reduzierte CD33-Expression ist ein Kann-Parameter bei Myelodysplasie. CD33 kommt auf lymphatischen Zellen nicht vor und kann aber bei unreifen ALL schwach koexprimiert sein.
CD34	CD34 AK binden sowohl auf den Progenitorzellen selbst als auch auf den Endothelzellen im KM, die sie zur Immigration in und Emigration aus dem Knochenmark erkennen müssen (Homing). Primärer Marker für eine ALL und AML und Bestimmung von Progenitorzellen für eine Transplantation gemäß ISHAGE-Protokoll, teilweise gesichert durch CD117 oder CD133. CD34-AK brauchen ein starkes Fluorochrom (PE, APC oder davon abgeleitetes Tandem). Das Antigen besteht aus drei Bereichen (Klasse I, II und III) und der Klon sollte Klasse III oder II erkennen. Um die Progenitorzellen zu beurteilen (Klonalität, Dysplasie), ist die Kenntnis ihrer Subdifferenzierung in myeloische (CD117) und dann erythrozytäre (CD71high), neutrophile (CD33low) und monozytäre (CD33high) und B-lymphatische Richtung (CD19low, CD10high) wichtig (simultane Multicolor-Färbung). CD34 (und oder CD117) sollte im Knochenmark als Backbone in jedem Ansatz (Röhrchen) eines Patienten vorhanden sein.
CD35	Complement receptor CR1, auch C3b/C4b Rezeptor genannt. Vier molecular weight allotypes (160kD, 190kD, 220kD und 250kD) wurden beschrieben. CD35 wird exprimiert auf Granulozyten, Monozyten, B-Zellen, Erythrozyten und follikulär-dendritischen Zellen, aber auch auf Subsets von NK- und T-Zellen (optional).
CD36	Rezeptor für Thrombospondin und Kollagen Typ I, IV und V. Sekundärer Marker für eine AML, kennzeichnet megakaryozytäre, monozytäre oder erythroide Differenzierung. Abgesichert durch CD71, verzichtbar in einem Labor mit morphologischen Kenntnissen.
CD38	Ribose Hydrolase für zyklisches ADP. Das Glykoprotein markiert Reifungsstadien ist aber nicht linienspezifisch. Sekundärer Marker für eine monozytäre AML, sekundärer für eine DD bei B-NHL (MCL, LPL) und primär für ein Plasmozytom (abgesichert durch CD138), prognostischer Marker bei CLL (ungünstiger Verlauf, fraglicher Zusammenhang mit Mutationsstatus), gut in einer Mehrfarb-Kombination CD19, CD38, CD45, CD56, CD117, CD138 und kappa/lambda, dabei mit zytoplasmatischer Färbung der Leichtketten.
CD39	Sekundärer Marker für eine Differentialdiagnose zwischen Unterformen von LPL, MZL, FL und DLBCL.
CD41	Membranprotein auf Thrombozyten (gp IIb, alpha IIb Integrin, Rezeptor für Fibrinogen, Fibronectin, vWF), sekundärer Marker für eine megakaryozytäre AML FAB M7. Abgesichert durch CD42 und CD61, zytoplasmatisch CD61 gilt als wichtigster Marker (eminenzbasiert, eine Publikation).
CD42a	Membranprotein auf Thrombozyten (gp IX, Rezeptor für vWF und Thrombin), sekundärer Marker für eine AML FAB M7. Abgesichert durch CD41 und CD61, alternativ.
CD42b	Membranprotein auf Thrombozyten (gp Ib alpha, Rezeptor für vWF und Thrombin), sekundärer Marker für eine AML FAB M7. Abgesichert durch CD41 und CD61, alternativ.
CD43	Leukosialin (Rezeptor für Hyalunoran), großes, hochglykosiliertes Molekül („Weihnachtsbaum"), auf allen Leukozyten im Blut vorhanden. Sekundärer Marker für B-NHL, primär um die CLL von anderen B-NHL zu trennen.

Tab. 7.22: fortgesetzt.

CD44	Adhäsionsmolekül (Rezeptor für Hyaluronan, Ankyrin, Fibronectin, MIP1β, Osteopontin) mit sehr vielen Splicevarianten (Isoformen), tertiärer Marker, diskriminiert Subtypen einer akuten lymphoblastischen Leukämie, verzichtbar.
CD45	Protein-Tyrosinphosphatase, receptor type, C oder leukocyte common antigen genannt, geht auf dem Weg der Ausreifung vom Erythroblasten zum Erythrozyten verloren. Primärer Marker, um eine hämatologische Neoplasie zu diagnostizieren, ALL, AML, auch wenn die Expression z. T. stark vermindert sein kann (negativ bei Neuroblastom, Karzinomen ...). Sekundärer Marker für B-NHL (trennt neben anderen Markern die CLL mit CD45low von anderen B-NHL, sekundärer Marker für die DD Multiples Myelom vs MGUS, Isoformen CD45RA (naive T-Zellen), CD45R0. Die CD45-Färbung muss beherrscht werden und ist einer der Backbone Marker der sich durch die Ansätze eines Patienten durchzieht. Blastengating in der Darstellung CD45 vs Seitwärtsstreulicht. Diese Zweiparameter-Darstellung sollte bei keiner Messung fehlen.
CD45 RA	Isoform von CD45, exprimiert auf naiven T-Zellen, Reifungsstadium bei T-ALL, fragliche Bedeutung bei T-CLPD (NHL).
CD45 R0	Isoform von CD45, gemeinsam mit CD62L für memory T-Zellen, fragliche Bedeutung bei T-CLPD (NHL).
CD49d	Adhäsionsmolekül, Integrin alpha 4 Untereinheit, Homing von Lymphozyten.
CD55	Membrangebundener Komplement-Inhibitor (decay accelerating factor (DAF)), primärer Marker für die Diagnose einer PNH, abgesichert durch CD59. Wurde wegen geringer Expressionsdichte aus den PNH-Empfehlungen herausgenommen.
CD56	Neuronales Adhäsionsmolekül (NCAM), kommt auf vielen Tumoren vor (Neuroblastom u. a.), primärer Marker für die Diagnose einer T-LGL, CMMoL oder eines MDS (monozytäre Dysplasie), sekundärer Marker für eine MRD bei CD56-positiv AML, primärer Marker für die DD Multiples Myelom (i. d. R. CD56-positiv) vs MGUS (i. d. R. CD56-negativ) und CD4-positiv56-positiv3-negativ bei malignen dendritischen Zellen. Häufige Fehlinterpretation als reiner NK-Zell-Marker. CAVE: CD56-Klone unterscheiden sich in ihrer Reaktivität.
CD57	Sekundärer Marker für eine T-LGL, wird aber dabei selten homogen exprimiert, auch nicht bei T-NHL (kein Anhalt für eine Klonalität), CD8-positiv57positiv als prognostischer Marker bei Boreliose.
CD58	Primärer Marker für eine PNH, abgesichert durch CD55 oder CD59, sekundärer Marker für eine ALL (MRD) durch differentielle Expression auf Hämatogonen vs cALL.
CD59	Membrangebundener Komplement-Inhibitor (membrane inhibitor of reactive lysis, MIRL), primärer Marker für eine PNH (Erythrozyten, Retikulozyten, Leukozyten). Abgesichert durch CD55 oder CD58. Die Verwendung des Klon MEM-43 wird von den PNH-Experten empfohlen.
CD61	Membranprotein auf Thrombozyten (gp IIIa, β3 Integrin, Rezeptor für Fibrinogen), primärer Marker für eine AML FAB M7 (zytoplasmatisch), teilweise gesichert durch CD41 oder CD42.
CD62L	L-Selektin (Adhäsionsmolekül). Fraglicher Versuch einer Differentialdiagnose zwischen Subgruppen von LPL, MZL, FL und DLBCL.
CD63	Membranprotein von Granula basophiler Granulozyten (gp55), primärer Marker für eine Basophilen-Degranulation.

Tab. 7.22: fortgesetzt.

CD64	Hochaffiner Rezeptor für IgG, primärer, relativ früher Marker für eine monozytäre Differenzierung bei AML, teilweise gesichert durch CD33, CD14, CD300, wird auch auf reifen, aktivierten Neutrophilen exprimiert.
CD65	Ceramid, Rezeptor für E-Selektin. Sekundärer Marker für eine AML, abgesichert durch CD33.
CD66b	Sekundärer Marker für eine PNH mit schwacher Expressionsdichte. Abgesichert durch CD16, CD24, CD55, CD59, CD157, FLAER.
CD66c	Genetische Aberrationen bei BCP-ALL.
CD69	Früher Aktivierungsmarker, tertiärer Marker bei T-NHL (CLPD), exprimiert auf aktivierten B-Zellen, T-Zellen, Monozyten ...
CD71	Transferrinrezeptor, wird auf Zellen der Monopoese schwach, auf kernhaltigen Zellen der Erythropoese hoch exprimiert, sekundärer Marker für eine AML (AML FAB M6), teilweise gesichert durch CD36 oder CD235.
CD79a	Korezeptor des membrangebundenen Immunglobulins (B-Zell-Rezeptor, CD79a ist ein zytoplasmatisches Epitop). Primärer Marker in B-ALLs. Abgesichert durch CD19 (CD79 hat bei der B-Zelle die gleiche Funktion wie das CD3 bei der T-Zelle).
CD79b	Korezeptor des membranösen Immunoglobulins (B-Zell-Rezeptor, CD79b ist ein Zelloberflächen-Epitop). Sekundärer Marker für B-NHL (Primär um die CLL von anderen B-NHL zu trennen, insbes. MCL).
CD81	Unterscheidung zwischen normalen, reaktiven versus klonalen Plasmazellen.
CD94	Lectin-like receptors bei T-LGL, tertiärer Marker bei T-LGL.
CD95	Rezeptor zur Induktion von Apoptose (APO-1 oder FAS, Mitglied der TNF-Rezeptor-Familie bindet FAS-Ligand). Tertiärer Marker bei B-NHL, soll MCL von anderen B-CLPD trennen?
CD99	Sekundärer Marker für eine T-ALL, dim Expression bei precursor T-ALL, abgesichert durch TdT.
CD103	Adhäsionsmolekül auf intramukosalen T-Zellen (MALT = Mucosa associated lymphatic tissue, bitte nicht mit MALT-Lymphomen verwechseln (B-NHL, CD103 negativ), primärer Marker für eine Haarzellen-Leukämie (hairy cell leukemia (HCL)) und seine Variante (HCLv), Die beiden Antikörper-Klone B-Ly7 und HML-1 werden beide benötigt um alle HCL-Fälle zu erfassen. Abgesichert durch Überexpression von CD11c, CD25 oder CD305 (LAIR-1) und Cyclin D1. Der Klon Ber-ACT8 soll in einer großen HCL-Studie am NIH alle HCL erkannt haben (Maryalice Stelter-Stevenson, pers. Mitteilung). Das Epitop erfordert ein helles Fluorochrom.
CD105	Marker für eine erythroide vermutlich aber auch monozytäre Differenzierung (Endoglin), AML FAB M6, under investigation by ELN, teilweise gesichert durch CD36 oder CD71.
CD117	Rezeptor für den stem cell growth factor (c-kit), primärer Marker für eine AML (frühestes Zeichen einer myeloischen Differenzierung), abgesichert durch CD34-positiv38-positiv. Primärer Marker für Mastzellen (Überexpression auf normalen und malignen Mastzellen einer Mastozytose), aberrante Expression bei Plasmozytomen (bessere Prognose). Wichtiger Marker für eine Beurteilung von MPN, AML. Der AK sollte ein helles Fluorchrom tragen.
CD123	Interleukin-3-Rezeptor, primärer Marker für eine AML mit basophiler Differenzierung (AML FAB M2 baso) und dendritische Zellen in Kombination mit HLA-DR, abgesichert durch CD203, helles Fluorochrom notwendig.

Tab. 7.22: fortgesetzt.

CD133	Progenitorzell-Marker (Prominin 1, AC133), früher Einsatz bei Separationen für eine Stammzell-Transplantation, bzgl. Diagnose einer ALL/AML in der Prüfung. Niedrige Expressionsdichte erfordert ein helles Fluorochrom. Abgesichert durch CD34.
CD138	Adhäsionsmolekül Syndecan-1, primärer Marker für ein Multiples Myelom (hohe Spezifität). Abgesichert durch CD38 mit Überexpression, Auswahl des Klons ist kritisch, BB4 als Referenz.
CD154	TRAP-1, Ligand für CD40. Kein EuroFlow Marker.
CD157	Primärer Marker für eine PNH (Monozyten und Neutrophile). Abgesichert durch CD24, CD55, CD58, CD59 oder FLAER.
CD158	Familie der KIR-Rezeptoren (killer inhibitory receptors). Kommt in verschiedenen Isoformen vor (CD158 a–z). Liganden sind die HLA-Moleküle. Killerzellen prüfen damit die Tumorzellen auf Unvollständigkeit ihrer Oberflächenproteinausstattung.
CD169	Siglec-1, Sialoadhäsin, Marker für eosinophile Granulozyten, EuroFlow Marker.
CD185	Chemokin-Rezeptor CXCR5, B-CLPD, von EuroFlow verlassen.
CD197	Chemokin-Rezeptor CCR7. Tertiärer Marker bei T-CLPD.
CD200	Sekundärer Marker für B-NHL, primär verwendet, um die CLL vom MCL zu trennen. Abgesichert durch CD38, CD43, CD79b und Matutes score.
CD203	Rezeptor für Nukleosidphosphatasen. Primärer Marker für basophile Granulozyten (geringere Expression nach Degranulaton). Abgesichert durch CD123-positivDR, CD63 was die Degranulation betrifft.
CD235	Blutgruppenantigen Glykophorin A, später Marker für eine erythroide Differenzierung, teilweise bei AML FAB M6, gesichert durch CD45-Negativität, teilweise durch CD71. CD235-Antikörper führen zu einer Agglutination der Erythrozyten (sorgfältige Titration, FITC-Konjugat empfohlen, heftiges Mischen (sog. racking).
CD279	T-NHL, Marker für ein angioimmunoblastisches T-Zell-Lymphom (AITL = AILD).
CD300	Sekundärer Marker für eine AML, terminale monozytäre Differenzierung (IREM2). Abgesichert durch CD14.
CD303	Primärer Marker für plasmozytoide dendritische Zellen (BDCA2, Rezeptor für C-type lectin).
CD305	Sekundärer Marker für B-NHL (LAIR1), überexprimiert bei HCL. Abgesichert durch CD103.
FLAER	Fluoreszentes Proaerolysin, bindet an alle GPI-Anker auf Leukozyten (Enzym zur Konversion notwendig), wichtigster primärer Marker für Nachweis einer PNH durch den fluoreszenten Liganden. Darf nicht verdünnt werden. FLAER ist kein Antikörper!
Anti-β2-microglobulin	Prognostischer Marker bei MGUS/MM.

Tab. 7.22: fortgesetzt.

Cyclin D1	Cyclin D1 ist ein regulatorisches Zellzyklus-Protein, welches bei Mantelzell-Lymphom überexprimiert ist und zu seiner sicheren Diagnose beiträgt. Auch die Haarzell-Leukämie reagiert positiv.
MPox	Myeloperoxidase (hat keine CD-Nummer bekommen), primärer zytoplasmatischer Marker für eine AML, sekundärer Marker bei MDS/CMMoL, abgesichert durch CD13, CD33, CD65, oft fehlend bei sekundärer AML und Blasten der CML. Ihr Fehlen in Gegenwart sicherer myeloischer Marker (s. o.) gilt als Definition der AML FAB M0.
HLA-DR	Antigenpräsentation, sekundärer Marker für eine AML, B-NHL.
IgA	CVID, MGUS/MM, nicht bei EuroFlow oder REAL-Klassifikation als Marker für B-NHL enthalten.
IgD	CVID, ein REAL aber nicht ein EuroFlow-Marker für B-NHL.
IgG	CVID, ein REAL aber nicht ein EuroFlow-Marker für B-NHL.
IgM	Zytoplasmatisches bzw. Zelloberflächen-IgM: Sekundärer Marker bei ALL (DD prä-B-ALL, Burkitt-Lymphom).
Kappa	Primärer Marker für eine Klonalität bei B-NHL, dabei ist ebenso wie bei lambda die Expressionsstärke zu beachten (niedrig bei CLL, SLVL, LPL und z.T. bei lymphoblastischen Lymphomen, hoch bei anderen B-NHL und besonders bei HCL) Vergleich von zelloberflächen- vs. zytoplasmatischer Expression von kappa/lambda, primär für die DD Immunozytom vs CLL, primärer Marker für eine Klonalität bei MGUS und Multiplem Myelom, monospezifische polyklonale Antiseren vorteilhaft.
Lambda	Primärer Marker für eine Klonalität bei B-NHL, zelloberflächen- vs zytoplasmatische Expression von kappa, primär für die DD Immunozytom vs CLL, primärer Marker für eine Klonalität bei MGUS und Multiplem Myelom, monospezifische polyklonale Antiseren vorteilhaft. Darstellung kappa versus lambda unbedingt zu empfehlen nach vorherigem Gating auf CD19 und Subpopulationen von CD19 (CD5, CD10, CD11c, CD20 ...), was einen Multicolor- Ansatz erfordert.
Granzyme B	Inhaltsstoff der zytotoxischen Granula. Sekundärer, zytoplasmatischer Marker bei T-LGL (NHL). Abgesichert durch CD3-positiv8-positiv56-positiv.
NG2	Sekundärer Marker bei AML. Abgesichert durch MLL-Rearrangement.
Calretikulin	Marker bei essentieller Thrombozythämie (gute Korelation mit PCR).
Anti-Nukleophosmin	Wichtiger prognostischer Marker, exprimiert bei NPM1-Mutation bei AML.
Anti-Perforin	Inhaltsstoff der zytotoxischen Granula. Sekundärer, zytoplasmatischer Marker bei T-LGL (NHL). Abgesichert durch CD3-positiv8-positiv56-positiv bzw. CD57-positiv.
Anti-TCL1	Sekundärer, zytoplasmatischer Marker bei T-NHL. Abgesichert durch CD3, CD4, CD8.

Tab. 7.22: fortgesetzt.

anti-p53	Zytoplasmatisches Heatshock-Protein, welches bei infizierten und neoplastischen Zellen exprimiert wird; an der Oberfläche Target für NK-Zellen. Sein Fehlen ist mit einer sehr ungünstigen Prognose bei CLL (17p Deletion) und bei MDS verbunden.
TCRαβ	T-Zell-Rezeptor mit alpha-beta-Kette (TCR 2), sekundärer Marker bei T-ALL und T-NHL. Abgesichert durch CD3.
TCRγδ	T-Zell-Rezeptor mit gamma-delta-Kette (TCR 1), primärer Marker bei T-NHL (CD4-negativCD8-negativ doppelnegative T-Zellen). Abgesichert durch CD3-positivTCRαβ-negativ.
TdT	Terminale desoxy-nukleotidyl-Transferase, primärer Marker bei common, ALL, B- und T-ALL, sekundärer bei T-NHL (Ausschluss einer ALL), aberrante Expression bei unreifen AML, Nachweis im Zellkern, Antikörperkombination vorteilhaft, d. h. mehrere TdT-Klone in FITC-Konjugation (kleines Fluorchrom, da Antigen im Zellkern).
ZAP70	Physiologische Tyrosinkinase in T- und NK-Zellen, negativ in zirkulierenden B-Zellen, sekundärer Marker für eine CLL (ungünstige Prognose, fraglicher Zusammenhang mit IgVH-Mutationsstatus), Nachweis im Zellkern.

Die polychromatische Durchflusszytometrie mit simultaner routinemäßiger (!) Anwendung von erst zwei, dann fünf, dann acht und jetzt zehn oder mehr Fluorochromen hat die Anwendung der Immunzytometrie zur Differenzierung hämatopoetischer Zellen und damit Klassifikation hämatologischer Neoplasien weit voran gebracht. Wesentlich ist bei der Unterscheidung normal/rekativ/maligne nicht der Zugewinn eines Markers (z. B. CLLA bzw. CD10), sondern die Einhaltung eines Reifungsweges. Die Auswahl der passenden Konjugation für einen bestimmten Antikörper wird dabei zu einer ambitionierten Denksportaufgabe: Schwach exprimierte Antigene brauchen einerseits einen stark fluoreszierenden Farbstoff (hohe Quantenausbeute) und andererseits eine geringe Einstrahlung aus benachbarten Fluoreszenzkanälen, die durch eine Kompensation der spektralen Überlappung korrigiert werden muss (Subtraktion von Signalintensität und damit Verlust an Sensitivität). Das Kunststück der Multicolor-Immunfluoreszenz wurde durch mehrere Biochemiker ermöglicht, die nach dem niedermolekularen synthetischen Fluoreszein pflanzliche Fluoreszenzmoleküle aus dem Chlorophyll-Komplex von Algen isoliert haben, die einen größeren Stokes-Shift aufweisen (Differenz zwischen Anregungs- und Emissionswellenlänge) und später dann Tandem Konjugate aus diesen hochmolekularen Proteinen mit kleinen organischen Molekülen (Cyanin-Farbstoffe) entwickelt haben, wo die Fluoreszenz des hochmolekularen Anteils durch Fluoreszenzresonanzenergietransfer (FRET) auf eines der mehreren kleinen Farbstoffmoleküle übertragen wird und dort zur Anregung dient. Damit wird ein noch größerer Stokes-Shift erreicht und eine Verstärkung der Fluoreszenzintensität. R-Phycoerythrin (PE), Peridinium-Chlorophyll-A-Protein (PerCP) oder Allophycocyanin (APC) sind solche Pflanzenproteine. PE und APC und ihre Tandems haben alle eine hohe Quantenausbeute, d. h. sie rufen ein starkes Fluoreszenzsignal hervor und eignen sich daher zur Markierung gering (engl. dim) exprimierter Antigene.

Warum muss ich das alles wissen und verstehen, wo ich doch nur hämatopoetische Zellen typisieren will, um ein Lymphom oder MDS zu erkennen?

Die Tandem-Farbstoffe sind licht- und alterungsempfindlich und brechen auseinander, weshalb dann ein Phycoerythrin-Cyanin7-Tandemkonjugat beginnt im PE-Kanal zu leuchten und als Fluoreszenz des PE-Antikörpers missverstanden wird und ein falscher Leukämie-assoziierter Immunphänotyp zustande kommt. Besonders groß ist diese Gefahr bei den APC-Tandem-Konjugaten.

Der Einsatz von in der Pathologie enzymatisch bzw. in der Immunzytometrie fluoreszenzmarkierten Antikörpern wurde in der Kieler Lymphomklassifikation früh in die Klassifikation integriert, während in der Hämatologie die morphologisch zytochemisch orientierte FAB-Klassifikation präexistent war. Da diese bei den akuten lymphatischen Leukämien insuffizient war (ALL FAB L1 bis L3), war auch hier die EGIL-Klassifikation schnell akzeptiert (Tab. 7.18). Bei den akuten myeloischen Leukämien blieb die FAB-Klassifikation mit M1 bis M7 in den Studien dominant und man versuchte, mit Antikörpern die FAB zu reproduzieren, was nur teilweise gelingt. Ähnlich der CD-Workshops wurde versucht, international im Rahmen einer Konferenz in Bethesda in 2006 einen Konsensus für den Umfang der Antikörperpanel und die medizinischen Indikationen herzustellen [114]. Ähnliches wurde anschließend für das myelodysplastische Syndrom unternommen [115], wo das europäische Leukämienetzwerk (ELN) führend ist. Eine weitere Entwicklung sind die umfangreichen Antikörperpanel des EuroFlow-Consortiums [116], wo in einer europäischen Studie im Rahmen des Framework-6-Forschungsprogramms ein noch breiteres Panel eingesetzt wurde, dessen Ergebnisse in eine Datenbank geflossen sind, die eine Zuordnung aufgrund standardisierter immunzytometrischer Daten vornehmen können soll.

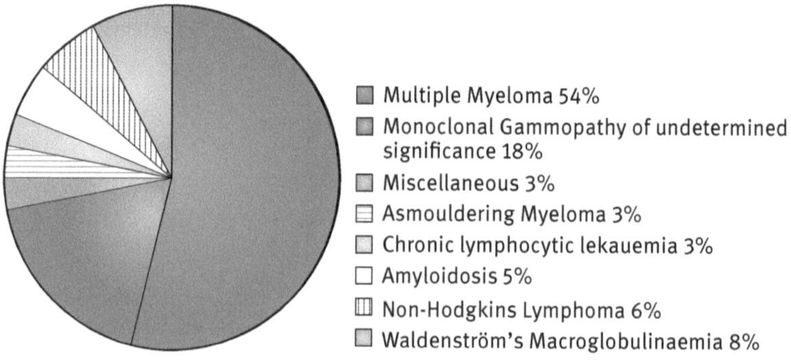

Abb. 7.47: Vorkommen und Häufigkeit monoklonaler Gammopathien.

Tab. 7.23: Überarbeitetes EGIL Scoring-System für biphänotypische akute Leukämien.

Points	B lineage	T lineage	Myeloid lineage
2	CD79a Cyt IgM Cyt CD22	CD3 (cyt/m) Anti-TCR α/β Anti-TCR γ/δ	Anti-MPO
1	CD19 CD10 CD20	CD2 CD5 CD8 CD10	CD13 CD33 CDw65 Cd117
0,5	TdT CD24	TdT CD7 CD1a	CD14 CD15 CD64

Abkürzungen: cyt = cytoplasmatisch; m = membrangebunden; MPO = Myeloperoxidase; TCR = T-Zell-Rezeptor; TdT = terminale desoxynucleotidyl Transferase.
Mehr als zwei Punkte sind erforderlich um eine Linienzuordnung vornehmen zu können.

Die Untersuchung von Blut, Knochenmark oder Lymphknoten mit Antikörpern führt jedenfalls zu einer im Vergleich zur alleinigen Morphologie sicheren Entscheidung zwischen reaktiv und maligne sowie zu einer Beurteilung der Linienzugehörigkeit- und des Reifungsgrades neoplastischer Zellen (siehe Abb. 7.47). Da sich die einzelnen Krankheitsentitäten aus immunologischer Sicht überlappen, sind diese am Beispiel der B-NHL in überlappenden Kreisen dargestellt (siehe Abb. 7.41). Ebenfalls aus diesem Grund sind Scoring-Systeme etabliert worden wie der Matutes-Score für die CLL (siehe Tab. 7.15 bzw. Abb. 7.43) und der EGIL-Score für akute biphänotypische Leukämien (siehe Tab. 7.23).

7.5.8 Zytogenetik

Die Entdeckung des Philadelphia-Chromosoms, d. h. der Translokation t(9;22) war ein Meilenstein in der Leukämiediagnostik und dem Verständnis der chronisch myeloischen Leukämie. Mit Abstand folgten weitere chromosomale Aberrationen und die Enttäuschung, dass nur ein Teil der Leukämien auf diese Weise erklärt werden kann.

Ähnliches gilt für die Lymphomdiagnostik, wo in vielen Fällen eine Translokation vorkommt, aber bei weitem nicht in allen, was wieder die Translokation als ursprüngliche Krankheitsursache in Frage stellt, auch wenn die Translokationen das Proliferationsverhalten gut erklären (s. Tab. 7.13). Die zytogenetischen Veränderungen sind also oft eine optionale Veränderung, sind aber nicht krankheitsdefinierend wie bei der CML. So zeigen nicht einmal alle follikulären Lymphome die Translokation t(14;18) und nicht alle Mantelzell-Lymphome die t(11;14). Umgekehrt zeigen Lymphome z. T. zwei Veränderungen, d. h. zwei Klone, die dann oft unterschiedlich auf die Therapie ansprechen. Diese zwei Klone unterscheiden sich dann oft auch morphologisch, weshalb man bei der primären morphologischen Begutachtung den Verdacht äußern darf, dass eine biklonale Erkrankung vorliegen könnte.

Nicht alle hämatologischen Neoplasien lassen sich *in vitro* zur Zellteilung bringen, so dass die Giemsa-Bänderung an Metaphase-Präparaten trotz Stimulation nicht für alle Proben zur Verfügung steht. Daher kommt der Fluoreszenz-in-situ-Hybridisierung in Interphase-Kernen eine große Bedeutung zu, die keine Proliferation voraussetzt. Allerdings können damit nur strukturelle chromosomale Veränderungen gefunden werden und nur die, nach denen gesucht wird (Auswahl der Sonden). Das sogenannte „*spektral karyotyping*", wo alle Chromosomen zur Darstellung kommen, setzt ebenfalls eine gute Chromosomenqualität voraus.

Die Auswahl der Sonden erfordert ein besonderes Geschick, um alle möglichen Bruchpunkte der erwarteten Entität (Stufendiagnostik!) abzudecken. Die sog. break-apart-Sonden, wo die Translokation zum Aufbrechen des Fluoreszenzsignals anstelle zur Fusion führt, haben die Sensitivität noch einmal deutlich erhöht, insbesondere wenn der Anteil des malignen Klons gering ist.

Auch wenn computerunterstützte Mikroskopie mit automatisierter Metaphasen-Suche und digitale Bildanalyse die Arbeit erleichtern, bleibt die menschliche Bewertung am Mikroskop erhalten, die wie die bereits o. g. Methoden ein Expertenwissen voraussetzen.

Die Array-CGH, die komparative genomische Hybridisierung, stellt eine Methode dar, wo die Patienten-DNA mit Referenz-DNA verglichen (hybridisiert) wird um auch nicht strukturelle chromosomale Abweichungen zu erkennen. Aufgrund der Ähnlichkeit der Technik wird sie meist dem zytogenetischen Bereich zugeordnet. In der Hämatologie ist der diagnostische Zugewinn begrenzt.

Die Bedeutung der zytogenetischen Veränderungen ist ein wesentlicher Bestandteil der WHO-Klassifikation von 2002 und v. a. von 2008 geworden [50] und ist in detaillierter Form im „Atlas of Genetics and Cytogenetics in Oncology and Haematology" online verfügbar (http://atlasgeneticsoncology.org/). Für die Prognosebeurteilung beim MDS ist sie ebenfalls unverzichtbar und wird als IPSS score bezeichnet [117]. Die Tabellen 7.17 bis 7.20 fassen die wichtigsten Veränderungen bei den akuten Leukämien zusammen, die ansonsten im Buch der WHO-Klassifikation für hämatologische Neoplasien bei den jeweiligen Entitäten aufgeführt sind.

7.5.9 Molekularbiologische Diagnostik

7.5.9.1 Polymerase-Kettenreaktion (PCR)

Die Einführung der PCR als Routineverfahren in der hämatologischen Diagnostik ist ein weiteres historisches Highlight und ermöglicht auch die Diagnose von Punktmutationen. Hiermit können aber nur bekannte Mutationen erkannt werden, und der analysierbare Bereich (die DNA-Länge) ist begrenzt. Neben dem diagnostischen Aspekt steht auch ein präparativer in dem die amplifizierte DNA für eine anschließende Sequenzierung nach der Sanger-Methode zur Verfügung steht.

Es ist also eine konkrete klinische Fragestellung notwendig, d. h. eine Suche nach einer bestimmten Erkrankung, wo der Genotyp (die Mutation) mit der Erkrankung (Phänotyp) eng verknüpft ist, wie bei V. a. chronisch myeloische Leukämie (CML) und bcr-abl-Translokation oder Polycythämia vera und JAK2-Mutation [118]. Aber auch hier werden keine 100 % erreicht. Bei den Hypereosinophilie-Syndromen wurden PDGF- bzw. FGF-Rezeptormutationen gefunden [119] und bei der Mastozytose eine Mutation im c-kit [120]. Diese Idealfälle sind aber eher die Ausnahme und beim myelodysplastischen Syndrom (MDS) gibt es nur etwa in der Hälfte der Fälle chromosomale Veränderungen, die einen prognostischen und z. T. einen diagnostischen Charakter haben und bei der AML zu einer enormen Zersplitterung geführt haben (siehe Abb. 7.43), die klinisch schwer zu gebrauchen ist. Bei vielen anderen hämatologischen Erkrankungen wie etwa der chronisch lymphatischen Leukämie oder den meisten Anämien ist die PCR noch bedeutungslos. Bei der refraktären Anämie mit Ringsideroblasten (MDS-RARS) wird in einem großen Teil der Fälle die SF3B1-Mutation gefunden [121]. Bei der T-LGL-Leukämie scheint die STAT3-Mutation eine große Bedeutung zu haben [122; 123]. In beiden Fällen ist jedoch noch unklar, ob die molekulare Veränderung in allen morphologisch und immunologisch definierten Patienten vorhanden ist.

Es sind also ein konkreter klinischer Verdacht und eine hämatologische Basisdiagnostik notwendig, um die Indikation für eine PCR-Untersuchung zu stellen, d. h. eine Stufendiagnostik. Umgekehrt beseitigt die positive PCR-Untersuchung morphologisch Zweifel bei uneindeutigen Fällen und verleiht Sicherheit auch bei Frühformen einer Erkrankung (v. a. bei MPN).

Eine Zwischenstufe zum *next generation sequencing* (NGS) stellten die DNA-Arrays dar, wo eine große Zahl von bekannten DNA-Bereichen auf einen Träger gespottet wurden. Durch die Monopolstellung einer Firma blieb diese Methode teuer und auch sie kann nur für eine begrenzte Anzahl bekannter Genbereiche verwendet werden. Die hämatologische Forschung hat aber über einen gewissen Zeitraum davon profitiert und mittlerweile wurde das Verfahren gänzlich zugunsten des NGS verlassen.

Bei den verschiedenen methodischen PCR-Ansätzen ist das Real-Time-Verfahren besonders interessant, da die Reaktion optisch verfolgt werden kann. Die gleichzeitige Bindung des Primerpaares, die mit zwei unterschiedlichen Fluorochromen markiert sind, die untereinander einen Fluoreszenz-Resonanz-Energie-Transfer (FRET) ausüben (ähnlich wie bei den Tandemkonjugaten in der Immunfluoreszenz) führt zu einem Fluoreszenzsignal in Echtzeit während der Reaktion. Das zweistufige Verfahren einer sog. nested PCR, wo zwei PCR-Reaktionen mit unterschiedlichen Primern aufeinander folgen und in der zweiten Reaktion das Produkt der ersten nochmals amplifiziert wird, hat eine erhebliche Sensitivitätssteigerung der ohnehin schon sensitiven Methode gebracht, aber auch das Risiko falsch positiver Ergebnisse deutlich erhöht. Falsch positive und falsch negative Ergebnisse haben die PCR v. a. bei den selbst etablierten Labormethoden in Verruf gebracht. Es ist daher streng darauf zu achten, dass DNA-Präparation und Amplifikation in getrennten Räumen stattfinden mit getrennten Kitteln, Handschuhen und Pipetten und weitgehend Einwegartikel und Kits mit getrennten Reagenzien eingesetzt werden, was der Industrie in die Hände spielt und die Kosten in die Höhe treibt. Die räumlichen, apparativen und personellen Voraussetzungen sind also nicht unerheblich und ein Forschungsbereich, der oft nicht alle Kriterien erfüllt, die bei einer teuren Akkreditierung geprüft werden, sollte keine Patientenergebnisse erstellen. Die interne QC und Validierung verlangen eine Positiv- und Negativkontrolle. Als Negativkontrolle wird gerne Reinstwasser genommen, was aber eine Probenverschleppung nur unzureichend kontrolliert und die Wirklichkeit beschönigt. Als Positivkontrolle wird reine DNA des jeweiligen Genabschnitts genommen anstelle einer gespikten Probe, die das Matrix-Problem, wie z. B. bei Knochenmark, abdeckt. Es ist daher wichtig an entsprechenden Ringversuchen teilzunehmen, die bei hämatologischen und aktuellen Fragestellungen oft nur im Ausland (CAP, UK-NEQAS) oder im Rahmen von Studien oder Forschungsnetzwerken wie dem ELN verfügbar sind. Auch hier gilt der Laborvergleich als Alternative. Ringversuchsergebnisse im Bereich der quantitativen PCR werden als sehr gut erachtet, wenn die Anzahl der Genkopien innerhalb einer Dekade liegen. Die quantitative PCR bestimmt die Anzahl der Genomequivalente pro Volumeneinheit. Die ist relevant sowohl im Bereich der Viruslast in der Infektionsdiagnostik wie auch in der Verlaufsbeurteilung von Leukämien (MRD-Diagnostik, minimal residual disease). Dabei wird ein housekeeping-Gen verwendet oder einer der Translokationspartner (z. B. das bcr-abl pro abl-Verhältnis bei der CML).

Im Bereich der Virologie und später der Mikrobiologie hat die PCR einen rasanten Einzug gehalten, wo bei schwer anzüchtbaren Erregern wie Chlamydien, Malariaparasiten oder Borelien, die z. T. sehr aufwändigen Anzuchtverfahren schnell verlassen wurden noch bevor eine ausreichende vergleichende Validierung stattfinden konnte. Neben der Arbeitserleichterung spielt bei der Umstellung die unzureichende Vergütung der alten Methoden eine wichtige Rolle. So sind aber beispielsweise bei der Infektion mit C. pneumoniae als einem der häufigsten Erreger ambulant erworbener Pneumonien, die Nachweisraten in allen Laboren, die diese Untersuchung durchführen, auf nahezu Null gesunken (A. Essig, Ulm, persönliche Mitteilung).

7.5.9.2 Next-Generation Sequencing

Die nächste Revolution der Diagnostik nach der PCR stellt das NGS dar mit einer rasanten apparativen Entwicklung, die bei sinkenden Preisen und Vereinfachung die Technik relativ schnell in die Bereiche einer Routinediagnostik gebracht hat. Sie basiert inhaltlich auf den Ergebnissen des Human Genome Projekts, welches zwischen seiner Gründung im Jahr 1990 und dem Abschluss im Jahre 2003 zu einer Beschreibung des menschlichen Genoms führte, das aus 3,4 Milliarden Basenpaaren besteht und etwa 20.000 bis 30.000 Gene enthält. Der bioinformatische Aufwand zur Auswertung der Reads ist jedoch immer noch beträchtlich und erneut abhängig von Spezialisten. Der Untersucher wird hier mit einer Masse an Informationen konfrontiert und genetischen Abweichungen, deren Konsequenz im Einzelnen noch gar nicht bekannt ist. Die Technik ermöglicht jedoch im Nachgang zum Human Genome-Projekt eine Analyse des Gesamtgenoms für eine einzelne Person und beschert uns regelmäßig neue Publikationen, wo neue molekulare Krankheitsursachen entdeckt werden. Die Methode erlaubt sogar die parallele Sequenzierung mehrerer Patienten, was die Kosten weiter senkt, wobei noch nicht geklärt ist, inwieweit diese Vorgehensweise zulässig ist (Poolen von Patienten). Angesichts der Möglichkeit einer neuen Medikamentenentwicklung aufgrund bekannter molekularer Ursachen am Beispiel des Tyrosinkinase-Inhibitors bei der CML besteht ein großes Interesse an dieser Methode, was das Übernahme-Kaufangebot für den Hersteller der derzeit besten und schnellsten Methode auf 15 Milliarden Dollar hochgetrieben hat. Die gefundenen Mutationen bedürfen jedoch einer klinischen Validierung, d. h. zunächst einer funktionellen und danach diagnostische Zuordnung. Wenn also ein „*single nucleotide polymorphism*“ (SNP) gefunden wird, ist noch längst nicht klar, ob er eine biologische oder gar klinische Bedeutung hat (sog. Penetranz). Zur Vereinfachung wird von der Firma beispielsweise für die Hämatologie ein sog. myeloisches Panel angeboten, um die Anzahl der Gene und damit die Auswertung zu begrenzen. Die dadurch entstehenden Einschränkungen am Beispiel von FLT3-Mutationen und Patentproblemen zeigen nur eines der Probleme auf, mit denen die Methode noch behaftet ist. Ähnlich der 12-dimensionalen Durchflusszytometrie liegen die Probleme mehr in der Auswertung als in der Messung. Auch besteht nicht immer eine 1 : 1 Beziehung zwischen Mutation und Erkrankung. Weiterhin zeigt das Beispiel der Mutation der JAK-2-Kinase, dass mehrere unterschiedliche Erkrankungen betroffen sein können (und die hierfür entwickelten Inhibitoren auch Nebenwirkungen haben). Die Mutationen des FLT3-Bereiches bei der AML zeigen, dass komplexe Kombinationen von Mutationen (Muster) entstehen mit unterschiedlicher günstiger und ungünstiger Prognose (s. Abb. 7.44).

Es handelt sich in den allermeisten Fällen im Erwachsenenalter um erworbene Mutationen, d. h. eine Sequenzierung macht erst bei Vorliegen der Erkrankung Sinn. Ein Bevölkerungsscreening auf krankheitsprädisponierende Gene kann also nicht das Ziel sein. Im frühen Kindesalter gibt es bei einigen Formen lymphatischer Leukämien Hinweise auf angeborene Mutationen, aber auch hier kommt ein Screening aufgrund der niedrigen Prävalenz und dem teuren Aufwand nicht in Betracht. Die ethischen und psychologischen Aspekte bei der Analyse von Risikogenen seien ebenfalls hinterfragt. Das Beispiel des BRCA2-Gens bei einer Form des erblichen

Risikos für ein Mamma-Karzinom hat gezeigt, dass viele Frauen an dieser Untersuchung nicht interessiert sind (wie schon bei Männern und PSA-Wert bekannt). Die Beeinträchtigung für das nachfolgende Leben mit einer Angst vor Krebs ist nicht zu unterschätzen. Dies ist vor dem Hintergrund zu sehen, dass ein US-amerikanisches Labor ein NGS von einem Großteil des Genoms mit einer großen Zahl krankheitsrelevanter Gene direkt für den Verbraucher für nur 99 US Dollar angeboten hat. Das Angebot musste aufgrund juristischer Einwände momentan wieder zurückgezogen werden, hat aber bereits Maßstäbe für diesen Bereich gesetzt.

Es gibt abseits juristischer Fragen also die der Genotyp-Phänotyp-Beziehung, der Penetranz genetischer Veränderungen, der Rolle der immunologischen Überwachung und der Kofaktoren, die zu einer Krankheitsauslösung führen. Auf der anderen Seite wird die Multiplex-PCR zur Erfassung komplexer Mutationen zeitnah durch das NGS abgelöst werden. Dennoch bleiben trotz aller Euphorie viele und in der täglichen Praxis – um am Beispiel der Hämatologie zu bleiben – häufige Erkrankungen wie Anämien, Thrombozytopenien mit erworbenen oft immunologischen Ursachen, die sich der molekularbiologischen Diagnostik entziehen.

PCR wie auch NGS beziehen sich auf eine Gesamtmenge isolierter DNA in denen eine bestimmter, oft geringer Anteil pathologischer Zellen vorhanden ist (MRD bei akuten Leukämien). Diese Tatsache begrenzt einerseits die Sensitivität aber lässt auch keine realen Mengenangaben zu (residuale Leukämiezellen pro µl Blut bzw. Knochenmark).

Es existieren mittlerweile für das NGS Richtlinien seitens des Center of Disease Control (CDC) als auch Checklisten für die Akkreditierung seitens des College of American Pathologists (CAP) [124]. Rehm hat eine gute Zusammenfassung über die Technologie verfasst [125] und eine komplette Ausgabe von Nature Biotechnology (Volume 30, Issue 11, 2012) hat sich mit dem Thema NGS beschäftigt. Ähnlich der CD-Nomenklatur und der Zytogenetik, soll es beim NGS eine Nomenklatur namens ENCODE geben, The Encyclopedia of DNA Elements [126]. Von Andreas Kohlmann, einem ehemaligen Mitarbeiter des Münchner Leukämielabors, stammt eine gute Übersicht, die den aktuellen Stand und Bedeutung des Next-Generation-Sequencing für die hämatologische Diagnostik darstellt von der Forschung und Entdeckung von neuen Genmutationen bis hin zur Einbindung in die Routinediagnostik mit den immanenten technischen und bioinformatischen Herausforderungen [127].

Als ein Einblick in den Erkenntnisgewinn durch NGS im Bereich der Hämatologie sei eine Publikation von Walter erwähnt [128], der mit Hilfe des NGS zeigen konnte, wie der molekulare Übergang von einem Myelodysplastischen Syndrom hin zur Entwicklung der Akuten Myeloischen Leukämie aussieht. Dabei zeigten unabhängig vom Blastenanteil 85 % der Knochenmarkszellen bereits im Stadium des MDS im Mittel 7 typische Mutationen mit einer Erweiterung um weitere vier bei dem nachfolgenden Stadium einer sekundären AML. Parallel auf diesem Weg wurden jedoch viele weitere Mutationen gefunden, die für die Akzeleration der Erkrankung vom MDS zur AML verantwortlich sein könnten.

7.5.10 Messgrößen im Serum

Obwohl die Hämatologie sich vorwiegend mit den Blutzellen befasst, kommen eine Reihe von Serumparametern auf das Anforderungsformular des Hämatologen:

Bei der Anämiediagnostik ist es eine breite Palette zum Nachweis eines Eisenmangels oder einer hämolytischen Anämie. Für den Eisenstoffwechsel sind es das Ferritin als Speicher- aber auch akut-Phase-Protein (Entzündung), gemeinsam mit dem C-reaktiven Protein (CRP) und der Blutsenkung (BSG), dem Transportprotein Transferrin (Anti-Akut-Phase-Protein), dem Serum-Eisenspiegel (für den Zweck der Berechnung der Transferrinsättigung zum Nachweis einer Entzündungsanämie), direktes und indirektes Bilirubin und Haptoglobin bzw. Hämopexin und der Coombs-Test bei V. a. Hämolyse (Erhöhung von Retikulozyten, Bilirubin). Die Erhöhung der Lactat-Dehydrogenase (LDH) als ubiquitäres intrazelluläres Enzym ist sehr unspezifisch und wie das freie Hämoglobin oder der Kalium-Spiegel oft das Zeichen einer *In-vitro*-Hämolyse.

Die Kreatinin-Clearance und besser noch der Cystatin C-Spiegel dienen der Beurteilung der Nierenfunktion (EPO-Bildung). Der EPO-Spiegel gehört beim Diabetiker und älteren Patienten in jedem Fall primär dazu, der ähnlich wie die Retikulozyten nicht anhand der Normgrenze von Gesunden sondern anhand des Ausmaßes der Anämie beurteilt wird (Retikulozytenproduktionsindex, bzw. adäquate EPO-Erhöhung). Im zweiten Anlauf kommt Zinkprotoporphyrin (ZPP) als robuster Marker des intraerythrozytären Eisenmangels und ggf. der lösliche Transferrinrezeptor hinzu. Da mindestens zwanzig Prozent der Anämien eine kombinierte Anämieursache aufweisen, ist eine schmalspurige Anämiediagnostik keinesfalls sinnvoll, zumal die Paramater der Anämiediagnostik relativ preiswert sind. Natürlich steht die Anämiediagnostik im Kontext der Erythrozytenmorphologie und den übrigen Parametern des Blutbildes.

Bei dem plasmazellulären Myelom und dem Immunozytom bzw. M. Waldenström sind es die monoklonalen Immunglobuline, die als lösliche Moleküle zur Diagnose beitragen. Die Serumelektrophorese ist nicht das sensitivste Verfahren zur Entdeckung einer monoklonalen Gammopathie und die Leichtkettenmyelome (15 % der Myelome) und die asekretorischen (3 %) entgehen der Serumelektrophorese (Daten des UK MRC myeloma trial, s. Abb. 7.47). Die Immunfixationselektrophorese ist also für die Diagnostik des Plasmozytoms aber v. a. für die Leichtkettenkrankheit bzw. einer Amyloidose sinnvoll. Diese Erkrankungen werden aber erst unter Einschluss des Tests auf freie Leichtketten sicher erfasst, die normalerweise in einem kappa/lambda-Verhältnis von etwa 1,5 stehen. Die lambda-Leichtkette hat dabei eine deutlich höhere Tendenz zur Amyloid-Bildung. Der Test macht die Diagnostik der Bence-Jones-Proteinurie eigentlich überflüssig. Die IgM-Bestimmung beim M. Waldenström (Immunozytom), der häufigsten Unterform des lymphoplasmozytoiden Lymphoms, kann durch seine Neigung zur Polymerisation (Hyperviskositäts-Syndrom) und Gelierung der Serumprobe nach Abkühlung Probleme bereiten, weshalb die Blutabnahme in vorgewärmte Entnahmebestecke und ein sofortiger Transport ins Labor notwendig sind. Eine monoklonale Gammopathie ist also keinesfalls gleichbedeutend mit einem Plasmozytom oder Immunozytom (s. Abb. 7.47).

An dieser Stelle müssen Kryoglobulin-Diagnostik und Kälteantikörper Erwähnung finden, die beide begrifflich und diagnostisch in der täglichen Praxis Probleme bereiten und einen Zusammenhang mit Lymphomen aufweisen [129]. Kälteantikörper führen zu einer Agglutination von Erythrozyten und Kryoglobuline sind im Gegensatz dazu Präzipitate von Immunglobulinen oder Fibrinogen. Während Kryoglobuline in aller Regel zellfrei sind, können Kryofibrinogen, die nur im EDTA-Plasma nachweisbar sind, Thrombozyten einschließen und Ursache einer Thrombose sein. Sie sind von Gerinnseln nur schwer zu unterscheiden. Kälteantikörper und Kryoglobuline können gemeinsam vorkommen, d. h. spätestens bei dem Nachweis von Kälteantikörpern muss gezielt nach Kryoglobulinen gesucht werden. Oft, aber nicht immer sind sie im Blutausstrich zu sehen (s. Abb. 7.25) und erfordern ein kontrastreiches Bild (Schließen der Leuchtfeldblende, gamma-Wert der Digitalkamera).

Kryoglobuline kommen gehäuft bei Patienten mit Autoimmunerkrankungen, häufig bei Hepatitis C (seltener auch bei HIV) oder niedrig malignen B-Non-Hodgkin-Lymphomen vor, wobei das Immunozytom ein Paradebeispiel ist. Die klinische Symptomatik (Raynaud-Phänomen, Vaskulitis) ist abhängig von der Außentemperatur und damit von der Jahreszeit. Bei der Serumzentrifugation in der Routinediagnostik verbleiben die Kryoglobuline im Blutkuchen und werden daher zumeist nicht diagnostiziert. Die aufwändige Blutentnahme mit warmen Entnahmebesteck, der warme Transport und die Zentrifugation in der vorgewärmten Zentrifuge, alles bei 37 °C sind Voraussetzungen, die unter praktischen Gesichtspunkten sehr schwierig einzuhalten sind, weshalb eine Blutentnahme im Labor anzuraten ist, welches die Diagnostik direkt durchführt (i. d. R. die Blutbank).

7.5.11 Synoptische Betrachtung der Blutzelldiagnostik

Isolierte Verminderung oder Vermehrungen einzelner Zellsysteme wie der Thrombozyten, Erythrozyten, Neutrophilen, Monozyten und Lymphozyten haben unterschiedliche Intepretationsansätze und Stufendiagnostik zur Folge. Nach Vorliegen von maschinellem Blutbild, Basisdaten der klinischen Chemie und dem Differentialblutbild wird angesichts der klinischen Fragestellung eine Arbeitshypothese formuliert, die dann durch gezielte Anforderung von teuren Spezialuntersuchungen bestätigt oder widerlegt werden kann. Dieser Ansatz hämatologischer Stufendiagnostik macht Sinn, da die Anzahl der primären hämatologischen Erkrankungen endlich ist. Die morphologische und ergänzende immunzytometrische Untersuchung haben hier eine synoptischen und weichenstellenden Charakter, wie es auch im Memorandum des Arbeitskreises Labor der deutschen Gesellschaft für Hämatologie und Onkologie (DGHO) zur hämatologischen Spezialdiagnostik zum Ausdruck gebracht wurde (s. www.DGHO.de). Die wichtigsten differentialdiagnostischen Überlegungen für die häufigen Blutbildveränderungen sind in der Tabelle 7.24 noch einmal zusammengefasst, die natürlich unvollständig ist.

Die größere Häufigkeit sekundärer hämatologischer Erkrankungen macht die Differenzierung primäre vs. sekundäre Ursachen nicht immer einfach. Bei den Blutzellen sind nicht nur die Leukozyten wesentlicher Bestandteil des Immunsystems und so können neben Immunreaktionen gegen Erreger sich auch autoimmune Reaktionen gegen die Hämatopoese selbst richten. Diese Sichtweise ist bei der Diagnose von LGL-bedingten Zytopenien deutlich geworden. Die stetig wachsende Zahl molekulargenetischer Veränderungen bei einer Reihe von Erkrankungen macht den Nachweis einer Klonalität und die Zuordnung einer Diagnose sicherer, so v. a. beim *next generation sequencing*. Während die Diagnostik an den zirkulierenden Blutzellen schon relativ ausgefeilt und modellhaft für andere Zellsysteme ist, so steckt die Diagnostik von Erkrankungen der ortsständigen Stromazellen in Knochenmark und Lymphknoten noch in den Kinderschuhen. Die Aufdeckung des ursächlichen Pathomechanismus der Helicobacter pylori-Infektion beim MALT-Lymphom lässt noch auf weitere Entdeckungen bei Lymphomen und MDS hoffen. Auch die Immunantwort gegen die klonalen Zellen z. B. eines Lymphom oder eines MDS in Form von LGL-Zellen kann in eine gegen die körpereigenen gesunden Zellen gerichtete Antwort umschlagen bzw. sich verbreitern, sozusagen als Kollateralschaden mit z. B. einer Neutropenie oder Thrombozytopenie als Folge. Die Analyse von Subpopulationen innerhalb von B-Lymphozyten zeigt, dass doch in viel mehr Fällen als bisher angenommen bei Lymphomen kleine Mengen von klonale B-Zellen in der Zirkulation auftauchen. Ähnliches gilt für klonale T-Zellen. Die Dignität dieser Veränderungen ist noch unklar wie am Beispiel der monoklonalen B-Zell-Lymphozytose (MBL) oder der persistierenden polyklonalen B-Zell-Lymphozytose zu sehen ist. Die von kleinen B-Zellklonen oder klonalen myeloischen Vorläufern bei MDS getriggerten LGL-Antworten können die Erkrankung jahrelang hinauszögern und sollten von daher als protektiv betrachtet werden [130; 131]. LGL-Zellen können auch als eine Art Tumormarker betrachtet werden ähnlich bestimmten Autoantikörpern, die der klinischen Manifestation von Neoplasien vorausgehen können. Dies trifft natürlich nur für einen Teil der Patienten mit LGL-Vermehrung zu. Umgekehrt ziehen Immundefekte inkl. Verminderung von LGL-Zellen, immunsuppressive Therapien und Autoimmunerkrankungen ein deutlich erhöhtes Risiko für maligne hämatologische Erkrankungen nach sich und diese Patienten bedürfen daher einer klinischen und labordiagnostischen Überwachung. Die Zweiterkrankung kann dabei erst nach jahrelangem Abstand eintreten, wie beispielsweise die Reaktorkatastrophe von Tschernobyl oder die Hodgkin-Lymphome nach Chemotherapie von soliden Tumoren gezeigt haben. Ein immunologisches und infektiologisches (Quer-)Denken ist also gerade in der Hämatologie hilfreich. So fügen sich bei der hämatologischen Diagnostik Mosaiksteine zytometreischer, morphlogischer, immunzytologischer und klinisch-chemischer Informationen zusammen, die gezielten molekulargenetischen oder infektionsserologischen Analysen in einer Stufendiagnostik vorausgehen.

Tab. 7.24: Synopsis der Blutbildveränderungen.

		Erythropoese					Granulopoese						Lymphopoese							
		Thrombozyten	Erythrozyten	MCV	Retikulozyten (RPI)	Erythroblasten	Neutrophile	Linksverschiebung	Dysplasien	Eosinophile	Basophile	Monozyten	Lymphozyten	„Reizformen“	LGL-Zellen	Blasten	CRP	BKS	Immunglobuline	Anmerkung
Reaktive Veränderungen	starker Raucher	n	n		n	n	↑	n	n	n	n	var	var	n	n	n	↑	var	n	
	Eisenmangel		↓	↓	↓	n	n	n	n	n	n	n		n	n	n		var	n	
	Hämolyse	var	↓	var	⬆	↑		var	n		n	↑			var			var	var	Haptoglobin
	Chron. Entzündung	var	↓			n		n	n		n	var		var		n	↑	↑	↑	ACD
	Chron. Entz. Darmerkr.	↑	↓			n		n	n		n			var	↑	n	↑		↑	
	akuter Virusinfekt	↑	n			n	var	var	n	↓	var		↑	⬆					var	
	postviral		n			n			n		n				↑	n			var	
	bakt. Infektion						↑	↑	n	↓	n					n	⬆			
	atyp. intraz. Bakt.										n	↑				n	var	var		kaum Entzündung
	Sepsis	↓			n	↑		↑	n	↓	↓	↓	↓	var	n	n	⬆			
	akute Malaria	↓	↓						n	↓	n	↑		↑						
	Hypersplenismus	↓	n		n	n	↓				n			n	var	n				
	Immunthrombozytopenie	⬇	n	n	n	n	n	n	n		n			↑	n	n		n		

Myeloproliferative Neoplasien	Polycythämia vera	↑	⬆	↓	↑	n	↑	n	n		↑		n	n						
	Ess. Thrombozythämie	⬆	n			n	n	n	n		n		n	n						
	PMF	var	↓		↑	↑	var	↑	↑	↓	↑		n	n			n		n	leukoerythroblast. BB
	CML	↑				n	⬆	⬆	n	↑	⬆	↑	n	n		↑	n		n	
	atyp. CML	↑				n	⬆	↑	↑	↑	⬆						n		n	
	HES				n	n	n	n		⬆				n	n		n		n	
MDS	CMMoL				n	n	⬆	n	⬆	n	↑	⬆	n	n	var	var			n	
	5q-	↑				n		n	↑		n					n				
	RARS-T	↑	↓	↑		var		n			n					n				
	RARS	n	↓	↑		var		n			n					n				
	RA	n	↓	↑		n		n			n									
	RCMD	↓				n	⬆	n			n									
	RAEB	↓	↓	↑		n		n			↓					↑				
Akute Leukämien	AML	⬇	↓		↓		⬇	n			↓					⬆				
	APL		↓		↓		⬇	n			↓					⬆				Fagott-Zellen
	cALL	⬇	↓		↓		↓	n			↓					⬆				
	B-ALL	⬇	↓		↓			n			↓					⬆				
	T-ALL	↓	↓		↓		var	n								⬆				

		Erythropoese					Granulopoese						Lymphopoese							
		Thrombozyten	Erythrozyten	MCV	Retikulozyten (RPI)	Erythroblasten	Neutrophile	Linksverschiebung	Dysplasien	Eosinophile	Basophile	Monozyten	Lymphozyten	„Reizformen“	LGL-Zellen	Blasten	CRP	BKS	Immunglobuline	Anmerkung
Chron. lymphoprol. Erkrankungen	CLL	var	n				n		n		var	var	⬆		↑	n			var	30 % Kernschatten
	SLL		n				n		n	n	n	var	↑			n				
	LPL (Waldenström)	var	var				var		n	n	n	n	var			var			↑	Immunoblasten
	SLVL	var	var				var		n		n	var	↑			n				villöse Lymphoz.
	Haarzell-Leukämie	↓	var			n	↓		n		n	⬇	↑			n				CD103-pos. CD25-neg.
	HCL-Variante					n			n		n	n	↑			n				CD103-pos. CD25-neg.
	MALT	n	n			n	n		n	n	n	n	var			n				morpholog. CLL
	leukäm. follik. Lymphom	n	n			n	n	n	n	n	n	n	↑	n		↑				Zentroblasten
	leukäm. DLBCL	↓	↓			n			n							⬆				
	LGL-Leukämie	var				var	var	n	n	n	n		↑	var	⬆	n	n	n	n	morphologisch uniforme LGL
	T-PLL	n				n	n	n	n	n	n		⬆	n	n	⬆	n	n	n	Prolymphozyten
	Multiples Myelom	n	↓	var		n	var	n	n	n	n	n	var	n		var	↑	⬆	⬆	PZ in der Streulicht-region von Monos

n = normal = nicht vorhanden, var = variabel, ↓ = leicht vermindert, ⬇ = stark vermindert ↑ = leicht erhöht, ⬆ = stark erhöht, Bedingung mit fetter Umrandung sollte erfüllt werden

7.6 Literatur

1. Haddad R, Saldanha-Araujo F. 2014. Mechanisms of T-Cell Immunosuppression by Mesenchymal Stromal Cells: What Do We Know So Far? Biomed Res Int.: 216806.
2. Riether C, Schürch CM, Ochsenbein AF. 2014. Regulation of hematopoietic and leukemic stem cells by the immune system. Cell Death Differ. 2015 February; 22(2): 187–198.
3. Zhang D, Loughran TP Jr. 2012. Large granular lymphocytic leukemia: molecular pathogenesis, clinical manifestations, and treatment. Hematology Am Soc Hematol Educ Program. 2012: 652–659.
4. Flammiger A, Bacher U, Christopeit M, Horn C, Rühlmann E, Kluge K, Vettorazzi E, Bokemeyer C, Binder M. 2014. Multiparameter flow cytometry in the differential diagnosis of aberrant T-cell clones of unclear significance. Leuk Lymphoma. Aug. 4: 1–6.
5. Lai AY1, Kondo M. 2008. T and B lymphocyte differentiation from hematopoietic stem cell. Semin Immunol. Aug. 20(4): 207–212.
6. Delves PJ, Roitt IM. 2000. The immune system. First of two parts. N Engl J Med. Jul 6. 343(1): 37–49.
7. Delves PJ, Roitt IM. 2000. The immune system. Second of two parts. N Engl J Med. Jul 13. 343(2): 108–117.
8. Heimpel H, Diem H, Nebe T. 2010. Die Bestimmung der Retikulozytenzahl: Eine alte Methode gewinnt neue Bedeutung. Med Klin (Munich). Aug. 105(8): 538–543.
9. Nebe CT, Diem H, Heimpel H. 2010. Aktuelle Aspekte zur Bestimmung der Retikulozytenzahl / Current aspects of reticulocyte analysis. J Lab Med. 34(6): 295–305.
10. Stachon A, Holland-Letz T, Krieg M. 2004. High in-hospital mortality of intensive care patients with nucleated red blood cells in blood. Clin Chem Lab Med. 42(8): 933–938.
11. Savage RA. 1993. The red cell indices. Yesterday, today, and tomorrow. Clin Lab Med. Dec. 13(4): 773–785.
12. Wintrobe MM. 1980. To measure or not to measure? That too is a question. Blood Cells. 6(2): 107–109.
13. Nebe T, Bentzien F, Bruegel M, Fiedler GM, Gutensohn K, Heimpel H, Krebs N, Ossendorf M, Schuff-Werner P, Stamminger G, Baum H. 2011. Multizentrische Ermittlung von Referenzbereichen für Parameter des maschinellen Blutbildes. J Lab Med. 35(1): 3–28
14. Brugnara C, Schiller B, Moran J. 2006. Reticulocyte hemoglobin equivalent (Ret He) and assessment of iron-deficient states. Clin. Lab. Haem. 28, 303–308
15. Thomas L, Thomas C, Heimpel H. 2005. Neue Parameter zur Diagnostik von Eisenmangelzuständen: Retikulozytenhämoglobin und löslicher Transferrinrezeptor. Deutsches Ärzteblatt. 102(9). A 580–587.
16. Binder T, Diem H, Fuchs R, Gutensohn K und Nebe T. 2012. Pappenheim-Färbung: Beschreibung einer hämatologischen Standardfärbung – Geschichte, Chemie, Durchführung, Artefakte und Problemlösungen. J Lab Med. 36(5): 293–309
17. Nebe T, Ossendorf M, Stamminger G, Jansen H, Zerfass T. 2012. Evaluation von mikroskopischen Systemen zur Erstellung automatisierter Blutbilder. J Lab Med. 36(5): 311–336
18. Metzgeroth G and Hastka J. 2004. Diagnostic work-up of iron deficiency. J Lab Med. 28(5): 391–399.
19. Hastka J, Laserre JJ, Schwarzbeck A, Reiter A and Hehlmann R. 1996. Laboratory tests of iron status: correlation or common sense? ClinChem. 425: 718–724.
20. Heimpel H und Gutensohn K. 2002. Dignostik hereditärer Anämien. J Lab Med. 26(1/2): 6–10.
21. Kohne E. 2004. Diagnostik von Hämoglobinopathien. J Lab Med. 28(5): 400–409.

22. An X and Mohandas N. 2008. Disorders of red cell membrane. Brit J Haematology. 141: 367–375.
23. King MJ, Smythe JS and Mushens R. 2004. Eosin-5-maleimide binding to band 3 and Rh-related proteins forms the basis of a screening test for hereditary spherocytosis, British Journal of Haematology. 124: 106–113.
24. Diem H, Binder T and Heimpel H. 2005. Fragmentozyten im peripheren Blut. J Lab Med. 29(5): 331–332.
25. Borowitz MJ, Craig FE, DiGiuseppe JA, Illingworth A, Rosse W, Sutherland RD, Wittwer CT, and Richards SJ. 2010. On behalf of the Clinical Cytometry Society Guidelines for the Diagnosis and Monitoring of Paroxysmal Nocturnal Hemoglobinuria and Related Disorders by Flow Cytometry. Cytometry Part B. 78B: 211–230.
26. Schrezenmeier H, Bettelheim P, Panse J, Schubert J, Höchsmann B, Röth A und Nebe T. 2011. Empfehlungen zur Diagnostik der Paroxysmalen nächtlichen Hämoglobinurie: deutsch – österreichischer Konsensus. J Lab Med. 35(6): 315–327.
27. Bravo GM, Lee E, Merchan B, Kantarjian HM, García-Manero G. 2014. Integrating genetics and epigenetics in myelodysplastic syndromes: advances in pathogenesis and disease evolution. Br J Haematol. Sep. 166(5): 646–659.
28. Bally C, Adès L, Renneville A, Sebert M, Eclache V, Preudhomme C, Mozziconacci MJ, de The H, Lehmann-Che J, Fenaux P. 2014. Prognostic value of TP53 gene mutations in myelodysplastic syndromes and acute myeloid leukemia treated with azacitidine. Leuk Res. Jul. 38(7): 751–755.
29. Shindiapina P, Brown JR, Danilov AV. 2014. A new hope: novel therapeutic approaches to treatment of chronic lymphocytic leukaemia with defects in TP53. Br J Haematol. Jul 21.
30. Della Porta MG, Travaglino E, Boveri E, Ponzoni M, Malcovati L, Papaemmanuil E, Rigolin GM, Pascutto C, Croci G, Gianelli U, Milani R, Ambaglio I, Elena C, Ubezio M, Da Via' MC, Bono E, Pietra D, Quaglia F, Bastia R, Ferretti V, Cuneo A, Morra E, Campbell PJ, Orazi A, Invernizzi R, Cazzola M. 2014. Minimal morphological criteria for defining bone marrow dysplasia: a basis for clinical implementation of WHO classification of myelodysplastic syndromes. Leukemia. May 20. 161.
31. Porwit A, van de Loosdrecht AA, Bettelheim P, Brodersen LE, Burbury K, Cremers E, Della Porta MG, Ireland R, Johansson U, Matarraz S, Ogata K, Orfao A, Preijers F, Psarra K, Subirá D, Valent P, van der Velden VH, Wells D, Westers TM, Kern W, Béné MC. 2014. Revisiting guidelines for integration of flow cytometry results in the WHO classification of myelodysplastic syndromes-proposal from the International/European LeukemiaNet Working Group for Flow Cytometry in MDS. Leukemia. Jun 12.
32. Nebe T, Bentzien F, Bruegel M, Fiedler GM, Gutensohn K, Hermann H, Krebs N, Ossendorf M, Schuff-Werner P, Stamminger G, Baum H. 2011. Multicentric Determination of Reference Ranges for Automated Blood Counts. J Lab Med. 35(1): 3–28.
33. Ault KA, Rinder HM, Mitchell J, Carmody MB, Vary CP, Hillman RS. 1992. The significance of platelets with increased RNA content (reticulated platelets). A measure of the rate of thrombopoiesis. Am J Clin Pathol. Dec. 98(6): 637–646.
34. Ault, KA. 1993. Flow cytometric measurement of platelet function and reticulated platelets. Ann N.Y.Acad Sci 677: 293–308.
35. Rinder HM, et al. 1993. Reticulated platelets in the evaluation of thrombopoietic disorders. Arch Pathol Lab Med. 117: 606–610.
36. Richards E and Baglin P. 1995. Quantitation of reticulated platelets: methodology and clinical application. Br J Hem. 91: 445–451.
37. Kienast J, Schmitz G. 1990. Flow cytometric analysis of thiazole orange uptake by platelets: a diagnostic aid in the evaluation of thrombocytopenic disorders. Blood. Jan 1. 75(1): 116–21.

38. Diquattro M1, Gagliano F, Calabrò GM, Tommasi M, Scott CS, Mancuso G, Palma B, Menozzi I. 2009. Relationships between platelet counts, platelet volumes and reticulated platelets in patients with ITP: evidence for significant platelet count inaccuracies with conventional instrument methods. Int J Lab Hematol. Apr. 31(2): 199–206.
39. Ogata H. 1998. Measurement of reticulated platelets in thrombocytopenia. Kurume Med J. 45: 165–170. V. 11/02
40. Koike Y, Miyazaki K, Higashihara M, Kimura E, Jona M, Uchihashi K, Masuda A, Kandabashi K, Kurokawa M, Yatomi Y. 2010. Clinical significance of detection of immature platelets: comparison between percentage of reticulated platelets as detected by flow cytometry and immature platelet fraction as detected by automated measurement. Eur J Haematol. Feb 1. 84(2): 183–184.
41. Harrison P, Ault KA, Chapman S, Charie L, Davis B, Fujimoto K, Houwen B, Kunicka J, Lacombe F, Machin S, Raynor R, van Hove L, van Assendelft OW. 2001. International Society of Laboratory Hematology Task Force for the Reference Platelet Count. An interlaboratory study of a candidate reference method for platelet counting. Am J Clin Pathol. Mar. 115(3): 448–459.
42. DIN 58932-5:2007-10. Hämatologie-Bestimmung der Blutkörperchenkonzentration im Blut – Teil 5: Referenzverfahren zur Bestimmung der Konzentration der Thrombozyten. Beuth-Verlag, Berlin
43. Kiefel V, Santoso S, Weisheit M, Müeller-Eckhardt C. 1987. Monoclonal antibody – specific immobilization of platelet antigens (MAIPA): a new tool for the identification of platelet-reactive antibodies. Blood. Dec. 70(6): 1722–1726.
44. Sachs UJ. 2008. [Diagnosis of idiopathic thrombocytopenic purpura]. Hamostaseologie. Feb. 28(1–2): 72–76.
45. Nguyen XD, Dugrillon A, Beck C, Kerowgan M, Klüter H. 2004. A novel method for simultaneous analysis of specific platelet antibodies: SASPA. Br J Haematol. Dec. 127(5): 552–560.
46. Nguyen XD, Goebel M, Schober M, Klüter H, Panzer S. 2010. The detection of platelet antibodies by simultaneous analysis of specific platelet antibodies and the monoclonal antibody-specific immobilization of platelet antigens: an interlaboratory comparison. Transfusion. Jul. 50(7): 1429–34.
47. Zhao CH, Hou M. 2006. [Advances of research on abnormality of cell immunity in idiopathic thrombocytopenic purpura: review]. Zhongguo Shi Yan Xue Ye Xue Za Zhi. Oct. 14(5): 1045–1048
48. Toltl LJ, Nazi I, Jafari R, Arnold DM. 2011. Piecing together the humoral and cellular mechanisms of immune thrombocytopenia. Semin Thromb Hemost. Sep. 37(6): 631–639.
49. Johnsen J. 2012. Pathogenesis in immune thrombocytopenia: new insights. Hematology Am Soc Hematol Educ Program. 2012: 306–312.
50. Zhong H1, Bao W, Li X, Miller A, Seery C, Haq N, Bussel J, Yazdanbakhsh K. 2012. CD16+ monocytes control T-cell subset development in immune thrombocytopenia. Blood. Oct 18. 120(16): 3326–3335.
51. Mustjoki S, Auvinen K, Kreutzman A, Rousselot P, Hernesniemi S, Melo T, Lahesmaa-Korpinen AM, Hautaniemi S, Bouchet S, Molimard M, Smykla R, Lee FY, Vakkila J, Jalkanen S, Salmi M, Porkka K. 2013. Rapid mobilization of cytotoxic lymphocytes induced by dasatinib therapy. Leukemia. Apr. 27(4): 914–924.
52. Shih A, Nazi I, Kelton JG, Arnold DM. 2014. Novel treatments for immune thrombocytopenia. Presse Med. Apr. 43(4 Pt 2): e87–95.
53. Provan D, Stasi R, Newland AC, Blanchette VS, Bolton-Maggs P, Bussel JB, Chong BH, Cines DB, Gernsheimer TB, Godeau B, Grainger J, Greer I, Hunt BJ, Imbach PA, Lyons G, McMillan R, Rodeghiero F, Sanz MA, Tarantino M, Watson S, Young J, Kuter DJ. 2010.

International consensus report on the investigation and management of primary immune thrombocytopenia. Blood. Jan 14. 115(2): 168–186.
54. Semple JW, Provan D. 2012. The immunopathogenesis of immune thrombocytopenia: T cells still take center-stage. Curr Opin Hematol. Sep. 19(5): 357–362.
55. Nishimoto T, Kuwana M. 2013. CD4+CD25+Foxp3+ regulatory T cells in the pathophysiology of immune thrombocytopenia. Semin Hematol. Jan. 50 Suppl 1: S43–49.
56. Levi M. 2014. Diagnosis and treatment of disseminated intravascular coagulation. Int. Jnl. Lab. Hem. 36, 228–236.
57. Greinacher A, Ittermann T, Bagemühl J, Althaus K, Fürll B, Selleng S, Lubenow N, Schellong S, Sheppard JI, Warkentin TE. 2010. Heparin-induced thrombocytopenia: towards standardization of platelet factor 4/heparin antigen tests. J Thromb Haemost. Sep. 8(9): 2025–2033.
58. Saadoun D, Elalamy I, Ghillani-Dalbin P, Sene D, Delluc A, Cacoub P. 2009. Cryofibrinogenemia: new insights into clinical and pathogenic features. Am J Med. 122: 1128–1135.
59. Randen U, Troen G, Tierens A, Steen C, Warsame A, Beiske K, et al. 2014. Primary cold agglutinin-associated lymphoproliferative disease: a B-cell lymphoma of the bone marrow distinct from lymphoplasmacytic lymphoma. Haematologica. 99: 497–504.
60. Thiele J, Kvasnicka HM. 2000. Thrombocytosis versus thrombocythemia – differential diagnosis of elevated platelet count]. Pathologe. Jan. 21(1): 31–38.
61. Mohamed M. 2014. Refractory anemia with ring sideroblasts associated with thrombocytosis (RARS-T). Blood. Jan 16. 123(3): 314.
62. Rumi E, Pietra D, Ferretti V, Klampfl T, Harutyunyan AS, Milosevic JD, Them NC, Berg T, Elena C, Casetti IC, Milanesi C, Sant'antonio E, Bellini M, Fugazza E, Renna MC, Boveri E, Astori C, Pascutto C, Kralovics R, Cazzola M. 2014. Associazione Italiana per la Ricerca sul Cancro Gruppo Italiano Malattie Mieloproliferative Investigators. JAK2 or CALR mutation status defines subtypes of essential thrombocythemia with substantially different clinical course and outcomes. Blood. Mar 6. 123(10): 1544–1551.
63. Rinder HM, Bonan JL, Rinder CS, Ault KA, Smith BR. 1991. Dynamics of leukocyte-platelet adhesion in whole blood. Blood. Oct 1. 78(7): 1730–1737.
64. Shah U, Ma AD. 2007. Tests of platelet function. Curr Opin Hematol. Sep. 14(5): 432–437.
65. Pawelski H, Lang D, Reuter S. 2014. Interactions of monocytes and platelets: implication for life. Front Biosci (Schol Ed). Jan 1. 6: 75–91.
66. Fahim A, Crooks MG, Morice AH, Hart SP. 2014. Increased platelet binding to circulating monocytes in idiopathic pulmonary fibrosis. Lung. Apr. 192(2): 277–284.
67. Ritchie JL, Alexander HD, Rea IM. 2000. Flow cytometry analysis of platelet P-selectin expression in whole blood--methodological considerations. Clin Lab Haematol. Dec. 22(6): 359–363.
68. Hagberg IA, Lyberg T. 2000. Blood platelet activation evaluated by flow cytometry: optimised methods for clinical studies. Platelets. May. 11(3): 137–150.
69. Macey M, McCarthy D, Azam U, Milne T, Golledge P, Newland A. 2003. Ethylenediaminetetraacetic acid plus citrate-theophylline-adenosine-dipyridamole (EDTA-CTAD): a novel anticoagulant for the flow cytometric assessment of platelet and neutrophil activation ex vivo in whole blood. Cytometry B Clin Cytom. Jan. 51(1): 30–40.
70. Norman JE, Westbury SK, Jones ML, Mumford AD. 2014. How should we test for nonsevere heritable platelet function disorders? Int J Lab Hematol. Jun. 36(3): 326–333.
71. Baurmann H, Bettelheim P, Diem H, Gassmann W und Nebe T. 2011. Lymphozytenmorphologie im Blutausstrich – Vorstellung einer überarbeiteten Nomenklatur und Systematik. J Lab Med. 35(5): 261–270.
72. Klemke CD, Brade J, Weckesser S, Sachse MM, Booken N, Neumaier M, Goerdt S, Nebe TC. 2008. The diagnosis of Sézary syndrome on peripheral blood by flow cytometry requires the use of multiple markers. Br J Dermatol. Sep. 159(4): 871–880.

73. Singh A, Schabath R, Ratei R, Stroux A, Klemke CD, Nebe T, Flörcken A, van Lessen A, Anagnostopoulos I, Dörken B, Ludwig WD, Pezzutto A, Westermann J. 2014. Peripheral blood $sCD3^-$ $CD4^+$ T cells: a useful diagnostic tool in angioimmunoblastic T cell lymphoma. Hematol Oncol. Mar. 32(1): 16–21.
74. Schwering I, Bräuninger A, Klein U, Jungnickel B, Tinguely M, Diehl V, Hansmann ML, Dalla-Favera R, Rajewsky K, Küppers R. 2003. Loss of the B-lineage-specific gene expression program in Hodgkin and Reed-Sternberg cells of Hodgkin lymphoma. Blood. Feb 15. 101(4): 1505–1512.
75. Fromm JR, Kussick SJ, Wood BL. 2006. Identification and purification of classical Hodgkin cells from lymph nodes by flow cytometry and flow cytometric cell sorting. Am J Clin Pathol. Nov. 126(5): 764–780.
76. Fromm JR, Wood BL. 2014. A six-color flow cytometry assay for immunophenotyping classical Hodgkin lymphoma in lymph nodes. Am J Clin Pathol. Mar. 141(3): 388–396.
77. Harris NL, Jaffe ES, Stein H, Banks PM, Chan JK, Cleary ML, Delsol G, De Wolf-Peeters C, Falini B, Gatter KC, et al. 1994. A revised European-American classification of lymphoid neoplasms: a proposal from the International Lymphoma Study Group. Blood. Sep 1. 84(5): 1361–1392.
78. Swerdlow SH, Campo E, Harris NL, et al. 2008. WHO Classification of Tumours of Haematopoietic and Lymphoid Tissues. Lyon, France: IARC Press.
79. Palmer S, Hanson CA, Zent CS, Porrata LF, Laplant B, Geyer SM, Markovic SN, Call TG, Bowen DA, Jelinek DF, Kay NE, Shanafelt TD. 2008. Prognostic importance of T and NK-cells in a consecutive series of newly diagnosed patients with chronic lymphocytic leukaemia. Br J Haematol. May. 141(5): 607–614.
80. Koike K, Yabuhara A, Yang FC, Shiohara M, Sawai N, Sugenoya A, Iida F, Koyama Y, Takano K, Takahashi T, et al. 1995. Frequent natural killer cell abnormality in children in an area highly contaminated by the Chernobyl accident. Int J Hematol. Apr. 61(3): 139–145.
81. Shevchenko SV. 1997. [The dynamic indices of the natural cell-mediated cytotoxicity in patients with duodenal peptic ulcer who participated in the cleanup of the aftermath of the accident at the Chernobyl Atomic Electric Power Station]. Lik Sprava. Sep–Oct. (5): 26–29.
82. Komisarenko SV. 2000. [Department of Molecular Immunology – 25 years]. Ukr Biokhim Zh. Jul–Oct. 72(4–5): 61–69.
83. Kurjane N, Bruvere R, Shitova O, Romanova T, Jaunalksne I, Kirschfink M, Sochnevs A. 2001. Analysis of the immune status in Latvian Chernobyl clean-up workers with nononcological thyroid diseases. Scand J Immunol. Nov. 54(5): 528–533.
84. Aleksandrova LM, Sotnikova EN. 1997. [Diagnostic significance of measuring levels of large granule-containing lymphocytes as a screening test]. Klin Lab Diagn. Apr. (4): 3–5.
85. Gluzman DF, Sklyarenko LM, Nadgornaya VA, Zavelevich MP. 2011. Mature B-cell neoplasms in Chernobyl clean-up workers of 1986–1987: summary of cytomorphological and immunocytochemical study in 25 years after Chernobyl accident. Exp Oncol. Mar. 33(1): 47–51.
86. Zablotska LB, Bazyka D, Lubin JH, Gudzenko N, Little MP, Hatch M, Finch S, Dyagil I, Reiss RF, Chumak VV, Bouville A, Drozdovitch V, Kryuchkov VP, Golovanov I, Bakhanova E, Babkina N, Lubarets T, Bebeshko V, Romanenko A, Mabuchi K. 2013. Radiation and the risk of chronic lymphocytic and other leukemias among chornobyl cleanup workers. Environ Health Perspect. Jan. 121(1): 59–65.
87. Goossens W, Van Duppen V, Verwilghen RL. 1991. K2- or K3-EDTA: the anticoagulant of choice in routine haematology? Clin Lab Haematol. 13(3): 291–295.
88. Phillis J, Coiner E, Smith D, Becker J, Leong G. 1998. Performance of K2EDTA- vs. K3EDTA-collected blood specimens on various hematology analyzers. Laboratory Hematology. 4: 17–20.

89. Menssen HD, Melber K, Brandt N, Thiel E. 2001. The use of hirudin as universal anticoagulant in haematology, clinical chemistry and blood grouping. Clin Chem Lab Med. Dec. 39(12): 1267–1277.
90. Westermann J, Pabst R. 1990. Lymphocyte subsets in the blood: a diagnostic window on the lymphoid system? Immunol Today. Nov. 11(11): 406–410.
91. Binder T, Diem H, Fuchs R, Gutensohn K und Nebe T für den Arbeitskreis Laboratorium der DGHO. 2012. Pappenheim-Färbung: Beschreibung einer hämatologischen Standardfärbung – Geschichte, Chemie, Durchführung, Artefakte und Problemlösungen. J Lab Med. 36(5): 293–309.
92. Rümke CL.1987. Statistische Betrachtungen über die Genauigkeit der Differenzierung und der Zählung von Leukozyten. Z. Klin. Med. 42: 173.
93. Nebe T, Stamminger G, Baum H, Ossendorf M und Wittmann G. Im Druck. Bedeutung und Diagnostik von Kryoproteinen. J Lab Med. 38(5): 251–258.
94. Choschzick M, Hantschick M und Stosiek P. 2000. Diagnostische Wertigkeit der Durchflusszytometrie beim Staging maligner Lymphome. Pathologe 2000(21): 296–302.
95. Bennett JM, Catovsky D, Daniel MT, et al. 1976. „Proposals for the classification of the acute leukaemias. French-American-British (FAB) co-operative group". Br. J. Haematol. 33(4): 451–458.
96. Bennett JM, Catovsky D, Daniel MT, et al. 1989. „Proposals for the classification of chronic (mature) B and T lymphoid leukaemias. French-American-British (FAB) co-operative Group". J. Clin. Pathol. 42 (6): 567–584.
97. Jaffe ES, Harris NL, Stein H, Vardiman JW (eds). 2001. World Health Organization Classification of Tumours: Pathology and Genetics of Tumours of Haematopoietic and Lymphoid Tissues. IARC Press, Lyon.
98. Campo E, Swerdlow SH, Harris NL, Pileri S, Stein H, Jaffe ES. 2011. The 2008 WHO classification of lymphoid neoplasms and beyond: evolving concepts and practical applications. Blood. May 12. 117(19): 5019–5023.
99. Vardiman JW, Thiele J, Arber DA, Brunning RD, Borowitz MJ, Porwit A, Harris NL, Le Beau MM, Hellström-Lindberg E, Tefferi A, Bloomfield CD. 2009. The 2008 revision of the World Health Organization (WHO) classification of myeloid neoplasms and acute leukemia: rationale and important changes. Blood. Jul 30. 114(5): 937–951.
100. Bene MC, Castoldi G, Knapp W, Ludwig WD, Matutes E, Orfao A, van't Veer MB. 1995. Proposals for the immunological classification of acute leukemias. European Group for the Immunological Characterization of Leukemias (EGIL). Leukemia. Oct. 9(10): 1783–1786.
101. Bucher U. 1988. Labormethoden in der Hämatologie, Verlag Hans Huber, Bern.
102. Löffler H. 1991. Zytochemische Methoden, in: Boll I, Heller S (Hrsg.). Praktische Blutzelldiagnostik, Springer, Berlin, Heidelberg.
103. Hastka J. 1997. Immunzytologie. Schattauer, Stuttgart.
104. Shapiro H. 2003. Practical Flow Cytometry, 4th ed. Wiley-Liss, New York.
105. Longobardi Givan A. 2001. Flow Cytometry: First Principles, 2nd ed. Wiley-Liss, New York.
106. Ziegler-Heitbrock L. 2014. Monocyte subsets in man and other species. Cell Immunol. 289(1–2): 135–139.
107. Palucka AK, Porwit A, Reizenstein P. 1993. Conjugate formation by leukemic blasts from acute myeloid leukemia with cytotoxic lymphocytes. Leuk Lymphoma. Nov. 11(5–6): 427–433.
108. Fromm JR, Sabath DE, Wood BL. 2011. Diagnostic usefulness of flow cytometry for immunophenotyping classical Hodgkin lymphoma. Am J Clin Pathol.
109. http://isac-net.org/Interest-Development-Groups/Microvesicle-Analysis-Interest-Development-Group.aspx

110. Erdbrügger U, Rudy CK, E Etter M, Dryden KA, Yeager M, Klibanov AL, Lannigan J. 2014. Imaging flow cytometry elucidates limitations of microparticle analysis by conventional flow cytometry. Cytometry A. Sep. 85(9): 756–770.
111. Kalina T, Flores-Montero J, van der Velden VH, Martin-Ayuso M, Böttcher S, Ritgen M, Almeida J, Lhermitte L, Asnafi V, Mendonça A, de Tute R, Cullen M, Sedek L, Vidriales MB, Pérez JJ, te Marvelde JG, Mejstrikova E, Hrusak O, Szczepański T, van Dongen JJ, Orfao A. 2012. EuroFlow Consortium (EU-FP6, LSHB-CT-2006-018708). EuroFlow standardization of flow cytometer instrument settings and immunophenotyping protocols. Leukemia. Sep. 26(9): 1986–2010.
112. Costa ES, Pedreira CE, Barrena S, Lecrevisse Q, Flores J, Quijano S, Almeida J, del Carmen García-Macias M, Bottcher S, Van Dongen JJ, Orfao A. 2010. Automated pattern-guided principal component analysis vs expert-based immunophenotypic classification of B-cell chronic lymphoproliferative disorders: a step forward in the standardization of clinical immunophenotyping. Leukemia. Nov. 24(11): 1927–1933.
113. van Dongen JJ, Lhermitte L, Böttcher S, Almeida J, van der Velden VH, Flores-Montero J, Rawstron A, Asnafi V, Lécrevisse Q, Lucio P, Mejstrikova E, Szczepański T, Kalina T, de Tute R, Brüggemann M, Sedek L, Cullen M, Langerak AW, Mendonça A, Macintyre E, Martin-Ayuso M, Hrusak O, Vidriales MB, Orfao A. 2012. EuroFlow Consortium (EU-FP6, LSHB-CT-2006-018708). EuroFlow antibody panels for standardized n-dimensional flow cytometric immunophenotyping of normal, reactive and malignant leukocytes. Leukemia. Sep. 26(9): 1908–1975.
114. Stetler-Stevenson M, Davis B, Wood B, Braylan R. 2007. 2006 Bethesda International Consensus Conference on Flow Cytometric Immunophenotyping of Hematolymphoid Neoplasia. Cytometry B Clin Cytom. 72 Suppl 1: S3.
115. Porwit A, van de Loosdrecht AA, Bettelheim P, Brodersen LE, Burbury K, Cremers E, Della Porta MG, Ireland R, Johansson U, Matarraz S, Ogata K, Orfao A, Preijers F, Psarra K, Subirá D, Valent P, van der Velden VH, Wells D, Westers TM, Kern W, Béné MC. 2014. Revisiting guidelines for integration of flow cytometry results in the WHO classification of myelodysplastic syndromes-proposal from the International/European LeukemiaNet Working Group for Flow Cytometry in MDS. Leukemia. Sep. 28(9): 1793–1798.
116. van Dongen JJM, Lhermitte L, Böttcher S, Almeida J van der Velden VHJ, Flores-Montero J, Rawstron A, Asnafi V, Lecrevisse Q, Lucio P, Mejstrikova E, Szczepanski T, Kalina T, de Tute R, Brüggemann M, Sedek L, Cullen M, Langerak AW, Mendonc A, Macintyre E, Martin-Ayuso M, Hrusak O. 2012. Vidriales MB and Orfao A on behalf of the EuroFlow Consortium (EU-FP6, LSHB-CT-2006-018708) EuroFlow antibody panels for standardized n-dimensional flow cytometric immunophenotyping of normal, reactive and malignant leukocytes. Leukemia. 26, 1908–1975.
117. Greenberg PL, Tuechler H, Schanz J, Sanz G, Garcia-Manero G, Solé F, Bennett JM, Bowen D, Fenaux P, Dreyfus F, Kantarjian H, Kuendgen A, Levis A, Malcovati L, Cazzola M, Cermak J, Fonatsch C, Le Beau MM, Slovak ML, Krieger O, Luebbert M, Maciejewski J, Magalhaes SM, Miyazaki Y, Pfeilstöcker M, Sekeres M, Sperr WR, Stauder R, Tauro S, Valent P, Vallespi T, van de Loosdrecht AA, Germing U, Haase D. 2012. Revised international prognostic scoring system for myelodysplastic syndromes. Blood. Sep 20. 120(12): 2454–2465.
118. Ainchenker W, Constantinescu SN. 2005. A unique activating mutation in JAK2 (V617F) is at the origin of polycythemia vera and allows a new classification of myeloproliferative diseases. Hematology Am Soc Hematol Educ Program. 195–200.
119. Gleich GJ, Leiferman KM. 2009. The hypereosinophilic syndromes: current concepts and treatments. Br J Haematol. May. 145(3): 271–285.
120. Nagata H, Worobec AS, Oh CK, Chowdhury BA, Tannenbaum S, Suzuki Y, Metcalfe DD. 1995. Identification of a point mutation in the catalytic domain of the protooncogene c-kit in

peripheral blood mononuclear cells of patients who have mastocytosis with an associated hematologic disorder. Proc Natl Acad Sci USA. Nov 7. 92(23): 10560–10564.
121. Patnaik MM, Lasho TL, Hodnefield JM, Knudson RA, Ketterling RP, Garcia-Manero G, Steensma DP, Pardanani A, Hanson CA, Tefferi A. 2012. SF3B1 mutations are prevalent in myelodysplastic syndromes with ring sideroblasts but do not hold independent prognostic value. Blood. Jan 12. 119(2): 569–572.
122. Kristensen T, Larsen M, Rewes A, Frederiksen H, Thomassen M, Møller MB. 2014. Clinical relevance of sensitive and quantitative STAT3 mutation analysis using next-generation sequencing in T-cell large granular lymphocytic leukemia. J Mol Diagn. Jul. 16(4): 382–392.
123. Jerez A, Clemente MJ, Makishima H, Koskela H, Leblanc F, Peng Ng K, Olson T, Przychodzen B, Afable M, Gomez-Segui I, Guinta K, Durkin L, Hsi ED, McGraw K, Zhang D, Wlodarski MW, Porkka K, Sekeres MA, List A, Mustjoki S, Loughran TP, Maciejewski JP. 2012. STAT3 mutations unify the pathogenesis of chronic lymphoproliferative disorders of NK cells and T-cell large granular lymphocyte leukemia. Blood. Oct 11. 120(15): 3048–3057.
124. College of American Pathologists: CAP. http://www.cap.org/apps/cap portal 2013.
125. Rehm HL, Bale SJ, Bayrak-Toydemir P, Berg JS, Brown KK, Deignan JL et al. 2013. ACMG clinical laboratory standards for next-generation sequencing. Genet Med. 15: 733–747.
126. Fratkin E, Bercovici S, Stephan DA. 2012. The implications of ENCODE for diagnostics. Nat Biotechnol. 30: 1064–1065.
127. Kohlmann A, Grossmann V, Nadarajah N, Haferlach T. 2013. Next-generation sequencing-feasibility and practicality in haematology. Br J Haematol. 160: 736–753.
128. Walter MJ, Shen D, Ding L, Shao J, Koboldt DC, Chen K et al. 2012. Clonal Architecture of Secondary Acute Myeloid Leukemia. N Engl J Med. 366: 1090–1098.
129. Nebe T, Stamminger G, Baum H, Ossendorf M und Wittmann G. 2014. Bedeutung und Diagnostik von Kryoproteinen, J Lab Med 38(5): 251–258.
130. Matos DM, de Oliveira AC, Tomé Mde N, Scrideli CA. 2012. Monoclonal B-cell lymphocytosis (MBL, CD4+/CD8 weak T-cell large granular lymphocytic leukemia (T-LGL leukemia) and monoclonal gammopathy of unknown significance (MGUS): molecular and flow cytometry characterization of three concomitant hematological disorders. Med Oncol. Dec. 29(5): 3557–60.
131. Jerez A, Clemente MJ, Makishima H, Rajala H, Gómez-Seguí I, Olson T, McGraw K, Przychodzen B, Kulasekararaj A, Afable M, Husseinzadeh HD, Hosono N, LeBlanc F, Lagström S, Zhang D, Ellonen P, Tichelli A, Nissen C, Lichtin AE, Wodnar-Filipowicz A, Mufti GJ, List AF, Mustjoki S, Loughran TP Jr, Maciejewski JP. 2013. STAT3 mutations indicate the presence of subclinical T-cell clones in a subset of aplastic anemia and myelodysplastic syndrome patients. Blood. Oct 3.122(14): 2453–2459.
132. Koepke JF. 1991. Reticulocyte counting. In: Koepke JA, editor. Practical laboratory hematology. New York: Churchill Livingstone. 99–107.
133. Hillman RS, Finch CA.1967. Erythropoiesis: normal and abnormal. Semin Hematol. 4: 327–336.
134. Hillman RS. 1969. Characteristics of marrow production and reticulocyte maturation in normal man in response to anemia. J Clin Invest. 48: 443–453:

Harald Renz

8 Immundefizienz und Immunmonitoring

Zusammenfassung

In der immunologischen Diagnostik sind eine Reihe wichtiger Weiterentwicklungen aktuell zu verzeichnen, die insbesondere die Gebiete der Immundefektdiagnostik und des Monitorings von (chronischen) Entzündungserkrankungen betreffen. Im Bereich des Immunmonitorings sind jüngst neue Panels für die Durchflusszytometrie publiziert worden, nebst altersabhängigem Referenzbereich. In den USA ist die Suche nach schweren angeborenen Störungen der T-Zell-Entwicklung (SCID) Teil des Neugeborenenscreenings. Aus einigen Bundesstaaten liegen jetzt erste Daten hierzu vor, basierend auf der Messung der T-Zell-Rezeptor-Exzisionszirkel (TRECs). Altersabhängige Referenzwerte für die Messung der IgG-Subklassen und der subklassenspezifischen Impfantikörper sind ebenfalls publiziert. In Bezug auf das Monitoring chronischer Entzündungserkrankungen fokussiert dieser Artikel auf die Prototyperkrankung Asthma. Die Klassifikation der zellulären Inflammation im induzierten Sputum (Neutrophilen- vs. Eosinophilenzahl) setzt sich zunehmend durch. Neue Biomarker – wie das Periostin – werden gegenwärtig evaluiert. Solche Phänotypisierungen sind Basis einer individualisierten Therapie von Patienten mit (schwerem) Asthma, die besonderes auf bestimmte Biologika dann ansprechen.

8.1 Immundefekte

Störungen des Immunsystems sind häufiger als gemeinhin geschätzt. Neben physiologischen Situationen, in denen das Abwehrsystem noch nicht bzw. nicht mehr optimale Funktionen erfüllen kann (Neonatalperiode, Alter), sind angeborene, erworbene und iatrogene Immundefekte zu unterscheiden (Tab. 8.1). Den ersten Hinweis für das Vorliegen einer Immundefizienz bieten die Klinik und eine profunde Anamnese.

Welche Aufgaben hat das Immunsystem? Es soll im Wesentlichen schützen vor der Invasion und Ausbreitung von Krankheitserregern, die letztlich für den Wirt nicht mehr mit dem Leben bzw. Überleben vereinbar sind, oder zu irreversiblen Schädigungen führen. Auf der anderen Seite ist es notwendig, eine Immunbalance („Homöostase") aufrecht zu erhalten, damit sich das Abwehrsystem nicht gegen körpereigene Moleküle (Autoantigene) bzw. harmlose Fremdantigene (Allergene) richtet.

Dieser Beitrag beruht auf einem Vortrag/Manuskript, gehalten anlässlich des zweiten Diagnostik-Updates vom 08. bis 09. März 2013 in Mannheim.

Tab. 8.1: Situationen, in denen begleitend eine erworbene Immundefizienz beobachtet werden kann.

Erworbene Immundefekte
Möglich bei: – HIV-Infektion – EBV-, CMV-Infektion – chronischen Infektionen (z. B. TB, Parasitosen) – malignen soliden Tumoren – Leukämien und Lymphomen – monoklonalen Gammopathien – Stoffwechselstörungen, speziell: Diabetes mellitus – chronischen Nierenerkrankungen – Autoimmunerkrankungen (z. B. SLE) – iatrogener Immunsuppression (z. B. Plasmapherese, Immunsuppressiva, Anti-CD20-Therapie)

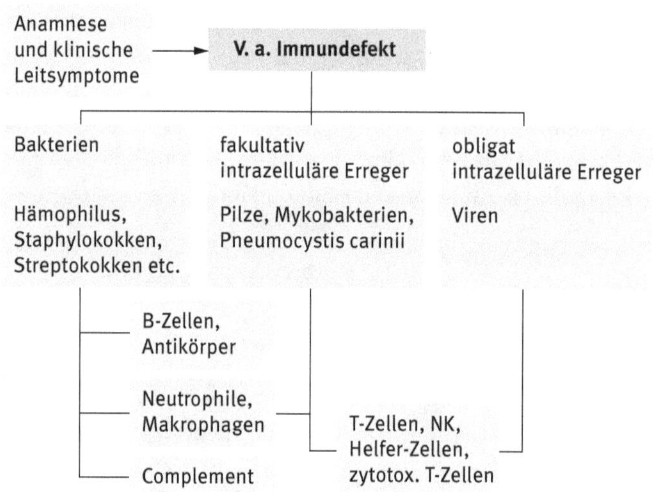

Abb. 8.1: Labordiagnostische Strategie basiert auf prädominantem Erregerspektrum.

Bei einer gestörten Immunantwort ist daher häufig eine erhöhte Infektneigung zu beobachten (Abb. 8.1). Nun hat das Immunsystem unterschiedliche Strategien entwickelt, um mit den verschiedenen, prinzipiell unterscheidbaren Erreger-Klassen umzugehen:

– Die Abwehr gegenüber den meisten bakteriellen Erregern erfolgt auf der Ebene des angeborenen Immunsystems durch den Einsatz von Komplement und neutrophilen Granulozyten. Gefolgt wird diese erste Phase der Infektabwehr von der Produktion erreger spezifischer Antikörper, die schließlich im Konzert

mit Komplement und neutrophilen Granulozyten zu einer optimalen Erregerelimination führen.
- Viren sind obligat intrazelluläre Erreger. Hier ist die entscheidende Strategie des Immunsystems die Zerstörung der bereits infizierten Wirtszelle bzw. die Verhinderung des Übergreifens der Infektion auf noch nicht infizierte Wirtszellen. Hieran beteiligt sind eine ganze Reihe von zytotoxischen Mechanismen wie die Induktion von CD8-T-Zellen, der Einsatz von NK-Zellen u. a.
- Die dritte Erregergruppe umfasst fakultative intrazelluläre Mikroben, zu denen Mykobakterien, Pneumocystis carinii und eine Reihe von Pilzen wie Aspergillus, Candida u. a. zählen. Die entscheidende Abwehrreaktion ist die Bildung von granulomatösen Strukturen, die im Wesentlichen bestehen aus Makrophagen und deren Subtypen, sowie der Aktivierung von CD4-positiven T-Zellen.

Bei Patienten mit einem Verdacht auf einen Immundefekt spielt also eine detaillierte Erreger-Anamnese eine zentrale Rolle. Hierauf basierend kann dann gezielt die labordiagnostische Strategie aufgebaut werden.

Im Folgenden wird sich auf neue Erkenntnisse in Bezug auf die Diagnostik des T-Zell- und B-Zell-Systems konzentriert, diagnostische Strategien im Bereich des Komplement-Systems und der neutrophilen Granulozyten werden nur am Rande gestreift.

8.2 T-Zell-Defekte

Die T- und B-Zellen zählen zum sogenannten adaptiven Immunsystem. Die Zellen bzw. deren Funktionen zeichnen sich durch einige Besonderheiten aus, die sich im Rahmen der vertebraten Entwicklung herausgebildet bzw. spezialisiert haben:

- **Antigenspezifität**
  Dies wird erreicht durch die Rekombination des T- bzw. B-Zell-Rezeptors. Durch genetische Rekombination wird eine Rezeptorvielfalt erreicht, die in der Lage ist, alle Antigenspezifitäten (also Epitope) in Umwelt und „selbst" zu erkennen. Das Pendant der T-Zell-Rezeptoren ist bei den B-Zellen die Synthese von Immunglobulin. Die Immunantwort gegen Antigene muss erworben werden. Dies setzt Antigenkontakt voraus. Durch Präsentation geeigneter Epitope, die den Zellen des adaptiven Immunsystems von Antigenpräsentern (z. B. Monozyten, Makrophagen, den kritischen Zellen) dargeboten werden, wird erst eine spezifische zielgerichtete Effektorantwort auf der Ebene des adaptiven Immunsystems in Gang gesetzt.
- **Gedächtnisfunktion**
  Lymphozyten reifen im Knochenmark aus hämatopoetischen Stammzellen heran. T-Zell-Rezeptor negative Lymphozyten wandern dann in den Thymus ein. Hier erfolgt die Ausbildung des T-Zell-Repertoires durch positive und negative

Selektion. CD4-positiven bzw. CD8-positiven T-Zellen verlassen dann den Thymus als reife Lymphozyten und besiedeln die lymphatischen Organe. Nach Antigenpräsentation erfolgt die Aktivierung und weitere funktionelle Differenzierung in T-Zell-Subpopulationen wie z. B. Th1, Th2, Th17 etc. B-Zellen verbleiben zunächst im Knochenmark und entwickeln dort ihr T-Zell-Rezeptorrepertoire durch Expression eines spezifischen Antikörpers (zunächst IgG und IgM) auf der Oberfläche der B-Zellen. Diese Zellen sind dann in der Lage, diesen spezifischen Antikörper zu produzieren, wenn sie entsprechend antigenspezifisch aktiviert worden sind. Unter dem Einfluss von T-Zell-Signalen erfolgt dann der Klassenwechsel hin zu anderen Immunglobulin-Isotypen, wie z. B. IgG-Subklassen, IgE- und IgA-Subklassen. Die entsprechenden Signale für den Klassenwechsel werden von (antigenspezifischen) T-Zellen übermittelt.

Auf diesem Weg können im Prinzip überall Fehler auftreten, die in der Regel genetischen Ursprungs sind. Im Mittelpunkt der Lymphozytendiagnostik steht die Phänotypisierung von Lymphozyten-Subpopulationen in qualitativer und quantitativer Hinsicht. Hierbei spielt die Durchflusszytometrie heute die entscheidende Rolle.

In der Interpretation berücksichtigt werden müssen altersabhängige Normwerte (Tab. 8.2). Während im Erwachsenalter neutrophile Granulozyten gegenüber Lymphozyten (T+ B+ NK-Zellen) überwiegen (Faustregel 2 : 1), ist dieses Verhältnis im Säuglings- und Kleinkindsalter umgedreht. Referenzwerte für das Neugeborenen- und Kleinkindsalter wurden jüngst noch einmal publiziert. Sie beruhen im Wesentlichen auf den schon im Jahre 2003 publizierten Referenzwerten aus der Pediatric AIDS P1009 Studie [1].

Eine der schwersten Formen angeborener T-Zell-Defekte ist das *Severe Combined Immunodeficiency Syndrome* (SCID). Kinder mit SCID sind bei Geburt gesund, aber sterben an schweren Infektionen, wenn sie keine hämatopoetische Stammzelltransplantation, Enzymersatztherapie oder Gentherapie erhalten. SCID ist charakterisiert durch schwere Defekte im T- und B-Zell-System, in einigen Fällen sind auch die NK-Zellen mit betroffen. Es handelt sich hierbei um eine genetische Er-

Tab. 8.2: Im Jahre 2003 publizierte Referenzwerte im Neugeborenen- und Kleinkindsalter aus der Pediatric AIDS P1009 Studie [1].

Lymphozyten-Marker	%	Absolut in µl
$CD3^+$	49–84	2.500–5.600
$CD3^+/CD4^+$	35–64	1.600–4.000
$CD3^+/CD8^+$	12–28	500–1.700
$CD3^-/CD16^+$ oder $CD56^+$	4–18	160–1.100
$CD19^+$	6–32	300–2.000

krankung, bei der bisher Mutationen in mehr als 13 verschiedenen Genen beschrieben wurden [2]. Als wichtigstes Kriterium in der Diagnose von SCID hat sich die absolute Lymphozyten- bzw. T-Zell-Zahl erwiesen. Dies wird auch in einem jüngsten Beitrag noch einmal deutlich herausgestellt [3].

Da es sich hierbei um eine lebensbedrohliche Erkrankung handelt, die sich auf genetischer Basis etabliert, stellt sich die Frage, ob ein Neugeborenenscreening etabliert werden kann. Seit etlichen Jahren sind hierzu Bemühungen in den USA im Gange und führten jetzt zur Etablierung eines entsprechenden Programms in mehreren Bundesstaaten. Methodisch durchgesetzt hat sich die quantitative Erfassung von sogenannten T-Zell-Rezeptor-Exzisionszirkeln (TREC) mittels quantitativer PCR [4]. Solche TRECs bilden sich während der Rekombination der T-Zell Rezeptor α-Kette. Während dieses Vorgangs werden DNA-Fragmente aus dem T-Zell-Rezeptor-α-Genlocus herausgeschnitten, die nicht weiter für die reife T-Zell-Rezeptor-α-Kette benötigt werden. Das herausgeschnittene DNA-Material bildet einen Ring, welcher stabil ist und während des Zellzyklus nicht weiter repliziert. Daher dünnt sich die Menge dieser TRECs im Laufe der T-Zell-Proliferation immer weiter aus. TRECs liegen dann als Nebenprodukt in den Zellen vor. Findet man TRECs, ist dies ein Zeichen für ein normal funktionierendes Programm der T-Zell-Entwicklung. Sie sind also Biomarker für neuproduzierte T-Zellen.

Diese Methodik ist mit einigen technischen Variationen in einigen Bundesstaaten zwischenzeitlich an mehr als 1 Million Neugeborenen evaluiert worden. Dabei zeigt sich, dass dieses Testsystem alle Voraussetzungen für ein populationsbasiertes Screening erfüllt, also falsch negative Resultate (also das Übersehen von Erkrankten) auf ein absolutes Minimum reduziert ist. Im Gegenzug gibt es selbstverständlich eine kleinere Zahl an falsch positiven Testresultaten, die ein weiteres Follow-up erfordern.

Das eingesetzte Biomaterial entstammt der Filterkarte aus dem Fersenblut. Alternativ zur PCR ist für bestimmte Formen des SCID eine massenspektrometrische Methodik entwickelt worden. Diese eignet sich beim Adenosin-Desaminasemangel (ADA), bei dem es zur Akkumulation von toxischen Metaboliten des Purinstoffwechsels kommt. Die Methode wurde kürzlich in Italien in einem Pilotprojekt auf ihre Tauglichkeit für ein populationsbasiertes Screening untersucht und hat überzeugende Resultate geliefert [5; 6].

8.3 B-Zell-Defekte

Auch im Bereich der B-Lymphozyten können Störungen in allen Abschnitten und Phasen der B-Zell-Entwicklung auftreten. Dies reicht von einem vollständigen Fehlen der Antikörper wie bei der Agammaglobulinämie bis hin zur gestörten Produktion spezifischer Antikörper nach Antigenkontakt. Klinischerseits sind mit Antikörper-Defekten häufig bakterielle Infektionen assoziiert.

Der häufigste symptomatische primäre Immundefekt ist das **Common Variable Immunodeficiency Syndrome (CVID)**. Diese Erkrankung kommt häufig im Erwachsenenalter zwischen 20 und 40 Jahren vor. Nach wie vor besteht trotz verbesserter Diagnostik eine Verzögerung von sechs bis acht Jahren bis die Diagnose etabliert ist. CVID ist assoziiert mit einer ganzen Reihe von chronischen Komplikationen einschließlich Autoimmunerkrankungen, chronischen Lungenerkrankungen, chronisch-entzündlichen Darmerkrankungen, systemischer Granulomatose und malignen lymphatischen Hyperplasien. Obwohl in den meisten Fällen von CVID der genetische Defekt nach wie vor unbekannt bleibt, sind doch in den letzten Jahren einige Polymorphismen beschrieben worden. Es handelt sich hierbei um Gene, die in der T-B-Zellkommunikation, der B-Zellaktivierung bzw. dem Klassenwechsel involviert sind.

Für die Diagnose entscheidend ist eine deutliche Reduktion des Gesamt IgG-, IgA- und/oder IgM-Spiegels. Das Gesamt IgG ist generell niedriger als 400 mg/dl. Darüber hinaus wird gefordert, dass eine Defizienz in spezifischer Antikörperproduktion vorliegt. Wenn Patienten Gesamt-IgG Konzentrationen unter 200 mg/dl aufweisen, ist dies ein Kriterium, um eine Immunglobulin-Ersatztherapie zu starten [7].

IgG-Subklassendefekte sind ebenfalls recht häufig. Eine entsprechende Diagnose kann aber nur gestellt werden bei gleichzeitigem Vorliegen rekurrierender Infektionen plus eines nachgewiesenen Defekts in der Antikörperproduktion. In diesem Zusammenhang sind die altersabhängigen Normwerte – insbesondere der IgG-Subklassen – zu beachten. Diese wurden vor einiger Zeit etabliert unter Zuhilfenahme des zertifizierten Referenzmaterials 470 [8].

Die klinische Relevanz von IgG Subklassendefekten ist unterschiedlich. Während IgG-1- und IgG-2-Defekte häufig mit rezidivierenden respiratorischen Infektionen, die mehr oder weniger schwer ausgeprägt sein können, assoziiert sind, finden sich IgG-3-Defekte bei Patienten, die CVID entwickeln und IgG-4-Defekte haben in der Regel keine klinische Bedeutung.

Ein weiterer wichtiger Schritt im diagnostischen Work-Up von antikörperbedingten Immundefekten ist die **Messung von spezifischen Antikörpertitern**. In diesem Zusammenhang spielt die diagnostische Impfung und die nachfolgende Bestimmung von spezifischen Impf-Antikörpern gegen solche standardisierten Antigene eine wichtige Rolle. In einem kürzlich publizierten Dokument der *American Academy of Allergy, Asthma and Immunology* (AAAAI) wird ein *State-of-the-Art*-Überblick über die Prozeduren und die Interpretation der Ergebnisse geliefert [9]. Trotz erheblicher Fortschritte in der Präparation von Impf-Antigenen und dem häufigen Einsatz, auch aus diagnostischen Zwecken, kommen die Autoren zu der Konklusion, dass weitere Studien erforderlich sind, um Referenzbereiche von Antikörpertitern als Antwort auf Vakzinationen definitiv zu beschreiben. Bis auf weiteres können allerdings die altersabhängigen Referenzwerte herangezogen werden, die schon vor einigen Jahren publiziert worden sind für Impfungen nach Tetanus Toxoid, Hämophilus Influenza B und unkonjugierten Pneumokokken Polysacchariden [10].

8.4 Immunmonitoring bei chronischen Entzündungen

8.4.1 Allergien und Asthma

Allergien sind weltweit auf dem Vormarsch. Es handelt sich um chronisch-inflammatorische Prozesse, die sich vor allem an den mukosalen Oberflächen und der Haut manifestieren. Dabei entwickelt das Immunsystem eine Abwehrreaktion gegenüber eigentlich harmlosen Umweltantigenen wie Pollen, Tierhaaren, Milben, Nahrungsmitteln und anderen.

Die wichtigsten allergischen Erkrankungen sind das atopische Ekzem (Neurodermitis), die allergische Rhinokonjunktivitis und das Asthma sowie die Nahrungsmittelallergien im Gastrointestinaltrakt.

Asthma ist die häufigste chronische Erkrankung in der Pädiatrie und die sechsthäufigste chronische Erkrankung in der Erwachsenenmedizin.

Trotz aller Fortschritte im Verständnis der Pathogenese des Asthmas besteht nach wie vor ein hoher Bedarf an neuen Medikamenten bzw. verbesserten therapeutischen Strategien. Die konventionelle antientzündliche Asthmatherapie wirkt zwar beim Großteil der Patienten, aber ca. 30 % sind nicht gut kontrolliert und 5–10 % der Patienten leiden an schwerem Asthma, welches besonders schlecht auf die konventionelle Therapie anspricht.

Ferner rückt mehr und mehr die Tatsache in den Mittelpunkt, dass es unterschiedliche, auch klinische Phänotypen beim Asthma gibt. Dies bezieht sich nicht nur auf den Schweregrad (leicht, mittel und schwer) sondern auch im Bezug auf die klinische Repräsentanz. Die wohl am besten untersuchten Phänotypen sind das sogenannte

- allergische und das
- nicht allergische Asthma.

Darüber hinaus sind klinische Phänotypen wie nächtliches Asthma, Excercise-induced-Asthma und andere bekannt.

Hieraus leiten sich die folgenden zentralen Fragen ab:

- Können diese klinischen Phänotypen durch immunologische Muster abgebildet werden?
- Führt ein Therapieansatz, der auf der Auswahl der Patienten aufgrund von immunologischen Mustern beruht, zu besseren klinischen Erfolgen?

8.5 Neue Biomarker für allergisches und nicht-allergisches Asthma

In diesem hochspannenden und sich schnell entwickelnden Forschungsfeld sind in den letzten Jahren entscheidende Fortschritte erzielt worden. Diese sind zusammengefasst in einem exzellenten Übersichtsartikel von Bhakta und Woodruff [11].

Das induzierte Sputum repräsentiert ein interessantes Biomaterial für immunologische Untersuchungen. Es ist etabliert, dass nicht alle Asthmatiker Eosinophile im Sputum haben. Das sogenannte nicht-eosinophile Asthma kommt bei etwa 25 % der Patienten ohne Therapie vor, und etwa die Hälfte der Patienten unter Therapie (vor allem Steroide) zeigt diesen zellulären Phänotyp [12].

Dieses Konzept führt jetzt zu einer zellulären Klassifikation, die sich in vier Kategorien unterteilen lässt, basierend auf der zellulären Zusammensetzung im induzierten Sputum (Tab. 8.3):
1. eosinophiler Typ,
2. neutrophiler Typ,
3. gemischter Typ,
4. Abwesenheit von Granulozyten (= pauci-granulozytärer Typ).

Ist eine solche immunologisch zellulär basierte Klassifikation nur von theoretischem Interesse oder hat dies auch praktische Konsequenzen?

In diesem Zusammenhang sind zwei wichtige klinische Studien hervorzuheben, die genau diese Frage erstmals beantworten:

Tab. 8.3: Zellbiologische Phänotypen des Asthma (nach [12]).

Klassifikation der zellulären Inflammation im induzierten Sputum		
	nicht-eosinophil (< 2 %)	**eosinophil (> 2 %)**
normale Neutrophile (< 60 %)	paucigranulozytär – kontrolliert oder intermittierend – ggf. andere Diagnose	eosinophil – allergisches Asthma – inadäquate ICS-Therapie
erhöhte Neutrophile (> 60 %)	Neutrophil – akute Infektion (bakteriell oder viral) – chronische Infektion (Chlamydien, Adenoviren) – Raucher – Ozon (NO_2) – Endotoxine – berufsbedingt – Adipositas	Gemischte Granulozyten – (schwere) Asthmaexazerbation – therapierefraktär

In beiden Studien sind Asthmapatienten mit einem monoklonalen Anti-IL5-Antikörper behandelt worden. Diesen Studien sind klinische Prüfungen vorausgegangen, in denen ein unselektioniertes Kollektiv von Asthmatikern behandelt und bei denen der Studienausgang negativ war. Die wissenschaftliche Rationale für den Einsatz von Anti-IL5-Antikörpern liegt auf der Hand, bedingt aufgrund der zentralen Rolle dieses Mediators in der Biologie der eosinophilen Granulozyten. In der Tat konnte auch schon früher gezeigt werden – bestätigt auch in diesen klinischen Studien – dass es bis zu einem rasanten Abfall der Eosinophilen im Blut (und auch im Sputum) kommt, wenn Patienten mit diesem Antikörper behandelt werden.

Neu an den jetzt durchgeführten Studien ist die Stratifizierung der Patienten aufgrund der zellulären Komposition im induzierten Sputum.

In der Studie von Nair [13] sind Patienten ausgewählt, die orale Steroide erhalten (also besonders schwere Asthmatiker) und trotzdem immer noch Eosinophile im Sputum aufweisen (größer als drei Prozent).

Wie Abbildung 8.1 anschaulich zeigt, kann in Bezug auf Asthma-Exazerbationen (als primärer Endpunkt) eine stabile Klinik erzielt werden.

In der zweiten Studie von Haldar und Kollegen [14] wurden Patienten eingeschlossen, die unter refraktärem Asthma leiden, hohe Dosen an inhalativen Steroiden benötigen, mindestens zweimal in den letzten 12 Monaten auch orale Steroide bekommen haben und trotzdem eine Sputum Eosinophilie aufweisen.

Wie in Abbildung 8.1 anschaulich gezeigt, kommt es auch hier in der behandelten Gruppe zu deutlich weniger Exazerbationen (in diesem Fall die kumulative Anzahl der Exazerbationen) als in der Placebo-Gruppe.

Diese Studien können als eine Art „Proof of Concept" angesehen werden, dass ein hochspezifischer Therapieansatz bei bestimmten, speziell dafür selektionierten Patienten in der Tat zu einem klinischen Erfolg führen kann. Dies ist ein erster Beitrag in Richtung stratifizierte oder auch personalisierte Medizin.

Mediatoren und Immunzellen, die im induzierten Sputum nachgewiesen werden können, sind letztlich ganz überwiegend das Resultat von Sekretionsprozessen des respiratorischen Epithels, bzw. setzen die Migration durch das respiratorische Epithel voraus. Diese Erkenntnis führt zur Frage, ob das respiratorische Epithel von Patienten, die an bestimmten Asthma-Phänotypen leiden, unterschiedliche Signaturen aufweist und ob aufgrund solcher Unterschiede neue Biomarker definiert werden können.

Dieser Frage gingen Woodruff und Mitarbeiter über die letzen Jahre intensiv nach. Die in einer ganzen Reihe von Arbeiten niedergelegten Erkenntnisse [15–21] führten zur Identifikation von drei potentiellen Biomarkern:

- CLCA1 (Chloridkanal Calcium-aktiviertes Familienmitglied 1),
- Serpin B2 (Synonym: Plasminogen-Aktivator-Inhibitor 2; PAI2),
- Periostin.

Über diese drei Moleküle wurde dann der sogenannte TH2-hoch-Phänotyp definiert. Die klinische Relevanz dieses Phänotyps wurde dann getestet in einer Studie, in der Asthmapatienten über acht Wochen inhalative Steroide erhalten haben. Die Ergebnisse zeigen, dass der TH2-hoch-Phänotyp derjenige ist, der auf inhalatives Fluticason antwortet (mit einer Verbesserung der Lungenfunktion).

8.6 Periostin als neuer Biomarker?

Kann der TH2-Phänotyp auch herangezogen werden, um jetzt für eine entsprechende selektive Therapie zu stratifizieren, die genau diesen TH2-Phänotyp adressiert?

In diesem Zusammenhang wurde jüngst eine Studie publiziert, die große Beachtung verdient. Es handelt sich hierbei um eine randomisierte placebokontrollierte Studie mit einem monoklonalen Antikörper gegen IL-13, also einem klassischen TH2-Zytokin [22]. Insgesamt wurden 219 Asthmatiker eingeschlossen, die trotz inhalativer Kortikosteroidtherapie nur inadäquat klinisch kontrolliert waren. Der primäre Endpunkt war das forcierte exspiratorische Volumen in einer Sekunde (FEV1).

Die Patienten wurden entsprechend TH2-Phänotyp stratifiziert. Hierzu wurden Gesamt-IgE, Bluteosinophile und die Blutperiostinkonzentration herangezogen. Hier kam es in der TH2-hoch und Periostin-hoch-Gruppe zu einer signifikanten Verbesserung im primären Endpunkt.

Periostin ist ein Biomolekül, das in jüngster Zeit recht viel Aufmerksamkeit gewonnen hat. Es ist gezeigt worden, dass Periostin unter dem Einfluss von TH2-Zytokinen die eosinophile Entzündung (in den Atemwegen und anderen mukosalen Organen) unterstützt [23].

Allerdings ist diese Heraufregulation der TH2-Entzündung durch Periostin nicht beschränkt auf diesen Typ der Inflammation, sondern kann im Prinzip als allgemeine Gewebeantwort auf Schädigung und Stress angesehen werden. Periostin ist exprimiert im Epithel des Respirations- und Intestinaltraktes. Es ist erhöht in bestimmten Tumorentitäten, pulmonarer Fibrose und Hypertension sowie in der Dermatitis. Ferner wurde es bei glomerulärer Schädigung, renaler Fibrose und anderen Entzündungen bereits beschrieben [24–27]. In einer jüngsten Studie wurden verschiedene Biomarker in Patienten mit Asthma untersucht, die trotz maximaler inhalativer Kortikosteroidtherapie symptomatisch geblieben sind [28]. Verglichen wurden FeNO, Eosinophilie und IgE-Konzentrationen zusammen mit Periostinspiegeln im Blut. Im Vergleich untereinander erreichte Periostin die höchste Sensitivität und Spezifität in der ROC-Analyse mit einer AUC von 84 %. Auch im logistischen Regressionsmodell erreichte Periostin das höchste Signifikanzniveau mit einem $p = 0{,}007$. Allerdings sind weitere Studien erforderlich, um Periostin als systemischen Marker einer Atemwegseosinophilie in asthmatischen Patienten zu etablieren und den Nutzen zu unterstreichen in Bezug auf das Ansprechen besonderer stratifizierter Therapieansätze.

8.7 Literatur

1. Shearer WT, Rosenblatt HM, Gelman RS, Oyomopito R, Plaeger S, Stiehm ER, et al. 2003. Lymphocyte subsets in healthy children from birth through 18 years of age: the Pediatric AIDS Clinical Trials Group P1009 study. J Allergy Clin Immunol 112: 973–980.
2. Lewis DE, Harriman GR. 2001. Cells and tissues of the immune system. In: Rich RR, Fleisher TA, Kotzin BL, Shearer WT, Schroeder HW Jr, editors. Clinical immunology: principles and practice. London: Mosby. 2.1–2.21.
3. Buckley RH. 2012. The long quest for neonatal screening for severe combined immunodeficiency. J Allergy Clin Immunol. 129: 597–604.
4. Shearer WT, Quinn TC, LaRussa P, Lew JF, Mofenson L, Almy S, et al. 1997. Viral load and disease progression in infants infected with human immunodeficiency virus type 1. Women and Infants Transmission Study Group. N Engl J Med. 336: 1337–1342.
5. Gesner M, Papaevangelou V, Kim M, Chen SH, Moore T, Krasinski K, et al. 1994. Alteration in the proportion of CD4 T lymphocytes in a subgroup of human immunodeficiency virus-exposed-uninfected children. Pediatrics, 93: 624–630.
6. Mofenson LM, Bethel J, Moye J, Jr., Flyer P, Nugent R. 1993. Effect of intravenous immunoglobulin (IVIG) on CD4+ lymphocyte decline in HIV-infected children in a clinical trial of IVIG infection prophylaxis. The National Institute of Child Health and Human Development Intravenous Immunoglobulin Clinical Trial Study Group. J Acquir Immune Defic Syndr. 6: 1103–1113.
7. Cunningham-Rundles C, Maglione PJ. 2012. Common variable immunodeficiency. J Allergy Clin Immunol. 129: 1425–1426.
8. Schauer U, Stemberg F, Rieger CH, Borte M, Schubert S, Riedel F, et al. 2003. IgG subclass concentrations in certified reference material 470 and reference values for children and adults determined with the binding site reagents. Clin Chem. 49: 1924–1929.
9. Rich KC, Brambilla D, Pitt J, Moye J, Cooper E, Hillyer G, et al. 1997. Lymphocyte phenotyping in infants: maturation of lymphocyte subpopulations and the effects of HIV infection. Clin Immunol Immunopathol. 85: 273–281.
10. Schauer U, Stemberg F, Rieger CH, Buttner W, Borte M, Schubert S, et al. 2003. Levels of antibodies specific to tetanus toxoid, Haemophilus influenzae type b, and pneumococcal capsular polysaccharide in healthy children and adults. Clin Diagn Lab Immunol. 10: 202–207.
11. Bhakta NR, Woodruff PG. 2011. Human asthma phenotypes: from the clinic, to cytokines, and back again. Immunol Rev. 242: 220–232.
12. Haldar P, Pavord ID. 2007. Noneosinophilic asthma: a distinct clinical and pathologic phenotype. J Allergy Clin Immunol. 119: 1043–1052.
13. Nair P, Pizzichini MM, Kjarsgaard M, Inman MD, Efthimiadis A, Pizzichini E, et al. 2009. Mepolizumab for prednisone-dependent asthma with sputum eosinophilia. N Engl J Med. 360: 985–93.
14. Haldar P, Brightling CE, Hargadon B, Gupta S, Monteiro W, Sousa A, et al. 2009. Mepolizumab and exacerbations of refractory eosinophilic asthma. N Engl J Med. 360: 973–984.
15. Woodruff PG, Boushey HA, Dolganov GM, Barker CS, Yang YH, Donnelly S, et al. 2007. Genome-wide profiling identifies epithelial cell genes associated with asthma and with treatment response to corticosteroids. Proc Natl Acad Sci USA. 104: 15858–15863.
16. Woodruff PG, Modrek B, Choy DF, Jia G, Abbas AR, Ellwanger A, et al. 2009. T-helper type 2-driven inflammation defines major subphenotypes of asthma. Am J Respir Crit Care Med. 180: 388–395.

17. Sidhu SS, Yuan S, Innes AL, Kerr S, Woodruff PG, Hou L, et al. 2010. Roles of epithelial cell-derived periostin in TGF-beta activation, collagen production, and collagen gel elasticity in asthma. Proc Natl Acad Sci USA. 107: 14170–14175.
18. Takayama G, Arima K, Kanaji T, Toda S, Tanaka H, Shoji S, et al. 2006. Periostin: a novel component of subepithelial fibrosis of bronchial asthma downstream of IL-4 and IL-13 signals. J Allergy Clin Immunol. 118: 98–104.
19. Schroder WA, Gardner J, Le TT, Duke M, Burke ML, Jones MK, et al. 2010. SerpinB2 deficiency modulates Th1Th2 responses after schistosome infection. Parasite Immunol. 32: 764–768.
20. Schroder WA, Le TT, Major L, Street S, Gardner J, Lambley E, et al. 2010. A physiological function of inflammation-associated SerpinB2 is regulation of adaptive immunity. J Immunol. 184: 2663–2670.
21. Zhou Y, Dong Q, Louahed J, Dragwa C, Savio D, Huang M, et al. 2001. Characterization of a calcium-activated chloride channel as a shared target of Th2 cytokine pathways and its potential involvement in asthma. Am J Respir Cell Mol Biol. 25: 486–491.
22. Corren J, Lemanske RF, Hanania NA, Korenblat PE, Parsey MV, Arron JR, et al. 2011. Lebrikizumab treatment in adults with asthma. N Engl J Med. 365: 1088–1098.
23. Masuoka M, Shiraishi H, Ohta S, Suzuki S, Arima K, Aoki S, et al. 2012. Periostin promotes chronic allergic inflammation in response to Th2 cytokines. J Clin Invest. 122: 2590–2600.
24. Kudo Y, Siriwardena BS, Hatano H, Ogawa I, Takata T. 2007. Periostin: novel diagnostic and therapeutic target for cancer. Histol Histopathol. 22: 1167–1174.
25. Uchida M, Shiraishi H, Ohta S, Arima K, Taniguchi K, Suzuki S, et al. 2012. Periostin, a matricellular protein, plays a role in the induction of chemokines in pulmonary fibrosis. Am J Respir Cell Mol Biol. 46: 677–686.
26. Sen K, Lindenmeyer MT, Gaspert A, Eichinger F, Neusser MA, Kretzler M, et al. 2011. Periostin is induced in glomerular injury and expressed de novo in interstitial renal fibrosis. Am J Pathol. 179: 1756–1767.
27. Blanchard C, Mingler MK, McBride M, Putnam PE, Collins MH, Chang G, et al. 2008. Periostin facilitates eosinophil tissue infiltration in allergic lung and esophageal responses. Mucosal Immunol. 1: 289–296.
28. Jia G, Erickson RW, Choy DF, Mosesova S, Wu LC, Solberg OD, et al. 2012. Periostin is a systemic biomarker of eosinophilic airway inflammation in asthmatic patients. J Allergy Clin Immunol. 130: 647–654.
29. Hale JE, Bonilla FA, Pai SY, Gerstel-Thompson JL, Notarangelo LD, Eaton RB, et al. 2010. Identification of an infant with severe combined immunodeficiency by newborn screening. J Allergy Clin Immunol. 126: 1073–1074.

Ursula Anderer und Vuc Savkovic

9 Zelltherapien in der Regenerativen Medizin

9.1 Grundlegendes und Anwendungsfelder

Regenerative Medizin ist ein interdisziplinärer Ansatz in Forschung und Klinik mit dem Ziel, geschädigte oder verloren gegangene Zellen, Gewebe oder Organe zu ersetzen oder zu regenerieren. Das ultimative Ziel der Regenerativen Medizin ist es, den Patienten vollständig „zu gesunden" mit Hinblick auf eine bestimmte Kondition. Hierdurch schließt sich der Begriff „Reparatur" von Geweben oder Organen aus, der ein Ersatz jeglicher Art sein kann, ohne jedoch den Anspruch zu haben, ein Gewebe oder Organ sowohl morphologisch als auch funktionell wieder vollständig herzustellen. In den Bereich Reparatur gehört beispielsweise eine rein technische Lösung wie ein künstliches Knie- oder Hüftgelenk [1]. Der Begriff Regenerative Medizin ist in den 1990er Jahren aus einer Vielzahl bestehender Aktivitäten entstanden. Hierzu gehören die bereits erwähnte Technik der Implantation von künstlichen Gelenken, die Verwendung anspruchsvoller Biomaterialien wie auch die Transplantation von Knochenmark und Organen. Als Schwerpunkte der Regenerativen Medizin können die somatische Zelltherapie, das Tissue Engineering, die induzierte Autoregulation aber auch Neu- und Weiterentwicklungen der klassischem Transplantations- und Transfusionsverfahren eingeschlossen werden [2].

Der zentrale Fokus der Regenerativen Medizin sind die Zellen an sich, wodurch die **Zelltherapie** als Behandlungsmöglichkeit in der Regenerativen Medizin sich in den letzten Jahren sehr stark entwickelt hat. Es werden verschiedenste Zellen in Kombination mit/ohne Biomaterialien und/oder Biomolekülen eingesetzt (s. Abb. 9.1), wodurch das Tissue Engineering als eine spezielle Form der Zelltherapie ebenso an Bedeutung gewonnen hat. Die FDA (U.S. Department of Health and Human Services, Food and Drug Administration) definiert Zelltherapie als „Prävention, Behandlung, Heilung oder Linderung von Erkrankungen oder Verletzungen des Menschen durch die Anwendung autologer, allogener oder xenogener Zellen, die *ex vivo* gehandhabt oder verändert wurden" („The prevention, treatment, cure or mitigation of disease or injuries in humans by the administration of autologous, allogeneic or xenogeneic cells that have been manipulated or altered *ex vivo*" – FDA 1993, FDA 1998). In Anlehnung an diese Definition der FDA für „Zelltherapie" konzentriert sich das folgende Kapitel auf Zelltherapien, die als Basis *ex vivo* bearbeitete Zellen verwenden. Das Gebiet der induzierten Autoregeneration von Zellen oder Geweben durch Einsatz von Biomaterialien und/oder bioaktive Moleküle sowie die Weiterentwicklung der klassischen Gebiete der Transplantations- und Transfusionsmedizin (siehe Abb. 9.1) werden in diesem Kapitel nicht detailliert dargestellt werden.

Die klinische Anwendung der sogenannten „novel cellular therapies" ist eine Herausforderung für die wissenschaftliche Community, und transparente Daten

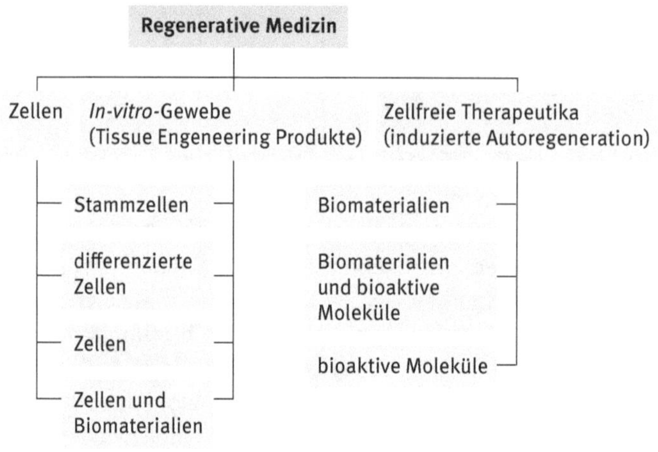

Abb. 9.1: Übersicht Bereiche der Regenerativen Medizin. Hierzu gehören die Zelltherapien (Verwendung von Einzelzellen oder *In-vitro*-Geweben) sowie die induzierte Autoregeneration [modifiziert nach „Capgemini", 2007].

hierzu sind nur schwer zu erhalten. Einen Überblick über aktuelle Aktivitäten auf dem Gebiet der Zelltherapie im Europäischen Raum stellt seit vier Jahren eine Gruppe aus fünf etablierten wissenschaftlichen Gesellschaften auf Basis einer Umfrage zusammen. Es sind dies die Tissue Engineering and Regenerative Medicine International Society-Europe (TERMIS-EU), die International Society of Cellular Therapy (ISCT) und die International Cartilage Repair Society (ICRS) in Zusammenarbeit mit der European group for Blood and Marrow Transplantation (EBMT) und der European League Against Rheumatism (EULAR). Die Auswertungen der Umfragen zeigen, dass die klinischen Anwendungen der Zelltherapien in den erfassten Jahren kontinuierlich zugenommen haben, von 1040 Zelltherapien im Jahr 2008 bis hin zu 1759 im Jahr 2011 [3]. Mit Blick auf die Indikation bildet die zahlenmäßig größte genannte Gruppe im Jahr 2011 die Zelltherapien im muskuloskeletalen/rheumatischen Bereich (46 %, 99 % autolog), gefolgt von den kardiovaskulären Erkrankungen mit 22 % (100 % autolog), die Gruppe „Hämatologie/Onkologie" mit 18 % (2 % autolog), 2 % neurologische Erkrankungen (83 % autolog), sowie 1 % gastrointestinale (68 % autolog) und weitere Indikationen mit insgesamt 12 % (77 % autolog), z. B. Haut (96 genannte Therapien), Cornea (4 Nennungen), Diabetes (4 Nennungen). Die größte Gruppe im muskuloskeletalen/rheumatischen Bereich bilden Zelltherapien im Bereich rekonstruktiver Operationen (392 Nennungen), gefolgt von Knorpelreparatur (247 Nennungen) und Knochenreparatur (84 Nennungen) [4].

Dieses Kapitel versucht, einen Überblick zu geben über aktuelle Arbeiten auf dem Gebiet der Zelltherapie in der Regenerativen Medizin. Auf Grund der Limitierung auf ein Kapitel können nur ausgewählte Anwendungsgebiete detaillierter beschreiben werden. Darüber hinaus erhebt das Kapitel nicht den Anspruch, alle aktuell laufenden Forschungsarbeiten, präklinischen und klinischen Studien vollständig zu erfassen. Besonderen Fokus soll auf die Anwendungsfelder Muskuloskeletales System (insbesondere Knorpel) und Haut gelegt werden.

9.2 Knorpelgewebe – ein Spezialfall in der zellbasierten Regeneration von Gewebeschäden

Historisch gesehen kann die zellbasierte **Knorpelreparatur bzw. Knorpelregeneration** auf eine der längsten Geschichten auf dem Gebiet der Zelltherapien in der Regenerativen Medizin zurückblicken. Im Oktober 1987 wurde die erste autologe Chondrozyten Transplantation am Menschen durchgeführt [5]. Eine ähnliche Historie kann nur noch die Zelltherapie zur Regeneration der Haut aufweisen [6]. 1994 wurde von Brittberg und seinen Mitarbeitern dann die erste Anwendung zur Zelltherapie von Knorpelgewebe an 23 Patienten publiziert [5]. Sechzehn Jahre später wurden Langzeitbeobachtungen über einen Zeitraum von 10–20 Jahren veröffentlicht [7]. Aktuell liegen ergänzend zu verschiedensten Fallstudien bereits Ergebnisse klinischer Studien unter Verwendung von Zelltherapien zur Regeneration von Knorpelgewebe vor, die sich in jedoch in verschiedenen Parametern unterscheiden, was ein Vergleich der Resultate erschwert. Hierzu gehören z. B. die Auswahl der Patienten insbesondere hinsichtlich der Defektlokalisation und Defektgröße, Gewinnung, Vermehrung und Applikation der Chondrozyten, wie auch der Follow-up-Zeitraum [8–12]. Weitere Klinische Studien Phase 2 und 3 zur zellbasierten Regeneration von Knorpelgewebe werden aktuell durchgeführt. Hierzu gehören u. a. „SUMMIT – comparison between the performance of chondrocytes versus microfracture technique on knee symptoms“, Genzyme (Informationen verfügbar unter: [13] „study has been completed“) und „Efficacy and safety study of co.don chondrosphere to treat cartilage defects“, Informationen verfügbar unter [14].

Die Zelltherapie in der Regenerativen Medizin bietet erstmals eine Möglichkeit, Knorpelschäden ursächlich zu behandeln mit dem Ziel der vollständigen Wiederherstellung der Knorpelfunktion. Die historisch gesehene Vorreiterrolle der Knorpelregeneration kann darauf beruhen, dass es im Knorpelgewebe nur einen Zelltyp gibt, die Chondrozyten und Knorpel nicht von Blutgefäßen durchzogen ist. Die Versorgung der Knorpelzellen mit Nährstoffen und Sauerstoff sowie die Entsorgung der Stoffwechselprodukte aus dem Knorpelgewebe erfolgt durch Diffusion aus dem bzw. in das umliegende Gewebe, insbesondere die Gelenkflüssigkeit. Diese grundlegenden Eigenschaften von Knorpelgewebe macht es zu einem Idealkandidaten in der Zelltherapie, da es ausreichend ist, mit einem Zelltyp zu arbeiten und es nicht notwendig ist, Blutgefäße bei der Regeneration des Gewebes zu berücksichtigen. Zur Regeneration von traumatischen oder durch Fehl-/Überbelastung entstandenen Knorpelschäden werden nahezu ausschließlich körpereigene/patienteneigene Zellen verwendet. Hierbei werden aktuell verschiedene Zellquellen und Zelltypen genutzt (Chondrozyten, Mesenchymale Stammzellen [MSC]), die teilweise bereits in der Klinik zur Verfügung stehen. Die Nutzung dieser Vorteile bei der Regeneration von Knorpel sollten jedoch nicht die komplexen biomechanischen Eigenschaften dieses Gewebes außer Acht lassen, die bei einer wirklichen Regeneration auch wieder hergestellt werden müssen.

9.3 Strategien zellbasierter Verfahrensmethoden – exemplarisch dargestellt an Möglichkeiten zur Regeneration von Gelenkknorpel

Aktuell lassen sich bei der Herangehensweise zur zellbasierten Regeneration von Gewebeschäden drei grundlegende Verfahrensansätze unterscheiden. Wir möchten diese drei Grundtypen, die natürlich individuelle Variationsmöglichkeiten haben, am Beispiel der Regeneration von Knorpelschäden vorstellen, da zur Regeneration von Knorpelgewebe alle drei grundlegenden Möglichkeiten entwickelt wurden und in der Klinik als therapeutischer Ansatz zur Verfügung stehen.

Die **erste Generation** zellbasierter Therapien arbeitet mit einer Zellsuspension als Transplantat. Mit dem Ziel der Regeneration von Gelenkknorpel nach traumatischen Verletzungen ist diese Therapieform bereits vor 20 Jahren in die Klinik eingeführt worden, die Autologe Chondrozyten Transplantation (**ACT**). Hierbei werden Chondrozyten aus einer Biopsie des Patienten isoliert, im Labor vermehrt und dann in den mit Periost gedeckten Defekt als Suspension injiziert [5]. Das „Heilungsmodell“, das dieser Zelltherapie zu Grunde liegt, ist das sogenannte „*in vivo* Tissue Engineering“. Hier werden dem Körper genau die Komponenten zur Verfügung gestellt, die er nicht selbst bereitstellen kann, um einen Gewebeschaden zu heilen. Im Falle des Knorpels sind dies die Zellen. Der Körper und insbesondere das Environment des Defektbereichs ist dann der natürliche „Inkubator“ zur Differenzierung der Zellen und Ausbildung des Gewebes. Eine Modifikation der von Brittberg und Peterson eingeführten zellbasierten Regeneration von traumatischen Verletzung des Gelenkknorpels ist die Verwendung einer Kollagen-Membran zur Abdeckung des Defektbereiches (**ACT-C**), wodurch auf die Entnahme und Präparation von Periost verzichtet werden kann. Zur ACT, auch **ACI** genannt (Autologe Chondrozyten-Implantation), liegen bereits klinische Daten und auch Studien mit einem Follow-up Zeitraum von bis zu 20 Jahren vor [7; 15–19]. Diese langen Nachbeobachtungszeiträume sind insbesondere bei Knorpel von großer Bedeutung, da die Ausreifung von Gelenkknorpel einen längeren Zeitraum erfordert und minderwertiger Knorpel, sogenannter Faserknorpel, andere biomechanische Eigenschaften besitzt.

Eine Weiterentwicklung der ersten Generation zellbasierter Therapien stellt das Einbringen von Zellen in geeignete Trägersubstanzen dar. Im Beispiel des Knorpels ist dies die Matrix assoziierte Chondrozytenimplantation (**M-ACI**) [19]. In der Klinik werden als resorbierbare Trägersubstanzen (Scaffolds) verschiedene Polymere, sowie Hyaluronsäure, Kollagenschwämme und Kollagengele verwendet (Tab. 9.1). Die Vorteile dieser **zweiten Generation** zellbasierter Therapien lösen Nachteile ab, die beim ersten Ansatz der Zelltherapien zur Regeneration von Gelenkknorpel, der ACT, beobachtet worden sind. Hierzu gehören beispielsweise, dass diese Transplantate mechanisch stabiler sind als eine Zellsuspension, es wird kein Periost oder eine künstliche Membran zur Abdeckung des Defekts benötigt, das Transplantat kann auf Defektgröße angepasst werden und die Einbringung ist teilweise arthroskopisch durchführbar. Als Transplantat steht bereits ein dreidimensionaler Zellverband, ein „*In-vitro*-Gewebe", zur Verfügung. Die Fixierung des Transplantates hängt von der Matrix und dem Hersteller ab. Es ist eine stabile Fixierung mit Ankerknoten möglich (transossär) oder es wird in den Defekt eingenäht oder mit Fibrin geklebt (s. Tab. 9.1). Darüber hinaus müssen die Zellen bei bestimmten MACI-Verfahren nicht expandiert werden und können direkt nach der Isolation in entsprechende Matrixmaterialien, z. B. ein Kollagengel eingebracht werden (siehe Tab. 9.1). Hierdurch wird ein Nachteil des ACT-Verfahrens, das auf der zellbiologischen Ebene angesiedelt ist, minimiert, die Dedifferenzierung der Zellen in der Expansionsphase in Monolayerkultur. Die Gewebezellen reduzieren die Expression typischer Knorpelmarker wie z. B. Kollagen Typ II, Proteoglykane (z. B. Aggrekan) oder das S-100-Protein oder verlieren diese gänzlich [21–23]. Werden diese expandierten Chondrozyten dann in entsprechende Scaffoldmaterialien eingebettet und im 3-dimensionalen Environment kultiviert, differenzieren die Zellen wieder und exprimieren knorpeltypische Marker. Dieser anfängliche Qualitätsverlust der kultivierten Chondrozyten wird bei den gängigen MACI-Verfahren somit wieder rückgängig gemacht [11]. Im Follow-up werden bei der originären ACT oft hypertrophe Regenerate beobachtet, deren Häufigkeit bei MACI-Verfahren deutlich rückläufig ist. Im orthopädisch-chirurgischen Bereich kann der Wunsch einer Reduktion von Komplexität und Morbidität dahingegen erreicht werden, dass kein Periost entnommen werden muss und ein MACI-Implantat meist gut fixierbar ist, was zu einer Reduktion der OP-Zeit führt. Auch für diese zweite Generation von Zelltherapien zur Regeneration von Knorpelschäden liegen bereits klinische Studien vor [24; 25].

Die **dritte Generation** der Zelltherapien in der Regenerativen Medizin sind *in vitro* hergestellte Gewebe, die nur aus Zellen des Patienten generiert werden und somit ohne Verwendung von künstlichen Scaffolds auskommen [26–28]. Dies ermöglicht die Herstellung streng autologer Gewebetransplantate, die die Vorteile der „zweiten Generation" aufnehmen (z. B. Transplantation eines *In-vitro*-Gewebes, minimalinvasive Applikation möglich) und darüber hinaus weitere Vorteile bieten. Besonders hervorzuheben sind hierbei die vitalen, biologisch aktiven Chondrozyten im Randbereich des dreidimensionalen Gewebeverbandes. Die kleinen kugel-

Tab. 9.1: Eine Auswahl an Zelltherapien der zweiten Generation zur Regeneration von Knorpelschäden. Hierbei werden in Scaffolds eingebrachte Zellen transplantiert. Die Kultivierung der Zellen erfolgt dabei immer autolog mit Patientenserum. Die Angaben in der Tabelle sind den Produktinformationen der einzelnen Firmen entnommen.

Scaffoldkomponente der matix assoziierten Implantate (M-ACI)	**Zellen**	**Besiedlung der Träger**	**Implantation**	**Hersteller**
BioSeed-C Fibrin und polymerbasiertes 2-Komponenten Scaffold (Polyglykoläure/Polymilchsäure und poly-p-dioxanon)	Chondrozyten werden aus einer Biopsie isoliert und in Kultur vermehrt	Expandierte Chondrozyten werden im Scaffold kultiviert	(Mini-)Arthrotomie; Fixierung transossär mit Ankerknoten	BioTissue Technologies, Freiburg, Deutschland
MACI (Kollagen-Schwamm)	Chondrozyten werden aus einer Biopsie isoliert und in Kultur vermehrt	Expandierte Chondrozyten werden im Scaffold kultiviert	Minimalinvasiv (Mini-Arthrotomie) Fixierung mit Fibrinkleber	Genzyme Biosurgery ApS, Kastrup, Dänemark Genzyme Europe BV, Naarden, Niederlande Genzyme GmbH, Neu-Isenburg, Deutschland
Novocart 3D Biphasische Matrix, Kollagen-Chondroitinsulfat (abdeckende Kollagen-Membran und ein darunter liegender Kollagen-Schwamm)	Chondrozyten werden aus einer Biopsie isoliert und kultiviert	Nur Zellen aus Primärkultur (ohne Passage) werden in die Matrix eingesät	Minimalinvasiv (Mini-Arthrotomie)	Tetec, Reutlingen, Deutschland
Arthromatrix (Kollagen-Schwamm)	Chondrozyten werden aus einer Biopsie isoliert und in Kultur vermehrt	Expandierte Chondrozyten werden im Scaffold kultiviert	Arthrotomie oder Mini-Arthrotomie	Orthogen, Düsseldorf, Germany

CaReS (Kollagen-Gel)	Chondrozyten werden aus einer Biopsie isoliert und direkt in das Trägermaterial eingebettet	3D-Zellkultivierung direkt im Transplantat, keine Dedifferenzierung der Zellen in der Expansionsphase	Mini-Arthrotomie, keine Verwendung von Nahtmaterial oder Pins	Arthro Kinetics, Esslingen, Deutschland und Krems, Österreich
Hyalograft-C (Hyaluronsäurebasiertes Scaffold), Faserflies	Isolierte Chondrozyten werden in Kultur vermehrt	Expandierte Chondrozyten werden für zwei Wochen im Scaffold kultiviert	Minimalinvasiv (Mini-Arthrotomie, Arthroskopie); Bio-adhäsives Material, keine Fixierung erforderlich (große Defekte benötigen evtl. Fibrin oder ein Einnähen)	Fidia Advanced Biopolymers, Abano Terme (PD), Italien

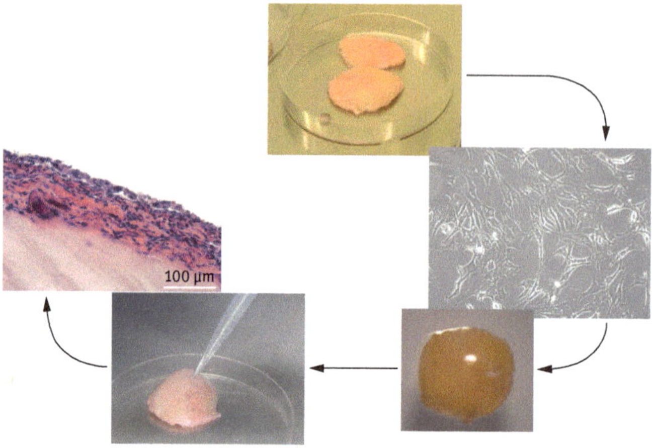

Abb. 9.2: *In-vitro*-Transplantation von trägerfrei generierten *In-vitro*-Geweben, sogenannter Sphäroide. Sie sind ein Beispiel für die „dritte Generation" zellbasierter Therapien in der Regenerativen Medizin. Dokumentiert ist das Ausgangsmaterial zur Isolation der Chondrozyten, die Kondylen nach Implantation einer Knieendoprothese (oben), dann im Uhrzeigersinn die Knorpelzellen in Monolayerkultur, ein daraus generiertes trägerfreies *In-vitro*-Gewebe (Sphäroid), das Aufbringen von Sphäroiden auf Gelenkknorpel mit arthrotischen Defekten im Labor (*In-vitro*-Transplantation) und die histologische Färbung (Hämatoxylin-Eosin) eines Gefrierschnittes des *In-vitro*-„Transplantats" nach 8 Wochen in Kultur. Die „Eigenmodellierung" des aufgebrachten Sphäroids resultiert in einem flächigen Gewebe, bestehend aus Chondrozyten (dunkelblau) und von diesen synthetisierter Matrix (kräftige Rosafärbung), das mit einem sehr guten „bonding" an den arthrotischen nativen Knorpel (helles Rosa) anschließt (© Ursula Anderer, eigene Arbeiten).

förmigen *In-vitro*-Gewebe, sogenannte Sphäroide, mit einem Durchmesser von ca. 0,7 bis 1,2 mm, ermöglichen auf Grund ihrer hohen „Adhäsionsfreudigkeit" ein „Ankleben" an geschädigte Knorpeloberflächen in sehr kurzer Zeit. Hierdurch erübrigt sich in der klinischen Anwendung eine Deckelung des Defektes durch eine Membran oder Periost oder ein Einnähen bzw. Einkleben des Transplantates mit Fibrinkleber [29]. Nach diesem Adhäsionsprozess passen sich die „*In-vitro*-Gewebe" der „*In-vivo*-Umgebung" an. Die ohne Trägermaterialien generierten Transplantate haben die Fähigkeit zur „Eigenmodellierung" und bilden auf Grund der Migrationsfähigkeit der Zellen eine neue Oberfläche aus. Darüber hinaus sind sie in der Lage, Risse und größere Defektbereiche nicht nur mit den transplantierten Zellen, sondern auch mit neu synthetisierter chondrogener Matrix aufzufüllen [30; Abb. 9.2; eigene Arbeiten AG Anderer]. Nicht nur der Kontakt von Sphäroiden mit originärem Gewebe aus dem Gelenkbereich, sondern auch der Kontakt von Sphäroid zu Sphäroid führt auf Grund der „Klebrigkeit" zu einer Adhäsion der *In-vitro*-Gewebe untereinander. Dieser Fusionsprozess ermöglicht nicht nur die Herstellung größerer *In-vitro*-Gewebe bzw. Transplantate, sondern erhöht auch die Differenzierung und somit die Chondrogenität der in Monolayer expandierten und somit dedifferenzierten Knorpelzellen. Diese Steigerung der chondrogenen Differenzierung ist bereits nur durch den Einsatz dieser Fusionstechnik erzielbar, kann jedoch durch chondrogene Stimulatoren wie TGF-β2 und Ascorbinsäure noch erhöht werden [23].

Diese dritte Generation zellbasierter Therapien zur Regeneration von Knorpeldefekten ist ebenfalls bereits in der Klinik und klinische Studien werden aktuell durchgeführt. Hierzu „Efficacy and safety study of co.don chondrosphere to treat cartilage defects“, Informationen verfügbar unter [14], sowie „Eine prospektive, randomisierte, nicht verblindete, multizentrische klinische Prüfung der Phase III zum Vergleich von Wirksamkeit und Sicherheit des autologen Chondrozytentransplantates co.don chondrosphere® (ACT3D-CS) mit der Methode der Mikrofrakturierung bei Knorpeldefekten des Knies mit einer Größe von 1 bis 4 cm^2“, Informationen verfügbar unter [31], Zugriff jeweils Juli 2014.

Aktuell haben erst zwei Verfahren zur zellbasierten Regeneration von Gelenkknorpel eine Zulassung in Europa. Die erste Zulassung durch die EMA (European Medicines Agency) erhielt **ChondroCelect**® im Jahr 2009 [32]. Das autologe Transplantat wird von TiGenix (Leuven, Belgien) produziert und vermarktet. Hierzu werden die Knorpelzellen im Labor von TiGenix aus Biopsien isoliert, expandiert und hinsichtlich spezifischer Marker charakterisiert. Transplantiert wird eine Zellsuspension unter Periost in einer Operation am offenen Knie (EMA]. Dieses Verfahren gehört somit zur ersten Generation zellbasierter Therapien. TiGenix entwickelt auch einen weniger invasiven Ansatz des gleichen Verfahrens.

Das zweite Verfahren mit Zulassung in Europa ist **Maci**® (matrix-applied characterised autologous cultured chondrocytes), [33]. Herstellung und Vermarktung von Maci erfolgt durch Genzyme Europe B. V. (Naarden, Niederlande). Bei diesem Verfahren werden autologe Chondrozyten auf eine Kollagenmembran (Schwein) aufgebracht und mit Fibrinkleber in der Läsion fixiert (EMA). Größe und Form der Membran kann angepasst werden und sie wird mit der Zellseite nach unten in den Defekt eingebracht. Durch das Einbringen von Zellen in eine Matrix ist dieses Verfahren in die zweite Generation zellbasierter Therapien zur Regeneration von Knorpelschäden einzugliedern.

Verfahren, die *In-vitro*-Gewebe herstellen, die nur aus Zellen des Patienten generiert werden und ohne Verwendung von künstlichen Scaffolds auskommen, haben aktuell in Europa noch keine Zulassung durch die EMA. Ein ATMP (Advanced Therapy Medicinal Product, Arzneimittel für neuartige Therapien) dieser dritten Generation zellbasierter Therapien, **co.don chondrosphere**®, ist von der zentralen Zulassungspflicht aktuell ausgenommen und hat eine nationale Genehmigung gemäß den Sondervorschriften des § 4b AMG [34]. Co.don chondrosphere® wird von der co.don AG (Teltow, Deutschland) hergestellt und vermarktet.

9.4 Mesenchymale Stammzellen in der Regenerativen Medizin, eine Erweiterung des Therapiepotentials – mit besonderer Berücksichtigung der Regeneration von Knorpel und Knochen

Stammzellen haben zwei charakteristische Eigenschaften. Zum einen die Fähigkeit zur Selbsterneuerung (nahezu unbegrenzte Proliferation) und zum anderen das Potenzial in verschiedene Zelltypen zu differenzieren. Je nach dem Ursprung der Stammzellen variiert dieses Differenzierungspotenzial erheblich und ist eine Möglichkeit, die Stammzellen in Gruppen einzuteilen. Embryonale Stammzellen (ESC) sind pluripotent, adulte Stammzellen (ASC) sind meist multipotent. Darüber hinaus können Stammzellen im Labor aus Gewebezellen generiert werden, die induzierten pluripotenten Stammzellen (iPSC).

Pluripotente ESC sind die Zellen der inneren Masse der Blastozyste im frühen Entwicklungsstadium eines Embryos. Die hieraus isolierten Zellen können sich noch in Zelltypen aller drei Keimblätter entwickeln (Pluripotenz). Theoretisch können ESC unbegrenzt kultiviert und im pluripotenten Zustand erhalten werden. Diese ESC-Eigenschaften lassen auf ein sehr großes Potential in der regenerativen Medizin schließen [35]. Nachteile der Verwendung von ESC zur Geweberegeneration sind die Möglichkeit der Teratombildung nach einer Transplantation, immunbedingtes Abstoßen (allogene Anwendung) und der ethische Hintergrund: bei der Gewinnung von humanen ESC muss ein Embryo getötet werden.

iPSC sind adulte somatische Zellen die zurück in einen pluripotenten Zustand reprogramiert wurden. Dies ist möglich durch die Überexpression von vier Genen, die eine Voraussetzung für Pluripotenz sind: Oct3/4, Sox2, c-Myc and Klf4 [36]. Die Möglicheit, pluripotente Stammzellen nach Bedarf herzustellen eröffnet einen großen Horizont für Therapeutische Anwendung, ohne dass ethische Bedenken eine Rolle spielen. Allerdings besteht auch bei der Anwendung von iPSC ein Risiko der Entwicklung von Teratomen und Malignität [37; 38].

Wegen der genannten komplexen biologischen und ethischen Belange bevorzugen viele Forscher aktuell adulte Stammzellen für klinisch orientierte Entwicklungen. Adulte Stammzellen befinden sich in zahlreichen Nischen des erwachsenen Organismus. Diese „Ersatzteiltaschen" verfügen über Stammzellen mit sehr unterschiedlichem Spezialisierungspotenzial, vom unipotenten bis zum, bedingt betrachtet, pluripotenten Stammzelltyp. Adulte Stammzellen sind nicht maligne, verursachen im autologen Kontext keine Abstoßungsreaktion und werfen auch keine Ethische Kontroversen auf – ein mehr als ausreichendes Gegengewicht zu den Nachteilen wie Fragen der Isolations-, Kultivierungs-, und Vermehrungszeit sowie die Übertragung von unerwünschten Zelltypen. Daher werden adulte Stammzellen aktuell intensiv von unterschiedlichsten Disziplinen „bearbeitet", von Forschern, Klinikern, Juristen und Geschäftsleitungen. Mesenchymale Stammzellen (MSC) sind wahrscheinlich die am häufigsten benutzten adulten Stammzellen, weshalb wir in diesem Kapitel die Aufmerksamkeit ganz besonders auf diesen Stammzelltyp lenken möchten.

Die primäre physiologische Aufgabe humaner mesenchymaler Stammzellen (hMSC) ist die Erhaltung und Regeneration mesenchymaler Gewebe. MSC haben aber auch die Kapazität in eine Vielzahl verschiedener Zelltypen zu differenzieren (Multipotenz) [39], einen strukturellen Beitrag zu leisten wie z. B. die Ausbildung einer primären Matrix zur Geweberegeneration, wie auch immunsuppressive als auch parakrine Funktionen auszuüben [40; 41]. Sie können aus Knochenmark [42] peripherem Blut [43], Fettgewebe [44; 45], und auch Geweben wie Lunge [46], Herz [47], Periost, Synovia [48], und auch Muskelgewebe [49] isoliert werden. Darüber hinaus besteht die Möglichkeit, Stammzellen nicht-invasiv aus adultem humanen Gewebe zu gewinnen, z. B. aus Haarfollikeln [50] und aus neonatalen Geweben wie Plazenta [51], Nabelschnurblut [52] und Nabelschnurgewebe (Wharton's Jelly) [53]. Die letztgenannten Stammzellquellen haben neben der nicht-invasiven Isolationsmethode den nicht zu unterschätzenden Vorteil der einfachen Verfügbarkeit und der Vermeidung jeglicher ethischer Fragestellungen. Fettgewebe scheint den höchsten Anteil an MSCs zu enthalten (1 % hMSC) [54], gefolgt von Knochenmark mit 0,001 % bis 0,01 % MSCs [55] und einem noch geringeren MSC-Gehalt in Synovia, Nabelschnurblut u. a. Stammzellquellen [56; 57; 58].

hMSC sind eine heterogene Zellgruppe, aber sie unterscheiden sich nur zum Teil in ihrem Proliferations- und Differenzierungspotential. Beispielsweise zeigen MSC aus Nabelschnur meist eine höhere Proliferationskapazität im Vergleich zu MSC aus Knochenmark [59]. Sie haben oft gemeinsame Oberflächenmarker, aber die Charakterisierungskriterien für Oberflächenmarker werden ständig neu festgelegt. MSC werden im allgemeinen durch das Vorhandensein der folgenden mesenchymalen Marker charakterisiert: CD105, CD44, CD71, CD73, CD90, CD271, CD106, CD166, CD56, ICAM-1, CD29, ergänzt durch das Fehlen der Exklusionsmarker CD19, CD11b, CD14, CD34, CD45, CD79a und HLA-DR [59].

MSC haften typischerweise auf Plastikoberflächen und bilden Kolonien [60; 61] Sie haben die Fähigkeit, zu den meisten mesodermalen, neuroektodermalen und endothelialen Zelltypen differenzieren zu können, beispielsweise zu Osteoblasten, Chondrozyten, Adipozyten, Myozyten [62], Zellen aus Sehnen [63], Herzmuskelzellen [64], Neuronen [65] und Hepatozyten [66]. Diese Differenzierungseigenschaften sind die Basis zur Regeneration von Knochen, Knorpel, Fettgewebe, Sehnen, Muskelgewebe und auch das Stroma des Knochenmarks [39].

Die MSC sind meist einfach zu gewinnen und sind in hoher Zahl verfügbar. Diese Verfügbarkeit und die vielfältigen Eigenschaften im regenerativen Bereich wie 1. Differenzierungspotential zu bestimmten Zelltypen, 2. Unterstützung des regenerativen Prozesses durch Sekretion parakriner Wirkstoffe (trophischer Effekt), sowie 3. die immunsuppressiven Eigenschaften machen sie zu einer idealen Quelle für Zellen mit regenerativem Potential zur Anwendung in der Klinik.

9.4.1 hMSCs – Parakrine Wirkung und trophische Effekte

Durch die Sekretion parakriner Faktoren haben die hMSC eine wichtige Aufgabe in der Unterstützung der Funktion spezieller „Nischen", d. h. dem Zusammenspiel von Zellen und ihrer Umgebung zur Ausbildung bzw. der Aufrechterhaltung spezifischer Funktionen dieses „environments". Darüber hinaus haben die MSC die Möglichkeit, Einfluss auf das Immunsystem auszuüben sowohl *in vitro* als auch *in vivo* [40; 41; 67–68]. Immunsuppression durch hMSC wird überwiegend durch lösliche Immunmediatoren ausgeübt mit B-Zellen, T-Zellen, NK-Zellen und dendritischen Zellen als Target [69; 70] oder durch Kontakt ausgelöste Suppression der Proliferation von Immunzellen [67; 68]. Der immunsuppressive Effekt ermöglicht einen besseren Erfolg von allogenen Transplantationen, da allogene hMSC keine Immunantwort hervorrufen.

Stammzellen können aus dem Knochenmark in das periphere Blut übertreten, können dann von Verletzungsstellen rekrutiert werden und sich an diesen „Bedarfs"Stellen im Körper einnisten (Homing-Prozess), wobei sie hierbei meist einen Hilfs- oder unterstützenden Effekt ausüben ohne dabei in einen spezifischen Zelltyp zu differenzieren [69; 70]. Die hMSC werden durch eine Verletzung und/oder Entzündung an den Ort des Geschehens rekrutiert und lösen durch die Freisetzung bioaktiver Moleküle zelluläre Reaktionen aus wie z. B. Proliferationsstimulierung benachbarter Zellen durch die parakrine Wirkung der sezernierten Mediatoren. Sie stimulieren auch die Proliferation der in der Umgebung befindlichen Stammzellen, fördern die Angiogenese, hemmen Fibrose, Apoptose und oxidativen Stress [71–73], fördern die Neovaskularisation durch die Freisetzung von VEGF (vascular endothelial growth factor) [74] und modellieren ihre Umgebung (microenvironment) durch Freisetzung von „Tissue Inhibitoren für Matrixmetalloproteinasen" (TIMPs) [75].

Der therapeutische Erfolg der hMSCs in klinischer Anwendung kann somit zumindest teilweise dieser Fähigkeit zur Sekretion von Mediatoren zugeschrieben werden. Die parakrine Aktivität der hMSC hat den klinischen Erfolg regenerativer Behandlungen im Bereich von Knochenmark [76], Kardiomyozyten [74], Myoblasten [77], Haut [78] und Knorpel [79; 80] positiv beeinflusst.

Besonders die Fähigkeit zur Sekretion von MMPs (Matrixmetalloproteinasen), TIMPs (tissue inhibitors of metalloproteinases), TGF-β1 (Transforming Growth Factor β1), FGF-2 (Fibroblast Growth Factor-2) und Aggrekanase identifiziert hMSCs als Idealkandidaten zur Unterstützung für regenerative Prozesse von Knorpel und Knochen. Diese Mediatoren sind an der Regulation von Knorpelbildung und Um- und Neumodellierung von Knorpelgewebe beteiligt [80; 81], wobei sie zum einen die gewebetypische Nische so modulieren, dass ein Knorpel- oder Knochentransplantat optimale Bedingungen vorfindet und zum anderen durch ihre parakrine Aktivität eine bessere Integration eines Transplantates ermöglichen.

In geeigneter Umgebung stimuliert die Gegenwart von hMSC, unabhängig von deren Herkunft, die Bildung von Knorpelgewebe. Ihr Hauptanteil an der Chondrogenese ist dabei eher der trophische Effekt als ein Beitrag zur Regeneration via Differenzierung zu Chondrozyten [80]. *In vitro* haben hMSC die Fähigkeit die Proliferation von Zellen in Co-Kultur zu erhöhen, wie auch die Differenzierung. Humane Gelenkknorpelzellen (HAC), die mit hMSC co-kultiviert werden, erhöhen die Expression spezifischer Matrixmoleküle [81–85].

Im Bereich der Osteogenese scheinen die hMSC einen größeren Beitrag durch direkte Differenzierung zu Osteoblasten und Osteozyten zu haben im Vergleich zur Chondrogenese. hMSC mit osteogenem Potential, osteogene Vorläuferzellen, können anhand eines spezifischen Markerprofils aussortiert und somit isoliert werden. Diese Marker umfassen Osteocalcin, alkalische Phosphatase, Stro-1, Stro-3 oder CD146 [86–93].

9.4.2 hMSCs – Differenzierung zu spezialisierten Zelltypen

Wie bereits erwähnt, können hMSC zu verschiedensten Zelltypen differenzieren. Um die Breite dieses Kapitelbereiches etwas zu reduzieren, erfolgt im Folgenden eine Fokussierung auf die Skelettgewebe Knorpel und Knochen.

Grundsätzlich benötigen sowohl die chondrogene wie auch die osteogene Differenzierung extrazelluläre Signale, ein stimulierendes „Environment". Hierzu gehören sowohl mechanische Reize als auch chemische Mediatoren. Viele dieser Faktoren sind bereits bekannt und so können *in vitro* bereits „Differenzierungspakete" geschnürt werden, beispielweise eine Kombination aus spezifischen Kultivierungsmedien, etablierten Biomaterialien und einem an der physiologischen Situation orientierten mechanischen Trainings.

hMSC auf ihrem Differenzierungsweg zu Knorpel und Knochen haben teilweise einen gemeinsamen Weg, was in der Enddifferenzierung bei *In-vitro*-Ansätzen auch erhebliche Probleme bereiten kann [94]. Beides, chondrogene und osteogene Differenzierung erfordert die Expression von BMPs (Bone morphogenetic proteins) und einen aktiven Notch-Signalweg. Die osteogene Differenzierung erfolgt nach Aktivierung des kanonischen Wnt-Pathways als Voraussetzung und hat die Expression von Runx2 und Osterix zu Folge. Demgegenüber steht die chondrogene Differenzierung mit ihrer Abhängigkeit von der Expression von TGF-β, Sox5, Sox6 und Sox9, unterstützt von hypoxischer Umgebung [95]. Eine Einflussnahme auf die Differenzierung von hMSC in die chondrogene oder osteogene Richtung kann durch eine entsprechende Zusammensetzung an bioaktiven Faktoren im Kulturmedium und der Auswahl der Kultivierungstechnik erfolgen.

Grundlegende Wachstumsfaktoren zur chondrogenen Differenzierung sind Vertreter der „Transforming growth factor-β"-Superfamilie (TGF-β1, TGF-β2,

TGF-β3, BMPs, GDFs) [94–96], der Wachstumsfaktor IGF (Insulin-like growth factor) [96], sowie Vertreter der FGF-Familie (Fibroblast growth factor) [97; 98]. Einige der Wachstumsfaktoren, die für die chondrogene Differenzierung wichtig sind, sind auch an der osteogenen Differenzierung beteiligt oder unterstützen diese. Die zumindest teilweise Bedienung beider Differenzierungswege durch die genannten Wachstumsfaktoren ist eine Herausforderung bei der Enddifferenzierung von Stammzellen zu Knorpelzellen beim Tissue Engineering *in vitro*. [94].

TGF-β agiert via TSMAD (2/3 und 4) und MAPKs (mitogen-activated protein kinase), wodurch Sox9 (sex-determining region Y-type high mobility group box 9) aktiviert wird. Dies initiiert die frühe Chondrogenese und somit die Expression von S100, Kollagen Typ II, Kollagen Typ IX und Aggrekan, wodurch hMSCs zu Knorpelmatrix produzierenden Chondrozyten differenzieren [99–101]. TGF-β1 kann auch alternativ über den p38/MAPK-Signalweg seine Funktion ausüben. [100].

Knochenwachstumsfaktoren (**BMPs**, Bone morphogenetic proteins), weitere Mitglieder der TGF-β Familie, steigern die Differenzierung bei der chondrogenen und bei der osteogenen Differenzierung. Die Ausbildung der gewebespezifischen Matrix wird durch synergistische Effekte mit TGF-β noch gesteigert [100; 101; 102]. BMPs werden als die potentesten Initiatoren der Osteogenese angesehen [103; 104].

Der **insulinähnliche Wachstumfaktor-1** (**IGF-1**, insulin-like growth factor-1) ist ein Hauptsignalgeber zur Stimulation des Wachstums-für die Skelettentwicklung. Die Wirkung des IGF-1 erfolgt über die Signalkaskade insulinähnlicher Wachstumsfaktor-1-Rezeptor (IGF-1R), MEK1/2, ERK1/2 und MAPK sowie den PI3K-Akt-Signalweg, wodurch die Expression knorpeltypischer Proteoglykane wie z. B. Aggrekan und Matrixproteine wie Kollagen Typ II erhöht werden [94; 105; 106]. IGF-1 fördert die Proliferation von hMSC wie auch die Proliferation und Reifung von Chondrozyten [94], was eventuell durch das Einschlagen unterschiedlicher Signalwege begründet ist [105]. IGF-1 hemmt interessanterweise auch den Abbau der extrazellulären Matrix (ECM) in normalem Knorpel [105; 106; 107; 108]. Zellkulturmedium, das sowohl TGF-β, IGF-1 und Dexamethason (s. unten) enthält, ist besonders gut geeignet zur chondrogenen Differenzierung [108].

Die **Fibroblasten-Wachstumsfaktor-Familie** (FGF, Fibroblast growth factor family) spielt eine wesentliche Rolle bei der Aufrechterhaltung des Stammzellcharakters von MSCs und auch bei der chondrogenen Differenzierung. Bindung von FGF an den FGF-Rezeptor führ zur Aktivierung von Signalwegen wie beispielsweise PI3-Kinase [95; 96; 109], Src [98], Phospholipase C-γ [109], MAPK [110; 111], ERK [112] und p38 [113]. Diese Signaltransduktionswege rersultieren in einer Förderung der Expression chondrogener Matrixmoleküle wie Kollagen Typ II, Glycosaminoglykane (GAG) und Aggrekan [114].

Ascorbinsäure ist als Kofaktor für Prolinhydroxylasen essentiell zur Synthese stabiler Kollagen-Triplehelices und somit ein wichtiger Faktor zum Aufbau der kollagenhaltigen Knorpelmatrix. In der osteogenen Differenzierung ermöglicht Ascorbinsäure die Proliferation von Osteoblasten und steuert zur Aufrechterhaltung des osteogenen Phänotyps bei, vor allem durch eine Erhöhung der Aktivität der alkalischen Phosphatase [115; 116].

Dexamethason (**Dex**) hat einen antikatabolischen Effekt. In Gegenwart von TGF-β erhöht es die Expression von Aggrekan, COMP (cartilage oligomeric matrix protein) und Kollagen Typ II [69] in Chondrozyten. Der Effekt von Dexamethason auf MSCs hängt ab von ihrem Ursprungsgewebe und dem Signaleinfluss der Mikroumgebung (Nische) [117; 118]. Dex erhöht auch phänotypische Marker der Osteoblastendifferenzierung wie die alkalische Phosphatase (ALP), Osteopontin (OPN), Osteocalcin (OC) und BSP (bone sialoprotein) [117; 118].

Osteogene Differenzierungsmedien sind oft supplementiert mit **beta-Glycerophosphat** (β-GP), ein Agens zur Stimulierung der Mineralisierungspase und von Vitamin D3. Es hemmt die Proliferation und stimuliert die osteogene Differenzierung [119; 123]. β-GP scheint die osteogene Differenzierung noch stärker zu unterstützen, wenn es in Kombination mit Ascorbinsäure und Dexamethason im Zellkulturmedium angeboten wird [122; 124].

Thrombozytenreiches Plasma (**PRP**, Platelet-rich plasma) enthält eine Kombination verschiedener Wachstumsfaktoren, die sowohl die osteogene wie auch die chondrogene Differenzierung unterstützen. Hierzu gehören TGF-β1, TGF-β2, PDGF (platelet-derived growth factor), IGFs, der epidermale Wachstumsfaktor (EGF, epidermal growth factor) und geringe Mengen an BMPs. PRP ist förderlich aber nicht entscheidend für die osteogene wie auch die chondrogene Differenzierung von MSCs [123; 125].

Ein weiterer Faktor scheint einen Einfluss auf die chondrogene Differenzierung von MSCs aus zu üben, der sich aus dem physiologischen Status des avaskulären Knorpels ableiten lässt, die **Hypoxie**. Eine sauerstoffreduzierte Umgebung hat einen positiven Impact auf den Phänotyp von differenzierten Chondrozyten via HIF-1 (Hypoxia-Inducible Factor-1) und seine zentrale Rolle in der Kollagenreifung (Kollagen-Hydroxylierung) [126] wie auch durch seinen anti-katabolischen Effekt [127]. Einen Einfluss der Hypoxie auf die Differenzierung von hMSC zu Chondrozyten wird kontrovers diskutiert. 2 % O_2-Spannung reduziert die Zellmigration und verhindert die hypertrophe Ausreifung der aus MSC erhaltenen Chondrozyten, was der Haupteffekt der Hypoxie sein könnte. Über alles kann gesagt werden, dass Hypoxie niemals als einziger Faktor zur Differenzierung von hMSC zu Chondrozyten verwendet wird. Eine hypoxische Umgebung scheint für eine osteogene Differenzierung keine Rolle zu spielen [95].

9.4.3 MSCs – Möglichkeiten für Zelltherapien bei Knochenerkrankungen

Im Gegensatz zum avaskulären Knorpel hat Knochen ein hohes regeneratives Potential. MSC spielen für die Regeneration von Knochen eine zentrale Rolle, da sie in osteogene Vorläuferzellen und anschließend in Osteoblasten und Osteozyten differenzieren können. MSCs ermöglichen somit einerseits durch direkte Differenzierung zu verschieden Knochenzelltypen den Aufbau von Knochenmasse durch intramembrane Ossifikation; sie helfen aber andererseits auch durch ihre parakrine, pro-angiogene und immunmodulatorische Aktivität, die Differenzierung von MSCs aus anderen Quellen zu stimulieren. Chondrozyten, ebenfalls Zellen mesenchymalen Ursprungs, sind die Basis für die Knochenbildung durch endochondrale Ossifikation [95].

Die bekanntesten Quellen für MSC für Knorpel- und Knochenregeneration sind das Knochenmark und Knochenfragemente (trabekulärer Knochen, der kompakte Knochen oder das Periost). Alle diese Gewebequellen enthalten hMSC, die in Chondrozyten oder Osteoblasten und Osteozyten differenzieren können und somit die Basis für neues Knorpel- und Knochengewebe sein können oder die Regeneration dieser Gewebe unterstützen können [130–134].

Als innovative Behandlung sind hMSCs vielversprechende Kandidaten bei Knochenerkrankungen wie die verzögerte Frakturheilung (Non union), Verletzungen der Wachstumsplatte, eine Vielzahl traumatischer Defekte, aber auch bei metabolischen Knochenerkrankungen (Osteogenesis imperfecta, Hypophosphatasia) wie auch bei Wirbelsäulenoperationen und muskuloskeletalem Tissue Engineering [135; 136].

Die **Behandlung der verzögerten** Frakturheilung (Non union) durch hMSC kann auf unterschiedliche Arten erfolgen. Die einfachste Art der Einbringung von hMSC erfolgt durch direkte Injektion in die Non-union-Stelle. Diese Behandlungsmethode wurde bei Tibia Non unions durchgeführt unter Verwendung humaner autologer MSCs aus Knochenmark zur Injektion in atrophische Non unions, was zu einem erhöhten Volumen des mineralisierten Kallus führte [137]. Ein Problem bei der reinen Applikation von Stammzellen könnte sein, dass die Weichgewebe kollabieren und somit den Bereich zwischen den beiden Knochenenden blockieren und somit keine Heilung erfolgen kann. Aus diesem Grund werden hMSC oft zusammen mit **osteokonduktiven Scaffolds implantiert**, eine *In-vivo-Tissue Engineering* Herangehensweise. Oft verwendete Materialien sind hierbei sind Hydroxyapatit, teilweise kominiert mit Kollagen [138] oder PLGA [139]. Mit MSCs beladene Hydroxyapatitzylinder [140; 141] wie auch andere Materialien wie z. B. Keramiken [142–144] zeigten bereits gute präklinische Ergebnisse bei der Behandlung von Non unions. Aus humanen MSC generierte und expandierte Osteoprogenitorzellen, die makroporöse Hydroxyapatitträger eingebracht werden, werden bereits in vielversprechenden klinischen Studien eingesetzt. Es wird eine gute Integration, neue Knochenbildung, das Einsprossen von Blutgefäßen und eine gute Integration der teilweise abgebauten Keramikträger in den Knochen mit guter Wiederherstellung der Gliedmaßenfunktion beobachtet [142; 144–146]. Das kommerziell verfügbare FormaGraft® Scaffold, ein Kombinationsprodukt aus Hyaluronsäure und Kollagen (NuVasive Inc, San Diego, CA), hat gute Erfolge bei umfangreichen klinischen Studien im Bereich von Halswirbelverletzungen gezeigt [147].

Transplantationen von hMSCs sind auch **als Behandlung von metabolischen Erkrankungen des Knochens** bereits in der klinischen Praxis. Kinder mit Osteogenesis imperfecta (OI), eine Erkrankung, die auf Grund einer Genveränderung zu defektem Kollagen Typ I führt, wurden mit allogenen MSC aus dem Knochenmark behandelt. Diese Behandlung resultierte in einer Verbesserung der Knochenbildung, des Mineralgehaltes im Knochen und einer Wiederherstellung des Längenwachstums. Sogar eine intrauterine Transplantation von allogenen MSCs war in der Lage, ähnliche Verbesserungen in einem Fötus in der 32. Schwangerschaftswoche zu erzeugen, der eine OI-Diagnose hatte. Die Studien legen nahe, dass die transplantierten Zellen erfolgreich angewachsen und zu Knochenzellen differenziert sind, am Knochenstoffwechsel teilnehmen und eine konstante Quelle für Osteoblasten Vorläuferzellen [137; 146–149]. In ähnlichen Verfahren subkutan, intraperitoneal und/oder intravenös injizierte Knochenmark-MSCs, in Kombination mit zerkleinerten Knochenfragmenten, zeigten ein Homing in das Knochenstroma, differenzierten zu Osteoblasten und generierten klinische und radiographische Knochenverbesserung in Kindern, die an Hypophosphatasia litten [150–152]. Dies ist eine seltene Erbkrankheit des Knochenstoffwechsels, in der die verringerte Aktivität einer nicht-spezifischen alkalischen Phoshatase u. a. einer Anreicherung von anorganischem Pyrophosphat führt.

Als summarischer Überblick soll hervorgehoben werden, dass aktuell bereits positive Ergebnis von MSC-basierten Therapien von Knochenerkrankungen gezeigt wurden. Dies war in zwei klinischen Studien bei verzögerter Frakturheilung (Non union) [142; 144], in Verlaufe von vier klinischen Studien zur Behandlung von Osteogenesis imperfecta [137; 148–150] und in drei klinischen Studien zur Behandlung von Hypophosphatasia [151–153]. Die Zulassungen für die genannten therapeutischen Bereitstellungen von MSCs für die Regeneration von Knochenerkrankungen müssen noch abgewartet werden. Nur die „nicht bearbeiteten" MSC Präparationen sind auf dem Markt verfügbar. Die Anwendung von hMSCs in der klinischen Praxis von Knochenerkrankungen benötigt noch weitere Entwicklungen und die sorgfältige Durchführung klinischer Studien mit korrekter Auswertung.

Es wird erwartet, dass die MSC-basierten Knorpel- und Knochentherapien weiter erfolgreich sein werden, basierend auf ihren sich dynamisch entwickelnden präklinischen und klinischen Hintergrund und einem enorm hohen medizinischen Bedarf. Aber auch sie müssen den langen arbeits- und kostenintensiven Weg einer zellbasierten Therapieentwicklung gehen, um schließlich die Marktzulassung zu erreichen. Hierbei müssen viele Hürden genommen werden, beispielsweise eine erfolgreiche Expansion von MSCs *in vitro*, das Problem von Zoonosen durch die Verwendung von tierischen Zellen (z. B. als Feeder-Zellen) oder tierischen Produkten (z. B. fötales Kälberserum), oder Fragestellungen der Art der Applikation und der Dosierung [137]. Einer der Hauptvorteile der klinischen Applikation MSC-basierter Therapien ist die Verfügbarkeit nicht invasiv zugänglicher Quellen für MSCs.

9.5 Biomaterialien – Strukturgeber und physiologischer Impulsgeber

Wie bereits an einigen Stellen in diesem Kapitel erwähnt, sind sogenannte Scaffolds, biokompatible Gerüstsubstanzen oder auch Matrices, in vielen Fällen wichtige Unterstützer bei Zelltherapien in der Regenerativen Medizin. **Biokompatible Matrices** wie beispielsweise Hydrogele, Kollagene oder Mischmaterialien, können in besonderen Formen und Strukturen hergestellt werden, die beispielsweise der Umgebungsarchitektur von Zellen in einem bestimmten Gewebe entspricht [155]. Darüber hinaus können sie eine bestimmte Kraft auf Zellen ausüben und bioaktive Moleküle freisetzen, die zuvor in diesen Materialien eingebettet wurden. Hierdurch können sie die Signale der extrazellulären Umgebung (extrazelluläre Matrix, Signalstoffe wie Wachstumsfaktoren oder Zytokine) imitieren und übernehmen somit eine biomimetische Funktion. Diese biokompatiblen und bioabbaubaren Materialien, die dazu fähig sind ein gewebetypisches „environment“ zu imitieren, können beispielsweise die Differenzierung von MSC zu Chondrozyten und osteogenen Zellen unterstützen und somit die Synthese und Sekretion von Knorpel- bzw. Knochenmatrixmaterialien fördern. Biomaterialien werden im Allgemeinen als Träger für die zu transplantierenden Zellen, MSCs oder auch differenzierte Zellen, eingesetzt. Sie bilden dabei eine essentielle temporäre biomimetische Nische zur Unterstützung der Differenzierung von MSCs oder zur Unterstützung der physiologischen Funktion differenzierter Zellen. Eine weitere Funktion der Biomaterialien wird bei der Applikation von Zelltherapeutika deutlich. Sie dienen als „Überträger“ der Zellen bei der Implantation, einem wichtigen Prozess bei zellbasierten Therapien. Teilweise sind sie sogar essentiell zur Implantation des zellbasierten Produktes. Weiter können sie post-operativ die Integration der Zell-Scaffold-Implantate wie auch die Rehabilitation unterstützen.

Natürliche Materialien für Matrices wie z. B. Kollagen, Gelatine, Fibrin, Agarose, Alginate, Chitosan, Hydroxyapatit und Hyaluronsäure sind normalerweise xenogenen Ursprungs. Diese Materialien werden aus den natürlichen Quellen isoliert, gereinigt, prozessiert und zu Scaffolds mit definierten Eigenschaften verarbeitet. Die natürlichen Scaffoldmaterialien werden zu Hydrogele oder porösen Matrices verarbeitet. Sie haben meist eine gute Biokompatibität und Bioabbaubarkeit, aber zeigen oft nicht die erforderlichen mechanischen Eigenschaften. Hydrogelscaffolds sind gelatinöse, wasserspeichernde hydrophile Polymere. Die Steifigkeit eines Hydrogels hängt von der Auswahl des Polymers und der chemischen Modifikation ab, wie beispielweise die Vernetzung der Gelbestandteile [156–158]. Materialien, die am meisten für Hydrogele eingesetzt werden sind Kollagen [157], Fibrin [159], Gelatine (denaturiertes bzw. hydrolysiertes Kollagen [157]), PEG (polyethylene glycol) [158], inklusive seiner biomimetischen Variante „starPEG“ [160; 161], Hyaluronsäure [162] und Alginate [163]. Das Fehlen von mechanischer Stabilität und oft nur kurzer Haltbarkeit der Hydrogele kann durch eine Mischung der Naturkomponente mit einem weiteren geeigneten Material (Kompositmaterialien) kompensiert werden.

Synthetische Biomaterialen werden aus rein chemischen Grundsubstanzen gewonnen. Verwendung in *Ex-vivo-Tissue Engineering*-Prozessen (z. B. in der bereits erwähnten *In-vitro*-Chondrogenese) finden meist Kompositmaterialien aus Polymeren wie beispielweise Polyethylenglycol (PEG), Polyethylenglycol-diacrylate (PEG-DA), Polycaprolacton (PCL), Polylactidsäure (PLA) oder Polyglykolsäure (PGA). Trotz mancher Nachteile der einzelnen Materialien wie zu starke oder begrenzte Bioabbaubarkeit und der Oberflächenchemie, die oft keine Ähnlichkeit zu natürlichen ECM-Komponenten hat, zeigen diese Materialien eine unglaubliche Vielseitigkeit im Herstellungsprozess. Interkonnektive makroporöse Scaffolds bestehen meist aus bioabbaubaren, mehr oder weniger hydrophoben Polyestern, meist Polyglykolide (PGA), Polylaktide (PLA) oder deren Copolymer PLGA (Polylaktid-co-Glycolid) [164], Polycaprolacton (PCL) [165] oder Chitosan, ein natürliches Polysaccharid, das aus dem Chitinpanzer von Crustaceen gewonnen wird [166; 167].

Biomaterialien natürlichen Ursprungs zeigen aktuell die besten Ergebnisse beim Transfer in die klinische Anwendung. Im Bereich Knorpel- und Knochen-Tissue Engineering wurden Zell-Scaffold-Produkte mit Matrices aus Hydroxyapatit, Alginat, Fibrin, Chitosan und Kollagen Typ I entwickelt. Viele dieser Materialien und Komposite haben eine klinische Zulassung, da sie vor ihrer Entdeckung fürs Tissue Engineering und verschiedener zelltherapeutischer Ansätze in der Regenerativen Medizin bereits im chirurgischen Bereich verwendet wurden, z. B. als Nahtmaterial. Andere Scaffolds, die genannt worden sind, befinden sich noch in der „proof-of-concept"-Phase und/oder in präklinischen Studien.

9.6 Regenerative Zelltherapien für die Haut

Die menschliche Haut ist ein extrem dynamisches Organsystem, das aus drei integrierten Schichten (Epidermis, Dermis, Hypodermis), den Hautanhangsgebilden (Haare, Talg- und Schweißdrüsen), hypodermalem Fettgewebe sowie Blutkapillaren, Lymphgefäßen und Nerven aufgebaut ist. Haut weist die höchste Erneuerungsrate aller Organsysteme auf und verfügt über ein sehr hohes regeneratives Potential [168; 169].

Beim Menschen ist die Fähigkeit, komplexe Strukturen vollkommen zu regenerieren, ein „Privileg" des Fötus; der adulte Organismus verfügt im Unterschied dazu lediglich über eine begrenzte Regenerationsfähigkeit [170]. Doch auch wenn komplexe humane Gewebe nur selten wiederhergestellt werden können, so ist dies doch in Einzelfällen gelungen – wie es das Beispiel der Regeneration der distalen Fingerspitze bei Kindern und Erwachsenen zeigt [171]. Zumeist ist die Regeneration jedoch auf die Erneuerung von Geweben, die wie Epidermis und intestinale Mucosa überwiegend aus einen Zelltyp bestehen, begrenzt. Doch selbst in den engen Grenzen, in denen derzeit eine therapeutische Regeneration möglich ist, bietet das Organ Haut mit seiner prinzipiell hohen Regenerationsfähigkeit vielversprechende Ansätze für klinische Entwicklungen.

Die komplette Regeneration der Haut ohne Narbenbildung kann sich lediglich im ersten pränatalen Trimester vollziehen. Nach der Ausbildung des adulten Hautphänotyps kann die originäre Architektur des Gewebes nur in einem begrenzten Maß regeneriert werden [172; 173].

Nach der pränatalen Modulation und dem intensiven postnatalen Wachstum erhält die Epidermis den homöostatischen Status – im Falle von Hautschädigungen muss die Wachstumsrate erhöht werden, um Bereiche mit Gewebeschäden wieder zu besiedeln. Der regenerative Prozess ist eine Reaktion auf den Umgebungsstress, der meist durch eine Wunde verursacht wird [174]. Die Wiederherstellung der Homöostase ist üblicherweise ein zweigliedriger Prozess. Im ersten Schritt erfolgt die Narbenbildung, die physische und physiologische Kontinuität wird erneuert. Im zweiten Schritt wird die Regeneration als solche realisiert, das geschädigte Gewebe wird durch die Nachahmung von Prozessen der Organbildung neu geschaffen, das sogenannt „Remodelling" [175].

Die erhebliche Regenerationsfähigkeit der Haut sicherte dem funktionell vielseitigsten Organ im Jahr 1987 den ersten Platz auf der Allan-Zeman-Liste für jene Gewebe, denen die größten Chancen auf einen baldigen Einsatz als Zelltherapeutikum eingeräumt wurden – gleichauf mit Knochen, Blutgefäßen, Kornea, Knorpel und Blut [176]. Bis heute nimmt das Organ Haut diese herausragende Position in der regenerativen Medizin resp. Forschung ein. Die erste Tissue-Engineering-Therapie, die nach den Regularien der FDA (Food and Drug Administration, U.S.A.) 1997 genehmigt wurde, basierte auf dermalem Ersatzgewebe – bestehend aus einem mit Schweinekollagen beschichteten Nylonnetz, das mit allogenen Fibroblasten besiedelt und auf einer Silikonmembran befestigt wird. Das neuartige Medizinprodukt wurde unter dem Namen Dermagraft-TC von der Advanced Tissue Sciences (ATS) Inc. entwickelt und auf den Markt gebracht; heute trägt es den Markennamen TransCyte und wird von den Firmen Smith & Nephew plc. [177], Advanced Biohealing Inc. [178] und Shire Regenerative Medicine Inc. [179] vertrieben.

Seit diesem ersten Durchbruch sind regenerative Therapien der Haut sowohl komplexer als auch effizienter geworden; aktuell basieren sie vor allem auf dem Ersatz der Epidermis, der Dermis oder beider Schichten gleichermaßen.

9.6.1 Stammzell-Nischen der Haut mit therapeutischem Potenzial

Von allen adulten Stammzellen kommt denen der Haut das höchste Regenerationspotenzial zu. Kontinuierlich treiben die Stammzellen, die in der Haut in drei Nischen auftreten, die Erneuerung der Haut voran – sowohl die physiologische Regeneration der epidermalen und dermalen Gewebe als auch die Regeneration infolge einer Gewebeschädigung. Dem Grunde nach können diese drei Stammzellnischen als interadnexiell (Stammzellen der epidermalen Grundschicht) und als adnexiell (Stammzellen der äußeren Haarwurzelscheide, Outer Root Sheath, ORS und der Talg- und Schweißdrüsen) betrachtet werden.

Dabei sind die epidermalen interadnexiellen Stammzellen – sie liegen verstreut in der Basalschicht – die einzige Stammzellquelle, die gleichmäßig Stammzellen an die oberen Hauzellschichten abgibt [180–182]. Diese Zellen bauen die epidermalen Zellschichten mittels symmetrischer und asymmetrischer Teilung auf. Ein signifikanter Anteil der Keratinozyten der Epidermis stammt aus den interadnexiellen Stammzellen der basalen epidermalen Schichten.

Adnexielle Stammzellquellen enthalten einen Pool von Haarfollikel-Stammzellen (HFSC) und deren entwicklungsphysiologische Nachkommenschaft, die als multi- bis-pluripotent, als klonogen und langsam proliferierend charakterisiert werden [183–186]. HFSC exprimieren Zelloberflächenproteine wie CD34, Lrig1, Lgr5, Plet1 und in der äußeren Haarwurzelscheide selbst Lgr6 [187–191].

Von allen adulten Stammzellen wird denen der Haut das höchste Regenerationspotenzial zugeschrieben. Parallel hierzu wird die höchste Potenz unter allen Stammzelltypen im Haarfolikel den Neuralleistenstammzellen ähnlichen Stammzellen (NCSC-like, neural crest stem cell-like) zugeschrieben. Auf Grund ihrer Pluripotenz können sie verschiedene Zelltypen aus allen drei Keimblättern ausbilden [Übersicht in 192]. Die aus den Neuralleisten-Stammzellen (Neural Crest Stem Cells, NCSC) abgeleiteten Derivate exprimieren charakteristischerweise Nestin.

Dieser Subtyp der NCSC-ähnlichen Stammzellen, der seinen ontogenetischen Ursprung in der Neuralleiste hat, ist in seinem Vorkommen jedoch strikt auf die Haarfollikel begrenzt. Mit Blick auf das Entwicklungspotenzial stellt dieser eine weitaus vielversprechendere Quelle für pluripotente Stammzellen dar als die Stammzellen, die in Talgdrüsen und Schweißdrüsen auftreten. Offensichtlich ist dieser Subtyp nur in der follikulären Nische der äußeren Haarwurzelscheide, und dabei besonders reichlich in der Ausbuchtung im Bereich des Isthmus (Bulge), zu finden (Abb. 9.3). Das Hauptkriterium für die Charakterisierung dieser Zellen ist die Expression des Lgr6-Rezeptors, der in den Haarfollikel-Stammzellen (*Hair Follicle Stem Cells*, HFSC) der Talgdrüse und Schweißdrüse nicht exprimiert wird [193].

Typischerweise enthält die ORS diese Lgr6+-Zellen ebenso wie deren entwicklungsphysiologische Nachkommenschaft, was wiederum mesenchymale Stammzellen, epidermale Stammzellen, neuronale Stammzellen und die hierdurch entstandenen Vorläuferzellen – vorwiegend von Keratinozyten und Melanozyten – sowie amelanotische Melanozyten und frühe Keratinozyten einschließt.

Die primäre biologische Funktion des ORS-Zellpools ist die Regeneration der Epidermis. Nachdem Vorläuferzellen, frühe Melanozyten und Keratinozyten die Signale zur Ingangsetzung regenerativer Prozesse aufgenommen haben, migrieren sie aus der ORS in die Richtung Regenerationsbereich. Oftmals vollzieht sich die regenerative Aktivität in Verbindung mit den restlichen regenerativen Zentren der

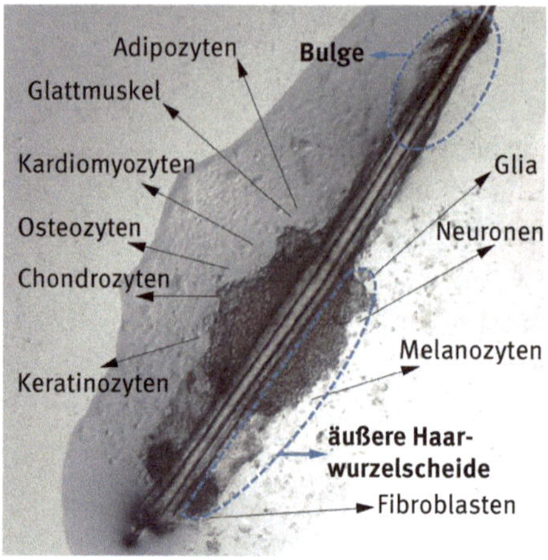

Abb. 9.3: Entwicklungspotenzial des Haarfollikels mit der ausgewachsenen äußeren Haarwurzelscheide (ORS). Das mittlere Teil der ORS bietet in dem Fall einer nichtinvasiven Sammlung durch Zupfen der Haaren Großteil des Zellmaterials. Die Wölbung (Bulge), die anatomisch mit dem pilorischen Muskel verbunden ist, verbleibt in der Haut.

Haut (Talgdrüsen, Schweißdrüsen, Stammzellen der Basalschicht). Die Regeneration beginnt mit den transient amplifizierenden Vorläuferzellen.

Induktionssignale für die Aktivierung der Hautstammzellen kommen in der Regel aus der umgebenden mesenchymalen Dermis [194]. Insbesondere sind die Zellen der Dermalpapillen für die Aktivierung, Vermehrung und Differenzierung der HFSC verantwortlich. Ihre Präsenz sichert die Rekonstitution aller Haut-Zelltypen. Diese Eigenschaft ist insbesondere für die Vermeidung der Bildung von unerwünschtem Narbengewebe wichtig, da andernfalls mehrfache Hautrekonstruktionen erforderlich werden können [184].

9.6.2 Mesenchymale Stammzellen in der Hautregeneration

Mesenchymale Stammzellen (MSC) können in der Hautregeneration tätig sein, insbesondere bei Schädigungen oder Traumata, die mit entzündlichen Prozessen einhergehen. Der überwiegende Teil der in diesem Kontext relevanten Daten basieren auf Studien, in denen MSC aus Zahnfleisch, Knochenmark oder Fettgewebe verwendet wurden. Allerdings können MSC nur in einem bescheidenen Umfang zum Zellersatz beitragen, indem sie zu Zelltypen der Haut differenzieren.

MSC wirken überwiegend immunmodulatorisch, trophisch und parakrin. In diversen Tiermodellen konnte gezeigt werden, dass MSC die Neutrophilen-Infiltration und die Produktion proinflammatorische Zytokine reduziert sowie die Angiogenese auslöst. Dabei wird ihre Aktivität primär durch die Zytokine IL-6 und GM-SCF gesteuert [195–197].

Diese sekretierten Faktoren regulieren die Reaktion der Makrophagen, Keratinozyten, dermalen Fibroblasten und endothelialen Zellen auf eine Verletzung – im Endeffekt führt dies zu einem beschleunigten Wundverschluss.

In weiteren Tiermodellen zur Therapie von Verbrennungen und chronischen Wunden konnte zudem gezeigt werden, dass MSC auch das Expandieren von Gewebe in Vorbereitung auf eine Hauttransplantation befördern. Die Hauptwirkung geht in diesem Fall von sekretorischen Effekten, vor allem vermittelt durch den epidermalen Wachstumsfaktor (EGF), aus. Nicht zuletzt verhindern mesenchymale Stammzellen eine posttransplantative Verdünnung der Haut [197].

Letztlich führen alle bislang untersuchten MSC-vermittelten Regenerationsprozesse zu zwei wesentlichen Effekten: Zum einen beschleunigen sie die Wundheilung und zum anderen mindern sie die Narbenbildung [198; 199].

Neben der Zellerneuerung von geschädigtem oder gestörtem Gewebe können mesenchymale Stammzellen auch zur Hautverjüngung eingesetzt werden. Diese Möglichkeit beruht darauf, dass die Zytokine und Wachstumsfaktoren, die die Fibroblasten zur Kollagensynthese stimulieren, zum Sekretom der Fettgewebe-MSC (ADSC) gehören. Werden ADSC injiziert, so ist im Mausmodell und im humanen Einsatz eine Verdickung der Dermis und damit einhergehend eine Reduzierung der Tiefe der Hautfalten zu verzeichnen [198; 200–202].

Zusammenfassend kann festgestellt werden: Nach Traumata, Verbrennungen und chirurgischen Eingriffen stellen mesenchymale Stammzellen im Zusammenspiel mit herkömmlichen Therapien offensichtlich ein wesentliches Reservoir für die Zellerneuerung resp. Geweberegeneration dar. Trotzdem steht die regenerative Medizin noch vor eine Vielzahl ungeklärter Fragen, beispielsweise bleibt das Homing von MSC am Ort der Schädigung zu untersuchen, aber auch Funktion, Wirkungsmechanismen und Therapieoptimierungen stehen aktuell im Fokus der Forschung [195; 203].

9.6.3 Therapeutische Strategien für die Hautregeneration

Die Schädigungen, die mittels Zelltherapie am häufigsten und erfolgversprechendsten behandelt werden können, sind chronische Wunden, Verbrennungen dritten Grades, Ulcus Cruris, Pigmentstörungen (zum Beispiel Vitiligo). Ebenso wird die zellbasierte Hautverjüngung häufig vorgenommen, auch ohne medizinische Indikation [198].

Die häufigste Strategie, die derzeit in der zellbasierten Therapie der Haut eingesetzt wird, ist der Ersatz der beschädigten Zellen oder des beschädigten Gewebes. Zu diesem Zweck werden Stammzellen oder differenzierte Zellen auf die betroffenen Areale transplantiert.

Das wohl markanteste Beispiel für Behandlungen auf der Basis von Zellersatz oder Gewebeersatz deckt zugleich die häufigste umweltbedingte Herausforderung für die Haut ab: die Wundheilung. In Abhängigkeit von der Tiefe der Hautverletzung und der Struktur des künstlich hergestellten Gewebes, erfolgt die Transplantation von den epidermalen hin zu den dermalen Schichten (split-thickness) oder hin zu tiefer betroffenen Bereichen einschließlich der Dermis und Hypodermis (full-thickness). Dementsprechend wird der Hautgewebsersatz – die Zellen, die für die Applikation auf der Haut präpariert werden – spezifisch für epidermale, dermale oder dermal-epidermale Areale hergestellt. Somit sind Ersatzgewebe, die heutzutage zum Einsatz kommen, bereits unterschiedlich strukturiert – je nachdem, welche Zellen verwendet und welche biokompatiblen Materialien für die Substitution genutzt werden.

Tiefergehende Verletzungen, die Knochen, Sehnen, Knorpel oder Muskelgewebe betreffen, benötigen hingegen Komposittransplantate.

Erstmals wurde ein epidermaler Autograft im Jahr 1983 bei einem Notfall eingesetzt: Zwei junge Brüdern hatten auf mehr als 90 Prozent der Körperoberfläche akute Verbrennungen dritten Grades erlitten, so dass Lebensgefahr bestand. In dieser Situation wurde ein kultivierter epidermaler Autograft hergestellt, der Keratinozyten und epidermale Stammzellen enthielt, um die betroffenen Areale abzudecken. Die Behandlung war erfolgreich – und mit diesem positiven Resultat öffnete sich die Tür für hautzellbasierte Behandlungsformen weit auf [6; 204].

Seither wurden der US-amerikanischen Food and Drug Administration (FDA) insgesamt 31 Produkte für den Ersatz humanen Hautgewebes zur Zulassung vorgelegt, davon sieben auf der Basis von Zellen bzw. Geweben. Allerdings erhielten bis heute lediglich folgende drei Produkte die Biological License Application (BLA) und damit die vollständige Genehmigung seitens der FDA: Dermagraft-TC, Apligraf/Graftskin und LaViv. Für Epicel, ein weiteres zellbasiertes Hauttherapieprodukt, wurde eine „Humanitarian Device Exemption“ bewilligt, eine Ausnahmegenehmigung für Medizinprodukte, die Erkrankungen behandeln, die weniger als 4.000 Individuen pro Jahr in den USA betreffen. Zahlreiche weitere Produkte befinden sich derzeit im Genehmigungsverfahren, wobei ihnen bereits vorab eine Vermarktungserlaubnis (Pre-Market-Approval, PMA) erteilt wurde. Die Europäische Medizinische Agentur (Europaean Medicinal Agency, EMA) hat hingegen bislang keine zellbasierten Produkte für Hauttherapien genehmigt.

So ist zu konstatieren, dass die Bandbreite neuartiger Hautprodukte stetig zunimmt, aber die anfängliche Erwartung einer zügigen Entwicklung und Zulassung einer Vielzahl unterschiedlicher Therapeutika, hat sich nicht erfüllt. Gegenwärtig sind 55 klinische Prüfungen für hauttherapeutische Produkte abgeschlossen, 27 klinische Prüfungen laufen. Im Rahmen der abgeschlossenen Studien wurde in 33 Fällen ein zellbasiertes Produkt getestet; ebenso wurden 18 therapieunterstützende Hilfsmittel getestet. In elf randomisierten Prüfungen wurden vier Mal zellbasierte Hauttherapieprodukte eingesetzt, entweder Apligraf [205] oder Dermagraft [206]. Als primäres Ergebnis aller beendeten Prüfungen lässt sich feststellen, dass die Wundheilung und -schließung vollzogen werden konnte; trotzdem ist ein gleichbleibend hohes Bias-Risiko zu verzeichnen. Das gilt es, in der weiteren Produktentwicklung und -prüfung von Hauttherapeutika zu berücksichtigen [207–214].

Aufgrund der Vielfalt und Komplexität der zellbasierten Hauttherapeutika wird im Folgenden auf ausgewählte, markante Beispiele detaillierter eingegangen.

Epidermale Äquivalente können für die Abdeckung oberflächlicher (split-thickness) Wundareale sowie für ästhetische Interventionen verwendet werden. Im günstigsten Falle werden epidermale Äquivalente autologen Ursprungs eingesetzt.

Wenn auch nicht gänzlich unumstritten, so gilt das Produkt Epicel® derzeit als das bekannteste Beispiel eines autologen epidermalen Äquivalents. Epicel®, vertrieben durch das US-amerikanische Biotech-Unternehmen Genzyme Biosurgery, ist eine Kombination von autologen und xenogenen Bestandteilen. Es besteht aus autologen epidermalen Keratinozyten, die mit bestrahlten Fibroblasten der Maus ko-kultiviert werden und in die integralen Zellschichten einwachsen; die Anwendung wird mittels eines Petrolatum-Verbandmulls appliziert. Epicel® wird in den USA für die Abdeckung von tiefgehenden (full-thickness) Wunden eingesetzt [215]; dabei kann das Produkt auf mehr als 30 Prozent der Köperfläche verwendet werden. Eine noch höhere Effizienz zeigt Epicel®, wenn es mit Spalthaut-Autograften kombiniert wird – dann können Wundflächen abgedeckt werden, die mehr als 60 Prozent der Körperfläche umfassen [216]. Aufgrund der Nutzung xenogener Mauszellen wurde Epicel® anfänglich mit einer Ausnahmeregelung für „humanitarian devices" (s. oben) genehmigt. Somit geht die Verwendung des Produktes mit weiteren regulatorischen Einschränkungen bei einer späteren Blut- oder Organspende durch die Patienten einher.

Ein ähnliches, fibrinbasiertes Produkt, BioSeed®-S der Freiburger Firma BioTissue Technologies GmbH, wurde für die Behandlung des chronischen Ulcus am Bein verwendet [217; 218].

Epidermale Äquivalente können darüber hinaus mit biokompatiblen Trägern kombiniert werden, oft wird hierfür Hyaluronsäure genutzt. Ein Beispiel für diesen therapeutischen Ansatz ist die Entwicklung von Laserskin® durch das italienische Unternehmen Fidia Advanced Biopolymers; später wurde das Produkt von Anika Therapeutics Inc., einem US-Unternehmen, übernommen. Laserskin® stellt eine dünne, transparente, perforierte Membran dar, auf der Keratinozyten aufgebracht werden, die wiederum in der Lage sind, durch die Perforationen der Membran in das Wundareal zu migrieren. Desweiteren ist eine Kombination von Laserskin® mit einem dermalen Ersatz möglich [219].

Ein weiteres Keratinozyten-basiertes Produkt, das als MySkin® von der britischen Firma CellTran Ltd. vertrieben wird, dient der Behandlung von Verbrennungen, Ulcus und chronischen Wunden. Es besteht aus autologen Keratinozyten, die auf einem Polymer mit Acrylsäure-Beschichtung wachsen [220]. Die Übertragung auf den Patienten erfolgt, bevor Konfluenz eintritt und stabile Zellschichten entstehen. Neben der Fähigkeit, Wundareale abzudecken, verbessert MySkin® auch die klinische Effizienz in der Anwendung des dermalen Ersatzes [221; 222]. Der jüngste Erfolg, den diese Forschergruppe erreicht hat, ist die Abgabe von mesenchymalen Stammzellen in das Wundareal, um schwierige Hautschädigungen zu reparieren [223].

Ein interessantes autologes epidermales Äquivalent, das aus Keratinozyten derivierte aus der äußeren Haarwurzelscheide des Haarfollikels (ORS) hergestellt wird, ist Epidex® des Unternehmens Euroderm Biotech & Aesthetics. Dieses Produkt wurde geraume Zeit in der Schweiz vertrieben, hat aber aus geschäftlichen Gründen den EU-Markt nicht erreicht.

Auf jeden Fall stellen ORS-derivierte Zellen eine sehr attraktive Quelle für die Gewinnung des Materials dar, das für Herstellung von Hautäquivalenten benötigt wird. Autologe ORS-Zellen weisen im Vergleich zu Zellen aus der interadnexiellen Epidermis mehrere Vorteile auf. So ist das Material auf eine nichtinvasive Weise zu gewinnen – das Auszupfen von Haaren und damit der Follikel ist eine Prozedur, die weder Schmerzen noch Blutungen oder Narben verursacht. Ebenso ist die Menge der zu sammelnden Haare minimal. Dabei behalten die aus dem ORS gewonnenen Keratinozyten ihr Proliferationspotential unabhängig vom Alter der Patienten [224]. Damit stellen sie im Vergleich mit anderen Stammzellnischen, die vom Alter beeinflusst werden, eine vergleichsweise privilegierte Stammzellquelle dar.

Momentan machen ORS-Stammzellen-basierte Therapien rapide Fortschritte, insbesondere für die Wundheilung und die Behandlung von Pigmentstörungen [192; 225–227].

Die Nachteile, die beim Einsatz epidermaler Äquivalente auftreten, variieren je nach Art der Störung, Akzeptanz des Transplantats, Wundpräparation der Wunde und sind nicht zuletzt abhängig von der Kompetenz des klinischen Personals.

Dermale Äquivalente werden zur temporären Abdeckung von chirurgisch rezesierten Oberflächen-Wunden (split-thickness) und tiefergehenden (full-thickness) Wunden verwendet. Dermaläquivalente können künstlich aus allogenen neonatalen Vorhaut-Fibroblasten hergestellt werden, die stärker auf Mitogene ansprechen als adulte Fibroblasten [228]. Zum zweiten können sie aus autologen dermalen Fibroblasten hergestellt werden, die optional mit einer Hyaluronsäure-basierten biokompatiblen Matrix kombiniert werden. Das Produkt, das aus diesem zweiten Ansatz hervorgegangen ist, trägt den Namen Hyalograft 3D™ und gehört ebenfalls zum Portfolio von Fidia Advanced Biopolymers.

Ein weiteres dermales Äquivalent ist das Produkt Dermagraft® der Advanced BioHealing Inc, (USA), eine netzartige, synthetische Polyglykolsäure/Polylactidsäure-Matrix (Polyglactin 910) kombiniert mit neonatalen Fibroblasten.

Ein ähnliches Produkt, das bereits erwähnte TransCyte® des britischen Unternehmens Smith & Nephew, das zuvor unter dem Namen Dermagraft-TC von der Advanced Tissue Sciences Inc. vermarktet wurde, enthält neonatale Fibroblasten, die an einem Schweinkollagen-beschichteten Nylonnetz wachsen. Sie wurden mittels einer Silikonmembran fixiert.

Dermo-epidermale Äquivalente, die als permanenter Hautersatz nach schweren Verbrennungen dienen, werden aus epidermalen und dermalen Zellen hergestellt. Häufig müssen die zahlreichen Schichten dieses Ersatzgewebes durch biokompatible Materialien unterstützt werden.

Tab. 9.2: Übersicht der aktuellen zellbasierten Produkte für Hauttherapien.

Product	Firma	Beschreibung	Applikation	Phase	Status der klinischen Prüfung
GINTUIT (Apligraf® Oral)	Organogenesis Inc.	Allogenes Zellularisiertes Scaffold Produkt, Allogene kultivierte Keratinozyten und Fibroblasten auf dem Rindkollagen (dermo-epidermal)	mucogingivale Störungen	Genehmigt FDA	Phase I/II
LaViv	Fibrocell Technologies, Inc.	Autologe Fibroblasten für ästhetische Verbesserung der Falten (dermal)	nasolabiale Falten	Genehmigt FDA	Phase III
Epicel®	Genzyme Biosurgery	Co-Kultivierung mit Mausfibroblasten und autologen humanen Keratinozyten (epidermal)	full-thickness Verbrenungen	Genehmigt FDA	Kein
DERMAGRAFT®	Advanced Tissue Sciences	Humane Fibroblasten auf einem biokompatiblen Scaffold (dermal)	Wunden, Ulcera	Prüfung vor Markteinführung (Pre-Market Approval)	Phase III
Transcyte	Smith & Nephew	Humane fetale Fibroblasten kultiviert auf einem Nylon-Mesh (dermal)	Verbrennungen 2. Grades	Prüfung vor Markteinführung (Pre-Market Approval)	Studie der Sicherheit/ Effizienz
Apligraf (Grafskin)	Organogenesis Inc.	Zweischichtiger Hautersatz mit humanen Vorhaut-derivierten Fibroblasten und Keratinozyten auf Rindkollagen Typ I Matrix (dermo-epidermal)	chronische Wunden	Prüfung vor Markteinführung (Pre-Market Approval)	Phase IV
OrCel™	Ortec International, Inc.	Zweischtige Matrix mit kryopräservierten humanen allogenen epidermalen Keratinozyten und dermalen Fibroblasten im Rindkollagen Typ I Schwamm (dermo-epidermal)	Ulcera, chirurgische Auschnitte	Prüfung vor Markteinführung (Pre-Market Approval)	Studie der Sicherheit/ Effizienz

Tab. 9.2: fortgesetzt.

Product	Firma	Beschreibung	Applikation	Phase	Status der klinischen Prüfung
Integra™ Bilayer Wound Matrix	Integra LifeSciences Corporation	Zweischichtige Wundmatrix aus querverbundenem Rindkollagen, Glykoseaminoglykan und Silikon	Wunden, Ulcera	Prüfung vor Markteinführung (Pre-Market Approval)	Phase IV
Integra Flowable Wound Matrix	Integra LifeSciences Corporation	Injektable Matrix aus querverbundenem Rindkollagen, Glykoseaminoglykan und Silikon	tiefe Wunden 3. Grades	Device Genehmigung 510(k) FDA	Phase IV
Hyalomatrix® (Laserskin®)	Anika Therapeutics, Inc.	Zweischichtige Auflage aus HYAFF 11, Hyaluronsäure und Silikonmembran	split-thickness und full-thickness Wunden	Device Genehmigung 510(k) FDA	Studie der Effizienz
PermaDerm®	Regenicin	Autologe Keratinozyten and Fibroblasten auf Kollagenscaffold (dermo-epidermal)		Orphan Drug Designations and Approvals FDA	Präklinisch
Myskin	Celltran Ltd, UK	Autologe Keratinozyten auf einem Silikon-Dressing (epidermal)	Verbrenungen, chronische Wunden	Genehmigt in Großbritanien MHRA	Phase III
BioSeed®-S	BioTissue AG	Autologe Keratinozyten im Fibrin (epidermal)	Ulcera	Markt, nicht genehmigt	Phase III in Germany
Epidex	EuroDerm Biotech & Aesthetics	Epidermales Äquivalent, Keratinozyten aus der äußeren Haarwurzelscheide auf der Silikonmembran (epidermal)	Ulcera	Genehmigt in Schweiz OFAS	Sicherheit/ Effizienzstudie, Schweiz

Ein erfolgreiches Beispiel für die Entwicklung eines kombinierten dermo-epidermalen Äquivalents besteht aus einem Scaffold aus Typ I-Rinderkollagen in das humane Fibroblasten eingebettet sind und von humanen epidermalen Keratinozyten bedeckt werden. Es gibt mehrere Produkte, die auf dieser Basis entwickelt wurden, darunter PermaDerm® (Cambrex Bioscience Walkersville Inc, USA; zuvor Cincinnati Skin Substitute) und OrCel® (Forticell Bioscience; zuvor Ortec International, Inc., USA). Permaderm® verfügt über den Arzneimittel-Status. Apligraf® (früher Graftskin®, Organogenesis Inc, Canton, MA) ist durch die FDA für die Behandlung des venösen und diabetischen Ulcus genehmigt – und in der Variante als Apligraf®Oral war es das erste allogene zellbasierte Produkt, das mit einer vollständigen Genehmigung gestattet wurde.

Nachteile des dermo-epidermalen Gewebeersatzes liegen in ihrer Komplexität begründet. Sie müssen meist in zwei Schritten hergestellt werden und sollen die maximale Stärke von 0,4 Millimetern nicht überschreiten, um eine effiziente Penetration der neuen Blutgefäße zu ermöglichen [229]. Da sie in der Regel durch Biomaterialien unterstützt werden müssen, setzt ihre Entwicklung die Einhaltung der regulatorischen Anforderungen an ein kombiniertes Tissue-Engineering-Produkt voraus.

9.6.4 Herausforderungen und Perspektiven

Die Entwicklung von Zelltherapien für die Haut weist die längste Geschichte aller Arten von Zelltherapien auf: Seit Anfang der 1980 Jahre wird in diesem Bereich geforscht. Zelltherapien der Haut stellen ein großes Versprechen dar, beschädigte Haut sowohl morphologisch als auch funktionell sowie ästhetisch akzeptabel zu regenerieren. Zugleich ist sie mit weiterführenden Fragestellungen und neuen Herausforderungen verbunden, die hier skizziert werden.

Beispielsweise stellt die Zeit, die für die Applikation benötigt wird, ein häufiges Problem dar. Oft ist ein Hautersatz im Notfall, wie bei einer massiven Verbrennung, erforderlich – so dass das Transplantat in einer Notfallumgebung und unter Zeitdruck hergestellt werden muss.

Darüber hinaus gehört zu der – inzwischen zwar eingeübten, aber doch weiterhin sehr komplexen – Vorbereitung und Transplantation von Hautersatzgewebe eine wesentliche therapeutische Komponente: Die Initiierung des Signalprofils aus der natürlichen Umgebung, mit dessen Hilfe die residenten Stammzellen aktiviert werden. Dieser Prozess ist durch die Schädigung oder Zerstörung der Mikroumgebung unterbunden, so dass das für die Regeneration entscheidende instruktive Potenzial der gesunden, natürlichen Nische fehlt [230].

Außerdem besteht das Areal, das für die Transplantation vorgesehen ist, häufig aus entzündetem granuliertem Wundgewebe, das durchaus transplantatabwehrend wirken kann. Ein solches Milieu erlaubt es nicht, die Wirkung einer Transplantation verlässlich einzuschätzen. Und obwohl das Potenzial der multipotenten epidermalen Stammzellen, Haare, Talg- und Schweißdrüsen zu formieren, nachgewiesen werden konnte, stimuliert die Transplantation von Ersatzgewebe nicht die Regeneration der Hautanhangsgebilde [184; 229; 230].

Nicht zuletzt stellen die Kosten zellbasierten Therapeutika für die Hautregeneration noch eine hohe Hürde dar – zumal, wenn ein breiter klinischer Einsatz in Erwägung gezogen wird [231; 232].

In der Summe zeigt sich, dass bei allen Fortschritten in der Entwicklung zellbasierter Therapeutika für die Hautregeneration noch zahlreiche Prozesse der Hautregeneration verbessert und modifiziert werden müssen. Erste Schritte hierzu zielen dabei auf die zeitliche Optimierung des Herstellungsprozesses der Hauttherapeutika, die Einführung zusätzlicher Regenerationsmodulatoren, Individualisierung der Therapeutika sowie die Reduzierung der generell hohen Kosten für zellbasierte therapeutische Produkte.

9.7 Regenerative Zelltherapien für das Nervensystem

Am häufigsten werden neurale Störungen durch eine Verletzung der peripheren Nerven und der Wirbelsäule, durch Schlaganfall, Morbus Parkinson und Multiple Sklerose hervorgerufen. Regenerative Therapien für diese Störungen basieren auf dem Ersatz von beschädigten bzw. degenerierten Neuronen und des umliegenden Gewebes ebenso wie auf der Modifizierung der Umgebung der beeinträchtigten Areale in eine Transplantat-geeignete Nische.

9.7.1 Periphere Nervenschäden

Von einem peripheren Nerventrauma (Peripheral Nerve Injury, PNI) sind jährlich weltweit mehr als eine Million Menschen betroffen. Das Trauma beeinträchtigt motorische Funktionen, mindert die sensorische Wahrnehmung und führt zu Schmerzen bis hin zu Behinderungen aufgrund einer suboptimalen funktionellen Genesung [233; 234]. Zellbasierte regenerative Strategien, die bei Schädigung der peripheren Nerven eingesetzt werden, fokussieren auf eine Steigerung der intrinsischen regenerativen Kapazität der Nervenfasern und auf eine Verminderung der extrinsischen regenerationslimitierenden Faktoren, wodurch eine stimulierende Umgebung für die Verlängerung von Axonen, die Erneuerung der Markscheide (Remyelinisierung) und die Innervation geschaffen wird.

Verschiedene Typen und Quellen von Stammzellen eignen sich für die Regeneration von peripheren Nerventraumata, das sind neuronale Stammzellen und Vorläuferzellen, kultivierte Schwann-Zellen (SC), mesenchymale Stammzellen (MSC) und Stammzellen der Haut. Kultivierte Schwann-Zellen und neuronale Vorläuferzellen scheinen maßgebliche Quellen im Hinblick auf die Entwicklung regenerativer Therapien darzustellen; allerdings wird bis zur klinischen Anwendung noch ein längerer Zeitraum vergehen [198].

Bei PNI fokussieren sich Stammzell-Therapien konzentrieren sich auf Schwann-Zellen – die entscheidend für die trophische, strukturelle und direktionale Unterstützung der regenerierenden Axone sind [198]. Neuronale Stammzellen sind die natürlichen Vorläufer der Schwann-Zellen; in PNI-Tiermodellen konnte ihre regenerationsfördernde Wirkung nachgewiesen werden [236]. Allerdings ist es eine komplexe Aufgabe, sie zu isolieren. Und ähnlich wie bei embryonalen Stammzellen, die auch in der Lage sind, Zellreparatur im Tiermodell zu befördern, ist ihr Einsatz ethisch umstritten [237].

Mesenchymale Stammzellen aus Knochenmark (Bone Marrow Stem Cells, BMSC) und mesenchymale Stammzellen aus Fettgewebe (Adipose-Derived Stem Cells, ADSC) können in Schwann-Zellen transdifferenziert werden [238–240]. BMSC können nach Differenzierung als neuronal-ähnliche Abstammungslinie ebenfalls die Regeneration nach PNI fördern [240].

Auf dieselbe Art unterstützen MSC aus dem Blut die Regeneration nach einem peripheren Nerventrauma. Im PNI-Modell Ratte konnte gezeigt werden, dass CD133-positiven Zellen nach der Transplantation – gleich ob frisch nach der Isolation transplantiert [241] oder zuerst *ex-vivo* vermehrt – schließlich in Schwann-Zellen differenzieren und die Regeneration von peripheren Nervenschädigungen (in diesem Fall eines 15 Millimeter großen Defekts des Nervus *Ischiadicus* unterstützen. Das Problem beim Einsatz von aus Blut gewonnenen CD133-positiven Zellen ist ihre limitierte Anzahl. Durch *Ex-vivo*-Expansion kann die Zahl der CD133-positiven Zellen ca. um den Faktor Zehn erhöht werden, so dass sie an der rekonstruierten Stelle der Nervenfaser die Mehrzahl der Zellen stellen [242]. Dieses Ergebnis spricht für die Eignung von CD133-positiven Zellen als Kandidat für eine neuartige therapeutische Transplantationsstrategie zur neuronalen Regeneration [241].

Einen alternativen Ansatz zur stammzellvermittelten Behandlung von peripheren neuronalen Traumata stellt die Modifizierung des Verletzungsareals mittels trophischer Unterstützung für die Zellen des Empfängers dar. Stammzellen aus Fettgewebe scheinen für diese Anwendung besonders gut geeignet zu sein. *In vivo* wurden ADSC in geschädigte Areale transplantiert, wo sie neurotrophische Faktoren (NGF, Nerve Growth Factor, GDNF, Glial cell-line-Derived Neurotrophic Factor, BDNF, Brain-derived Neurotrophic Factor) abgeben [98; 99]. Möglicherweise ergänzen ADSC die Wundnische im Zuge der Expression glialer Proteine und unterstützen den Metabolismus und die Funktion der Neuronen [100]. Noch ist allerdings nicht vollständig geklärt, ob ADSC die Regeneration mittels ihrer parakrinen Wirkung verbessern oder mit ihrer Eigenschaft als Progenitoren das Empfängergewebe ersetzen [198].

In zahlreichen präklinischen, transplantationsbezogenen PNI-Studien in Maus, Ratte, Kaninchen, Hund, Schwein und Primaten konnten anatomische (Regeneration der sensorischen und motorischen Axone), funktionelle und motorische Verbesserungen gezeigt werden [44; 241–245]. Das Ergebnis der Mehrzahl dieser Studien spricht dafür, dass die regenerative Wirkung der MSC, die zum Ersatz der beschädigten Neuronen führt, eher auf dem parakrinen und trophischen Effekt gründet als aus ihrer Fähigkeit zur Differenzierung resultiert [245].

Bislang wurde lediglich eine klinische Prüfung mit autologen BMSC durchgeführt, um deren Potenzial zur Regeneration der humanen medianen und ulnaren Nerven zu untersuchen – dabei zeigten sich Verbesserungen der Wahrnehmung und der Bewegungsfunktion [86]. Allerdings erfolgte diese klinische Studie – wie in vielen Studien, die sich mit der Behandlung von Traumata befassen – ohne, dass eine Synchronisierung von Parametern wie Alter, Dauer der Nachbehandlung, Zeitraum zwischen Verletzung und Behandlung vorgenommen wurde. Somit ist eine unvoreingenommene Interpretation der Studienergebnisse schwer möglich [242].

Eine zwar weniger bekannte nichtsdestotrotz ebenso erfolgversprechende Stammzell-Quelle für neuronal-ähnliche und Schwann-Zell-ähnliche Zellen stellen die Stammzellen der Haut dar [198]. Unter den diversen Populationen von Hautstammzellen sind die in die meisten adulten Gewebe integrierten Vorläuferzellen der Neuralleiste (neural crest stem cell-like, NCSC-like), die den pluripotenten Stammzellen aus der Neuralleiste des Embryos (NCSC) sehr ähnlich sind, besonders interessant [246–248]. Diese Stammzellgruppe ist in den meisten adulten Geweben vorhanden. Die Dermis enthält die NCSC-ähnlichen Zellen in verschiedenen Nischen; es konnte bereits gezeigt werden, dass sie die Regeneration eines chronisch denervierten Nervs fördern [249]. Auch das Haarfollikel und seine äußere Haarwurzelscheide (ORS) enthalten, insbesondere in der Wölbung (Bulge), NCSC-ähnliche Zellen [246; 247; 249; 250]. Die Spezifik der aus ORS gewonnenen NCSC-ähnlichen Zellen spiegelt sich in der Subpopulation der Lgr6+-Zellen wider, die aus der Perspektive der Zellentwicklung als die potentesten Zellen im adulten Organismus gelten – so werden Lgr6+-Zellen sinnbildlich auch als „Mutter aller Stammzellen“ bezeichnet [191; 251].

In neuroregenerativen Studien zu peripheren Nervenschäden in PNI-Mausmodellen, die auf allogener (Maus-Maus) und xenogener Transplantation [Mensch-Maus) der Stammzellen aus ORS beruhen konnte eine Regeneration der Morphologie und der Funktion des Ischias Nervs sowie eine Verbesserung der Bewegungsfähigkeit der hinteren Extremitäten nachgewiesen werden [252–254].

9.7.2 Rückenmark

Verletzungen des Rückenmarks (Spinal Cord Injury, SCI) betreffen 15 bis 40 Millionen Menschen weltweit. SCI schränkt die Bewegungsfähigkeit und Lebensqualität der Patienten erheblich ein und verursacht jährlich finanzielle Belastungen von mehr als vier Milliarden Dollar.

Wird Rückenmark verletzt, tritt zuerst die Primärschädigung ein – Axone werden abgerissen, Zellen mechanisch geschädigt und Blutgefäße rupturieren. Dieser primären Phase folgen Veränderungen, die zum Abbau der Markscheide, zu Ischämie, zu Nekrose und zur Apoptose des Rückenmark-Parenchyms führen. Diese sekundäre Schädigung beeinflusst die Wundumgebung derart, dass diese neuerlich inhibitorisch auf das axonale Neu-Wachstum wirkt – was in aller Regel wiederum die regenerative Reaktion mindert. Zusätzlich zur Regeneration der Nerven braucht das Rückenmark eine enge Interaktion zwischen dem Nervensystem und den Blutgefäßen, die als vaskuläre Nische beschrieben wird [241]. Deshalb sind Strategien für die regenerative SCI-Behandlung vor allem auf die Prävention sekundärer Schädigungen gerichtet und nachfolgend auf die Förderung der Regeneration und der Ersatz des zerstörten Rückenmarkgewebes. Insbesondere ermöglichen regenerative Therapien, die Ausweitung neuraler Entzündungen zu verhindern [255–257], die Schäden an freien Radikalen zu reduzieren, exzitotoxische Nervenschädigung zu mindern [258; 259], den Blutfluss zu verbessern [260; 261] und die Effekte lokaler Ionenveränderungen zu unterbinden [260; 262–265].

Angesichts dieser therapeutischen Anforderungen müssen zellbasierte Therapien verschiedene Herausforderungen bewältigen; im Ergebnis muss der Hohlraum aufgefüllt werden, den die Läsion hinterlassen hat, um eine Brücke zwischen den Rändern der konservierten Areale zu schlagen; abgestorbene Neuronen und Schwann-Zellen müssen ersetzt und eine physiologisch geeignete, vaskularisierte Nische für die axonale Regeneration geschaffen werden.

Kandidaten für SCI-Therapieansätze lassen sich in embryonalen Stammzellen (ESC) [266], in Stammzellen des Zahnmarks [267], in den bereits im Falle von PNI erwähnten ORS NCSC-ähnlichen Stammzellen [268; 269] und in mesenchymalen Stammzellen (MSC) [270] finden. Alle diese Zellen führen zu vergleichbaren morphologischen und funktionellen Verbesserungen in SCI-Modellen der Maus und der Ratte [245]. Die Zellen werden entweder in der akuten Phase, unmittelbar [271] oder in der subakuten Phase nach zwei Wochen [272] appliziert. Werden sie in hoher Zahl und somit größerem Volumen angewendet, werden die Zellen intravenös gegeben in der Erwartung, dass sie in das geschädigte Areal einwandern [273]; werden sie in kleinerer Zahl und in geringerem Umfang eingesetzt, werden sie direkt in der Wundstelle und deren Umgebung transplantiert [274].

Unter den genannten Stammzellquellen scheint der Einsatz von mesenchymalen Stammzellen in der SCI-Behandlung die am weitesten fortgeschrittene Therapieansatz zu sein [241]. In den SCI-Modellen von Maus und Ratte tendieren die intravenös verabreichten CD133-positiven Zellen dazu, sich an der punktierten Verletzungsstelle auf Höhe des Lendenwirbels anzureichern, die intrinsische Angiogenese und die axonale Regeneration zu verstärken – was zur einer signifikanten Unterstützung des Wachstums und der funktionellen Wiederherstellung führt [275].

Aktuell befinden sich 20 klinische Prüfungen zur Wirkung von mesenchymalen Stammzellen in der Neuroregeneration entweder in der Durchführung oder sind bereits abgeschlossen. Überwiegend basieren diese Studien auf einer autologen Transplantation. Die direkte Transplantation mittels wiederholter Zellinjektionen bewirkte bei 30 Prozent der Patienten motorische Verbesserungen [276].

Jedoch sind die Ergebnisse der klinischen Prüfungen im Vergleich zu den Daten aus den präklinischen Modellen oftmals nicht gleichermaßen befriedigend. Das liegt unter anderem darin begründet, dass die klinischen Studien zum Teil nicht kohärent aufgebaut sind. Zudem ist die exakte Rolle der MSC in Zellersatz und Wachstumsunterstützung hinsichtlich ihrer parakrinen und trophischen Wirkung noch nicht aufgeklärt [245].

9.7.3 Schlaganfall (Hirninfarkt)

Der Schlaganfall verursacht als ständiger Begleiter des modernen Lebensstils ein weltweites Gesundheitsproblem, das mit hoher Morbidität und Mortalität sowie dauerhafter Invalidität einhergeht. 90 Prozent der Schlaganfall-Patienten sind lebenslang pflegebedürftig [277–279].

Der Schlaganfall befällt eine sehr heterogene Population der Zellen im Gehirn sowie vaskuläre Zellen. Daher richten sich Strategien der Reparatur und Regeneration nicht auf den Zellersatz für bestimmte Zelltypen oder die Sanierung neuronaler Schaltkreise, sondern vorwiegend auf die Rekonstruktion des vaskulären Systems im Gehirn. Daher zielt die Zelltherapie nach einem Hirnschlag auf die Erneuerung der zertrennten zellulären Architektur des betroffenen Gewebes, auf die Stärkung der trophischen Unterstützung durch transplantierte Zellen, die Immunmodulation und Stimulation der endogenen Hirnreparatur durch Angiogenese, Neurogenese, Synaptogenese und Remodellierung der weißen Substanz [279; 280].

Transplantierte induzierte pluripotente Stammzellen (iPS), embryonale Stammzellen (ESC), laterale ganglionäre eminente Zellen (LGE), neuronale Stammzellen (NSC), mesenchymale Stammzellen (MSC) und Zellen des humanen Nabelschnurbluts (HUCBC) sind oftmals in der Lage, die geschädigte Stelle aufzufinden. Dem liegt eine gezielte pathothropische Migration dieser Zellen zugrunde, die den Gradienten jener chemischen Signalstoffe, Zytokine und Chemokine folgen, die für die Lokalisierung des zerstörten Parenchyms des zentralen Nervensystems hilfreich sind. Der Anteil der Zellen, die den Zielort erfolgreich erreichen, variiert von einem Drittel lokal injizierter Zellen [281; 282] bis zu ein bis zehn Prozent intravaskulär injizierter Zellen [283; 284]. Ein Bruchteil dieser Zellen – 34 bis 60 Prozent der NSC [285], 40 bis 66 Prozent der iPS [286], 30 Prozent der ESC [287] und zwei bis 20 Prozent der MSC [288; 289] – kann sich in Neuronen differenzieren. Die Mehrheit der transplantierten Zellen kann zudem auch weitere neuronale Phänotypen, wie GABAerge and dopaminerge Neuronen, Interneuronen [282], Astrozyten und Mikroglia [290], regenerieren.

In der Behandlung nach Hirninfarkt werden die Zellen für den therapeutischen Einsatz auf verschiedene Weise appliziert. Dies erfolgt entweder als intrazerebrale, intrazerebroventrikuläre, intravaskuläre oder intranasale Injektion [291–297].

Repräsentative präklinische Studien für zellbasierte Therapien bei Schlaganfall wurden in den Modellorganismen Maus, Ratte, Schaf und Primaten durchgeführt [298; 299]. Klinische Prüfungen von zellbasierten Therapien verzeichnen inzwischen Fortschritte; bislang wurden 15 klinische Studien abgeschlossen, weitere 20 befinden sich momentan in der Durchführung Alle diese Studien werden als sicher eingeschätzt – und zeigen in der (laufenden) Auswertung milde bis klare Verbesserungen von Funktionen, die nach dem Schlaganfall verloren gegangen waren [279].

9.7.4 Parkinsonerkrankung

Die Parkinsonerkrankung (Parkinson's Disease, PD) ist eine häufige neurodegenerative Störung, die vor allem die nigostriatalen dopaminergen (DA) Neuronen, aber auch die nicht-dopaminergen Systeme (non-DA) betrifft. Die Störung ist durch motorische Dysfunktion (Bradykinesia), Steifheit (Rigor) und Muskelzittern (Tremor) charakterisiert [300; 301].

Der Ersatz der degenerierten DA-Neuronen steht im Mittelpunkt aller regenerativen Parkinson-Therapien, die sich derzeit in der Entwicklung befinden. Bisher zielte der therapeutische Ansatz für den Ersatz der DA-Neuronen auf eine Transplantation von fötalem mesenzephalem Gewebe in die Striata der Patienten. Die Behandlung erbrachte eine Linderung der Symptome, verursachte jedoch bei einigen Patienten Dyskinesie. Damit sind die Möglichkeiten für aussichtsreiche regenerative Therapien mehr oder weniger auf die Transplantation von Stammzellen und ihrer Derivate beschränkt.

Der Ersatz der DA-Neuronen durch Stammzellen soll zu einer Reinnervation führen und dadurch die Funktion des Striatums erneuern. Neben der Erfüllung von morphologischen und funktionellen Erfordernissen wie DA-Produktion, Überleben der Zellpopulation, Fähigkeit zur funktionellen Vernetzung, Umkehr der motorischen Rückstände, langfristige Minderung der Symptome, dürfen transplantierte Zellen auch keine unerwünschten Effekte wie Tumorbildung, Immunreaktion oder die bereits erwähnte Dyskinesie verursachen [300; 301].

Primäre Kandidaten für präklinische Studien zur Stammzell-Transplantation sind ESC [266; 302; 303], iPS-Zellen – die direkt zu DA-Neuronen transdifferenziert werden können (ohne pluripotente SC-Phase), wodurch das Risiko einer Tumorbildung drastisch gesenkt werden kann [304–306] –, aus NSC differenzierte DA-Neuronen sowie MSC. Sie alle weisen ein begrenztes Überleben auf und führen zu einer teilweisen Minderung von Parkinson-Symptomen [300; 301].

Die einzigen Stammzellen, die bislang klinisch geprüft wurden, sind mesenchymale Stammzellen, die zur Differenzierung in DA-Neuronen fähig sind. Eine Verbesserung der motorischen Leistung durch die Behandlung mit humanen MSC und MSC aus Ratten konnte in murinen PD-Modellen nachgewiesen werden.

Die bislang einzige klinische Prüfung zum Regenerationseffekt autologer BM-MSC in der Behandlung der Parkinsonkrankheit konstatierte eine mäßige klinische

Verbesserung und keine unerwünschten Effekte während der einjährigen Nachbetreuung [307]. Die genaue Wirkung der MSC – ob Ersatz der DA-Neuronen oder trophische und immunmodulatorische Fähigkeiten – soll erst geklärt werden. Aber sehr wahrscheinlich verfügen sie über beide Eigenschaften. Angesichts des schnellen Entwicklungsfortschrittes scheinen die MSC die führenden Kandidaten für die stammzellbasierte Behandlung bei Parkinson zu sein.

9.7.5 Multiple Sklerose

Multiple Sklerose (MS) ist eine Autoimmunerkrankung, die zu schwerwiegenden neurologischen Defiziten führt. Hauptstrategie der Behandlung ist es, ein Fortschreiten der Degeneration infolge des autoimmunen Angriffs einzudämmen. Diese Verzögerung wird mittels Immunmodulation erreicht, dies prädestiniert mesenchymale Stammzellen als Startmaterial für zellbasierte Therapien.

Für erste, allerdings nicht sehr erfolgversprechende Ansätze zur Behandlung von Multipler Sklerose mittels klinischer Transplantation von hämatopoetischen Stammzellen (HSC) [308] konnten etliche Studien, die aktivierte autologe HSC verwendeten sowohl funktionelle Verbesserungen als auch eine vermeintliche Rückkehr der neuronalen Rückstände feststellen [308–311]. Damit wurde die Perspektive für die Entwicklung von Zelltherapien für Multiple Sklerose durchaus verbessert.

9.8 Schlussbemerkung

Zelltherapien in der Regenerativen Medizin haben von ihrem ersten Eintritt in die Klinik bis heute eine stetige Weiterentwicklung erfahren. Neue Technologien eröffnen neue, interessante Möglichkeiten und die Perspektive, mit autologen oder allogenen zellbasierten Therapieverfahren geschädigte oder verloren gegangene Gewebe oder sogar Organe im wirklichen Sinne regenerieren zu können, beflügelt Heerscharen an Forschern aller Disziplinen, Kliniker, Therapeuten, Unternehmen und akzessorische Einrichtungen. Große Hoffnungen und Potenziale auf der einen Seite bringen unwillkürlich auch schwer lösbare Fragestellungen und Rückschläge auf der anderen Seite mit sich. Jedoch, so denken wir, motiviert der dringende Bedarf an Zelltherapien in der Regenerativen Medizin und die bereits erzielten Resultate in Forschung und in der klinischen Anwendung zur Lösung immer neuer Herausforderungen.

Danksagung

Die Autoren möchten sich herzlich für die Unterstützung bedanken, mit der dieses Buchkapitel verfasst werden konnte: Daniela Weber für die kritische Überprüfung des Textes, PD Dr. med. Mirjana Ziemer für wertvolle fachliche Kommentare und Hanluo Li für die Hilfe bei der Analyse von regulatorischen Daten.

9.9 Literatur

1. Mason C, Dunnill P. A brief definition of regenerative medicine. Regen Med. 2008. 3, 5.
2. Abschlussbericht: Regenrationstechnologien für Medizin und Biologie – Beiträge für ein strategisches Förderkonzept. Abschlussbericht für das Bundesministerium für Bildung und Forschung, D-10115 Berlin. January 2007. Capgemini Deutschland GmbH.
3. Martin I, et al. The survey on cellular and engineered tissue therapies in Europe in 2010. Tissue Eng Part A. 2012. 18, 12.
4. Martin I, et al. The survey on cellular and engineered tissue therapies in Europe in 2011. Tissue Eng Part A. 2013. 20, 12.
5. Brittberg M, et al. Treatment of deep cartilage defects in the knee with autologous chondrocyte transplantation. N Engl J Med. 1994. 331, 7.
6. Gallico GGr, Óconnor NE, Compton CC, Kehinde O, Green H. Permanent coverage of large burn wounds with autologous cultured human epithelium. N Engl J Med. 1984. 311, 448–51.
7. Peterson L, Vasiliadis HS, Brittberg M, Lindahl A. Autologous chondrocyte implantation a long-term follow-up. Am J Sports Med 2010. 38, 1117–24.
8. Knutsen G, et al. A randomized trial comparing autologous chondrocyte implantation with microfracture: Findings at five years. J Bone Joint Surg. 2007. 89, 2105–12.
9. Saris DBF, et al. Characterized chondrocyte implantation results in better structural repair when treating symptomatic cartilage defects of the knee in a randomized controlled trial versus microfracture. Am J Sports Med 2008. 36, 235–46.
10. Crawford DC, DeBerardino TM, Williams RJ. NeoCart, an Autologous Cartilage Tissue Implant, Compared with Microfracture for Treatment of Distal Femoral Cartilage Lesions: an FDA Phase-II Prospective, Randomized Clinical Trial After Two Years. J Bone Joint Surg. 2012. 94, 979–89.
11. Zeifang F, et al. Autologous Chondrocyte Implantation Using the Original Periosteum-Cover Technique Versus Matrix-Associated Autologous Chondrocyte Implantation A Randomized Clinical Trial. Am J Sports Med 2010. 38, 924–33.
12. Basad E, Ishaque B, Bachmann G, Stürz H, Steinmeyer J. Matrix-induced autologous chondrocyte implantation versus microfracture in the treatment of cartilage defects of the knee: a 2-year randomised study. Knee Surg Sports Traumatol Arthrosc. 2010. 18, 519–27.
13. Genzyme BV. A Comparison Between the Performance of Chondrocytes Versus Microfracture Technique on Knee Symptoms (SUMMIT). In: ClinicalTrialsgov [cited 2015 Jan 23] 2013, Available from: https://www.clinicaltrials.gov/show/NCT00719576 NLM Identifier: NCT0071957.
14. co.don AG. Efficacy and Safety Study of co.Don Chondrosphere to Treat Cartilage Defects. In: ClinicalTrialsgov [cited 2015 Jan 23]. 2014, Available from: http://clinicaltrials.gov/show/NCT01222559 NLM Identifier: NCT01222559.
15. Fu FH, et al. Autologous Chondrocyte Implantation Versus Debridement for Treatment of Full-Thickness Chondral Defects of the Knee An Observational Cohort Study With 3-Year Follow-up. Am J Sports Med 2005. 33, 1658–66.
16. Saris DBF, Vanlauwe J, Victor J, Almqvist KF, Verdonk R, Bellemans J, Luyten FP. Treatment of symptomatic cartilage defects of the knee. Characterized chondrocyte implantation results in better clinical outcome at 36 months in a randomized trial compared to microfracture. Am J Sports Med 2009. Vol. 37, Suppl. 1, 10S–19S.

17. Moseley JB, et al. Long-Term Durability of Autologous Chondrocyte Implantation A Multicenter, Observational Study in US Patients. Am J Sports Med 2010. 38, 238–46.
18. Vanlauwe J, et al. Five-Year Outcome of Characterized Chondrocyte Implantation Versus Microfracture for Symptomatic Cartilage Defects of the Knee Early Treatment Matters. Am J Sports Med 2011. 39, 2566–74.
19. Niemeyer P, et al. Long-term outcomes after first-generation autologous chondrocyte implantation for cartilage defects of the knee. Am J Sports Med 2014. 42, 150–7.
20. Behrens P, et al. New therapy procedure for localized cartilage defects. Encouraging results with autologous chondrocyte implantation. MMW Fortschr Med. 1999. 141, 49–51.
21. Goldberg A, Lee D, Bader D, Bentley G. Autologous chondrocyte implantation. Culture in a TGF-beta-containing medium enhances the re-expression of a chondrocytic phenotype in passaged human chondrocytes in pellet culture. J Bone Joint Surg Br. 2005. 87, 128–34.
22. Martin F, Lehmann M, Schläger P, Sack U, Anderer U: Differentiation Capacity of Chondrocytes in Microtissues depends on TGF-beta Subtype. J Biochip Tissue chip 2012. S2: 002.
23. Lehmann M, Martin F, Mannigel K, Kaltschmidt K, Sack U, Anderer U (2013) Three-dimensional scaffold-free fusion culture: the way to enhanced chondrogenesis of in vitro propagated human articular chondrocytes. Eur J Histochem 2013. 57(e31), 206–216
24. Kon E, et al. Matrix-Assisted Autologous Chondrocyte Transplantation for the Repair of Cartilage Defects of the Knee Systematic Clinical Data Review and Study Quality Analysis. Am J Sports Med 2009. 37, 156S–66S.
25. Kon E, Filardo G, Di Matteo B, Perdisa F, Marcacci M. Matrix assisted autologous chondrocyte transplantation for cartilage treatment A systematic review. Bone Joint Res. 2013. 2, 18–25.
26. Anderer U, Libera J. *In vitro* engineering of human autogenous cartilage. J Bone Miner Res 2002. 17, 1420–9.
27. Lehmann M, Linke R, Anderer U. Comparison of different 3D-cultivation systems to engineer human autologous *in vitro* cartilage-like tissue with focus on differentiation and viability. Abstract in: 3rd World Congress on Regenerative Medicine. 2007. Reg Med 2007. 2, 646–7.
28. Martin F, Lehmann M, Anderer U. Generation of Scaffold Free 3-D Cartilage-Like Microtissues from Human Chondrocytes. In: Andriani D, editor. Medical Advancements in Aging and Regenerative Technologies: Clinical Tools and Applications. Hershey, PA, USA: IGI Global, 2013. 169–94.
29. Rössing S, Thermann H, Paessler H, Baum P, Schreyer T. For discussion – new technique for arthroscopic, autologous chondrocyte transplantation using chondrospheres. Z Orthop Unfall. 2007. 145, 276–7.
30. Voß F, et al. *In vitro* therapy of cartilage defects using human osteoarthritic condyles and chondrogenic spheroids as transplants. Poster in: 3rd Congress on Regenerative Biology and Medicine and 3rd Congress of the German Society for Stem Cell Research 2008. 2008. Tis Eng Part A. 2009. 15, 3.
31. Eine prospektive, randomisierte, nicht verblindete, multizentrische klinische Prüfung der Phase III zum Vergleich von Wirksamkeit und Sicherheit des autologen Chondrozytentransplantates co.don chondrosphere® (ACT3D-CS) mit der Methode der Mikrofrakturierung bei Knorpeldefekten des Knies mit einer Größe von 1 bis 4 cm^2. Available at: http://drks-neu.uniklinik-freiburg.de/drks_web/navigate.do?navigationId=trial.HTML&TRIAL_ID=DRKS00004439.
32. Tigenix NV. ChondroCelect. European Medicines Agency, 2009. EMEA/H/C/000878, 05/10/2009.
33. Genzyme BV. Matrix applied characterized Autologous Cultured Chondrocytes (MACI). European Medicines Agency, 2013. EMEA/H/C/002522, 27/06/2013.

34. Co.don AG. Co.don Chondrosphere. Paul-Ehrlich-Institu, German Federal Ministry of Health, 2013. PEI.A.11507.01.1, 12/12/2013.
35. Thomson JA, et al. Embryonic stem cell lines derived from human blastocysts. Science. 1998. 282, 1145–7.
36. Takahashi K, Yamanaka S. Induction of pluripotent stem cells from mouse embryonic and adult fibroblast cultures by defined factors. Cell. 2006. 126, 663–76.
37. Takahashi K, Okita K, Nakagawa M, Yamanaka S. Induction of pluripotent stem cells from fibroblast cultures. Nat Protoc 2007. 2, 3081–9.
38. Okita K, Nakagawa M, Hyenjong H, Ichisaka T, Yamanaka S. Generation of mouse induced pluripotent stem cells without viral vectors. Science. 2008. 322, 949–53.
39. Pittenger MF, et al. Multilineage potential of adult human mesenchymal stem cells. Science. 1999. 284, 143–7.
40. Ma S, et al. Immunobiology of mesenchymal stem cells. Cell Death Differ. 2014. 21, 216–25.
41. González MA, Gonzalez-Rey E, Rico L, Büscher D, Delgado M. Treatment of experimental arthritis by inducing immune tolerance with human adipose-derived mesenchymal stem cells. Arthritis & Rheumatism. 2009. 60, 1006–19.
42. Friedenstein AJ, Gorskaja JF, Kulagina NN. Fibroblast precursors in normal and irradiated mouse hematopoietic organs. Exp Hematol 1976. 4, 267–74.
43. Cao C, Dong Y. [Study on culture and *in vitro* osteogenesis of blood-derived human mesenchymal stem cells]. Zhongguo Xiu Fu Chong Jian Wai Ke Za Zhi. 2005. 19, 642–7.
44. Fraser JK, Wulur I, Alfonso Z, Hedrick MH. Fat tissue: an underappreciated source of stem cells for biotechnology. Trends Biotechnol 2006. 24, 150–4.
45. Zuk PA, et al. Human adipose tissue is a source of multipotent stem cells. Mol Biol Cell 2002. 13, 4279–95.
46. Griffiths MJD, Bonnet D, Janes SM. Stem cells of the alveolar epithelium. Lancet. 2005. 366, 249–60.
47. Beltrami AP, et al. Adult cardiac stem cells are multipotent and support myocardial regeneration. Cell. 2003. 114, 763–76.
48. De Bari C, Dell'Accio F, Tylzanowski P, Luyten FP. Multipotent mesenchymal stem cells from adult human synovial membrane. Arthritis Rheum 2001. 44, 1928–42.
49. Péault B, et al. Stem and progenitor cells in skeletal muscle development, maintenance, and therapy. Mol Ther 2007. 15, 867–77.
50. Ohyama M, et al. Characterization and isolation of stem cell-enriched human hair follicle bulge cells. J Clin Invest 2006. 116, 249–60.
51. Barlow S, et al. Comparison of human placenta-and bone marrow-derived multipotent mesenchymal stem cells. Stem Cells Dev 2008. 17, 1095–108.
52. Romanov YA, Svintsitskaya VA, Smirnov VN. Searching for alternative sources of postnatal human mesenchymal stem cells: candidate MSC-like cells from umbilical cord. Stem Cells. 2003. 21, 105–10.
53. Scherjon SA, et al. Isolation of mesenchymal stem cells of fetal or maternal origin from human placenta. Stem Cells. 2004. 22, 1338–45.
54. Kern S, Eichler H, Stoeve J, Klüter H, Bieback K. Comparative analysis of mesenchymal stem cells from bone marrow, umbilical cord blood, or adipose tissue. Stem Cells. 2006. 24, 1294–301.
55. Qi Y, Feng G, Yan W. Mesenchymal stem cell-based treatment for cartilage defects in osteoarthritis. Mol Biol Rep. 2012. 39, 5683–9.
56. Secco M, et al. Multipotent stem cells from umbilical cord: cord is richer than blood! Stem Cells. 2008. 26, 146–50.
57. Divya MS, et al. Umbilical cord blood-derived mesenchymal stem cells consist of a unique population of progenitors co-expressing mesenchymal stem cell and neuronal markers capable of instantaneous neuronal differentiation. Stem Cell Res Ther. 2012. 3, 57.

58. Noël D, et al. Cell specific differences between human adipose-derived and mesenchymal-stromal cells despite similar differentiation potentials. Exp Cell Res. 2008. 314, 1575–84.
59. Dominici M, et al. Minimal criteria for defining multipotent mesenchymal stromal cells. The International Society for Cellular Therapy position statement. Cytotherapy. 2006. 8, 315–7.
60. Becker AJ, McCulloch EA, Till JE. Cytological demonstration of the clonal nature of spleen colonies derived from transplanted mouse marrow cells. Nature. 1963. 197, 452–4.
61. Siminovitch L, McCulloch EA, Till JE. The distribution of colony-forming cells among spleen colonies. J Cell Comp Physiol. 1963. 62, 327–36.
62. Xu W, et al. Mesenchymal stem cells from adult human bone marrow differentiate into a cardiomyocyte phenotype *in vitro*. Exp Biol Med. 2004. 229, 623–31.
63. Young RG, et al. Use of mesenchymal stem cells in a collagen matrix for Achilles tendon repair. J Orthop Res. 1998. 16, 406–13.
64. Toma C, Pittenger MF, Cahill KS, Byrne BJ, Kessler PD. Human mesenchymal stem cells differentiate to a cardiomyocyte phenotype in the adult murine heart. Circulation. 2002. 105, 93–8.
65. Tropel P, et al. Functional Neuronal Differentiation of Bone Marrow-derived Mesenchymal Stem Cells. Stem Cells. 2006. 24, 2868–76.
66. Schwartz RE, et al. Multipotent adult progenitor cells from bone marrow differentiate into functional hepatocyte-like cells. J Clin Invest. 2002. 109, 1291–302.
67. Ghannam S, Bouffi C, Djouad F, Jorgensen C, Noël D. Immunosuppression by mesenchymal stem cells: mechanisms and clinical applications. Stem cell research & therapy. 2010. 1, 2.
68. Djouad F, Bouffi C, Ghannam S, Noël D, Jorgensen C. Mesenchymal stem cells: innovative therapeutic tools for rheumatic diseases. Nat Rev Rheumatol. 2009. 5, 392–9.
69. Djouad F, et al. Mesenchymal Stem Cells Inhibit the Differentiation of Dendritic Cells Through an Interleukin-6-dependent Mechanism. Stem Cells. 2007. 25, 2025–32.
70. Corcione A, et al. Human mesenchymal stem cells modulate B-cell functions. Blood. 2006. 107, 367–72.
71. Pitchford SC, Furze RC, Jones CP, Wengner AM, Rankin SM. Differential mobilization of subsets of progenitor cells from the bone marrow. Stem Cells. 2009. 4, 62–72.
72. Granero-Moltó F, et al. Regenerative effects of transplanted mesenchymal stem cells in fracture healing. Stem Cells. 2009. 27, 1887–98.
73. Maumus M, Guérit D, Toupet K, Jorgensen C, Noël D. Mesenchymal stem cell-based therapies in regenerative medicine: applications in rheumatology. Stem Cell Res Ther. 2011. 2, 14.
74. Tang YL, et al. Autologous mesenchymal stem cell transplantation induce VEGF and neovascularization in ischemic myocardium. Regul Pept. 2004. 117, 3–10.
75. Lozito TP, Tuan RS. Mesenchymal stem cells inhibit both endogenous and exogenous MMPs via secreted TIMPs. J Cell Physiol. 2010. 226, 385–96.
76. Thomas ED. Landmarks in the development of hematopoietic cell transplantation. World J Surg. 2000. 24, 815–8.
77. Ferrari G, et al. Muscle regeneration by bone marrow-derived myogenic progenitors. Science. 1998. 279, 1528–30.
78. Rogers LC, Bevilacqua NJ, Armstrong DG. The use of marrow-derived stem cells to accelerate healing in chronic wounds. Int Wound J. 2008. 5, 20–5.
79. Jeong SY, et al. Thrombospondin-2 secreted by human umbilical cord blood-derived mesenchymal stem cells promotes chondrogenic differentiation. Stem Cells. 2013. 31, 2136–48.
80. Van Buul GM, et al. Mesenchymal stem cells secrete factors that inhibit inflammatory processes in short-term osteoarthritic synovium and cartilage explant culture. Osteoarthritis Cartilage. 2012. 20, 1186–96.

81. Schinköthe T, Bloch W, Schmidt A. *In vitro* secreting profile of human mesenchymal stem cells. Stem cells and development. 2008. 17, 199–206.
82. Wu L, Prins H-J, Helder MN, van Blitterswijk CA, Karperien M. Trophic effects of mesenchymal stem cells in chondrocyte co-cultures are independent of culture conditions and cell sources. Tissue Eng Part A. 2012. 18, 1542–51.
83. Williams R, et al. Identification and clonal characterisation of a progenitor cell sub-population in normal human articular cartilage. PLoS One. 2010. 5, e13246.
84. Grigolo B, et al. Transplantation of chondrocytes seeded on a hyaluronan derivative (Hyaff®-11) into cartilage defects in rabbits. Biomaterials. 2001. 22, 2417–24.
85. Kavalkovich KW, Boynton RE, Murphy JM, Barry F. Chondrogenic differentiation of human mesenchymal stem cells within an alginate layer culture system. *In Vitro* Cell Dev Biol Anim. 2002. 38, 457–66.
86. Eghbali-Fatourechi GZ, et al. Circulating osteoblast-lineage cells in humans. N Engl J Med. 2005. 352, 1959–66.
87. Eghbali-Fatourechi GZ, et al. Characterization of circulating osteoblast lineage cells in humans. Bone. 2007. 40, 1370–7.
88. Falla N, et al. Characterization of a 5-fluorouracil-enriched osteoprogenitor population of the murine bone marrow. Blood. 1993. 82, 3580–91.
89. Simmons PJ, Torok-Storb B. Identification of stromal cell precursors in human bone marrow by a novel monoclonal antibody, STRO-1. Blood. 1991. 78, 55–62.
90. Gronthos S, Graves SE, Ohta S, Simmons PJ. The STRO-1+ fraction of adult human bone marrow contains the osteogenic precursors. Blood. 1994. 84, 4164–73.
91. Gronthos S, et al. A novel monoclonal antibody (STRO-3) identifies an isoform of tissue nonspecific alkaline phosphatase expressed by multipotent bone marrow stromal stem cells. Stem Cells Dev. 2007. 16, 953–64.
92. Baksh D, Yao R, Tuan RS. Comparison of proliferative and multilineage differentiation potential of human mesenchymal stem cells derived from umbilical cord and bone marrow. Stem Cells. 2007. 25, 1384–92.
93. Sorrentino A, et al. Isolation and characterization of CD146+ multipotent mesenchymal stromal cells. Exp Hematol. 2008. 36, 1035–46.
94. Richter W. Mesenchymal stem cells and cartilage in situ regeneration. J Intern Med. 2009. 266, 390–405.
95. Knight MN, Hankenson KD. Mesenchymal Stem Cells in Bone Regeneration. Adv Wound Care (New Rochelle). 2013. 2, 306–16.
96. Longobardi L, et al. Effect of IGF-I in the Chondrogenesis of Bone Marrow Mesenchymal Stem Cells in the Presence or Absence of TGF-β Signaling. J Bone Miner Res. 2006. 21, 626–36.
97. Hadari YR, Gotoh N, Kouhara H, Lax I, Schlessinger J. Critical role for the docking-protein FRS2α in FGF receptor-mediated signal transduction pathways. Proc Natl Acad Sci USA. 2001. 98, 8578–83.
98. Kanda S, Miyata Y, Kanetake H, Smithgall TE. Fibroblast growth factor-2 induces the activation of Src through Fes, which regulates focal adhesion disassembly. Exp Cell Res. 2006. 312, 3015–22.
99. Akiyama H. Control of chondrogenesis by the transcription factor Sox9. Mod Rheumatol. 2008. 18, 213–9.
100. Zhao QI, Eberspaecher H, Lefebvre V, de Crombrugghe B. Parallel expression of Sox9 and Col2a1 in cells undergoing chondrogenesis. Dev Dyn. 1997. 209, 377–86.
101. Saito T, Ikeda T, Nakamura K, Chung U-I, Kawaguchi H. S100A1 and S100B, transcriptional targets of SOX trio, inhibit terminal differentiation of chondrocytes. EMBO Rep. 2007. 8, 504–9.

102. Keller B, et al. Interaction of TGFβ and BMP signaling pathways during chondrogenesis. PLoS One. 2011. 6, e16421.
103. Hennig T, et al. Reduced chondrogenic potential of adipose tissue derived stromal cells correlates with an altered TGFβ receptor and BMP profile and is overcome by BMP-6. J Cell Physiol. 2007. 211, 682–91.
104. Xu D, et al. Potential involvement of BMP receptor type IB activation in a synergistic effect of chondrogenic promotion between rhTGFβ-3 and rhGDF5 or rhBMP7 in human mesenchymal stem cells. Growth Factors. 2006. 24, 268–78.
105. Ross RJM, Rodriguez-Arnao J, Bentham J, Coakley JH. The role of insulin, growth hormone and IGF-I as anabolic agents in the critically ill. Intensive Care Med. 1993. 19, S54–S7.
106. Froesch ER, Hussain MA, Schmid C, Zapf J. Insulin-like Growth Factor I: Physiology, Metabolic Effects and Clinical Uses. Diabetes Metab Res Rev. 1996. 12, 195–215.
107. Martin JA, Scherb MB, Lembke LA, Buckwalter J. Damage control mechanisms in articular cartilage: the role of the insulin-like growth factor I axis. Iowa Orthop J. 2000. 20, 1.
108. Matsuda C, Takagi M, Hattori T, Wakitani S, Yoshida T. Differentiation of human bone marrow mesenchymal stem cells to chondrocytes for construction of three-dimensional cartilage tissue. Cytotechnology. 2005. 47, 11–7.
109. Peters KG, et al. Point mutation of an FGF receptor abolishes phosphatidylinositol turnover and Ca2+ flux but not mitogenesis. Nature. 1992. 358, 678–81.
110. LaBonne C, Burke B, Whitman M. Role of MAP kinase in mesoderm induction and axial patterning during Xenopus development. Development. 1995. 121, 1475–86.
111. Umbhauer M, Marshall CJ, Mason CS, Old RW, Smith JC. Mesoderm induction in Xenopus caused by activation of MAP kinase. Nature. 1995. 376, 58–62.
112. Stavridis MP, Lunn JS, Collins BJ, Storey KG. A discrete period of FGF-induced Erk1/2 signalling is required for vertebrate neural specification. Development. 2007. 134, 2889–94.
113. Sørensen V, et al. Phosphorylation of fibroblast growth factor (FGF) receptor 1 at Ser777 by p38 mitogen-activated protein kinase regulates translocation of exogenous FGF1 to the cytosol and nucleus. Mol Cell Biol. 2008. 28, 4129–41.
114. Lavrentieva A, Hatlapatka T, Neumann A, Weyand B, Kasper C. Potential for osteogenic and chondrogenic differentiation of MSC. Mesenchymal Stem Cells-Basics and Clinical Application I: Springer, 2013. 73–88.
115. Temu TM, Wu K-Y, Gruppuso PA, Phornphutkul C. The mechanism of ascorbic acid-induced differentiation of ATDC5 chondrogenic cells. Am J Physiol Endocrinol Metab 2010. 299, E325-E34.
116. Hitomi K, Torii Y, Tsukagoshi N. Increase in the activity of alkaline phosphatase by L-ascorbic acid 2-phosphate in a human osteoblast cell line, HuO-3N1. J Nutr Sci Vitaminol. 1992. 38, 535–44.
117. Florine EM, et al. Effects of Dexamethasone on Mesenchymal Stromal Cell Chondrogenesis and Aggrecanase Activity Comparison of Agarose and Self-Assembling Peptide Scaffolds. Cartilage. 2013. 4, 63–74.
118. Shintani N, Hunziker EB. Differential effects of dexamethasone on the chondrogenesis of mesenchymal stromal cells: influence of microenvironment, tissue origin and growth factor. Eur Cell Mater. 2011. 22, 302–20.
119. Jiang S, Chow SC, Nicotera P, Orrenius S. Intracellular Ca2+ Signals Activate Apoptosis in Thymocytes: Studies Using the Ca2+-ATPase Inhibitor Thapsigargin. Exp Cell Res. 1994. 212, 84–92.
120. Pockwinse SM, Stein JL, Lian JB, Stein GS. Developmental stage-specific cellular responses to vitamin D and glucocorticoids during differentiation of the osteoblast phenotype: interrelationship of morphology and gene expression by in situ hybridization. Exp Cell Res. 1995. 216, 244–60.

121. Ogata Y, et al. Glucocorticoid Regulation of Bone Sialoprotein (BSP) Gene Expression. Eur J Biochem. 1995. 230, 183–92.
122. Kuske B, Savkovic V, zur Nieden NI. Improved media compositions for the differentiation of embryonic stem cells into osteoblasts and chondrocytes. In: zur Nieden NI, editor. Embryonic Stem Cell Therapy for Osteo-Degenerative Diseases. 690: Springer, 2011. 195–215.
123. Geng S, Zhou S, Glowacki J. Effects of 25-Hydroxyvitamin D3 on proliferation and osteoblast differentiation of human marrow stromal cells require CYP27B1/1α-hydroxylase. J Bone Miner Res. 2011. 26, 1145–53.
124. Park J-B. The effects of dexamethasone, ascorbic acid, and β-glycerophosphate on osteoblastic differentiation by regulating estrogen receptor and osteopontin expression. J Surg Res. 2012. 173, 99–104.
125. Schmidmaier G, et al. Quantitative assessment of growth factors in reaming aspirate, iliac crest, and platelet preparation. Bone. 2006. 39, 1156–63.
126. Aro E, et al. Hypoxia-inducible factor-1 (HIF-1) but not HIF-2 is essential for hypoxic induction of collagen prolyl 4-hydroxylases in primary newborn mouse epiphyseal growth plate chondrocytes. J Biol Chem. 2012. 287, 37134–44.
127. Thoms BL, Dudek KA, Lafont JE, Murphy CL. Hypoxia promotes the production and inhibits the destruction of human articular cartilage. Arthritis & Rheumatism. 2013. 65, 1302–12.
128. Pelttari K, Steck E, Richter W. The use of mesenchymal stem cells for chondrogenesis. Injury. 2008. 39, 58–65.
129. Gardner OF, Archer CW, Alini M, Stoddart MJ. Chondrogenesis of mesenchymal stem cells for cartilage tissue engineering. Histol Histopathol. 2013. 28, 23–42.
130. Ronziere MC, Perrier E, Mallein-Gerin F, Freyria AM. Chondrogenic potential of bone marrow-and adipose tissue-derived adult human mesenchymal stem cells. Biomed Mater Eng. 2010. 20, 145–58.
131. Demoor M, et al. Cartilage tissue engineering: molecular control of chondrocyte differentiation for proper cartilage matrix reconstruction. Biochim Biophys Acta. 2014. 1840, 2414–40.
132. Sakaguchi Y, et al. Suspended cells from trabecular bone by collagenase digestion become virtually identical to mesenchymal stem cells obtained from marrow aspirates. Blood. 2004. 104, 2728–35.
133. Tuli R, et al. A simple, high-yield method for obtaining multipotential mesenchymal progenitor cells from trabecular bone. Mol Biotechnol. 2003. 23, 37–49.
134. Zhu H, et al. A protocol for isolation and culture of mesenchymal stem cells from mouse compact bone. Nat Protoc. 2010. 5, 550–60.
135. Nakahara H, et al. *In vitro* differentiation of bone and hypertrophic cartilage from periosteal-derived cells. Exp Cell Res. 1991. 195, 492–503.
136. Colnot C. Skeletal cell fate decisions within periosteum and bone marrow during bone regeneration. J Bone Miner Res. 2009. 24, 274–82.
137. Undale AH, Westendorf JJ, Yaszemski MJ, Khosla S. Mesenchymal stem cells for bone repair and metabolic bone diseases. Mayo Clin Proc. 2009. 84, 893–902.
138. Ogawa T, Ochiai N, Nishiura Y, Tanaka T, Hara Y. A new treatment strategy for Kienböck's disease: combination of bone marrow transfusion, low-intensity pulsed ultrasound therapy, and external fixation. J Orthop Sci. 2013. 18, 230–7.
139. Horwitz EM, et al. Transplantability and therapeutic effects of bone marrow-derived mesenchymal cells in children with osteogenesis imperfecta. Nat Med. 1999. 5, 309–13.
140. Walsh WR, et al. Posterolateral spinal fusion in a rabbit model using a collagen-mineral composite bone graft substitute. Eur Spine J. 2009. 18, 1610–20.
141. Lock J, Liu H. Nanomaterials enhance osteogenic differentiation of human mesenchymal stem cells similar to a short peptide of BMP-7. Int J Nanomedicine. 2011. 6, 2769–77.

142. Kadiyala S, Jaiswal N, Bruder SP. Culture-expanded, bone marrow-derived mesenchymal stem cells can regenerate a critical-sized segmental bone defect. Tissue Eng. 1997. 3, 173–85.
143. Bruder SP, et al. Bone regeneration by implantation of purified, culture-expanded human mesenchymal stem cells. J Orthop Res. 1998. 16, 155–62.
144. Marcacci M, et al. Stem cells associated with macroporous bioceramics for long bone repair: 6- to 7-year outcome of a pilot clinical study. Tissue Eng. 2007. 13, 947–55.
145. Kon E, et al. Autologous bone marrow stromal cells loaded onto porous hydroxyapatite ceramic accelerate bone repair in critical-size defects of sheep long bones. J Biomed Mater Res. 2000. 49, 328–37.
146. Hernigou PH, Poignard A, Beaujean F, Rouard H. Percutaneous autologous bone-marrow grafting for nonunionsInfluence of the number and concentration of progenitor cells. J Bone Joint Surg. 2005. 87, 1430–7.
147. Khoueir P, Oh BC, DiRisio DJ, Wang MY. Multilevel Anterior Cervical Fusion Using A Collagen-Hydroxyapatite Matrix With Iliac Crest Bone Marrow Aspirate: An 18-month follow-up study. Neurosurgery. 2007. 61, 963–71.
148. Horwitz EM, et al. Clinical responses to bone marrow transplantation in children with severe osteogenesis imperfecta. Blood. 2001. 97, 1227–31.
149. Horwitz EM, et al. Isolated allogeneic bone marrow-derived mesenchymal cells engraft and stimulate growth in children with osteogenesis imperfecta: Implications for cell therapy of bone. Proc Natl Acad Sci USA. 2002. 99, 8932–7.
150. Le Blanc K, et al. Fetal mesenchymal stem-cell engraftment in bone after in utero transplantation in a patient with severe osteogenesis imperfecta. Transplantation. 2005. 79, 1607–14.
151. RA C, MR K, A S, NS E-B, RA G. Successful transplantation to correct a metabolic bone disease (infantile hypophosphatasia) using bone fragments plus cultured osteoblasts with T-cell-depleted mismatched bone marrow without lymphohematopoietic engraftment. Blood. 2001. 98, 796a–7a.
152. Whyte MP, et al. Marrow cell transplantation for infantile hypophosphatasia. J Bone Miner Res. 2003. 18, 624–36.
153. Cahill RA, et al. Infantile hypophosphatasia: transplantation therapy trial using bone fragments and cultured osteoblasts. J Clin Endocrinol Metab. 2007. 92, 2923–30.
154. Ishida T, et al. Requirement of donor-derived stromal cells in the bone marrow for successful allogeneic bone marrow transplantation. Complete prevention of recurrence of autoimmune diseases in MRL/MP-Ipr/Ipr mice by transplantation of bone marrow plus bones (stromal cells) from the same donor. J Immunol. 1994. 152, 3119–27.
155. Savkovic V, et al. Mesenchymal stem cells in cartilage regeneration. Curr Stem Cell Res Ther. 2014. 9, 469–88.
156. Klouda L, Hacker MC, Kretlow JD, Mikos AG. Cytocompatibility evaluation of amphiphilic, thermally responsive and chemically crosslinkable macromers for in situ forming hydrogels. Biomaterials. 2009. 30, 4558–66.
157. Loth T, Hennig R, Kascholke C, Hötzel R, Hacker MC. Reactive and stimuli-responsive maleic anhydride containing macromers-Multi-functional cross-linkers and building blocks for hydrogel fabrication. React Funct Polym. 2013. 73, 1480–92.
158. Shu K, Thatte H, Spector M, editors. Chondrogenic differentiation of adult mesenchymal stem cells and embryonic stem cells. Bioengineering Conference, 2009 IEEE 35th Annual Northeast: Institute of Electrical and Electronics Engineers, MIT; 2009: IEEE.
159. Ho STB, Cool SM, Hui JH, Hutmacher DW. The influence of fibrin based hydrogels on the chondrogenic differentiation of human bone marrow stromal cells. Biomaterials. 2010. 31, 38–47.

160. Lutolf MP, Hubbell JA. Synthetic biomaterials as instructive extracellular microenvironments for morphogenesis in tissue engineering. Nat Biotechnol. 2005. 23, 47–55.
161. Welzel PB, et al. Modulating biofunctional starPEG heparin hydrogels by varying size and ratio of the constituents. Polymers. 2011. 3, 602–20.
162. Turner NJ, Kielty CM, Walker MG, Canfield AE. A novel hyaluronan-based biomaterial (Hyaff-11®) as a scaffold for endothelial cells in tissue engineered vascular grafts. Biomaterials. 2004. 25, 5955–64.
163. Olderøy MØ, et al. Biochemical and structural characterization of neocartilage formed by mesenchymal stem cells in alginate hydrogels. PLoS One. 2014. 9, e91662.
164. Zwingmann J, et al. Chondrogenic differentiation of human articular chondrocytes differs in biodegradable PGA/PLA scaffolds. Tissue Eng. 2007. 13, 2335–43.
165. Wise JK, Yarin AL, Megaridis CM, Cho M. Chondrogenic differentiation of human mesenchymal stem cells on oriented nanofibrous scaffolds: engineering the superficial zone of articular cartilage. Tissue Eng Part A. 2008. 15, 913–21.
166. Ragetly G, Griffon DJ, Chung YS. The effect of type II collagen coating of chitosan fibrous scaffolds on mesenchymal stem cell adhesion and chondrogenesis. Acta Biomater. 2010. 6, 3988–97.
167. Correia CR, et al. Chitosan scaffolds containing hyaluronic acid for cartilage tissue engineering. Tissue Eng Part C Methods. 2011. 17, 717–30.
168. Groeber F, Holeiter M, Hampel M, Hinderer S, Schenke-Layland K. Skin tissue engineering-- *in vivo* and *in vitro* applications. Adv Drug Deliv Rev. 2011. 63, 352–66.
169. Ravichandran R, et al. Composite poly-l-lactic acid/poly-(α,β)-DL-aspartic acid/collagen nanofibrous scaffolds for dermal tissue regeneration. Mater Sci Eng C Mater Biol Appl. 2012. 32, 1443–51.
170. Rolfe KJ, Grobbelaar AO. A Review of Fetal Scarless Healing. ISRN Dermatology. 2012. 2012, 9.
171. Lee LP, Lau PY, Chan CW. A simple and efficient treatment for fingertip injuries. J Hand Surg Eur Vol. 1995. 20, 63–71.
172. Bullard KM, Longaker MT, Lorenz HP. Fetal wound healing: current biology. World J Surg. 2003. 27, 54–61.
173. Colwell AS, Longaker MT, Lorenz HP. Fetal wound healing. Front Biosci 2003. 8, s1240–8.
174. Roshan A, Jones PH. Act your age: tuning cell behavior to tissue requirements in interfollicular epidermis. Semin Cell Dev Biol. 2012. 23, 884–9.
175. Gurtner GC, Callaghan MJ, Longaker MT. Progress and potential for regenerative medicine. Annu Rev Med. 2007. 58, 299–312.
176. Zelman A. Tissue Engineering: A Fundamentally New Concept in Health Care. internal discussion memo, first draft. Sept. 22, 1987. courtesy of NSF.
177. Smith-Nephew, 2004. Transcyte, Available at: http://wound.smith-nephew.com/us/Product.asp?NodeId=2553.
178. Advanced BioHealing Inc. 2011. Transcyte, Available at: http://www.wirtschaft.ch/markenregister/TRANSCYTE/Advanced+BioHealing+Inc+92037+La+Jolla+California/01017/2010/.
179. Shire Regenerative Medicine Inc. 2014. Transcyte, Available at: http://trademarks.justia.com/862/56/transcyte-86256918.html.
180. Clayton E, et al. A single type of progenitor cell maintains normal epidermis. Nature. 2007. 446, 185–9.
181. Doupé DP, Klein AM, Simons BD, Jones PH. The ordered architecture of murine ear epidermis is maintained by progenitor cells with random fate. Dev Cell. 2010. 18, 317–23.
182. Mascré G, et al. Distinct contribution of stem and progenitor cells to epidermal maintenance. Nature. 2012. 489, 257–62.

183. Cotsarelis G, Sun T-T, Lavker RM. Label-retaining cells reside in the bulge area of pilosebaceous unit: implications for follicular stem cells, hair cycle, and skin carcinogenesis. Cell. 1990. 61, 1329–37.
184. Blanpain C, Lowry WE, Geoghegan A, Polak L, Fuchs E. Self-renewal, multipotency, and the existence of two cell populations within an epithelial stem cell niche. Cell. 2004. 118, 635–48.
185. Morris RJ, et al. Capturing and profiling adult hair follicle stem cells. Nat Biotechnol. 2004. 22, 411–7.
186. Tumbar T, et al. Defining the epithelial stem cell niche in skin. Science. 2004. 303, 359–63.
187. Trempus CS, et al. Enrichment for living murine keratinocytes from the hair follicle bulge with the cell surface marker CD34. J Invest Dermatol. 2003. 120, 501–11.
188. Nijhof JGW, et al. The cell-surface marker MTS24 identifies a novel population of follicular keratinocytes with characteristics of progenitor cells. Development. 2006. 133, 3027–37.
189. Jensen KB, et al. Lrig1 expression defines a distinct multipotent stem cell population in mammalian epidermis. Stem Cells. 2009. 4, 427–39.
190. Jaks V, et al. Lgr5 marks cycling, yet long-lived, hair follicle stem cells. Nat Genet. 2008. 40, 1291–9.
191. Snippert HJ, et al. Lgr6 marks stem cells in the hair follicle that generate all cell lineages of the skin. Science. 2010. 327, 1385–9.
192. Schneider M, Dieckmann C, Rabe K, Simon J-C, Savkovic V. Differentiating the Stem Cell Pool of Human Hair Follicle Outer Root Sheath into Functional Melanocytes. Stem Cells and Tissue Repair. 1210: Springer, 2014. 203–27.
193. Blanpain C. Stem cells: skin regeneration and repair. Nature. 2010. 464, 686–7.
194. Rendl M, Lewis L, Fuchs E. Molecular dissection of mesenchymal-epithelial interactions in the hair follicle. PLoS Biol. 2005. 3, e331.
195. Hocking AM, Gibran NS. Mesenchymal stem cells: paracrine signaling and differentiation during cutaneous wound repair. Exp Cell Res. 2010. 316, 2213–9.
196. Matthay MA, Goolaerts A, Howard JP, Lee JW. Mesenchymal stem cells for acute lung injury: preclinical evidence. Crit Care Med. 2010. 38, S569.
197. Yang M, et al. Bone Marrow-derived Mesenchymal Stem Cells Transplantation Accelerates Tissue Expansion by Promoting Skin Regeneration During Expansion. Ann Surg. 2011. 253, 202–9.
198. Salibian AA, Widgerow AD, Abrouk M, Evans GRD. Stem cells in plastic surgery: a review of current clinical and translational applications. Arch Plast Surg. 2013. 40, 666–75.
199. Yun IS, et al. Effect of human adipose derived stem cells on scar formation and remodeling in a pig model: a pilot study. Dermatol Surg. 2012. 38, 1678–88.
200. Kim J-H, Jung M, Kim H-S, Kim Y-M, Choi E-H. Adipose-derived stem cells as a new therapeutic modality for ageing skin. Exp Dermatol. 2011. 20, 383–7.
201. Kim W-S, Park B-S, Park S-H, Kim H-K, Sung J-H. Antiwrinkle effect of adipose-derived stem cell: activation of dermal fibroblast by secretory factors. J Dermatol Sci. 2009. 53, 96–102.
202. Park B-S, et al. Adipose-derived Stem Cells and Their Secretory Factors as a Promising Therapy for Skin Aging. Dermatol Surg. 2008. 34, 1323–6.
203. Ankrum J, Karp JM. Mesenchymal stem cell therapy: Two steps forward, one step back. Trends Mol Med. 2010. 16, 203–9.
204. Rheinwatd JG, Green H. Seria cultivation of strains of human epidemal keratinocytes: the formation keratinizin colonies from single cells. Cell. 1975. 6, 331–43.
205. Soluble-Systems LLC. Comparison of Human Allograft to Apligraf for Venous Leg Ulcers. In: ClinicalTrialsgov [cited 2015 Jan 23]. 2014. Available from: http://clinicaltrials.gov/show/NCT02047084,NLM Identifier: NCT02047084.

206. Shire Regenerative Medicine Inc. Pivotal Trial of Dermagraft(R) to Treat Venous Leg Ulcers (DEVO). In: ClinicalTrials.gov [cited 2015 Jan 23]. 2009. Available from: http://clinicaltrials.gov/show/NCT00909870, NLM Identifier: NCT00909870.
207. Edmonds M. Apligraf in the treatment of neuropathic diabetic foot ulcers. Int J Low Extrem Wounds. 2009. 8, 11–8.
208. Veves A, Falanga V, Armstrong DG, Sabolinski ML. Graftskin, a human skin equivalent, is effective in the management of noninfected neuropathic diabetic foot ulcers a prospective randomized multicenter clinical trial. Diabetes Care. 2001. 24, 290–5.
209. Dieckmann C, Renner R, Milkova L, Simon JC. Regenerative medicine in dermatology: biomaterials, tissue engineering, stem cells, gene transfer and beyond. Exp Dermatol. 2010. 19, 697–706.
210. http://www.fda.gov/MedicalDevices/DeviceRegulationandGuidance/HowtoMarketYourDevice/PremarketSubmissions/HumanitarianDeviceExemption/.
211. Krishnamoorthy L, et al. The clinical and histological effects of Dermagraft® in the healing of chronic venous leg ulcers. Phlebology. 2003. 18, 12–22.
212. Marston WA, Hanft J, Norwood P, Pollak R. The Efficacy and Safety of Dermagraft in Improving the Healing of Chronic Diabetic Foot Ulcers Results of a prospective randomized trial. Diabetes Care. 2003. 26, 1701–5.
213. Naughton G, Mansbridge J, Gentzkow G. A metabolically active human dermal replacement for the treatment of diabetic foot ulcers. Artif Organs. 1997. 21, 1203–10.
214. Gentzkow GD, et al. Use of dermagraft, a cultured human dermis, to treat diabetic foot ulcers. Diabetes Care. 1996. 19, 350–4.
215. Wood FM, Kolybaba ML, Allen P. The use of cultured epithelial autograft in the treatment of major burn wounds: eleven years of clinical experience. Burns. 2006. 32, 538–44.
216. Carsin H, et al. Cultured epithelial autografts in extensive burn coverage of severely traumatized patients: a five year single-center experience with 30 patients. Burns. 2000. 26, 379–87.
217. Vanscheidt W, et al. Treatment of recalcitrant venous leg ulcers with autologous keratinocytes in fibrin sealant: a multinational randomized controlled clinical trial. Wound repair and regeneration. 2007. 15, 308–15.
218. Hartmann A, Quist J, Hamm H, Bröcker E-B, Friedl P. Transplantation of Autologous Keratinocyte Suspension in Fibrin Matrix to Chronic Venous Leg Ulcers: Improved Long-term Healing after Removal of the Fibrin Carrier. Dermatol Surg. 2008. 34, 922–9.
219. http://www.anikatherapeutics.com/innovation/spotlight/previous.html.
220. Moustafa M, et al. A new autologous keratinocyte dressing treatment for non-healing diabetic neuropathic foot ulcers. Diabet Med. 2004. 21, 786–9.
221. Moustafa M, et al. Randomized, controlled, single-blind study on use of autologous keratinocytes on a transfer dressing to treat nonhealing diabetic ulcers. Regen Med. 2007. 2, 887–902.
222. Zhu N, et al. Treatment of burns and chronic wounds using a new cell transfer dressing for delivery of autologous keratinocytes. Eur J Plast Surg. 2005. 28, 319–30.
223. Walker NG, et al. A chemically defined carrier for the delivery of human mesenchymal stem/stromal cells to skin wounds. Tissue Eng Part C Methods. 2011. 18, 143–55.
224. Limat A, Mauri D, Hunziker T. Successful treatment of chronic leg ulcers with epidermal equivalents generated from cultured autologous outer root sheath cells. J Invest Dermatol. 1996. 107, 128–35.
225. Dieckmann C, Milkova L, Hunziker T, Emmendörffer A, Simon JC. Human melanocytes can be isolated, propagated and expanded from plucked anagen hair follicles. Exp Dermatol. 2010. 19, 543–5.

226. Savkovic V, Dieckmann C, Milkova L, Simon JC. Improved method of differentiation, selection and amplification of human melanocytes from the hair follicle cell pool. Exp Dermatol. 2012. 21, 948–50.
227. Savkovic V, Dieckmann C, Simon J-C, Schulz-Siegmund M, Hacker M. Method For Deriving Melanocytes from the Hair Follicle Outer Root Sheath and Preparation for Grafting. International Patent WO/2013/060899May 2, 2013.
228. Phillips TJ. New skin for old: developments in biological skin substitutes. Arch Dermatol. 1998. 134, 344–9.
229. Sahota PS, et al. Development of a reconstructed human skin model for angiogenesis. Wound Repair Regen. 2003. 11, 275–84.
230. Barrandon Y, et al. Capturing epidermal stemness for regenerative medicine. Semin Cell Dev Biol. 2012. 23, 937–44.
231. Oshima H, Rochat A, Kedzia C, Kobayashi K, Barrandon Y. Morphogenesis and renewal of hair follicles from adult multipotent stem cells. Cell. 2001. 104, 233–45.
232. Claudinot S, Nicolas M, Oshima H, Rochat A, Barrandon Y. Long-term renewal of hair follicles from clonogenic multipotent stem cells. Proc Natl Acad Sci USA. 2005. 102, 14677–82.
233. Noble J, Munro CA, Prasad VSSV, Midha R. Analysis of upper and lower extremity peripheral nerve injuries in a population of patients with multiple injuries. J Trauma. 1998. 45, 116–22.
234. Robinson LR. Traumatic injury to peripheral nerves. Muscle Nerve. 2000. 23, 863–73.
235. Huang JH, et al. Long-term survival and integration of transplanted engineered nervous tissue constructs promotes peripheral nerve regeneration. Tissue Eng Part A. 2009. 15, 1677–85.
236. Murakami T, et al. Transplanted neuronal progenitor cells in a peripheral nerve gap promote nerve repair. Brain Res. 2003. 974, 17–24.
237. Cui L, et al. Transplantation of embryonic stem cells improves nerve repair and functional recovery after severe sciatic nerve axotomy in rats. Stem Cells. 2008. 26, 1356–65.
238. di Summa PG, et al. Long-term *in vivo* regeneration of peripheral nerves through bioengineered nerve grafts. Neuroscience. 181, 278–91.
239. Mantovani C, Terenghi G, Shawcross SG. Isolation of adult stem cells and their differentiation to Schwann cells. Progenitor Cells. 916: Springer. 2012. 47–57.
240. Shen C-C, Yang Y-C, Liu B-S. Peripheral nerve repair of transplanted undifferentiated adipose tissue-derived stem cells in a biodegradable reinforced nerve conduit. J Biomed Mater Res A. 2012. 100, 48–63.
241. Ochi M, Nakasa T, Kamei G, Usman MA, El Mahmoud H. Regenerative medicine in orthopedics using cells, scaffold, and microRNA. J Orthop Sci. 2014. 19, 521–8.
242. Shin O, et al. The therapeutic potential of ex vivo expanded CD133+ cells derived from human peripheral blood for peripheral nerve injuries. J Neurosurg. 2012. 117, 787–94. PubMed PMID: 22880720.
243. Javazon EH, Beggs KJ, Flake AW. Mesenchymal stem cells: paradoxes of passaging. Exp Hematol. 2004. 32, 414–25.
244. Hisha H, Nishino T, Kawamura M, Adachi S, Ikehara S. Successful bone marrow transplantation by bone grafts in chimeric-resistant combination. Exp Hematol. 1995. 23, 347–52.
245. Martinez AMB, de Oliveira Goulart C, dos Santos Ramalho B, Oliveira JT, Almeida FM. Neurotrauma and mesenchymal stem cells treatment: From experimental studies to clinical trials. World J Stem Cells. 2014. 6, 179.
246. Biernaskie J. Human hair follicles: “bulging” with neural crest-like stem cells. J Invest Dermatol. 2010. 130, 1202–4.
247. Hoffman RM. The Pluripotency of Hair Follicle Stem Cells. Cell Cycle. 2005 2015/01. 18, 5, 232–3.

248. Yu H, Kumar SM, Kossenkov AV, Showe L, Xu X. Stem cells with neural crest characteristics derived from the bulge region of cultured human hair follicles. J Invest Dermatol. 2009. 130, 1227–36.
249. Walsh SK, Gordon T, Addas BMJ, Kemp SWP, Midha R. Skin-derived precursor cells enhance peripheral nerve regeneration following chronic denervation. Exp Neurol. 2010. 223, 221–8.
250. Yu H, et al. Isolation of a novel population of multipotent adult stem cells from human hair follicles. Am J Pathol. 2006. 168, 1879–88.
251. Tiede S, et al. Hair follicle stem cells: walking the maze. Eur J Cell Biol. 2007. 86, 355–76.
252. Amoh Y, et al. Human hair follicle pluripotent stem (hfPS) cells promote regeneration of peripheral-nerve injury: An advantageous alternative to ES and iPS cells. J Cell Biochem. 2009. 107, 1016–20.
253. Amoh Y, Li L, Katsuoka K, Hoffman RM. Multipotent hair follicle stem cells promote repair of spinal cord injury and recovery of walking function. Cell Cycle. 2008. 7, 1865–9.
254. Amoh Y, Hoffman RM. Isolation and culture of hair follicle pluripotent stem (hfPS) cells and their use for nerve and spinal cord regeneration. In: Turksen K, editor. Epidermal Cells Methods and Protocols. 585. Second Edition ed: Springer, 2010. 401–20.
255. Wingrave JM, et al. Early induction of secondary injury factors causing activation of calpain and mitochondria-mediated neuronal apoptosis following spinal cord injury in rats. J Neurosci Res. 2003. 73, 95–104.
256. Das A, et al. Estrogen receptor agonists and estrogen attenuate TNF-α-induced apoptosis in VSC4. 1 motoneurons. J Endocrinol. 2011. 208, 171–82.
257. Bracken MB. Steroids for acute spinal cord injury. Cochrane Database Syst Rev. 2002. 3, 1–21.
258. Mazzone GL, Nistri A. Delayed neuroprotection by riluzole against excitotoxic damage evoked by kainate on rat organotypic spinal cord cultures. Neuroscience. 2011. 190, 318–27.
259. Rong W, et al. 17β-estradiol attenuates neural cell apoptosis through inhibition of JNK phosphorylation in SCI rats and excitotoxicity induced by glutamate *in vitro*. Int J Neurosci. 2012. 122, 381–7.
260. Ritz M-F, Graumann U, Gutierrez B, Hausmann O. Traumatic spinal cord injury alters angiogenic factors and TGF-beta1 that may affect vascular recovery. Curr Neurovasc Res. 2010. 7, 301–10.
261. Lutton C, et al. Combined VEGF and PDGF treatment reduces secondary degeneration after spinal cord injury. J Neurotrauma. 2012. 29, 957–70.
262. Guha A, Tator CH, Piper I. Effect of a calcium channel blocker on posttraumatic spinal cord blood flow. J Neurosurg. 1987. 66, 423–30.
263. Ray SK, et al. Calpain inhibitor prevented apoptosis and maintained transcription of proteolipid protein and myelin basic protein genes in rat spinal cord injury. J Chem Neuroanat. 2003. 26, 119–24.
264. Sribnick EA, Matzelle DD, Banik NL, Ray SK. Direct evidence for calpain involvement in apoptotic death of neurons in spinal cord injury in rats and neuroprotection with calpain inhibitor. Neurochem Res. 2007. 32, 2210–6.
265. Ray SK, et al. Inhibition of cysteine proteases in acute and chronic spinal cord injury. Neurotherapeutics. 2011. 8, 180–6.
266. Kim J-H, et al. Dopamine neurons derived from embryonic stem cells function in an animal model of Parkinson's disease. Nature. 2002. 418, 50–6.
267. de Almeida FM, et al. Human dental pulp cells: a new source of cell therapy in a mouse model of compressive spinal cord injury. J Neurotrauma. 2005. 28, 1939–49.
268. Liu F, Zhang C, Hoffman RM. Nestin-Expressing Stem Cells from the Hair Follicle Can Differentiate Into Motor Neurons and Reduce Muscle Atrophy after Transplantation to Injured Nerves. Tissue Eng Part A. 2013. 20, 656–62.

269. Mii S, et al. Nestin-Expressing Stem Cells Promote Nerve Growth in Long-Term 3-Dimensional Gelfoam®-Supported Histoculture. PLoS One. 2013. 8, e67153.
270. Pourheydar B, et al. Co-transplantation of bone marrow stromal cells with schwann cells evokes mechanical allodynia in the contusion model of spinal cord injury in rats. Cell J. 2012. 13, 213.
271. Hodgetts SI, Simmons PJ, Plant GW. A comparison of the behavioral and anatomical outcomes in sub-acute and chronic spinal cord injury models following treatment with human mesenchymal precursorcell transplantation and recombinant decorin. Exp Neurol. 2013. 248: 343–59.
272. Tetzlaff W, et al. A systematic review of cellular transplantation therapies for spinal cord injury. J Neurotrauma. 2011. 28, 1611–82.
273. Čížková D, Rosocha J, Vanický I, Jergová S, Čížek M. Transplants of human mesenchymal stem cells improve functional recovery after spinal cord injury in the rat. Cell Mol Neurobiol. 2006. 26, 1165–78.
274. Sheth RN, Manzano G, Li X, Levi AD. Transplantation of human bone marrow-derived stromal cells into the contused spinal cord of nude rats. J Neurosurg. 2008. 8, 153–62.
275. Kang E-S, Ha K-Y, Kim Y-H. Fate of transplanted bone marrow derived mesenchymal stem cells following spinal cord injury in rats by transplantation routes. J Korean Med Sci. 2012. 27, 586–93.
276. Park JH, et al. Long-term results of spinal cord injury therapy using mesenchymal stem cells derived from bone marrow in humans. Neurosurgery. 2012. 70, 1238–47.
277. Feigin VL, Lawes CMM, Bennett DA, Barker-Collo SL, Parag V. Worldwide stroke incidence and early case fatality reported in 56 population-based studies: a systematic review. Lancet Neurol. 2009. 8, 355–69.
278. Johnston SC, Mendis S, Mathers CD. Global variation in stroke burden and mortality: estimates from monitoring, surveillance, and modelling. Lancet Neurol. 2009. 8, 345–54.
279. Liu X, et al. Cell based therapies for ischemic stroke: From basic science to bedside. Prog Neurobiol. 2014. 115, 92–115.
280. Tate CC, Fonck C, McGrogan M, Case CC. Human mesenchymal stromal cells and their derivative, SB623 cells, rescue neural cells via trophic support following *in vitro* ischemia. Cell Transplant. 2010. 19, 973–84.
281. Kelly S, et al. Transplanted human fetal neural stem cells survive, migrate, and differentiate in ischemic rat cerebral cortex. Proc Natl Acad Sci USA. 2004. 101, 11839–44.
282. Darsalia V, Kallur T, Kokaia Z. Survival, migration and neuronal differentiation of human fetal striatal and cortical neural stem cells grafted in stroke-damaged rat striatum. Eur J Neurosci. 2007. 26, 605–14.
283. Li Y, et al. Human marrow stromal cell therapy for stroke in rat Neurotrophins and functional recovery. Neurology. 2002. 59, 514–23.
284. Li Y, Chen J, Wang L, Lu M, Chopp M. Treatment of stroke in rat with intracarotid administration of marrow stromal cells. Neurology. 2001. 56, 1666–72.
285. Takagi Y, et al. Survival and differentiation of neural progenitor cells derived from embryonic stem cells and transplanted into ischemic brain. J Neurosurg. 2005. 103, 304–10.
286. Oki K, et al. Human-Induced Pluripotent Stem Cells form Functional Neurons and Improve Recovery After Grafting in Stroke-Damaged Brain. Stem Cells. 2012. 30, 1120–33.
287. Bühnemann C, et al. Neuronal differentiation of transplanted embryonic stem cell-derived precursors in stroke lesions of adult rats. Brain. 2006. 129, 3238–48.
288. Chen J, et al. Therapeutic benefit of intracerebral transplantation of bone marrow stromal cells after cerebral ischemia in rats. J Neurol Sci. 2001. 189, 49–57.
289. Chen J, et al. Therapeutic benefit of intravenous administration of bone marrow stromal cells after cerebral ischemia in rats. Stroke. 2001. 32, 1005–11.

290. Chu K, et al. Human neural stem cells improve sensorimotor deficits in the adult rat brain with experimental focal ischemia. Brain Res. 2004. 1016, 145–53.
291. Savitz SI, et al. Stem cell therapy as an emerging paradigm for stroke (STEPS) II. Stroke. 2011. 42, 825–9.
292. Smith EJ, et al. Implantation site and lesion topology determine efficacy of a human neural stem cell line in a rat model of chronic stroke. Stem Cells. 2012. 30, 785–96.
293. Rabinovich SS, et al. Cell therapy of brain stroke. Bull Exp Biol Med. 2005. 139, 126–8.
294. Misra V, Ritchie MM, Stone LL, Low WC, Janardhan V. Stem cell therapy in ischemic stroke Role of IV and intra-arterial therapy. Neurology. 2012. 79, S207–S12.
295. Jiang Y, Zhu J, Xu G, Liu X. Intranasal delivery of stem cells to the brain. Expert Opin Drug Deliv. 2011. 8, 623–32.
296. Dhuria SV, Hanson LR, Frey WH. Intranasal delivery to the central nervous system: mechanisms and experimental considerations. J Pharm Sci. 2010. 99, 1654–73.
297. Danielyan L, et al. Intranasal delivery of cells to the brain. Eur J Cell Biol. 2009. 88, 315–24.
298. Roitberg BZ, et al. Survival and early differentiation of human neural stem cells transplanted in a nonhuman primate model of stroke. J Neurosurg. 2006. 105, 96–102.
299. Boltze J, Nitzsche B, Geiger KD, Schoon H-A. Histopathological investigation of different MCAO modalities and impact of autologous bone marrow mononuclear cell administration in an ovine stroke model. Transl Stroke Res. 2011. 2, 279–93.
300. Politis M, et al. Staging of serotonergic dysfunction in Parkinson's Disease: An *in vivo* 11 C-DASB PET study. Neurobiol Dis. 2010. 40, 216–21.
301. Politis M, Lindvall O. Clinical application of stem cell therapy in Parkinson's disease. BMC Med. 2012. 10, 1.
302. Ben-Hur T, et al. Transplantation of human embryonic stem cell-derived neural progenitors improves behavioral deficit in parkinsonian rats. Stem Cells. 2004. 22, 1246–55.
303. Brederlau A, et al. Transplantation of Human Embryonic Stem Cell-derived Cells to a Rat Model of Parkinson's Disease: Effect of *In Vitro* Differentiation on Graft Survival and Teratoma Formation. Stem Cells. 2006. 24, 1433–40.
304. Vierbuchen T, et al. Direct conversion of fibroblasts to functional neurons by defined factors. Nature. 2010. 463, 1035–41.
305. Pfisterer U, et al. Direct conversion of human fibroblasts to dopaminergic neurons. Proc Natl Acad Sci USA. 2011. 108, 10343–8.
306. Caiazzo M, et al. Direct generation of functional dopaminergic neurons from mouse and human fibroblasts. Nature. 2011. 476, 224–7.
307. Venkataramana NK, et al. Open-labeled study of unilateral autologous bone-marrow-derived mesenchymal stem cell transplantation in Parkinson's disease. Transl Res. 2010. 155, 62–70.
308. Metz I, et al. Autologous haematopoietic stem cell transplantation fails to stop demyelination and neurodegeneration in multiple sclerosis. Brain. 2007. 130, 1254–62.
309. Van Wijmeersch B, Sprangers B, Dubois B, Waer M, Billiau AD. Autologous and allogeneic hematopoietic stem cell transplantation for Multiple Sclerosis: perspective on mechanisms of action. J Neuroimmunol. 2008. 197, 89–98.
310. Mancardi G, Saccardi R. Autologous haematopoietic stem-cell transplantation in multiple sclerosis. Lancet Neurol. 2008. 7, 626–36.
311. Burt RK, et al. Autologous non-myeloablative haemopoietic stem cell transplantation in relapsing-remitting multiple sclerosis: a phase I/II study. Lancet Neurol. 2009. 8, 244–53.

Ronald Weiß

10 Zelluläre Immuntherapien bei Tumoren

Krebsleiden sind nach Herz-/Kreislauferkrankungen die zweithäufigste Todesursache in Deutschland [1]. Die Tatsache, dass jedes Jahr mehr als 420.000 Deutsche an Krebs erkranken [2] und eine Behandlung nicht immer erfolgreich durchgeführt werden kann, unterstreicht die enorme Bedeutung der Entwicklung von Behandlungsalternativen. Neben den etablierten, klassischen Methoden wie der Tumorresektion, Strahlentherapie und Chemotherapie rücken immer mehr neuartige und innovative Therapieansätze in den Fokus. Eine Erfolg versprechende Behandlungsmöglichkeit stellt dabei die Krebsimmuntherapie dar, bei der das patienteneigene Immunsystem so moduliert und unterstützt wird, dass es das Tumorgewebe angreifen und zerstören kann [3]. Insbesondere die Entwicklung von patientenspezifischen Antikörpertherapien und/oder zellulären Therapien könnte den Erfolg verbessern, die Nebenwirkungen konventioneller Behandlungen senken und das Überleben der Patienten erhöhen.

Krebs entsteht durch fehlregulierte Zellen, die das Vermögen verloren haben ihre Zellteilungen zu kontrollieren und deshalb ungehindert wachsen können. Solche Fehlregulationen können sich im Regelfall nicht etablieren, da die Zellen z. B. durch Apoptose sterben oder vom angeborenen Immunsystem (Natürliche Killerzellen) und/oder adaptiven Immunsystem (T-Lymphozyten, B-Lymphozyten) durch entsprechende zytotoxische Mechanismen eliminiert werden. Das Immunsystem kann diese Zellen aber nur dann als entartet erkennen, wenn sie Tumorantigene auf ihrer Oberfläche präsentieren oder bestimmte Antigene auf ihrer Oberfläche verlieren (z. B. MHC-I-Moleküle), die sie als körpereigen identifizieren. Tumorantigene, die auch als „Tumorabstoßungsantigene“ bezeichnet werden, können nicht immer von den Immunzellen erkannt werden, sind also häufig nicht immunogen. Somit ist das System der Eliminierung entarteter bzw. fehlregulierter Zellen nicht immer effektiv, insbesondere bei Patienten, die parallel mit immunsuppressiven Medikamenten behandelt werden müssen. Sterben die entarteten Zellen nicht durch Apoptose und weisen sie keine immunrelevanten Veränderungen auf, können sie sich etablieren [4]. Darüber hinaus können Krebszellen auch immunsuppressive Zytokine wie IL-10 ausschütten oder regulatorische T-Zellen induzieren, was zur Toleranz und der Inhibierung einer Immunreaktion führt. In der Folge kann es zur Proliferation der Krebszellen und zur Metastasierung kommen [5]. Eine Unterwanderung des Immunsystems durch Krebszellen kann jedoch mit Hilfe einer Krebs-spezifischen Immuntherapie durchbrochen werden. Dafür gibt es vielfältige Ansatzmöglichkeiten, z. B. mittels Antikörpertherapie, bei der spezifische Antikörper Tumorantigene binden und so eine Immunreaktion gegen das Tumorgewebe aktiviert werden kann. Andere spezifische Antikörper binden z. B. an hemmende Oberflächenmoleküle auf Immunzellen wie an CTL4 auf T-Zellen [6]. Dadurch wird das Oberflächenmolekül maskiert und eine Immunantwort aktiviert [3].

Weitere Erfolg versprechende Ansätze stellen die zellulären Krebsimmuntherapien dar, bei der patienteneigene Immunzellen *ex vivo* expandiert, aktiviert und/oder moduliert werden. Anschließend werden sie dem Patienten wieder inokuliert um einen gerichteten anti-Tumoreffekt zu erzielen. Die Verwendung patienteneigener Zellen hat dabei den Vorteil, dass die Alloreaktivität vermieden wird. Diese neuartigen zellbasierten Therapien werden bis auf wenige Ausnahmen aktuell nur in klinischen Studien durchgeführt und sind noch nicht für die breite Anwendung verfügbar. Derzeit (September 2015) gibt es 217 Studien die sich mit zellbasierten Therapien bei Tumoren beschäftigen [http://www.clinicaltrials.gov Suchbegriff: „cell therapy" AND „cancer"]. Darunter finden sich Studien zu nahezu allen Arten von Krebsleiden, wie z. B. an Melanomen, Glioblastomen und Leukämien. Auf Grund des gegenwärtig noch stark experimentellen Charakters solcher Anwendungen und des stetigen Anpassens der Anwendungen und Protokolle wird an dieser Stelle nur ein Überblick über mögliche Therapien gegeben.

Bereits 1893 hat William B. Coley hitzeinaktivierte Bakterien in Sarkome inokuliert und eine Inhibierung des Tumorwachstums bis hin zur vollständigen Tumorremission beobachtet [7]. Durch die Inokulation der hitzeinaktivierten Bakterien wurde das Immunsystem aktiviert. In der Folge kam es zur direkten Bekämpfung des Tumors durch die eigentliche Entzündungsreaktion, z. B. durch die Ausschüttung von TNF-α. Darüber hinaus wurden Immunzellen, wie antigenpräsentierende Zellen (z. B. Dendritische Zellen) und Effektorzellen (T-Lymphozyten und Natürliche Killerzellen) aktiviert, welche zur Bekämpfung des Tumorgewebes beitrugen [8].

In den weiteren Ausführungen soll näher beleuchtet werden, wie die Komponenten der zellulären Immunabwehr zur Tumortherapie eingesetzt werden können. Das Ziel einer solchen Therapie ist die Aktivierung von Effektorzellen, um Krebszellen anzugreifen und zu zerstören. Die Aktivierung kann dabei indirekt mit Hilfe Dendritischer Zellen oder durch die Modulation der Effektorzellen (T-Lymphozyten und Natürliche Killerzellen) selbst erfolgen.

10.1 Zelluläre Tumortherapie mit Dendritischen Zellen (DCs)

1973 veröffentlichten Ralph M. Steinman und Zanvil A. Cohn die Entdeckung eines neuen Zelltyps in den peripheren lymphatischen Organen von Mäusen. Sie nannten diese Zellen Dendritische Zellen [9]. Die Entdeckung und weitere Erforschung der Dendritischen Zellen war so bedeutend, dass Ralph M. Steinman 2011 der Medizinnobelpreis verliehen wurde. Leider verstarb Steinman kurz vor der öffentlichen Bekanntgabe der Preisträger, erhielt ihn aber postum [10].

Dendritische Zellen sind neben Monozyten/Makrophagen und B-Zellen die professionell antigenpräsentierenden Zellen und spielen eine entscheidende Rolle in der Immunabwehr. Ihre Bedeutung wird durch die Tatsache unterstrichen, dass sie die Schaltstelle zwischen angeborener und adaptiver Immunabwehr sind. Sie können extrazellulär aufgenommene Antigene nicht nur über MHC-II-Moleküle präsentieren und dadurch eine CD4-positive T-Lymphozyten-Antwort induzieren, sondern solche Antigene auch über MHC-I präsentieren und damit eine zytotoxische CD8-positive T-Lymphozyten-Antwort hervorrufen. Demzufolge sind Dendritische Zellen auch ein Schaltpunkt zwischen humoraler und zellulärer Immunabwehr [11].

Nicht aktivierte, d. h. unreife Dendritische Zellen patrouillieren in nahezu jedem Gewebe und nehmen Autoantigene auf, die nach dem Prozessieren über MHC-Moleküle den T-Lymphozyten präsentiert werden. Da die Dendritischen Zellen im unreifen Zustand keine oder nur in verminderter Form co-stimmulatorische Moleküle exprimieren, induzieren sie in den T-Lymphozyten-Toleranz gegenüber Autoantigenen. In diesem Zustand haben sie eine immunsuppressive bzw. immunregulatorische Wirkung [11].

Im Fall der Tumorbehandlung von Coley (s. o.) [7] stellen die hitzeinaktivierten Bakterien so genannte Danger-Signale dar. Über Pattern-Recognition-Rezeptoren erkennen die Dendritischen Zellen Pathogene oder apoptotische bzw. nekrotische Zellen als Danger-Signale, was zu ihrer Aktivierung und Reifung führt [11]. In diesem Zustand exprimieren sie verstärkt co-stimmulatorische Moleküle wie z. B. CD80 und CD86 [12]. Da die Dendritischen Zellen weiterhin die Autoantigene präsentieren, nun durch die Aktivierung aber auch co-stimmulatorische Signale exprimieren, können sie die T-Lymphozyten aktivieren und eine Immunantwort u. a. gegen das Tumorgewebe induzieren. Bei Coley [7] war die induzierte Immunreaktion jedoch unspezifisch und der Angriff des Tumorgewebes mehr oder weniger vom Zufall abhängig, da eigentlich Autoantigen erkennende T-Lymphozyten im Thymus eliminiert werden. Da Tumoren aber auch veränderte Oberflächenmoleküle exprimieren können, die im „gesunden" Gewebe nicht vorhanden sind [4], können Tumorantigen erkennende T-Lymphozyten vorhanden sein und diese von Tumorantigen präsentierenden, reifen Dendritischen Zellen aktiviert werden. Diese Eigenschaften der Dendritischen Zellen macht man sich bei der Krebstherapie zu nutze, um gezielt Tumorgewebe durch das patienteneigene Immunsystem anzugreifen.

Bei der zellulären Tumortherapie mit Dendritischen Zellen werden die Zellen mit Tumorantigen beladen, gegebenenfalls aktiviert und dem Patienten verabreicht. Dort sollen sie die Immunantwort gegen die Tumorantigen tragenden Zellen induzieren und dadurch im besten Fall eine Tumorremission hervorrufen.

Die Dendritischen Zellen können direkt aus dem Blut isoliert, anschließend beladen und für die Behandlung eingesetzt werden [11; 13]. Da der Anteil Dendritischer Zellen an der gesamten Zellpopulation weißer Blutzellen des peripheren Blutes aber nur ca. 0,5 % beträgt [14] und für die zelluläre Tumortherapie sehr viele Dendritische Zellen benötigt werden, müssen auch andere Quellen genutzt werden. Zur *In-vitro*-Generierung können aus dem Blut CD34-positive Stammzellen bzw. CD133-positive Stammzellen isoliert und mittels verschiedener Faktoren (u. a. GM-CSF, IL-4) zu Dendritischen Zellen differenziert werden [15]. Da der Anteil von

Stammzellen mit max. 0,1 % der Leukozyten [16] ebenfalls sehr gering ist, werden für die meisten Anwendungen die Dendritischen Zellen aus Monozyten differenziert. Monozyten sind zirkulierende Blutzellen mit einem Anteil von 2 %–12 % der Leukozyten [16] und natürliche Vorläufer von Dendritischen Zellen. Die Monozyten können nach einer Leukapherese oder Dichtegradientenzentrifugation mittels anti-CD14-Antikörper tragenden magnetischen Beads (für *In-vitro*-Versuche) oder Plastikadhärenz bzw. Elutriation (für klinische Anwendungen) aus Patientenblut isoliert werden. In der Literatur existieren verschiedene Differenzierungsprotokolle. Im Allgemeinen werden Dendritische Zellen für 2–7 Tage in Anwesenheit von GM-CSF und IL-4 aus Monozyten differenziert. Der Differenzierungserfolg kann mikroskopisch und morphologisch durch eine Größenzunahme und durch die Ausbildung von Dendriten (Pseudopodien) nachvollzogen werden. Durchflusszytometrisch kommt es zur Zunahme der Größe (FSC) und der Granularität (SSC). Darüber hinaus kann eine Abnahme von CD14 auf der Zelloberfläche beobachtet werden.

Die Beladungsmethoden der generierten Dendritischen Zellen mit Tumorantigenen können sehr unterschiedlich sein. Bei vielen Therapien werden Tumorlysate verwendet, die nach einer Tumorresektion hergestellt wurden [6]. Diese Tumorlysate enthalten neben Tumorantigenen aber auch alle anderen zellulären Bestandteile des Tumorgewebes die im gesunden Gewebe ebenfalls vorhanden sein können, was die Wahrscheinlichkeit der Entwicklung autoimmuner Reaktionen oder Autoimmunerkrankungen erhöht [17]. Aus diesem Grund wird diese Beladungsmethode i. d. R. nur dann angewendet, wenn prominente spezifische Tumorantigene nicht bekannt sind oder nicht rekombinant hergestellt werden können. Bei einigen Tumoren (z. B. Prostatakarzinom) sind spezifische Tumorantigene bereits identifiziert worden. Sie können entsprechend rekombinant hergestellt werden und zur Beladung der Dendritischen Zellen dienen [6; 18]. Bei beiden Methoden werden die Antigene extrazellulär auf die Dendritischen Zellen gegeben, was eigentlich eine Antigenpräsentation über MHC-II zur Folge hat. Auf Grund der hohen Kreuzpräsentationsrate der Dendritischen Zellen werden die Antigene aber auch über MHC-I präsentiert, was zur gewünschten Aktivierung der CD8-positiven zytotoxischen T-Lymphozyten führen soll [11]. Um die Variabilität bei der Kreuzpräsentation zu umgehen, kann bei bekannten Tumorantigenen die Antigen-DNA oder -mRNA direkt oder über virale Vektoren in die Dendritischen Zellen eingebracht werden [12]. Die Antigen-DNA kann in das Genom der Dendritischen Zellen eingebaut und über einen langen Zeitraum (bis zum Tod der Zelle) in Antigen translatiert werden [19]. Eingebrachte Antigen-mRNAs werden nicht in das Genom eingebaut und werden demzufolge nur kurzfristig, je nach Stabilität der mRNA, in Antigen übersetzt. Da die Nukleinsäuren intrazellulär in Protein (Tumorantigen) translatiert werden, präsentieren die Dendritischen Zellen die Antigene vor allem über MHC-I was zur verstärkten Induktion der zytotoxischen CD8-positiven T-Lymphozyten führen soll.

Die Aktivierung der Dendritischen Zellen kann für *In-vitro*-Versuche z. B. mittels LPS und für klinische Anwendungen mit Zytokincocktails z. B. aus IL-6, IL-1β, PGE_2

und TNF-α erfolgen. Die Verwendung von PGE_2 wird dabei als kritisch angesehen, da PGE_2 die zur T-Zell-Aktivierung und zum Überleben der T-Zellen erforderliche IL-12p70-Produktion hemmt [3] und damit auch den induzierten anti-Tumoreffekt negativ beeinflussen kann.

Die erfolgreiche Aktivierung der Dendritischen Zellen kann über die Zunahme von MHC-Molekülen sowie über die Zunahme der Aktivierungsmarker CD40 [12], CD54 [18; 20], CD80, CD83 und CD86 [12] aber auch CCR7 [3; 12] überprüft werden.

Nach der entsprechenden GMP-konformen und nach Arzneimittelgesetz durchgeführten Qualitätskontrolle werden die Dendritischen Zellen dem Patienten appliziert. Sie sollen in den Lymphknoten wandern und dort ihre Antigene den zytotoxischen CD8-positiven T-Lymphozyten präsentieren, die daraufhin aktiviert werden und das Tumorgewebe angreifen. Die Behandlungsmethoden variieren stark von Studie zu Studie. Meist werden mindestens 1 Million Dendritische Zellen pro Applikation entweder intravenös, intradermal, subkutan oder intranodal injiziert [12; 13]. Die Immunisierung wird in bestimmten Abständen mehrmals wiederholt, um einen Boost-Effekt zu erzielen und die Aktivierung der tumorspezifischen T-Lymphozyten aufrecht zu erhalten [12]. Darüber hinaus soll die Etablierung von tumorspezifischen CD8-positiven Gedächtnis-T-Lymphozyten erreicht werden, deren Effektorzellen den Tumor nach einer Impfung mit Dendritischen Zellen gar nicht erst wieder entstehen lassen sollen [11].

Nach der Inokulation der Dendritischen Zellen kann die Zahl der antigenspezifischen T-Lymphozyten im Patienten bei bekannten Tumorantigenen mittels ELISpot-Verfahren oder mit Hilfe von MHC-Multimeren bestimmt werden [3]. Die MHC-Multimere sind synthetische Peptid-MHC-Komplexe (Antigen-MHC-Komplexe), analog den Peptid-MHC-Komplexen auf den Tumorzellen. T-Lymphozyten deren T-Zellrezeptoren diese Peptid-MHC-Komplexe erkennen, binden an die Multimere und werden als antigenspezifisch identifiziert [21]. (mehr zur Detektion, Aufreinigung und Isolation antigenspezifischer T-Zellen s. Kap. 5 und 12) Um diesen Nachweis zu führen, ist es jedoch erforderlich, das spezifische Tumorantigen (Peptid) zu kennen. Bei Dendritischen Zellen, die mit Tumorlysat beladen wurden, ist der Nachweis antigenspezifischer T-Lymphozyten so nicht möglich. In diesem Fall kann die Aktivierung zytotoxischer T-Lymphozyten über die Oberflächenexpression von CD107a durchflusszytometrisch bestimmt werden. In Untersuchungen konnte gezeigt werden, dass die Oberflächenexpression von CD107a mit der Zytotoxizität der T-Lymphozyten korreliert [22]. Darüber hinaus kann die Aktivierung über den Nachweis der intrazellulären Produktion von Zytokinen durchflusszytometrisch untersucht werden [3].

Da bei der zellulären Tumortherapie mit Dendritischen Zellen autologes Zellmaterial verwendet wird, sind nur wenige und schwache Nebenwirkungen wie Fieber, Adenopathie, Fatigue und bei der Behandlung von Melanomen auch die Weißfleckenkrankheit beschrieben worden [23].

Sipuleucel-T. Da die Differenzierungsmethoden und die Beladung der Dendritischen Zellen von Studie zu Studie sehr stark variieren, soll an dieser Stelle nur das derzeit einzige in den USA und Europa zugelassene Präparat Provenge® (Sipuleucel-T) der Firma Dendreon zur Behandlung von hormonresistenten Prostatakarzinomen näher betrachtet werden. Diese Methode unterscheidet sich von den bereits beschriebenen Dendritischen Zellpräparaten durch die Verwendung von mononukleären Zellen des peripheren Blutes (PBMCs) und der anschließenden Kultivierung/Aktivierung dieser Zellen für 36–44 Stunden mit einem Fusionsprotein (PA2024), bestehend aus der „prostatic acid phosphatase" (PAP) und dem Wachstumsfaktor GM-CSF [18; 20; 24, 25; 26]. Die PAP dient dabei als Antigen, da sie sehr spezifisch und in hohem Maße sowohl auf gesunden als auch entarteten Prostatazellen zu finden ist [20]. Die Qualitätskontrolle der Aktivierung und Beladung erfolgt durch einen „surrogate potency assay" sowohl über die Anzahl von CD54-positiven Zellen als auch über die Stärke der CD54-Oberflächenexpression [18, 20]. Wie von Sheikh und Jones [18] beschrieben, beträgt der Anstieg von CD54 im Median das circa Fünffache der Ausgangsexpression. Ein ähnlicher Anstieg ist bei der MHC-II-Expression zu verzeichnen. Andere übliche Aktivierungsmarker wie CD80 und CD86 werden durch diese Behandlung aber nicht stark reguliert [18].

Nach erfolgreicher Qualitätskontrolle werden die Zellen dem Patienten geimpft. Der Behandlungsplan sieht drei solcher Impfungen im Abstand von 14 Tagen vor [24; 25]. Das Ansprechen der Patienten auf die Therapie wird über die Bestimmung von antigenspezifischen T-Lymphozyten mittels IFN-gamma-ELISpot kontrolliert [20]. Weiterhin kann im Serum der Titer von Anti-PA2024 und Anti-PAP Antikörpern bestimmt werden [20; 26].

Die Behandlung mit Sipuleucel-T verlängert die 50 % Überlebensrate der Patienten von 21,7 auf 25,8 Monate [20]. Die Verlängerung der Überlebenszeit beträgt damit ca. 4 Monate. Diese Zeit ist im Vergleich zu Chemotherapie, Bestrahlung und Tumorresektion mit einem hohen Wohlbefinden der Patienten verbunden. Deshalb wurde dieser Behandlungsmethode von der European Medicines Agency (EMA) ein positives Risiko-Nutzen-Verhältnis bescheinigt [20].

Warum einige Patienten hervorragend auf die Dendritische Zelltherapie ansprechen, andere aber so gut wie gar nicht, ist noch nicht geklärt und bedarf weiterer Forschung. Um die Effekte zu optimieren wird ein besonderer Fokus auf die individualisierte Tumortherapie mit Hilfe individueller Antigene gelegt.

Weiterführende Ansatzpunkte der zellulären Tumortherapie beschäftigen sich nicht mit den antigenpräsentierenden Zellen, sondern direkt mit den Effektorzellen (T-Lymphozyten und Natürliche Killerzellen), was in den folgenden Abschnitten näher erläutert wird.

10.2 Zelluläre Tumortherapie mit T-Lymphozyten

T-Lymphozyten sind eine sehr heterogene Zellpopulation, die sich grob in CD8-positive zytotoxische T-Zellen, CD4-positive T-Helferzellen, regulatorische T-Zellen und T-Gedächtniszellen unterteilen lässt [27]. Viele dieser Zelltypen sind im Tumorgeschehen involviert und spielen eine entscheidende Rolle. Zytotoxische T-Zellen eliminieren i. d. R. virusbefallene Zellen, können aber auch Tumorantigen präsentierende Zellen erkennen und zerstören [28]. Antigenspezifische T-Helferzellen sind in der Lage die Produktion von Antikörpern durch antigenspezifische B-Zellen zu induzieren [27]. Bei den Antigenen kann es sich ebenfalls um Tumorantigene handeln, was in der Folge zur Produktion tumorspezifischer Antikörper führt. Somit haben nicht nur die zytotoxischen T-Zellen sondern auch die T-Helferzellen eine wichtige Funktion in der Tumorabwehr. Auf Grund der Tatsache, dass das Tumorgewebe körpereigen ist, werden die Krebszellen vom Immunsystem aber nur dann erkannt, wenn sie Tumorantigene produzieren, d. h. Antigene, die auf den gesunden Körperzellen nicht oder nur in einer anderen Intensität exprimiert werden [29]. Da nicht jede Krebszelle solche Antigene exprimiert, können auch nicht alle Krebszellen von den T-Zellen erkannt und eliminiert werden. Darüber hinaus induzieren viele Tumoren regulatorische T-Zellen, die zu einer verstärkten Toleranz des Immunsystems gegenüber dem Tumorgewebe führen [11]. Das bedeutet, dass zytotoxische T-Lymphozyten und T-Helferzellen, die eigentlich Tumorantigene erkennen und eine anti-tumorale Immunreaktion durchführen bzw. einleiten könnten, gehemmt werden und somit die Tumorzellen nicht aus dem Organismus entfernt werden können.

Um dieses Problem zu umgehen werden gegenwärtig in einigen klinischen Studien neue T-Zell-basierende Strategien getestet. Die so genannte adoptive T-Zelltherapie beruht auf der Isolation patienteneigener T-Lymphozyten, ihrer Expansion *ex vivo* und der anschließenden Rückgabe in den Patienten, wo sie das Tumorgewebe eliminieren sollen. In einigen Studien werden die benötigten T-Zellen aus Resektionsmaterial des Tumors gewonnen. Diese Tumor infiltrierenden Lymphozyten (TILs) zeigen eine antigenspezifische zytotoxische Aktivität, wobei ihre Anzahl *in vivo* nur sehr gering ist [30]. In den Fällen, wo eine Gewinnung der TILs nicht möglich ist, können T-Lymphozyten auch aus dem Blut isoliert werden [19; 31].

Für die Isolation hochpotenter, antigenspezifischer T-Zellen ist die Kenntnis von spezifischen Tumorantigenen Voraussetzung. Bei einigen Tumoren wie z. B. dem Proststakarzinom ist dies der Fall, bei vielen anderen jedoch noch nicht. Deshalb ist die „einfachste“ Form der adoptiven T-Zelltherapie, alle T-Zellen aus dem Blut zu isolieren. Die Isolation kann mit Hilfe magnetischer Beads oder auch mittels durchflusszytometrischer Zellisolierungsmethoden, durch die Verwendung von anti-CD3-Antikörpern erfolgen. Anschließend werden die Zellen mit IL-2 und anti-CD3-Antikörpern kultiviert, was unspezifisch zur Induktion der Proliferation und Aktivierung führt. Die *ex vivo* vermehrten Zellen werden im Anschluss dem Patienten appliziert [19]. In der Hoffnung auch antigenspezifische T-Lymphozyten aktiviert und expandiert zu haben, sollen die Zellen im Patienten eine anti-tumorale Immunreaktion induzieren.

Bei bekannten Tumorantigenen können speziell antigenspezifische T-Zellen isoliert werden (s. Kap. 5 und 12). Sind nur wenige tumorspezifische T-Zellen vorhanden besteht die Möglichkeit, mit Hilfe molekularbiologischer Methoden die Gene für die tumorspezifischen T-Zell-Rezeptoren zu isolieren, zu klonieren und in andere T-Zellen zu transfizieren [32]. Somit können aus „normalen" T-Lymphozyten tumorspezifische T-Zellen generiert werden. Mit dieser Methode könnte die Anzahl antigenspezifischer T-Zellen nahezu unbegrenzt erhöht werden.

Patienten können pro Dosis bis zu 10^{11} antigenspezifische autologe T-Lymphozyten inokuliert bekommen [19], wobei bei solch hohen Einzelapplikationen Nebenwirkungen durch das zum Einfrieren verwendete DMSO verursacht werden können. Bei einem allogenem T-Zelltransfer könnte eine so hohe Dosis zu einer Graft-versus-host-Erkrankung führen, weshalb in diesem Fall wesentlich weniger T-Zellen verwendet werden müssten. Mit der Inokulation der T-Lymphozyten wird gleichzeitig auch das Immunsystem medikamentös (z. B. durch IL-2 und/oder IFN-gamma) stimuliert, um die eingeleitete Immunreaktion zu unterstützen [19; 33].

Zum Nachweis der Effizienz des adoptiven T-Zelltransfers, kann die Tumorlast vor und nach der Therapie verglichen werden. Darüber hinaus können der Verlauf und die Überlebenszeit sowie die Aktivierbarkeit der T-Effektorzellen mittels ELISpot-Verfahren über die IFN-gamma Sekretion bestimmt werden. Zur Aktivierung müssen die Zellen aber mit Antigen stimuliert werden, sodass Tumorantigene bekannt sein müssen oder zumindest Tumorlysat vorhanden sein muss. Die Anzahl der T-Effektorzellen im Blut kann bei bekannten Tumorantigenen auch mit Hilfe von Peptid-MHC-Multimeren bestimmt werden [21]. Eine ausführliche Darstellung der durchflusszytometrischen Analyse und Isolation antigenspezifischer T-Effektorzellen erfolgt in den Kapiteln 5 und 12 dieses Buches.

Die adoptive T-Zelltherapie ist gegenwärtig noch weit von der standardisierten klinischen Anwendung entfernt, da Indikationen, Zelldosis, Zeitpunkte, Herstellungsfragen, Sicherheit und Wirksamkeit innerhalb von multizentrischen, randomisierten, klinischen Studien evaluiert werden müssen. Vor allem ist die Überlebensdauer der generierten T-Zellen im Patienten zu verbessern. In Einzelfällen ist eine Überlebenszeit der *ex vivo* generierten T-Zellen über eine Dekade beschrieben worden. In der Regel wird aber ein nicht Ansprechen des Patienten auf die Therapie mit einer sehr kurzen Überlebenszeit der *ex vivo* generierten T-Zellen im Patienten in Verbindung gebracht [19]. Darüber hinaus muss die Sicherheit der Therapie gewährleistet sein. Potentielle Nebenwirkungen könnten durch autoreaktive T-Lymphozyten verursacht werden, die neben dem Tumorgewebe auch gesundes Gewebe angreifen und zerstören können. Durch die hohe Anzahl der applizierten T-Lymphozyten könnten hohe Mengen an Zytokinen und/oder Chemokinen ausgeschüttet werden, die so einen „Zytokinsturm" auslösen und zur unspezifischen Aktivierung des Immunsystems führen. Bei genetisch veränderten T-Lymphozyten kann es zur Rekombination der transfizierten T-Zell-Rezeptorgene mit den endogenen T-Zell-Rezeptorgenen kommen und damit zu einer veränderten Antigenspezifität bis hin zu einer Graft-versus-host-Erkrankung [31].

An dieser Stelle sei kurz noch ein weiterer Aspekt erwähnt. Interessanterweise hat sich bei allogenen hämatopoetischen Stammzelltransplantationen als Nebeneffekt gezeigt, dass insbesondere bei der Chronischen Myeloischen Leukämie (CML) ein starker Graft-versus-tumor-Effekt auftreten kann, indem die allogenen Stammzellen zu T-Zellen differenzieren und diese die Leukämiezellen zerstören. Dies hat den Vorteil, dass beim erneuten Etablieren der Krebszellen die T-Lymphozyten des ursprünglichen Stammzellspenders appliziert werden können und dadurch die Leukämiezellen erneut eliminiert werden [34].

10.3 Zelluläre Tumortherapie mit Natürlichen Killerzellen (NK-Zellen)

Ein weiterer Ansatz der zellulären Tumortherapie beruht auf der Verwendung von Natürlichen Killerzellen. Dieser Zelltyp wird phänotypisch als $CD3^{-}CD56^{+}$ Lymphozyten definiert und lässt sich in 2 größere Populationen ($CD56^{bright}CD16^{-}$ und $CD56^{dim}CD16^{+}$) unterteilen [35]. Die $CD56^{bright}CD16^{-}$ NK-Zellen kommen hauptsächlich in den Lymphknoten vor, wo sie über die Ausschüttung verschiedenster Zytokine vor allem eine immunregulatorische Funktion ausüben. Die vorherrschende Population im peripheren Blut stellen die $CD56^{dim}CD16^{+}$ NK-Zellen dar [36]. Diese haben die zur Zelllyse notwendige zytotoxische Funktion [37] und können die Zielzellen direkt über Granzym-Perforin, mittels antikörperabhängiger zellulärer Zytotoxizität oder „death-receptor"-Liganden induzierter Apoptose zerstören [38].

Im Normalfall tragen alle zellkernhaltigen menschlichen Zellen auf ihrer Oberfläche MHC-I-Moleküle [37], mit deren Hilfe sie im Krankheitsfall (z. B. Virusbefall oder auch bei fehlregulierten Zellen) intrazelluläre Antigene extrazellulär präsentieren. Diese Antigene werden von antigenspezifischen zytotoxischen T-Lymphozyten erkannt, die daraufhin eine Zelllyse induzieren können. Einige Viren (z. B. Herpesviren oder HIV) haben eine Strategie entwickelt, die dazu führt, dass MHC-I-Moleküle auf der Zelloberfläche nicht oder nur vermindert exprimiert werden. Dies hat zur Folge, dass die virusbefallenen Zellen von den zytotoxischen T-Lymphozyten nicht erkannt und somit nicht eliminiert werden können [39]. Viele Tumoren (z. B. Melanome, Lungenkarzinome und Leukämien) unterwandern ebenfalls mit Hilfe einer veränderten MHC-I-Oberflächenexpression die Zelllyse durch zytotoxische T-Lymphoyzten und können sich dadurch etablieren und in der Folge streuen [40].

Der Verlust bzw. die verringerte Oberflächenexpression von MHC-I macht diese Zellen aber zum Ziel von NK-Zellen. Diese zeichnen sich dadurch aus, dass sie ohne Antigenpräsentation über MHC-I-Moleküle entartete bzw. infizierter Zellen zerstören können. Gerade das Fehlen bzw. die verminderte Expression von MHC-I-Molekülen ist das Signal für die NK-Zellen zum Töten der Zielzellen. Sind MHC-I-Moleküle vorhanden, binden NK-Zellen mit inhibitorischen Rezeptoren (z. B. KIR2DL, CD85i, CD158) daran, was zum Tolerieren der Zielzelle führt [37]. NK-Zellen sind aber auch in der Lage Tumorzellen zu zerstören, die eine signifikante Oberflächenexpression von MHC-I aufweisen. Sie verfügen nämlich neben den beschriebenen inhibitorischen Rezeptoren auch über aktivierende Rezeptoren (z. B. NKG2D, NKp30 (CD337), NKp44 (CD336), NKp46 (CD335)), welche Oberflächenmoleküle auf den Zielzellen erkennen können, die durch „Stress" induziert werden. Wenn die aktivierenden Signale so stark sind, dass sie die inhibierenden Signale überlagern, können auch die MHC-I exprimierenden Tumorzellen zerstört werden [37]. Zur Charakterisierung der NK-Zellen kann das Verhältnis inhibierender und aktivierender Oberflächenmoleküle mittels durchflusszytometrischer Mehrfarben-Analysen bestimmt werden [3].

Im Gesamtkontext ist eine Aktivität bei der Tumorbekämpfung *in vivo* vom Verhältnis aktivierender und inhibierender Faktoren, sowohl auf den NK-Zellen als auch den Zielzellen abhängig [38]. Somit können Therapeutika, die zur Minimierung oder Maskierung inhibierender Faktoren bzw. Maximierung aktivierender Faktoren auf den Tumorzellen führen, einen guten Ansatzpunkt in der Tumortherapie darstellen. Zum Beispiel können Antikörper, die inhibierende Faktoren auf Tumorzellen maskieren, die antikörperabhängige zelluläre Zytotoxizität der NK-Zellen fördern [35].

Bei der zellulären Tumortherapie mit NK-Zellen können sowohl autologe und allogene als auch genetisch manipulierte NK-Zellen sowie NK-Zelllinien eingesetzt werden. Autologe bzw. allogene NK-Zellen können mittels magnetischer Beads aus dem peripheren Blut isoliert werden. Darüber hinaus besteht die Möglichkeit aus hämatopoetischen Stammzellen oder induzierten pluripotenten Stammzellen NK-Zellen zu generieren [36]. Die direkt gewonnenen bzw. generierten NK-Zellen werden *in vitro* kultiviert und mittels Zytokinen (vor allem IL-2) aktiviert [40]. Die *ex vivo* stimulierten und als Lymphokin aktivierte Killer (LAK) bezeichneten Zellen zeigen dabei eine höhere Zytotoxizität gegenüber Tumorzellen [35; 41], aber in der Regel nur eine verminderte Überlebenszeit *in vivo* [30].

Zur Optimierung der Anti-Tumor-Effekte von NK-Zellen beschäftigen sich einige Ansätze mit der Überexpression von IL-2 und IL-15, Zytokine welche die Proliferation und Überlebenszeit dieser Zellen *in vivo* erhöhen können. Des Weiteren wird durch Genmanipulationen angestrebt, die Expression aktivierender Rezeptoren zu erhöhen bzw. die der inhibierenden Rezeptoren zu reduzieren. Um eine Tumorlyse zu steigern wird auch versucht, die NK-Zellen so zu modifizieren, dass sie chimäre Rezeptoren exprimieren, mit denen sie spezifische Oberflächenmoleküle auf den Zielzellen erkennen können und über die eine Zelllyse induziert werden kann [36].

Die Verwendung von NK-Zelllinien für die Therapie stellt auf Grund ihrer genetischen Manipulationsmöglichkeiten eine gute Alternative dar [36; 41]. Darüber hinaus sind die Zelllinien sehr gut charakterisiert und können nahezu unbegrenzt expandiert werden [42].

Im Allgemeinen liegt der Vorteil der NK-Zelltherapie darin, dass keine spezifischen Tumorantigene bekannt sein müssen, um eine Tumorlyse hervorzurufen. Gleichzeitig ist dies aber auch ein Nachteil, da das nicht spezifische, filigrane Zusammenspiel zwischen inhibierenden und aktivierenden Faktoren sowohl auf den NK-Zellen als auch den Zielzellen nur schwer gesteuert werden kann. Deshalb sind die gegenwärtigen Erfolge solcher Therapien noch nicht zufrieden stellend. Es zeichnet sich jedoch ab, dass die NK-Zelltherapie bei hämatologischen Krebserkrankungen wesentlich effektiver ist, als bei soliden Tumoren [41].

10.4 Zelluläre Tumortherapie mit Zytokin induzierten Killerzellen (ZIK-Zellen)

Eine viel versprechende Behandlungsmöglichkeit versucht die Vorteile der zellulären T-Zell Therapie mit der von NK-Zellen zu kombinieren. Die als Zytokin induzierte Killer (ZIK) bezeichneten Zellen sind ein Zellmix aus CD3-positiven CD56-positiven NK-T-Zellen, CD3-negativen CD56-positiven NK-Zellen und CD3-positiven CD56-negativen T-Zellen [30]. Zu ihrer Herstellung werden mononukleäre Zellen aus peripherem Blut, Knochenmark oder Nabelschnurblut isoliert [43] und mit Hilfe von IFN-gamma, IL-1 [43; 44], IL-2 und anti-CD3-Antikörpern [44; 45] für 14–21 Tage *in vitro* expandiert. In dem generierten Zellmix sind nach 21 Tagen mehr als 90 % CD3-positive Zellen vorhanden, wovon ca. 20 % bis 30 % die zur verstärkten Zelllyse befähigten CD3-positiven CD56-positiven NK-T-Zellen sind [44]. Im Blut gesunder Spender beträgt ihr Anteil nur ca. 5 % der Lymphozytenpopulation [46].

Die ZIK-Zellen sind im Vergleich zu LAK-Zellen wesentlich zytotoxischer und haben gegenüber TILs den Vorteil, *in vitro* in hoher Anzahl generierbar zu sein sowie eine MHC-unabhängige Zytotoxizität zu zeigen [30]. Dabei sind die ZIK-Zellen sowohl gegenüber autologen als auch allogenen Tumoren [47] sowie hämatopoetischen Krebszellen und soliden Tumoren (z. B. Glioma, Lungentumoren, Lebertumoren) reaktiv [44]. Die Zytotoxizität wird mit Hilfe des aktivierenden NK-Rezeptors NKG2D und der Ausschüttung von Perforin vermittelt [45]. In klinischen Studien hat sich bis jetzt gezeigt, dass die Anwendung effektiv und sicher ist [30], wodurch sich die Palette möglicher zellulärer Krebstherapien erweitert.

10.5 Schlussfolgerung

Die derzeit noch experimentellen zellulären Therapien zur Tumorbekämpfung entwickeln sich als Alternative zu herkömmlichen Anti-Tumor-Behandlungen, da die konventionelle Tumortherapie in vielen Fällen nicht von Erfolg gekrönt ist. Es ist aber noch viel Forschung und Entwicklung auf diesem Gebiet nötig, um bestmögliche Ergebnisse erzielen zu können. Dabei sind die Identifizierung tumorspezifischer Antigene zur spezifischen Aktivierung einer Immunantwort und eine auf den jeweiligen Patienten zugeschnittene Therapieform von großer Bedeutung. Darüber hinaus muss das Verständnis darüber, wie Immunzellen *in vivo* funktionieren und interagieren verbessert werden. Die derzeit laufenden zahlreichen klinischen Studien machen aber Hoffnung auf baldige Fortschritte. Nach und nach werden neue Präparate zugelassen und die Behandlungsmöglichkeiten erweitert. In Zukunft werden vor allem Kombinationstherapien aus herkömmlichen und neuen Therapieformen Erfolg versprechende Ansätze liefern.

10.6 Literatur

1. Statistisches Bundesamt. 2013. Gesundheit, Todesursachen in Deutschland Fachserie 12 Reihe 4, Statistisches Bundesamt, Wiesbaden.
2. Bundesministerium für Bildung und Forschung (BMBF), Krebsbroschüre: Zellen außer Kontrolle, Erkenntnisse aus der Krebsforschung, Stand September 2012
3. Kirkwood JM, Butterfield LH, Tarhini AA, Zarour H, Kalinsky P, Ferrone S. 2012. Immunotherapy of Cancer in 2012, A Cancer Journal for Clinicians. 62: 309–335.
4. http://www.krebsinformationsdienst.de/grundlagen/immunsystem.php [last accessed 28 September 2010] 22. December 2014.
5. Bach HJ. 2006. Wie Krebszellen das zelluläre Immunsystem für ihre Zwecke nutzen! Ärztezeitschrift für Naturheilverfahren 47(9): 596–600.
6. Galluzzi L, Senovilla L, Vaichelli E, Eggermont A, Fridman WH, Galon J, et al. 2012. Trial watch: Dendritic cell-based interventions for cancer therapy. OncoImmunology. 1: 1111–1134.
7. Coley WB. 1893. The treatment of malignant tumors by repeated inoculations of erypsipales: with a report of ten original cases. The American Journal of the Medical Sciences. 105: 487–511.
8. Felzman T. 2009. Tumorimmuntherapie mit Dendritischen Zellen: Ein neues Behandlungsparadigma für Krebserkrankungen. Journal für Urologie und Urogynäkologie. 16 (Sonderheft 5): 25–26.
9. Steinman RM, and Cohn ZA. 1973. Identification of a novel cell type in peripheral lymphoid organs of mice. The Journal of Experimental Medicine. 173: 1142–1162.
10. http://www.nobelprize.org/nobel_prizes/medicine/laureates/2011/steinman-bio.html (The Nobel Foundation 2011) 22. December 2014.
11. Palucka K, and Banchereau J. 2012. Cancer immunotherapy via dendritic cells. Nature Reviews. 12: 265–277.
12. Butterfield LH. 2013. Dendritic cells in cancer immunotherapy clinical trials: are we making progress? Frontiers in Immunology. 4: 1–7.
13. Nestle FO. 2000. Dendritic cell vaccination for cancer therapy. Oncogene. 19: 6673–6679.
14. Rovati B, Mariucci S, Manzoni M, Bencardino K, Danova M. 2008. Flow cytometric detection of circulating dendritic cells in healthy subjects. European Journal of Histochemistry. 52: 45–52.
15. Bonetti MI, Pieri L, Domenici L, Urbani S, Romano G, Aldinucci A, et al. 2011. Dendritic cells with lymphocyte-stimulating activity differentiate from human CD133 positive precursors. Blood. 117: 3983–3995.
16. Sack U, Tarnok A, Rothe G (Hrsg). 2007. Zelluläre Diagnostik: Grundlagen, Methoden und klinische Anwendungen der Durchflusszytometrie. Karger Medical and Scientific Publishers.
17. Joshi VB, Geary SM, Gross BP, Wongrakpanich A, Norian LA, Salem AK. 2014. Tumor lysate-loaded biodegradable microparticles as cancer vaccines. Expert Reviews Vaccines. 13: 9–15.

18. Sheikh NA, and Jones LA. 2008. CD54 is a surrogate marker of antigen presenting cell activation. Cancer Immunology, Immunotherapy. 57: 1381–1390.
19. Kalos M, and June CH. 2013. Adoptive T Cell Transfer for Cancer Immunotherapy in the Era of Synthetic Biology. Immunity. 39: 49–60.
20. European Medicine Agency. Assessment report: Provenge. EMA/349312/2013.
21. Hadrup SR, and Schumacher TN. 2010. MHC-based detection of antigen-specific CD8+ T cell responses. Cancer Immunology, Immunotherapy. 59: 1425–1433.
22. Zaritskaya L, Shurin MR, Sayers TJ, Malyguine AM. 2011. New flow cytometric assays for monitoring cell-mediated cytotoxicity. Expert Reviews Vaccines. 9: 601–616.
23. Ridgway D. 2003. The First 1000 Dendritic Cell Vaccinees. Cancer Investigation. 21: 873–886.
24. Sheikh NA, Petrylak D, Kantoff PW, dela Rosa C, Frances P, Stewart FP, Kuan LY, et al. 2013. Sipuleucel-T immune parameters correlate with survival: an analysis of the randomized phase 3 clinical trials in men with castration-resistant prostate cancer. Cancer Immunology, Immunotherapy. 62: 137–147.
25. Kantoff PW, Higano CS, Shore ND, Berger ER, Small EJ, Penson DF, et al. 2010. Sipuleucel-T Immunotherapy for Castration-Resistant Prostate Cancer. The New England Journal of Medicine. 363: 411–422.
26. Shore ND, Mantz CA, Dosoretz DE, Fernandez E, Myslicki FA, McCoy C, et al. 2013. Building on Sipuleucel-T for Immunologic Treatment of Castration-Resistant Prostate Cancer. Cancer Control. 20: 7–17.
27. Wood P. 2006. Understanding Immunology, Second Edition, Pearson Education Limited.
28. Busch D. 2007. HelmholtzZentrum München. Jahresbericht 2007.
29. Graziano DF, and Finn OJ. 2005. Tumor Antigens and Tumor Antigen Discovery. Cancer treatment and research. 123: 89–111.
30. Wang X, Yu W, Li H, Yu J, Zhang X, Ren X, Cao S. 2014. Can the dual-functional capability of CIK cells be used to improve antitumor effects? Cellular Immunology. 287: 18–22.
31. Galluzzi L, Vacchelli E, Eggermont A, Fridman WH, Galon J, Sautès-Fridman C et al. 2012. Trial Watch: Adoptive cell transfer immunotherapy. Oncoimmunology. 1: 306–315.
32. June CH. 2007. Adoptive T cell therapy for cancer in the clinic. The Journal of Clinical Investigation. 117: 1466–1476.
33. Vachelli E, Eggermont A, Fridman WH, Galon J, Tartour E, Zitvogel L, et al. 2013. Trial Watch: Adoptive cell transfer immunotherapy. Oncoimmunology. 2: e24238.
34. Kolb HJ, Schmid C, Barrett AJ, Schendel DJ. 2004. Graft-versus-leukemia reactions in allogeneic chimeras. Blood. 103: 767–776.
35. Childs RW, and Berg M. 2013. Bringing natural killer cells to the clinic: ex vivo manipulation. Hematology. 2013: 234–256.
36. Cheng M, Chen Y, Xiao W, Sun R, Tian Z. NK cell-based immunotherapy for malignant diseases. Cellular and Molecular Immunology. 10: 230–252.
37. Smyth MJ, Hayakawa Y, Takeda K, Yagita H. 2002. New aspects of Natural-Killercell surveillance and therapy of cancer. Nature Reviews Cancer. 2: 850–861.
38. Cho D, Kim S, Carson WE. 2011. NK cell-based immunotherapy for treating cancer: will it be promising? The Korean Journal of Hematology. 46: 3–5.
39. Hewitt EW. 2003. The MHC class I antigen presentation pathway: strategies for viral immune evasion. Immunology. 110: 163–169.
40. Leone P, Shin EC, Perosa F, Vacca A, Dammacco F, Racanelli V. 2013. MHC Class I Antigen Processing and Presenting Machinery: Organization, Function, and Defects in Tumor Cells. Journal of the National Cancer Institute. 105: 1172–1187.
41. Qian X, Wang X, Jin H. 2014. Cell Transfer Therapy for Cancer: Past, Present, and Future. Journal of Immunology Research. 2014. Article ID 525913.
42. http://clinicaltrials.gov/ct2/show/NCT00900809 22. 12. 2014.

43. Ma J, Xu YC, Tang L, Zhang Z, Wang J, Wang HX et al. 2012. Cytokine-induced killer (CIK) cell therapy for patients with hepatocellular carcinoma: efficacy and safety. Experimental Hematology & Oncology. 1: 11.
44. Jiang J, Wu C, Lu B. 2013. Cytokine-induced killer cells promote antitumor immunity. Journal of Translational Medicine. 11: 83.
45. Jäkel CE, Vogt A, Gonzalez-Carmona MA, Schmidt-Wolf IGH. 2014. Clinical Studies Applying Cytokine-Induced Killer Cells for the Treatment of Gastrointestinal Tumors. Journal of Immunology Research. 2014. Article ID 897214.
46. Koreck A, Suranyi A, Szöny BJ, Farkas A, Bata-Csörgö Z, Kemeny L, Dobozy A. 2002. CD3+CD56+ NK T cells are significantly decreased in the peripheral blood of patients with psoriasis. Clinical and Experimental Immunology. 127: 176–182.
47. Nishimura R, Baker J, Beihack A, Zeiser R, Olson JA, Sega EI, et al. 2008. In vivo trafficking and survival of cytokine-induced killer cells resulting in minimal GVHD with retention of antitumor activity. Blood. 112: 2563–2574.

Doris Schmid und Eva Rohde

11 Zelluläre Analyse mesenchymaler Stamm- und Progenitorzellen

11.1 Einleitung

Der Begriff „Mesenchymale Stammzellen" (mesenchymal stem cells, MSC) wurde 1991 von Arnold Caplan mit der Beschreibung nicht-hämatopoetischer, stromaler Knochenmarkzellen geprägt, deren hohes Potential zur Regeneration von skelettalem Gewebe nachgewiesen werden konnte [1]. MSC können aufgrund ihrer Plastik-Adhärenz auf einfache Weise von den restlichen Zellen eines Knochenmark-Aspirates isoliert werden und sind nach Expansion in der Lage zur adipogenen, osteogenen und chondrogenen Differenzierung *in vitro* [2]. Die Identifikation dieser stromalen Subpopulation im Knochenmark und das Erkennen des regenerativen Potentials *in vivo* gelang jedoch 25 Jahre früher, bereits 1966 [3]. Alexander Friedenstein und Kollegen zeigten in einer Reihe bahnbrechender Arbeiten, dass die *in vitro* Aussaat von Knochenmarkzellen in klonaler Dichte zur Bildung adhärenter Kolonien mit spindelförmigen Zellen führt (colony forming unit-fibroblasts, CFU-F) [4–6]. Nach Retransplantation der *in vitro* vermehrten Zellen waren diese spontan zu heterotoper Knochenbildung in der Lage. Die Bedeutsamkeit dieser Entdeckungen wurde vornehmlich auf dem Gebiet der experimentellen Hämatologie wahrgenommen, wobei im Vordergrund die Rolle von MSC als supportive Stromazellfraktion und damit die Regulation von Hämatopoese im Knochenmark standen [7]. Beispielsweise entwarf Ron Schofields 1978 das Konzept der Stammzell-Nischen im Knochenmark, welches durch den Nachweis spezifischer Interaktionen zwischen hämatopoetischen Stammzellen mit ihrer stromalen Mikro-Umgebung vielfach untermauert wurde [8–10]. Bis die Bedeutung der Entdeckung von MSC und deren Potential in medizinischen Fachkreisen weltweit auf Resonanz stieß, vergingen weitere zwei Jahrzehnte [11]. Seither dokumentieren eine jährlich ansteigende Zahl von Publikationen und die Etablierung der „Regenerativen Medizin" als aufstrebendes medizinisches Spezialgebiet das Interesse für MSC. Neben anderen Zellarten wird diese fibroblastoide Stromazell-Fraktion als vielversprechendes Ausgangsmaterial für zell-basierende Therapiekonzepte eingestuft. Die biomedizinische Forschung beschränkt sich dabei nicht auf Knochenmark-MSC, sondern fokussiert auf MSC unterschiedlicher Gewebeherkunft [12].

11.2 MSC-Kriterien und Terminologie

Anfang 2014 fanden sich in PubMed mehr als 24.000 Einträge unter dem Suchbegriff „mesenchymal stem cells" und 4.500 unter „mesenchymal stromal cells". Die

Nomenklatur von MSC entwickelte sich uneinheitlich, man bezeichnet sie einerseits als „osteogene Stammzellen“, als „Knochenmark-Stromazellen“, als „mesenchymale Stamm- und Progenitorzellen“ oder als „multipotente mesenchymale Stromazellen“, ebenfalls abgekürzt mit dem Akronym „MSC“. Insgesamt erschwerte diese Namensvielfalt gemeinsam mit einer mehr oder weniger unkritischen Verwendung des Begriffs „Stammzelle“ die Vergleichbarkeit vieler wissenschaftlicher Arbeiten und damit den klinischen Fortschritt. Die zunehmend gebräuchliche Verwendung des Begriffs „Stromazellen“ statt „Stammzellen“ spiegelt die Tatsache wieder, dass die Definition von MSC aus postnatalem Gewebe als Stammzellen zunehmend in Frage gestellt wird [13; 14]. Bisher zeigen nur wenige Studien auf der Basis rigoroser Einzel-Zell-Analysen, dass MSC aus Knochenmark ein Differenzierungspotential in mehr als drei unterschiedliche Gewebetypen haben, oder die Fähigkeit zur Selbsterneuerung aufweisen [15; 16]. Annahmen, dass postnatale MSC ein pluripotentes Differenzierungspotential wie embryonale Stammzellen aufweisen, dass Organregeneration durch Integration von MSC in geschädigtes Gewebe ein häufiges Ereignis sei, oder dass MSC aufgrund ihrer Plastizität Keimblattgrenzen zu überspringen vermögen, haben zwar kurzfristig die Aufmerksamkeit der Fachwelt erregt, führen jedoch vornehmlich zu anhaltenden Begriffsverwirrungen und beschränken sich auf nicht reproduzierte Berichte [17; 18]. Um eine Standardisierung in der klinische Forschung mit MSC herbeizuführen, haben Wissenschaftler der International Society of Cell Therapy (ISCT) 2005 die Klärung der MSC-Nomenklatur vorgeschlagen, und die Verwendung des Begriffs „multipotent mesenchymal stromal cells“ mit dem Akronym „MSC“ empfohlen [19]. Kurz danach erschien ein *Position Statement* der ISCT, das die mindestens erforderlichen Kriterien zur Definition von MSC festlegt [20].

Laut diesen Minimalkriterien sind MSC 1. plastik-adhärente Zellen, die 2. die Oberflächenmoleküle CD73, CD90 und CD105 exprimieren, sowie keine Expression von CD14 (oder CD11b), CD19 (oder CD79a), CD34, CD45 und HLA-DR aufweisen. Als 3. Merkmal haben MSC entsprechend der ISCT Definition zumindest ein Tri-Lineage-Differenzierungspotential, das durch die Erzeugung von Chondroblasten, Adipozyten und Osteoblasten *in vitro* nachgewiesen werden muss. Diese Festlegung kann einerseits eine grobe Standardisierung ermöglichen, andererseits wird sie in Fachkreisen als übergebührliche Einschränkung oder als unnötige Vereinfachung betrachtet [21]. Aufgrund der Empfehlung von Stammzell-Experten und klinischen Forschern sowie der häufigen PubMed-Einträge für „MSC“ wird in diesem Kapitel ebenfalls am Akronym MSC festgehalten.

11.3 Gewebeherkunft von MSC

Eine ähnliche Vielfalt wie bei der Nomenklatur besteht bezüglich der Frage der Herkunft von MSC aus unterschiedlichen Gewebearten. Bis 2006 stammten 100 % MSC von unter http://www.clinicaltrials.gov gemeldeten Studien für klinische Anwendungen von allogenem Knochenmark [12]. Für die Isolierung und *In-vitro*-Charakterisierung von MSC dienen jedoch vielfältige humane Ausgangsgewebe wie zum Beispiel subkutanes Fettgewebe, Nabelschnur, Nabelschnurblut, Placenta, fötale Membranen oder dentale Pulpa [22]. Alternative, seltener gebräuchliche Quellen zur Isolierung von MSC sind Pankreas, mobilisiertes peripheres Blut [22] oder Dermis [23]. Mittlerweile werden in etwa 30 % der durchgeführten klinischen Studien mit MSC durchgeführt, die nicht aus Knochenmark stammen [12].

11.4 Die durchflusszytometrische Analyse von MSC

Analog zu der jahrelang erfolgreichen Praxis, die Transplantationsdosis von hämatopoetischen Stammzellen über die Anzahl der CD34-positiven Vorstufen in Knochenmarks-Aspiraten oder Apherese-Präparaten aus mobilisiertem peripherem Blut zu ermitteln, sucht die Fachwelt nach einem eindeutigen Oberflächenantigen für MSC. Gegenwärtig gibt es keinen Konsens über exklusive Moleküle zur Identifikation von „universellen" MSC von unterschiedlichen Spendern oder Geweben. Die Anwendung der ISCT-Minimalkriterien (Kap. 11.2) ist keine Bestätigung für das Vorliegen einer homogenen MSC-Population. Es ist bekannt, dass nur ein Bruchteil der im Phänotyp-Profil komplett ident erscheinenden MSC nach der Isolierung durch Plastikadhärenz ein tripotentes Differenzierungspotential aufweisen [24; 25]. Eine klonale Heterogenität innerhalb der isolierten und expandierten MSC kann für komplexe therapeutische Anwendungen im Vergleich zu hoch aufgereinigten, selektionierten Präparationen möglicherweise sogar einen Vorteil bieten. Einige Experten sind der Meinung, dass eine globale Definition von MSC zu simplifizierend und eigentlich unnötig ist [21]. Dennoch liegt ein Problem auf der Hand: Solange die therapeutisch aktiven Komponenten einer auf lebenden Zellen basierenden Präparation nicht ausreichend definiert sind und somit Wirkungsweisen (Mode of action, MoA) nicht zweifelsfrei zugeordnet werden können, wird eine Restunsicherheit in Hinblick auf Therapie-Erfolge oder Misserfolge bei klinischen Studien bleiben. Ob in Zukunft ausführliche phänotypische Analysen von mit MSC mittels Durchflusszytometrie Hinweise auf die zu erwartende Funktionalität einer Zellpräparation bringen, oder ob nicht doch ultimative intra- oder extrazellulär lokalisierte Antigene identifiziert werden, die mit funktionalen Effekten assoziiert werden können, ist derzeit eine offene Frage.

11.4.1 Durchflusszytometrische Analysen im Vergleich zur Mikroskopie: Die Rolle von Zellgröße und Autofluoreszenz

Vergleicht man die Größe von MSC mit anderen Zellen, zum Beispiel mit Leukozyten aus peripherem Blut, ist es relevant, ob sich die Zellen in Suspension befinden oder ob sie zweidimensional adhärent vorliegen. Alle Zellarten sind im gespreiteten Zustand auf Plastik wesentlich größer als in ihrer runden, dreidimensionalen Erscheinung in Suspension. Für MSC sind Durchmesser bis zu 100 μm im adhärenten Zustand und ungefähr 20–30 μm in Suspension üblich. Leukozyten mit der Fähigkeit auf zweidimensionalen Unterlagen anzuheften (vor allem Monozyten und Makrophagen) haben ebenfalls höhere Durchmesser (bis zu 20 μm) im Vergleich zur kugeligen Form in Suspension (10–12 μm). Die Durchflusszytometrie erlaubt es im Gegensatz zur Mikroskopie, Einzelzellen im suspendierten Zustand zu analysieren – wenn man von Artefakten wie Dubletten-Bildung, oder von der Analyse sphäroider Mehrzell-Konstrukte absieht. Die Informationen, die man über „fluorescence activated cell scanning (FACS)“ erhält, sind im Grunde sehr ähnlich zu jenen, die man durch Mikroskopie gewinnen kann.

Beide Methoden erlauben auch ohne spezifische Färbung mit Fluorochrom-gebundenen Antikörpern die Analyse folgender physikalischer Eigenschaften von Zellen:
1. Zellgröße,
2. Granularität und
3. Autofluoreszenz.

Informationen über die Zellgröße werden im Mikroskop durch kalibrierte Bildverarbeitung erzeugt. Ein Zytometer hingegen zeichnet das spezifische Vorwärts-Streulicht (forward scatter, FSC), das beim Durchtritt eines kohärenten Laserstrahls durch eine Zelle produziert wird, analog auf, und stellt die Information digital in einem Koordinatensystem dar. Große Zellen haben eine hohes Vorwärt-Streulichtsignal, kleine Zellen ein entsprechend niedriges FSC-Signal, ähnlich einem Schatten, den eine Figur an die Wand wirft. Die Seitwärts-Streuung des Laserstrahls, oder das Seitwärts-Streulicht (side scatter, SSC) gibt Informationen über den Gehalt an Vesikeln, Granulae, oder segmentierten Kernen, also die Granularität von Zellen. Stark granulierte Zellen haben ein höheres SSC-Signal in der durchflusszytometrischen Analyse, die Granulae und segmentierten Kerne sind auch im Lichtmikroskop bei ausreichender Vergrößerung erkennbar. Die mikroskopische Darstellung (Abb. 11.1) zeigt MSC im Vergleich zu einer Kombination von MSC mit Leukozyten in der oberen Reihe (a). Die gleichen Zellen stellen sich im „dot plot“, einem Punkte-Diagramm, das durch durchflusszytometrische Analysen erzeugt wird, wie folgt dar: rechts oben findet man die großen und granulierten Zellen, links unten im Quadrat befinden sich kleine, wenig oder nicht granulierte Zellen mit homogenem Zytoplasma und wenig segmentierten Kernen (b). Besonders gut sichtbar wird der deutliche Unterschied in Größe und Granularität zwischen Leukozyten und MSC in der kombinierten Darstellung rechts. Im kleinen Gate des rechten Plots sind die Leukozytensubpopulationen (Lymphozyten, Monozyten und Granulozyten) aufgrund ihrer ähnlichen, im Vergleich zu MSC verringerten Größe, kaum mehr voneinander unterscheidbar. Die Spannung (voltage) der Lichtverstärker

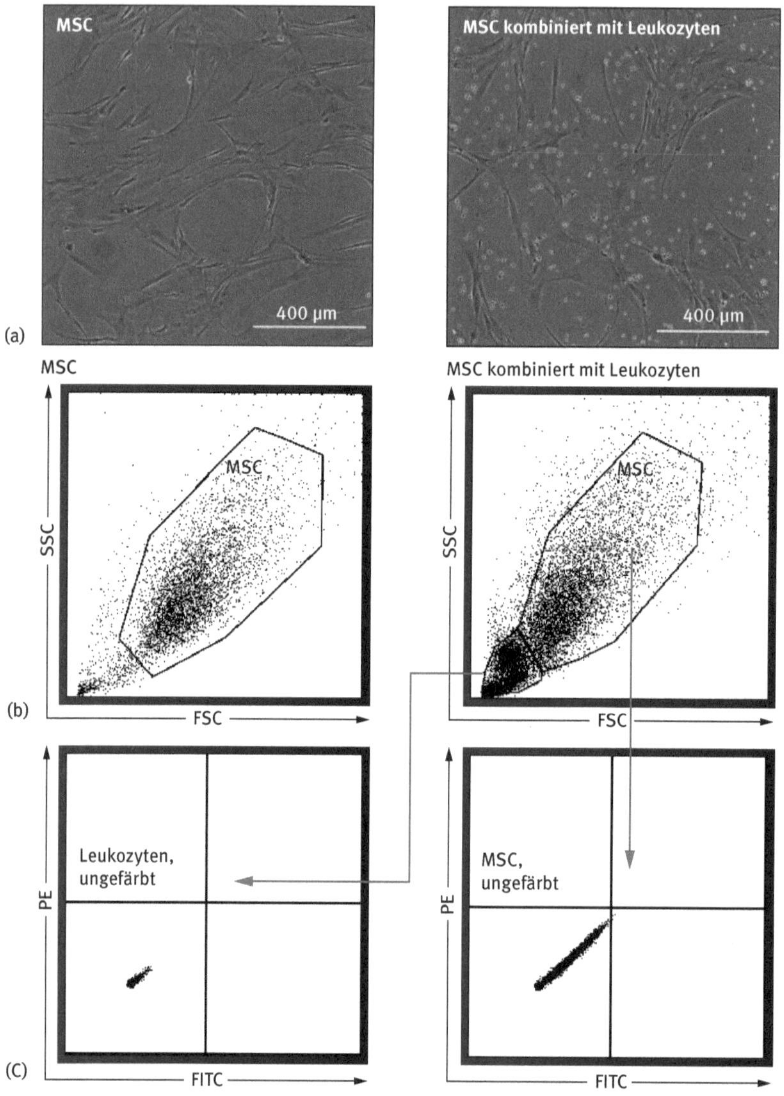

Abb. 11.1: Durchflusszytometrische Analysen von MSC im Vergleich zur Mikroskopie.
a) Die mikroskopische Aufnahme im Phasenkontrast (EVOS XL) zeigt adhärente mesenchymale Stamm- und Progenitorzellen aus Knochenmark in Abwesenheit (links) oder in Anwesenheit (rechts) von Leukozyten aus peripherem Blut.
b) Durchflusszytometrisch sind in der FSC/SSC-Darstellung die wesentlich größeren und verstärkt granulierten MSC durch ihr erhöhte Vorwärts-Streulicht/Seitwärts-Streulicht-Signal deutlich abgrenzbar von den Lymphozyten, Monozyten und Granulozyten (eingegrenzt im kleinen polygonalen Gate, rechtes Punktediagramm, BD FACS VERSE).
c) Die getrennte Darstellung beider Zellpopulationen in zwei Fluoreszenz-Detektionskanälen (FL1–FITC/FL2–PE) zeigt auch ohne Färbung mit Fluorochrom-konjugierten Antikörpern das unterschiedliche Ausmaß an Autofluoreszenz. Leukozyten (links) weisen bei identen Spannungseinstellungen der Photomultiplier-Tubes eine niedrigere Autofluoreszenz im Vergleich zu MSC auf.

(photomultiplier tubes) wurde für diese Aufnahme bewusst niedrig gehalten, um beide Zellarten gemeinsam darstellen zu können. In der untersten Reihe der Abb. 11.1 ist die niedrige Tendenz zur Autofluoreszenz von Leukozyten (links) im Vergleich zur höheren Eigenfluoreszenz von MSC dargestellt (c). Da intrazelluläre Granulae per se fluoreszieren, können einerseits der Gehalt an Granulae, aber auch Membranveränderungen wie extrazelluläres Anhaften von Fragmenten (zum Beispiel Zellmembranen oder Thrombozyten) verantwortlich für eine erhöhte Autofluoreszenz sein. Das Phänomen des Anhaftens (sticking) ist allerdings nur mit der mikroskopischen Methode eindeutig verifizierbar. Das Vorhandensein oder Fehlen spezifischer Oberflächenmoleküle ist natürlich ebenfalls mittels Mikroskopie oder Durchflusszytometrie (Abb. 11.1) möglich. Insgesamt beruhen Mikroskopie und Durchflusszytometrie auf ähnlichen physikalischen Prinzipien, wobei die Mikroskopie Vorteile in der Untersuchung der Morphologie adhärenter Zellen bietet. Die Durchflusszytometrie ermöglicht die Hochdurchsatz-Analyse von in Suspension befindlichen Zellen in einer hohen Geschwindigkeit von tausenden Zellen pro Sekunde, somit ist sie für statistische Auswertungen die Methode der Wahl. Beide Methoden ergänzen sich optimal in der phänotypischen Charakterisierung von Zellen, eine Tatsache, die nicht nur für MSC zutrifft.

11.4.2 Phänotyp-Profil von MSC: Nachweis oder Fehlen typischer Oberflächenmoleküle

Die ausführliche Charakterisierung von MSC über die Expression von Oberflächenantigenen beschränkt sich seit Jahren nicht nur auf MSC, die aus dem Knochenmark stammen. Zusätzlich zu den durch die ISCT festgelegten zwingend nachzuweisenden Markern CD73 (Ecto-5′-nucleotidase, SH3, SH4), CD90 (Thy-1) und CD105 (Endoglin, SH2) [20], sind auf humanen MSC aus vielfältigen Geweben sehr häufig die Marker CD13 (Aminopeptidase N), CD29 (Integrin β1), CD44 (HCAM), CD146 (MCAM, MUC 18, S-Endo-1) und CD166 (ALCAM) nachgewiesen worden (Tab. 11.1). Die Moleküle CD140a (PDGFRα), CD140b (PDGFRβ), von CD271 (low affinity NGFR) und STRO-1 wurden vorwiegend auf Knochenmark-MSC beschrieben.

Tab. 11.1: Expression von Oberflächenantigenen auf mesenchymalen Stamm- und Progenitorzellen.

Marker	Synonym	Herkunft (Gewebe)	Referenzen
CD13	Aminopeptidase N	Knochenmark	[22; 42–47]
		Nabelschnur/Nabelschnurblut	[46; 48]
		Plazenta/fötale Membranen	[47; 49; 50]
		Fettgewebe	[51]

Tab. 11.1: fortgesetzt.

Marker	Synonym	Herkunft (Gewebe)	Referenzen
CD29	Integrin β1	Knochenmark	[11; 22; 43–47; 52]
		Nabelschnur/Nabelschnurblut	[46; 53]
		Plazenta/fötale Membranen	[47; 54]
		Fettgewebe	[51]
CD44	HCAM	Knochenmark	[11, 22, 45–47, 52]
		Nabelschnur/Nabelschnurblut	[46; 53]
		Plazenta/fötale Membranen	[47; 49; 54]
		Fettgewebe	[51; 55]
CD73	Ecto-5′-nucleotidase, SH3, SH4	Knochenmark	[22; 43–47; 52; 56]
		Nabelschnurblut	[46; 48]
		Plazenta/fötale Membranen	[47; 49; 54]
		Fettgewebe	[51]
CD90	Thy-1	Knochenmark	[11; 22; 43–47; 52; 56]
		Nabelschnur/Nabelschnurblut	[46; 48]
		Plazenta/fötale Membranen	[47; 49]
		Fettgewebe	[51; 55]
CD105	Endoglin, SH2	Knochenmark	[11; 22; 43–47; 52; 56]
		Nabelschnur/Nabelschnurblut	[46; 53]
		Plazenta/fötale Membranen	[47; 49; 54]
		Fettgewebe	[51; 55]
CD140a	PDGFRα	Knochenmark	[11]
CD140 b	PDGFRβ	Knochenmark	[22; 57]
CD146	MCAM, MUC18, S endo	Knochenmark	[22; 43–45]
		Fettgewebe	[55]
CD166	ALCAM	Knochenmark	[11; 22; 45–47]
		Nabelschnur	[46]
		Placenta/fötale Membranen	[47; 54]
		Fettgewebe	[51; 55]
CD271	NGFR	Knochenmark	[26; 42; 57; 58]
		Fettgewebe	[51]
STRO-1		Knochenmark	[22; 42; 52; 59–62]

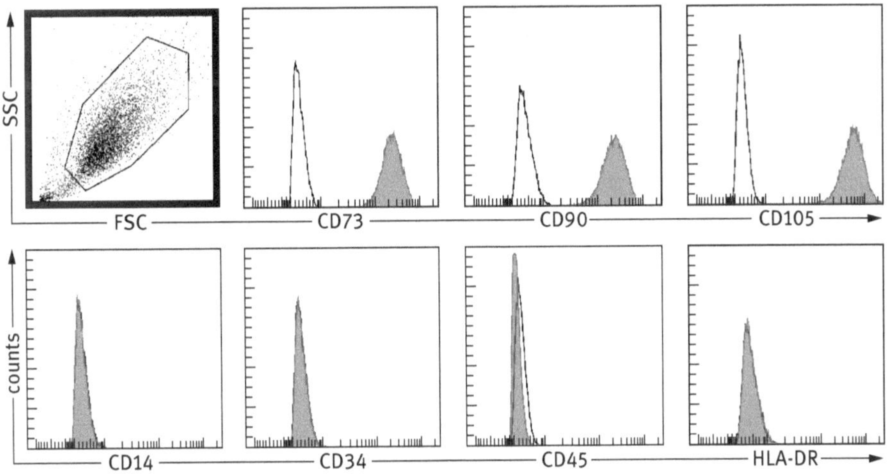

Abb. 11.2: Repräsentative durchflusszytometrische Analyse von humanen mesenchymalen Stamm- und Progenitorzellen aus dem Knochenmark. Die Zellen wurden mit monoklonalen Antikörpern gegen CD73, CD90, CD105, CD14, CD34, CD45 und HLA-DR gefärbt. Mindestens 15.000 Zellen wurden mit einem BD FACS VERSE Instrument aufgenommen und mittels Flow Jo Software (Vers. 7.6; TreeStar Inc.) analysiert. Die offenen, weißen Histogramme zeigen das negative Fluoreszenzsignal der Isotyp-Kontrollen im Vergleich zum Positivsignal (grau gefüllt) mit CD73, CD90 und CD105. Überlappende Histogramme von Isotyp-Kontrollen und spezifischen Markern, die auf MSC NICHT exprimiert sind, finden sich für CD14, CD34, CD45 und HLA-DR.

Alle in der Tabelle angeführten Oberflächenmoleküle haben gemeinsam, dass sie keineswegs spezifisch für MSC sind, und es existieren zahlreiche Beschreibungen von weitere, potentiell wichtigen MSC-Oberflächenmolekülen. Detaillierte Aufzählungen der meist beschriebenen MSC-Oberflächenantigene gemeinsam mit der Zuordnung zu dem jeweiligen Ursprungsgewebe, sowie der Versuch einer funktionellen Einordnung finden sich in den ausführlichen Reviews aus den Jahren 2008 [22] und 2014 [25]. Herauszustreichen sind vier Marker, die mehrmals übereinstimmend mit der Fähigkeit zur verstärken Clonogenität, also der Fähigkeit zur CFU-F-Bildung assoziiert wurden: CD146, CD271, STRO-1 und SSEA-4 (stage-specific embryonic antigen 4) [25]. Keineswegs nachweisbar sein sollte laut Empfehlungen der ISCT die Expression von CD14 (oder CD11b), CD19 (oder CD79a), CD34, CD45 und HLA-DR [20]. Diese Moleküle sind typischerweise auf hämatopoetischen Vorläuferzellen oder ausgereiften Zellen des Immunsystems nachweisbar, die ebenfalls die Fähigkeit zur Adhärenz auf Plastik haben und möglicherweise in frühen Stadien der MSC-Expansion die stromale Zellfraktion „kontaminieren“ können. Mit Ausnahme von CD19 und CD79a ist die Darstellung des Oberflächenprofils als Histogram plots von viablen, 7-AAD negativen MSC dargestellt (Abb. 11.2).

11.4.3 Artefakte durch *In-vitro*-MSC-Expansion

Die Vermehrung von MSC *in vitro* kann zu einer klonalen Selektion von Zelltypen führen, die mit der physiologischen Rolle der im Knochenmark extrem seltenen Fraktion der nativen mesenchymalen Stromazellen wenig gemein haben [21]. 2002 wurde gezeigt, dass *in vivo* im Knochenmark befindliche Vorläufer von *in vitro* expandierten MSC das Molekül CD271 (low affinity nerve growth factor receptor) exprimieren, dass diese nativen Knochenmarks-MSC CD45 sehr schwach oder nicht exprimieren, und aufgrund dieser Konstellation Antikörpern gegen CD271 selektioniert werden können (entweder mit fluorescence activated cells sorting, FACS oder mit magnetic beads, MACS). Entsprechende Daten zeigen, dass diese Population eine stärkere transkriptionelle Aktivität, ein breiteres Differenzierungspotential und eine erhöhte osteogene und Wnt Pathway Signaling Aktivität aufweist [26]. Es ist davon auszugehen, dass die massive *In-vitro*-Vermehrung von MSC unterschiedlicher Gewebeherkunft zu Zellkultur-Artefakten führt, die neben einem veränderten Phänotyp auch zu funktionellen Unterschieden führen kann, wodurch Rückschlüsse auf die Funktion nativer MSC *in vivo* erschwert werden.

11.5 Konzepte für die klinische Anwendung von MSC

Eine erste klinische Studie erfolgte 1995 und erbrachte den Nachweis der Sicherheit und Machbarkeit einer systemischen Anwendung von autologen Knochenmark-MSC durch intravenöse Gabe bei Patienten mit hämatologischen Erkrankungen in kompletter Remission [27]. Diesem Bericht folgten zahlreiche Publikationen über *In-vitro*-Untersuchungen, sowie Berichte über *In-vivo*-Effekte von MSC in tierexperimentellen und klinischen Studien [21, 28]. Klinische Fallberichte informierten über Knochen-Regeneration bei Defekten kritischer Größe, die mit lokalen Injektionen von MSC gemeinsam mit plättchenreichem Plasma behandelt wurden [29; 30]. Die Behandlung nach akutem Myokardinfarkt mit allogenen Knochenmark-MSC scheint zwar sicher und durchführbar [31], allerdings sind fünf Jahre nach der Publikation dieser Ergebnisse keine Ergebnisse mit höheren Patientenzahlen in Aussicht. Es sprechen vielfältige Gründe gegen die Durchführung von Phase 2 oder Phase 3 Studien über MSC-Therapie nach Myokardinfarkt: eine komplizierte Logistik, erhebliche Kosten, das Fehlen überzeugender klinischer Daten oder die Verfügbarkeit von Therapie-Ansätzen, die weniger Aufwand erfordern. Zwar sind und waren die Erwartungen in therapeutische Effekte von MSC hoch, einer gewissen Euphorie folgt nun jedoch die Phase der Ernüchterung mit einer kritischen Neubewertung im Hinblick auf das biologische Potential von MSC. Die Mechanismen von Geweberegeneration durch MSC sind nicht mit Strukturwiederaufbau durch direkten Zell-Ersatz, *In-vivo*-Proliferation oder Integration in geschädigtes Gewebe aufgrund hypothetischer Stammzelleigenschaften erklärbar. Auch Resultate, die eindeutig auf eine Transdifferenzierung von MSC hinweisen, sind ausständig. Das Erklärungsmodell der Transdifferenzierung wurde vorübergehend abgelöst vom Phänomen der Zell-Fusion, welches ebenso als unbestätigt gilt [21]. Die Übertragung einer immunmodulierenden Wirkung von MSC auf das angeborene und erworbene Immunsystem scheint hingegen durch vielfache Beobachtungen bewiesen [32]. Die durch MSC induzierten tolerogenen Mechanismen sind seit ersten Berichten über die intravenöse Anwendung von MSC bei steroidresistenter Graft-verus-Host Erkrankung nach allogenen hämatopotetischen Stammzelltransplantationen im Fokus klinischer Untersuchungen [33; 34]. Klinische Phase-3-Ergebnisse haben die Erwartungen aus Phase-2-Studien nicht zweifelsfrei erfüllt [35], allerdings gibt es neuerdings Hinweise, dass die Gabe von kryopräservierten, frisch aufgetauten Zellen zu einer unzureichenden Interferon-Gamma-Lizensierung von MSC und damit für eine Reduktion der immunsuppressiven Wirkung von MSC verantwortlich sein könnte [36]. Es haben sich die Erwartungen in Bezug auf multiple *In-vivo*-Effekte von MSC von einem regelrechten Stammzell-Hype zu einer durchaus realistischen Einschätzung der Wirkungsweise von MSC entwickelt. Vielfach reproduzierte Resultate weisen darauf hin, dass MSC multiple Faktoren sezernieren und damit Regeneration von Gewebe, Remodeling der extrazellulären Matrix oder die Neubildung von Blutgefässen stimulieren können. Aufgrund parakriner Effekte können pro- oder anti-inflammatorische Vorgänge induziert oder endogene Stammzellpools aktiviert werden, daher bezeichnet man MSC gar als „cytokine factories" [21; 37; 38]. Die Sekretion beschränkt sich nicht rein auf lösliche Faktoren sondern betrifft auch extrazelluläre Vesikel zum Transfer von microRNAs, Membranrezeptoren, Proteinen, mRNAs oder Zellorganellen [39]. Die ausschließliche Verabreichung von MSC-Exosomen führt Studien zufolge bereits zu pro-regenerativen Effekten wie der Reduktion eines myokardialen Schadens durch Ischämie [40, 41]. Mechanismen der Zellkommunikation durch Exosomen, also sezernierte extrazelluläre Vesikel in der Größe von 30–100 nm, oder die Konditionierung von extrazellulärem Gewebes könnten in regenerative Vorgänge involviert sein. Diese Neubewertung von MSC-Effekten kann dazu führen, dass mit zukünftigen experimentellen und klinischen Untersuchungsmethoden größere Erfolge errungen werden als dies bisher der Fall war.

11.6 Zusammenfassung

Durchflusszytometrische Analysen von MSC sind als Technologie für viele biomedizinische Fragestellungen von großer Bedeutung. Trotz großer Fortschritte auf dem Gebiet der phänotypischen Charakterisierung und dem verbesserten Verständnis der biologischen Rolle von MSC ist der Rückschluss von der Expression unterschiedlicher Oberflächenmoleküle auf die Funktionalität oder auf die Stammzelleigenschaften von MSC noch nicht überzeugend gelungen. Die Frage, ob ein globaler MSC-Marker gefunden wird, oder ob dieser Ansatz aufgrund der Heterogenität innerhalb von MSC-Populationen zu vereinfachend und daher ungeeignet zur Beantwortung der Frage der biologischen Rolle von humanen multipotenten mesenchymalen Stromazellen ist, bleibt spannend.

11.7 Literatur

1. Caplan AI. 1991. Mesenchymal stem cells. J Orthop Res. 9: 641–650.
2. Prockop DJ. 1997. Marrow stromal cells as stem cells for nonhematopoietic tissues. Science. 276: 71–74.
3. Friedenstein AJ, Piatetzky S, II, Petrakova KV. 1966. Osteogenesis in transplants of bone marrow cells. J Embryol Exp Morphol. 16: 381–390.
4. Friedenstein AJ, Chailakhyan RK, Latsinik NV, Panasyuk AF, Keiliss-Borok IV. 1974. Stromal cells responsible for transferring the microenvironment of the hemopoietic tissues. Cloning in vitro and retransplantation in vivo. Transplantation. 17: 331–340.
5. Friedenstein AJ, Gorskaja JF, Kulagina NN. 1976. Fibroblast precursors in normal and irradiated mouse hematopoietic organs. Exp Hematol. 4: 267–274.
6. Friedenstein AJ, Chailakhyan RK, Gerasimov UV. 1987. Bone marrow osteogenic stem cells: in vitro cultivation and transplantation in diffusion chambers. Cell Tissue Kinet. 20: 263–272.
7. Schofield R. 1978. The relationship between the spleen colony-forming cell and the haemopoietic stem cell. Blood Cells. 4: 7–25.
8. Dexter TM, Testa NG. 1976. Differentiation and proliferation of hemopoietic cells in culture. Methods Cell Biol. 14: 387–405.
9. Dexter TM, Allen TD, Lajtha LG. 1977. Conditions controlling the proliferation of haemopoietic stem cells in vitro. J Cell Physiol. 91: 335–244.
10. Dexter TM, Wright EG, Krizsa F, Lajtha LG. 1977. Regulation of haemopoietic stem cell proliferation in long term bone marrow cultures. Biomedicine. 27: 344–349.
11. Pittenger MF, Mackay AM, Beck SC, Jaiswal RK, Douglas R, Mosca JD, Moorman MA, Simonetti DW, Craig S, Marshak DR. 1999. Multilineage potential of adult human mesenchymal stem cells. Science. 284: 143–147.
12. Mendicino M, Bailey AM, Wonnacott K, Puri RK, Bauer SR. 2014. MSC-based product characterization for clinical trials: an FDA perspective. Cell Stem Cell. 14: 141–145.
13. Bianco P, Riminucci M, Gronthos S, Robey PG. 2001. Bone marrow stromal stem cells: nature, biology, and potential applications. Stem Cells. 19: 180–192.
14. Bianco P, Robey PG, Simmons PJ. 2008. Mesenchymal stem cells: revisiting history, concepts, and assays. Cell Stem Cell. 2: 313–319.
15. Muraglia A, Cancedda R, Quarto R 2000. Clonal mesenchymal progenitors from human bone marrow differentiate in vitro according to a hierarchical model. J Cell Sci. 113(Pt 7): 1161–1166.
16. Lee CC, Christensen JE, Yoder MC, Tarantal AF. 2010. Clonal analysis and hierarchy of human bone marrow mesenchymal stem and progenitor cells. Exp Hematol. 38: 46–54.
17. Beltrami AP, Cesselli D, Bergamin N, Marcon P, Rigo S, Puppato E, D'Aurizio F, Verardo R, Piazza S, Pignatelli A, Poz A, Baccarani U, Damiani D, Fanin R, Mariuzzi L, Finato N, Masolini P, Burelli S, Belluzzi O, Schneider C, Beltrami CA. 2007. Multipotent cells can be generated in vitro from several adult human organs (heart, liver, and bone marrow). Blood. 110: 3438–3446.

18. Jiang Y, Vaessen B, Lenvik T, Blackstad M, Reyes M, Verfaillie CM. 2002. Multipotent progenitor cells can be isolated from postnatal murine bone marrow, muscle, and brain. Exp Hematol. 30: 896–904.
19. Horwitz EM, Le Blanc K, Dominici M, Mueller I, Slaper-Cortenbach I, Marini FC, Deans RJ, Krause DS, Keating A. 2005. Clarification of the nomenclature for MSC: The international society for cellular therapy position statement. Cytotherapy. 7: 393–395.
20. Dominici M, Le Blanc K, Mueller I, Slaper-Cortenbach I, Marini F, Krause D, Deans R, Keating A, Prockop D, Horwitz E. 2006. Minimal criteria for defining multipotent mesenchymal stromal cells. The International Society for Cellular Therapy position statement. Cytotherapy. 8: 315–317.
21. Keating A. 2012. Mesenchymal stromal cells: new directions. Cell Stem Cell. 10: 709–716.
22. Rojewski MT, Weber BM, Schrezenmeier H. 2008. Phenotypic Characterization of Mesenchymal Stem Cells from Various Tissues. Transfus Med Hemother. 35: 168–184.
23. Vaculik C, Schuster C, Bauer W, Iram N, Pfisterer K, Kramer G, Reinisch A, Strunk D, Elbe-Burger A. 2012. Human dermis harbors distinct mesenchymal stromal cell subsets. J Invest Dermatol. 132: 563–574.
24. Russell KC, Phinney DG, Lacey MR, Barrilleaux BL, Meyertholen KE, O'Connor KC. 2010. In vitro high-capacity assay to quantify the clonal heterogeneity in trilineage potential of mesenchymal stem cells reveals a complex hierarchy of lineage commitment. Stem Cells. 28: 788–798.
25. Lv FJ, Tuan RS, Cheung KM, Leung VY. 2014. The surface markers and identity of human mesenchymal stem cells. Stem Cells.
26. Churchman SM, Ponchel F, Boxall SA, Cuthbert R, Kouroupis D, Roshdy T, Giannoudis PV, Emery P, McGonagle D, Jones EA. 2012. Transcriptional profile of native CD271+ multipotential stromal cells: evidence for multiple fates, with prominent osteogenic and Wnt pathway signaling activity. Arthritis Rheum. 64: 2632–2643.
27. Lazarus HM, Haynesworth SE, Gerson SL, Rosenthal NS, Caplan AI. 1995. Ex vivo expansion and subsequent infusion of human bone marrow-derived stromal progenitor cells (mesenchymal progenitor cells): implications for therapeutic use. Bone Marrow Transplant. 16: 557–564.
28. Bianco P, Cao X, Frenette PS, Mao JJ, Robey PG, Simmons PJ, Wang CY. 2013. The meaning, the sense and the significance: translating the science of mesenchymal stem cells into medicine. Nat Med. 19: 35–42.
29. Kitoh H, Kitakoji T, Tsuchiya H, Mitsuyama H, Nakamura H, Katoh M, Ishiguro N. 2004. Transplantation of marrow-derived mesenchymal stem cells and platelet-rich plasma during distraction osteogenesis--a preliminary result of three cases. Bone. 35: 892–898.
30. Hibi H, Yamada Y, Ueda M, Endo Y. 2006. Alveolar cleft osteoplasty using tissue-engineered osteogenic material. Int J Oral Maxillofac Surg. 35: 551–555.
31. Hare JM, Traverse JH, Henry TD, Dib N, Strumpf RK, Schulman SP, Gerstenblith G, DeMaria AN, Denktas AE, Gammon RS, Hermiller JB, Jr., Reisman MA, Schaer GL, Sherman W. 2009. A randomized, double-blind, placebo-controlled, dose-escalation study of intravenous adult human mesenchymal stem cells (prochymal) after acute myocardial infarction. J Am Coll Cardiol. 54: 2277–2286.
32. Uccelli A, Moretta L, Pistoia V. 2008. Mesenchymal stem cells in health and disease. Nat Rev Immunol. 8: 726–736.
33. Le Blanc K, Rasmusson I, Sundberg B, Gotherstrom C, Hassan M, Uzunel M, Ringden O. 2004. Treatment of severe acute graft-versus-host disease with third party haploidentical mesenchymal stem cells. Lancet. 363: 1439–1441.
34. Le Blanc K, Frassoni F, Ball L, Locatelli F, Roelofs H, Lewis I, Lanino E, Sundberg B, Bernardo ME, Remberger M, Dini G, Egeler RM, Bacigalupo A, Fibbe W, Ringden O. 2008. Mesenchymal

stem cells for treatment of steroid-resistant, severe, acute graft-versus-host disease: a phase II study. Lancet. 371: 1579–1586.
35. Allison M. 2009. Genzyme backs Osiris, despite Prochymal flop. Nat Biotechnol. 27: 966–967.
36. Francois M, Copland IB, Yuan S, Romieu-Mourez R, Waller EK, Galipeau J. 2012. Cryopreserved mesenchymal stromal cells display impaired immunosuppressive properties as a result of heat-shock response and impaired interferon-gamma licensing. Cytotherapy. 14: 147–152.
37. Lee RH, Pulin AA, Seo MJ, Kota DJ, Ylostalo J, Larson BL, Semprun-Prieto L, Delafontaine P, Prockop DJ. 2009. Intravenous hMSCs improve myocardial infarction in mice because cells embolized in lung are activated to secrete the anti-inflammatory protein TSG-6. Cell Stem Cell. 5: 54–63.
38. Prockop DJ, Oh JY. 2012. Mesenchymal stem/stromal cells (MSCs): role as guardians of inflammation. Mol Ther. 20: 14–20.
39. Ratajczak J, Wysoczynski M, Hayek F, Janowska-Wieczorek A, Ratajczak MZ. 2006. Membrane-derived microvesicles: important and underappreciated mediators of cell-to-cell communication. Leukemia. 20: 1487–1495.
40. Ratajczak MZ. 2011. The emerging role of microvesicles in cellular therapies for organ/tissue regeneration. Nephrol Dial Transplant. 26: 1453–1456.
41. Lai RC, Arslan F, Lee MM, Sze NS, Choo A, Chen TS, Salto-Tellez M, Timmers L, Lee CN, El Oakley RM, Pasterkamp G, de Kleijn DP, Lim SK. 2010. Exosome secreted by MSC reduces myocardial ischemia/reperfusion injury. Stem Cell Res. 4: 214–222.
42. Jones EA, Kinsey SE, English A, Jones RA, Straszynski L, Meredith DM, Markham AF, Jack A, Emery P, McGonagle D. 2002. Isolation and characterization of bone marrow multipotential mesenchymal progenitor cells. Arthritis Rheum. 46: 3349–3360.
43. Schallmoser K, Bartmann C, Rohde E, Reinisch A, Kashofer K, Stadelmeyer E, Drexler C, Lanzer G, Linkesch W, Strunk D. 2007. Human platelet lysate can replace fetal bovine serum for clinical-scale expansion of functional mesenchymal stromal cells. Transfusion. 47: 1436–1446.
44. Bartmann C, Rohde E, Schallmoser K, Purstner P, Lanzer G, Linkesch W, Strunk D. 2007. Two steps to functional mesenchymal stromal cells for clinical application. Transfusion. 47: 1426–1435.
45. Boxall SA, Jones E. 2012. Markers for characterization of bone marrow multipotential stromal cells. Stem Cells Int. 2012: 975871.
46. Lu LL, Liu YJ, Yang SG, Zhao QJ, Wang X, Gong W, Han ZB, Xu ZS, Lu YX, Liu D, Chen ZZ, Han ZC. 2006. Isolation and characterization of human umbilical cord mesenchymal stem cells with hematopoiesis-supportive function and other potentials. Haematologica. 91: 1017–1026.
47. Soncini M, Vertua E, Gibelli L, Zorzi F, Denegri M, Albertini A, Wengler GS, Parolini O. 2007. Isolation and characterization of mesenchymal cells from human fetal membranes. J Tissue Eng Regen Med. 1: 296–305.
48. Reinisch A, Bartmann C, Rohde E, Schallmoser K, Bjelic-Radisic V, Lanzer G, Linkesch W, Strunk D. 2007. Humanized system to propagate cord blood-derived multipotent mesenchymal stromal cells for clinical application. Regen Med. 2: 371–382.
49. Igura K, Zhang X, Takahashi K, Mitsuru A, Yamaguchi S, Takashi TA. 2004. Isolation and characterization of mesenchymal progenitor cells from chorionic villi of human placenta. Cytotherapy. 6: 543–553.
50. Parolini O, Alviano F, Bagnara GP, Bilic G, Buhring HJ, Evangelista M, Hennerbichler S, Liu B, Magatti M, Mao N, Miki T, Marongiu F, Nakajima H, Nikaido T, Portmann-Lanz CB, Sankar V, Soncini M, Stadler G, Surbek D, Takahashi TA, Redl H, Sakuragawa N, Wolbank S, Zeisberger S, Zisch A, Strom SC. 2008. Concise review: isolation and characterization of cells from

human term placenta: outcome of the first international Workshop on Placenta Derived Stem Cells. Stem Cells. 26: 300–311.

51. Astori G, Vignati F, Bardelli S, Tubio M, Gola M, Albertini V, Bambi F, Scali G, Castelli D, Rasini V, Soldati G, Moccetti T. 2007. „In vitro" and multicolor phenotypic characterization of cell subpopulations identified in fresh human adipose tissue stromal vascular fraction and in the derived mesenchymal stem cells. J Transl Med. 5: 55.
52. Sotiropoulou PA, Perez SA, Salagianni M, Baxevanis CN, Papamichail M. 2006. Characterization of the optimal culture conditions for clinical scale production of human mesenchymal stem cells. Stem Cells. 24: 462–471.
53. Qiao C, Xu W, Zhu W, Hu J, Qian H, Yin Q, Jiang R, Yan Y, Mao F, Yang H, Wang X, Chen Y. 2008. Human mesenchymal stem cells isolated from the umbilical cord. Cell Biol Int. 32: 8–15.
54. Alviano F, Fossati V, Marchionni C, Arpinati M, Bonsi L, Franchina M, Lanzoni G, Cantoni S, Cavallini C, Bianchi F, Tazzari PL, Pasquinelli G, Foroni L, Ventura C, Grossi A, Bagnara GP. 2007. Term Amniotic membrane is a high throughput source for multipotent Mesenchymal Stem Cells with the ability to differentiate into endothelial cells in vitro. BMC Dev Biol. 7: 11.
55. Zannettino AC, Paton S, Arthur A, Khor F, Itescu S, Gimble JM, Gronthos S. 2008. Multipotential human adipose-derived stromal stem cells exhibit a perivascular phenotype in vitro and in vivo. J Cell Physiol. 214: 413–421.
56. Muller I, Kordowich S, Holzwarth C, Spano C, Isensee G, Staiber A, Viebahn S, Gieseke F, Langer H, Gawaz M, Horwitz E, Conte P, Handgretinger R, Dominici M. 2006. Animal serum-free culture conditions for isolation and expansion of multipotent mesenchymal stromal cells from human BM. Cytotherapy. 8: 437–444.
57. Buhring HJ, Battula VL, Treml S, Schewe B, Kanz L, Vogel W. 2007. Novel markers for the prospective isolation of human MSC. Ann N Y Acad Sci.
58. Quirici N, Soligo D, Bossolasco P, Servida F, Lumini C, Deliliers GL. 2002. Isolation of bone marrow mesenchymal stem cells by anti-nerve growth factor receptor antibodies. Exp Hematol. 30: 783–791.
59. Tuli R, Tuli S, Nandi S, Wang ML, Alexander PG, Haleem-Smith H, Hozack WJ, Manner PA, Danielson KG, Tuan RS. 2003. Characterization of multipotential mesenchymal progenitor cells derived from human trabecular bone. Stem Cells. 21: 681–693.
60. Walsh S, Jefferiss C, Stewart K, Jordan GR, Screen J, Beresford JN. 2000. Expression of the developmental markers STRO-1 and alkaline phosphatase in cultures of human marrow stromal cells: regulation by fibroblast growth factor (FGF)-2 and relationship to the expression of FGF receptors 1–4. Bone. 27: 185–195.
61. Dennis JE, Carbillet JP, Caplan AI, Charbord P. 2002. The STRO-1+ marrow cell population is multipotential. Cells Tissues Organs. 170: 73–82.
62. Simmons PJ, Torok-Storb B. 1991. Identification of stromal cell precursors in human bone marrow by a novel monoclonal antibody, STRO-1. Blood. 78: 55–62.

Matthias Schiemann, Stefan Dreher, Christian Stemberger, Martin Hildebrandt und Dirk H. Busch

12 Multimere und reversible Reagenzien

Zusammenfassung

Die Entwicklung von sogenannten „Multimeren" und „reversiblen Reagenzien" zur spezifischen Markierung distinkter Zellopoulationen hat in den vergangenen Jahren eine rasante Entwicklung genommen.

Ausgehend von ersten Versuchen zur Detektion antigenspezifischer T-Zellen hat sich das Spektrum kommerziell verfügbarer Multimere zur Analyse spezifischer Zellpopulationen deutlich vergrößert. Fluoreszenzkonjugierte Multimere ermöglichen die durchflusszytometrische bzw. mikroskopische Nutzung in der Grundlagenforschung und der klinischen Diagnostik.

Aber nicht nur für analytische Zwecke, sondern auch zur Isolation bestimmter Zellpopulationen können Reagenzien, die auf dem Prinzip der Multimerisierung basieren, verwendet werden. Hierzu wird das Fluoreszenzkonjugat, z. B. durch paramagnetische Partikel substituiert und somit eine magnetische Aufreinigung möglich. Ein Nachteil dieser Aufreinigungsmethode war bisher, dass die zur Isolation verwendeten Reagenzien auf der Zelloberfläche verbleiben und so die Zielpopulationen funktionell verändern können. Um derartige Veränderungen auszuschließen, wurden reversible Reagenzien (Streptamere) entwickelt, die es ermöglichen, sämtliche zur Aufreinigung benötigten Komponenten wieder von der Zelloberfläche zu entfernen. Die Übertragung der ursprünglich auf MHC-Molekülen basierenden Multimertechnologie zur Detektion antigenspezifischer T-Zellen auf niedrig affine Fab-Fragmente erweiterte das Spektrum der reversiblen Reagenzien auf die Markierung nahezu jeden Zelloberflächenmarkers.

Dieses Kapitel gibt eine Übersicht über die wichtigsten zur Detektion und Isolation einsetzbaren Multimere, ihre Besonderheiten, ihre Eignung für bestimmte Anwendungen, sowie die klinische und grundlagenforschungsorientierte Anwendung von reversiblen Reagenzien.

12.1 Einleitung

Um auf verschiedenste Antigene spezifisch zu reagieren, spielen T- und B-Lymphozyten im Organismus eine essentielle Rolle. Zur Antigen-Erkennung trägt jeder Lymphozyt einen für das jeweilige Antigen spezifischen Rezeptor an seiner Oberfläche. Innerhalb der Vielzahl an Lymphozten genau diejenigen zu markieren und ggf. zu isolieren, die ein definiertes Antigen erkennen, ist nicht nur für die Grundlagenforschung der zur Ausbildung und Regulation zellulärer Immunantworten notwendigen Mechnanismen von zentraler Bedeutung, auch für klinische Anwendungen – Diagnostik und adoptive Zelltherapie – zeichnen sich vielversprechende Einsatzmöglichkeiten ab.

Die Untersuchung antigenspezifischer B-Zellen mittels fluoreszenzmarkierter Antigene ist auf Basis der relativ hohen Affinität der Antigenrezeptoren seit längerer Zeit etabliert [1]. Für antigenspezifische T-Zellen blieb dieser methodische Ansatz auf Grund der geringen Bindungsaffinität des T-Zellrezeptors für seine Liganden, einem Komplex von Antigen-Peptiden und den sie präsentierenden MHC/HLA-Molekülen, verschlossen. Dieses Problem konnte erst 1996 durch die Arbeiten von Altman und Davis [2] und der Entwicklung sogenannter MHC-Multimere gelöst werden. Das Grundprinzip hinter dieser Methode liegt in der Multimerisierung der natürlichen Liganden des T-Zellrezeptors: Die relative Bindungsavidität der MHC/Peptid-Komplexe wird so weit erhöht, dass eine für die Detektion nötige stabile Bindung möglich wird. Bereits dimerisierte MHC/Peptid-Komlexe reichen für bestimmte Anwendungen aus, um antigenspezifische T-Zellpopulationen zu markieren [3]. Allerdings hat sich die Multimerisierung über biotinilierte Liganden und Avidin/Streptavidin zu Tetrameren als besonders Vorteilhaft für den breiteren Einsatz dieser Technlogie zur T-Zellmarkierung herausgestellt. Durch Konjugation mit Fluorochromen können solche Multimere nunmehr verwendet werden, um antigenspezifische T-Zellen zum Beispiel durchflusszytometrisch sichtbar zu machen [4]. Die Aufreinigung von antigenspezifischen T-Zellen wird neben der durchflusszytometrischen Zellsortierung auch über durch den Einsatz von Multimeren, welche mit paramagnetischen Partikeln konjugiert sind, über die MACS-Technologie möglich [5; 6]. Allerdings können MHC-Multimer-Markierungen funktionelle Veränderungen der detektierten bzw. isolierten Zellen wie zum Beispiel TCR-Internalisierung, Aktivierung, Überstimulation bis hin zum Zelltod verursachen [7–10]. Um dieses Problem zu adressieren, wurde die MHC-Multimer-Technologie durch die Generierung sogenannter MHC-Streptamere weiterentwickelt. Diese neuen Reagenzien erlauben die Entfernung sämtlicher oberflächengebundener MHC-Multimer-Reagenzien nach Färbung und Aufreinigung [10]. Basierend auf diesem Ansatz wurde diese Technologie kürzlich auch auf antikörperbasierte Fab Fragmente (Fab Streptamere) übertragen [11].

12.2 Hintergrund

Mit zunehmendem Wissen über die Bedeutung antigenspezifischer T-Zellen, z. B. zum Schutz gegen Infektionen und bestimmte Tumorerkrankungen, wuchs das Interesse, das zelluläre adaptive Immunsystem in seinen Eigenschaften und Funktionen genauer zu untersuchen. Die wesentlichen Komponenten der T-Zell-basierten zellulären Immunantwort bestehen aus T-Helferzellen (T_H) und zytotoxischen T-

Zellen (CTL). Beide besitzen als gemeinsames Merkmal einen T-Zellrezeptor (TCR), der aus einer α- und einer β-Untereinheit besteht, welcher auch für die eigentliche Antigenerkennung verantwortlich ist [12].

Die Untersuchung natürlicher antigenspezifischer T-Zellantworten, die durch Nutzung einer Vielzahl an verschiedenen TCRs charakterisiert sein können (polyclonal), unter *In-vivo*-Bedingungen war bis vor kurzem durch den Mangel an entsprechenden Untersuchungstechniken limitiert. Die ersten *Ex-vivo*-Experimente mit antigenspezifischen T-Zellen wurden durch adoptiven Transfer von T-Zellen TCR-transgener Mäuse möglich [13]. Bei der Verwendung TCR-transgener Systeme erfolgt die Identifizierung CD4-positiven und CD8-positiven T-Zellen anhand der Expression eines definierten TCR, dessen Peptid/MHC-Spezifität bekannt ist, oder über die Einbindung von kongenen Markern (z. B. CD45.1/2 oder Thy1.1/2) zur Unterscheidung von endogenen Zellpopulation der Empfängertiere. TCR-transgene Mausmodelle haben allerdings den Nachteil, dass sie in der Regel nur einen einzigen identischen TCR besitzen und damit nicht die Komplexität natürlicher antigenspezifischer T-Zellpopulationen repräsentiert wird. Ergebnisse dieser Untersuchungsansätze können somit nicht immer mit normalen Immunantworten gleichgesetzt werden, welche häufig durch ein hohes Maß an TCR-Polyklonalität und funktioneller Heterogenität charakterisiert sind [14–18]. In den vergangenen Jahren wurden deshalb verbesserte Techniken entwickelt, die erlauben, natürliche antigenspezifische T-Zellantworten *ex vivo* auch in ihrer Polyklonalität zu erfassen.

T-Zellen sind zentrale Regulatoren und Effektoren der adaptiven Immunantwort. Ihre Frequenz und funktionelle Kapazität ist entscheidend für die Bestimmung des Immunstatus eines Individiums, z. B. nach Vakzinierung gegen ein spezifisches Pathogen, aber auch bei unerwünschten Immunantworten wie Allergien oder Autoimmunität [19]. Die Detektion geringer Frequenzen von antigenspezifischen T-Zellen stellt oftmals eine experimentelle Herausforderung dar, kann aber in verschiedenen Fällen durch eine vorangehende Anreicherung gelöst werden [20–22].

12.3 Detektion von antigenspezifischen T-Zellen mit MHC-Multimeren

Als experimentelle Ansätze zur Detektion antigenspezifischer T-Zellen dienen im Wesentlichen zwei grundsätzliche technische Möglichkeiten:

1. Charakterisierung über funktionsabhängige Assays, wie zum Beispiel intrazelluläre Zytokinfärbung, ELISPOT-Assays und einer künstlichen Affinitäts-Matrix (cytokine capture assay).
2. Charakterisierung über funktionsunabhängige Assays, wie zum Beispiel über T-Zellrezeptorfärbungen mittels MHC-Multimeren.

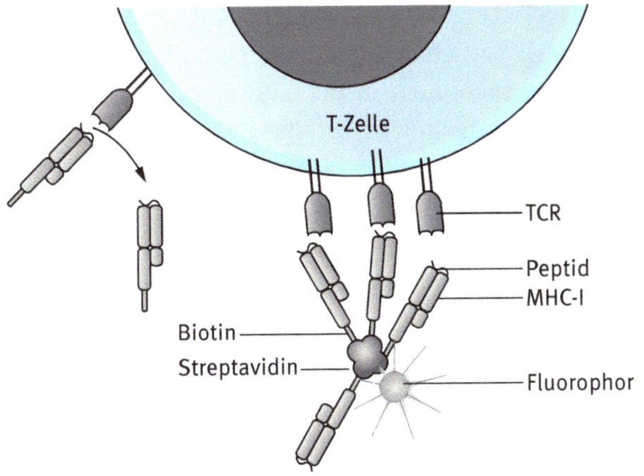

Abb. 12.1: Multimerisierung biotinylierter MHC-Moleküle auf Streptavidin. Die Bindungsaffinität eines einzelnen MHC-Moleküls ist nicht ausreichend für eine stabile Bindung an die Zielzelle. Erst durch Multimerisierung (hier Generierung von Tetrameren) und der daraus resultierenden Erhöhung der Avidität kann die Zielzelle markiert werden.

Im Folgenden soll auf die funktionsunabhängige Detektion näher eingegangen werden.

Durch den T Zellrezeptor wird die Antigen-Spezifität einer T-Zelle bestimmt. In der Regel erfolgt durch Peptid-Präsentation die Aktivierung spezifischer T-Zellklone, welche alle das gleiche präsentierte Peptidepitop erkennen, sich jedoch in der Struktur ihres TCR unterscheiden können (oligo-oder polyklonale epitopspezifische T-Zellpopulationen). Die daraus resultierende Vielfalt macht die direkte Darstellung (z. B. über TCR-Vβ-Gensegmente) schwierig. Zur direkten Identifizierung/Selektion ist es daher am günstigsten, den MHC-Peptid-Komplex selbst zur Erkennung epitopspezifischer T-Zellen zu nutzen. Als problematisch stellt sich hier die geringe Affinität (insbesondere die schnelle Dissoziation) zum TCR dar. Durch Multimerisierung kann die relative Avidität der MHC-TCR-Interaktion jedoch soweit angehoben werden, dass solche Reagenzien zur direkten Identifizierung/Selektion antigenspezifischer T-Zellpopulationen verwendet werden können (MHC-Multimer-Technologie), Abbildung 12.1 [2; 23].

Die T-Zellfärbung über multimerisierte MHC/Peptid-Komplexe stellt derzeit die am weitesten verbreitete Methode zur funktionsunabhängigen epitopspezifischen Färbung von T-Zellen dar. Hierbei binden die MHC/Peptid-Komplexe über eine Biotinylierung am C-Terminus der schweren Kette des MHC-Moleküls an Streptavidin und multimerisieren unter optimalen Bedingungen zu MH-Tetrameren. Sogar gering affine T-Zellen können hiermit über ein großes Spektrum an physiologischen Bedingungen detektiert werden [23].

Diese (strept)avidin/biotin-basierten Multimere gehören mittlerweile zum Grundhandwerkszeug in der Visualisierung, Isolation, Klonierung und phänotypischen Charakterisierung von antigenspezifischen T-Zellen. Allerdings ist diese Technologie für CD8-positive T-Zellen deutlich besser etabliert als für die Detektion von CD4-positiven T-Zellen, was wahrscheinlich in der höheren Komplexität der Peptidbindung an MHC-Klasse-II-Moleküle begründet liegt [24]. MHC-Klasse-II/Peptid-Interaktionen können in verscheidenen Bindungsrastern erfolgen [25], was die Herstellung von „homogenen“ MHC-Multimer-Reagenzien massiv erschwert.

Alternative Ansätze wie zum Beispiel die über Immunglobulin-Fusionsproteine vermittelte Dimerisierung, scheinen insbesondere gering affine antigenspezifische T-Zellen nicht so gut wie MHC-Tetramere markieren zu können [26]. Im Gegensatz dazu wurden auch Ansätze zu höheren Multimerisierungsgraden unternommen, die grundsätzlich die Erhöhung der Bindungsavidität und somit eine „stabilere“ Färbung mit zum Teil erhöhter Detektionsintensität zum Ziel hatten. Hierzu liegen derzeit nur wenige Peer-reviewed-Daten vor. Im direkten Vergleich von Tetrameren, Pentameren, Dextrameren, Oktameren und höheren Polymeren scheint sich die Bindungseigenschaften jedoch nur unwesentlich von klassischen MHC-Tetrameren zu unterscheiden. Es erscheint zwar plausibel, dass ein höherer Grad der MHC-Oligomerisierung insbesondere für T-Zellen mit einem niedrig affinien TCR besser geeignet zu sein scheint. Allerdings ist der Zugewinn der Bindungsavidität bereits ab einem MHC-Trimer so stark, dass auch mit geriner Oligomerisierung T-Zellen mit einem breiten Spektrum an TCR-Affinitäten markiert werden können. Diese Interpretation leitet sich von Studien ab, die aufzeigen konnten, dass bei Verwendung von konventionellen „Tetrameren“ im Regelfall nur drei der vier verfügbaren MHC-Molekülen gleichzeitig an der Bindung beteiligt sind [4], ohne hierdurch wesentlich an Färbeeigenschaften zu verlieren. Eine vergleichende Betrachtung hierzu ist von Bakker and Schumacher durchgeführt worden [27].

Derzeit ist ein großes Repertoire an MHC-Multimerreagenzien, insbesondere zur Analyse, kommerziell verfügbar. Um die Nutzung von MHC/HLA-Multimeren zur Charakterisierung einer Vielzahl an verschiedenen epito-spezifischen T-Zellen zu vereinfachen, wurde kürzlich eine Technologie zum schnellen und einfachen Peptidepitop-Austausch bei einem ein irrelevantes UV-Licht sensitives Peptid tragenden Ausgangs-MHC/HLA-Multimer entwickelt [28]. Auch die gleichzeitige Färbung von Zellproben mit unterschiedlich fluoreszenzkonjugierten MHC/HLA-Multimeren ist technisch möglich und erleichtert die Untersuchung auf multiple Epitop-Spezifitäten. Die sogenannte „kombinatorische MH/HLA-Multimer-Färbung“ macht sich die Beobachtung zu nutze, dass sogar Doppelfärbungen mit unterschiedlichen Fluoreszenz-Konjugaten bei gleicher Epitop-Spezifität möglich sind [29]. Die Doppelfärbung erhöht nicht nur die Spezifiät der Färbung, sie erlaubt auch die parallele Färbung mit einer Vielzahl an verschiedenen MH/HLA-Multimeren auf Basis einer komplexen Färbematrix.

Die Aufreinigung antigenspezifischer CD8-positiver T-Zellen mittels konventioneller MHC-Multimere kann Probleme bereiteten, da es durch die Bindung der Liganden an den TCR zur temperaturabhängigen Stimulation bzw. zu funktionellen

Veränderungen kommen kann, wie z. B. Internalisierung, Aktivierung, Überstimulation bis hin zum Zelltod [7–10]. Durch Entwicklung von reversiblen MHC-Multimeren, so genannten MHC-Streptameren, konnten diese Probleme gelöst werden [10].

12.4 Färbung und Analyse mit MHC-Multimeren

Da zur Bindung des MHC/HLA-Multimers gerade bei niedriger affinen T-Zellen die unterstützende Bindung des Korezeptors CD4/CD8 notwendig sein kann, ist bei der gleichzeitigen Färbung mit CD4/CD8-Antikörpern eine gewisse Vorsicht geboten. In der Regel sollte zuerst die Inkubation mit dem Mutimerreagenz und danach die Färbung mit weiteren Antikörpern durchgeführt werden, um zu verhindern, dass der Antikörper nicht die Bindung der MHC/HLA-Komplexe an die jeweiligen T-Zellen blockiert. Durch entsprechende Kontrollfärbungen (ohne zusätzliche Antikörperfärbung auf der Zielpopulation) sind solche Effekte grundsätzlich zu überprüfen. Desweiteren kann es hilfreich sein, bei der Detektion in einem sogenannten „dump channel“ Marker in das Färbepanel zu integrieren, die für die Analyse der Zielpopulation nicht von Interesse sind. Insbesondere CD19 sollte auf diese Weise gerade in Kombination mit PE-konjugierten Multimeren eingebunden werden, da einige B-Zellen aufgrund von Bindung zum PE-Farbstoff ansonsten falsch positive Ergebnisse verursachen.

Wie für jedes Protein, sei es in der durchflusszytometrischen Analyse oder in der Zellprozessierung, sollte nicht nur die optimale Multimerkonzentration, sondern auch die Inkubationszeit und -temperatur für jeden MHC/HLA-Komplex getestet werden. Die Angaben in der Literatur differieren hierzu sehr stark. So finden sich Argumente für die Inkubation bei 37 °C für 30 Minuten, um eine realistische Abbildung der T-Zellrezeptor Interaktion zu erreichen. Andere Arbeiten beschreiben die Färbung für analytische Zwecke bei Raumtemperatur für 30 Minuten. Zu Affinitätsvergleichen unterschiedlicher T-Zellpopulationen werden Temperaturen im Bereich von 4 °C bis 37 °C vorgeschlagen [9; 30–32].

Um eine T-Zell-Aktivierung zu vermeiden erscheint es ratsam, die Färbung bei 4 °C durchzuführen und bei einer Kombination mit mAK zunächst für 25 Minuten die Inkubation mit dem Multimer durchzuführen. Erst danach sollen die Zugabe der mAK und eine weitere Inkubationszeit für 20 Minuten erfolgen.

Neben den konventionellen Kontrollen (Einzelfärbungen, Kompensations- und FMO-Kontrollen) können biologische Kontrollen eingeschlossen werden. Hierzu bieteten sich u. a. Multimer-Färbungen mit Reagenzien an, dessen MHC/HLA-Molekül nicht in der zu untersuchenden Probe vorhanden ist (mismatch control), um den Hintergrund der Färbung bestimmen zu können.

Eine Lebend-Tot-Diskriminierung ist in jedem Fall indiziert, da Multimere (wie auch die meisten Antikörper) dazu tendieren, unspezifisch an tote Zellen zu binden. Lebend-Tot-Diskriminierungen können zum Beispiel unter Verwendung von EMA auch mit Zellfixierung kombiniert werden.

Generell ist darauf zu achten, dass für die Analyse und Auswertung zielpopulationsabhängig statistisch genügend Ereignisse aufgenommen werden und durch eine geeignete „gating strategy" ein aussagekräftiges Ergebnis erreicht wird (FSC/SSC, lebend/tot, Diskriminierung, Korezeptor/Multimer, ...).

12.5 Reversible Multimer-Reagenzien

12.5.1 MHC-Streptamere

Die Streptamertechnologie wurde entwickelt, um eine Lösung für die oben geschilderten Probleme nicht reversibel gebundener Zellmarkierungsreagenzien zu finden. Die MHC-Streptamere erkennen und binden Zelloberflächenmarker nach dem gleichen Prinzip wie konventionelle MHC-Multimere. Ihre Besonderheit liegt in der Art ihrer Multimerisierung. Die Multimerisierung erfolg hier durch die Strep-tag vermittelte Bindung des MHC-Moleküls an ein Strep-Tactin-Rückgrat. Durch Zugabe von D-Biotin (Vitamin H) kann dieser Multimerkomplex innerhalb von Millisekunden wieder aufgelöst werden (Abb. 12.2). Die zurückbleibenden MHC-Monomere dissoziieren aufgrund ihrer geringen Affinität spontan von der Zelloberfläche.

Die vollständige Ablösung der MHC-Streptamerreagenzien, die mittels fluoreszenzbasierter Zellsortierung (FACS) und anschließender konfokal-mikroskopischer Untersuchung eindeutig demonstriert werden konnte [33; 34], hinterlässt „minimal manipulierte" Zellen, vorausgesetzt, dass die Zellen während der gesamten Färbe-

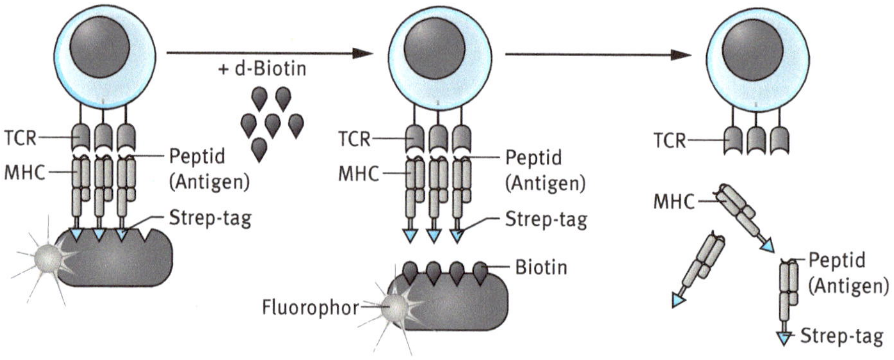

Abb. 12.2: Grundprinzip der vollständig reversiblen Streptamer-Technologie. Nach spezifischer Markierung der Zielzellen können die Streptamerkomplexe bestehend aus rekombinant mit Strep-tag fusionierten MHC-Molekülen und einem Streptactin-Rückgrat durch die Zugabe von D-Biotin zerstört werden. Die monomeren und nur niedrig affinen MHC-Moleküle dissoziieren in der Folge von der Zelloberfläche.

und Prozessierungszeit bei 4–10 °C gehalten wurden. Vergleichende Untersuchungen zwischen konventionellen MHC-Multimeren und MHC-Streptamerreagenzien im murinen Modellsystem konnten aufzeigen, das eine Beeinträchtigung der Zellfunktionalität nach Ablösung der MHC-Streptamerreagenzien nicht mehr gegeben ist [10].

Diese Aufrechterhaltung der uneingeschränkten und nicht durch zellgebundene Reagenzien beeinflussten Funktionalität des Zellproduktes ist einer der maßgeblichen Vorteile der MHC-streptamerbasierten Zellaufreinigung insbesondere für die klinisch-therapeutischen Anwendung. Speziell der klinische Transfer nur geringer Zellmengen erfordert ein qualitativ hochwertiges Zellprodukt.

12.5.2 Fab-Streptamere

Neben MHC-I-Streptameren zur Färbung und Isolierung von antigenspezifischen CD8-positiven T-Zellen wurden kürzlich auch Fab-Streptamere entwickelt, die grundsätzlich für jede durch Zellmarker abgrenzbare Zellpopulationen generiert werden können. Fab-Streptamere sind Multimere aus Streptactin und niedrig affinen antigenspezifischen Fab-Fragmenten (Abb. 12.3). Diese Fab-Streptamere zeigen analoge Eigenschaften zu MHC-Streptameren, wie etwa die vollständige Ablösbarkeit von der Zelloberfläche.

Durch die Reversibilität der Streptamer-Reagenzien ist es möglich, über Positivselektion komplexe, über mehrere Marker definierte Zellpopulationen für die klinische Anwendung zugänglich zu machen. Bisher waren multimarkerdefinierte Zellpopulationen abgesehen von FACS-basierten Sortierungsverfahren allenfalls über kombinierte Negativ- und Positivselektionen aufzureinigen. Während sich diese Seleketionsmethode im Labor teilweise bewährt hat, stellt die Komplexität der depletierenden Antikörpermischung als auch die kostspielige Generierung jeder Einzelkomponente in GMP-Qualität für klinische Anwendungen ein kostspieliges und oftmals unüberwindbares Problem dar.

Das Spektrum möglicher Zielzellpopulationen für die Zellaufreinigung wird durch die Fab-Streptamere stark erweitert. So sind aktuell Fab-Streptamer-Kombi-

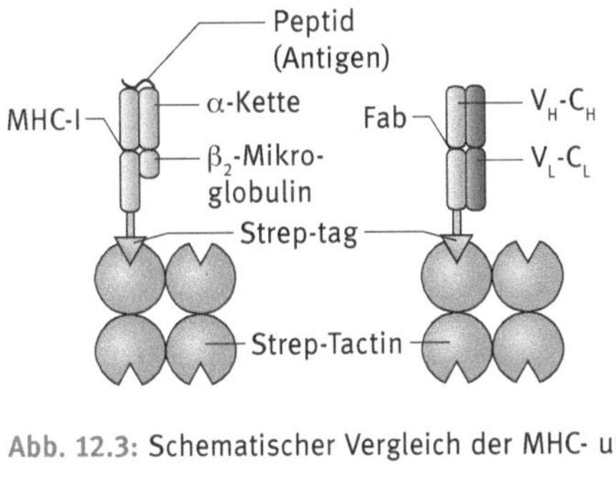

Abb. 12.3: Schematischer Vergleich der MHC- und Fab-fragmentbasierten Streptamer-Technologie.

nationen u. a. zur Isolation regulatorischer T-Zellen (Treg), natürlicher Killerzellen (NK), aktivierter T-Zellen und hämatopoetischer Stammzellen in der Erprobung.

12.5.3 T-CATCH-Technologie

Die auf den Streptameren aufbauende T-CATCH-Technologie (Tip based Cell Affini-Ty Chromatography) ist ein Verfahren zur magnetfreien Isolation spezifischer Zellpopulationen. Die Zellaufreingung erfolgt unter Fluss über eine mit Streptactin gekoppelte und mit MHC-/oder Fab-Fragmenten beladene Matrix aus Makropartikeln. Damit wird der Multimer-Effekt auf die Oberfläche einer soliden Oberfläche übertragen. Bei Durchströmen der Matrix binden die Zielzellen markerspezifisch an die matrixgekoppelten Streptamer-Komplexe, während markernegative Zellen die Matrix ungehindert durchströmen. Durch die Zugabe von D-Biotin werden die Streptamerkomplexe aufgelöst: die Zellen eluieren von der Matrix (Abb. 12.4).

Aufgrund des geringen unspezifischen Zellbindungsverhaltens erlaubt das T-CATCH-Verfahren die Zellaufreinigung auch aus Vollblut. Zeitintensive, mitunter mit hohem Zellverlust verbundene Zellvoranreicherungsschritte wie Dichtegradienten können so umgangen werden. Infolge der vollständigen Reversibilität der Streptamere sind mit T-CATCH serielle Positivanreicherungen möglich.

Weitere Vorteile dieses Verfahrens liegen im hohen Automatisierungspotential, den Parallelisierungsmöglichkeiten, als auch in den kurzen Zellprozessierungszeiten.

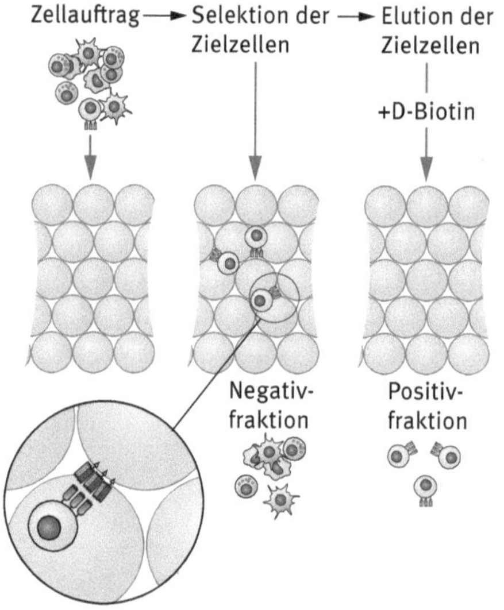

Abb. 12.4: Prinzip der CATCH-Technologie. Ein Zellgemisch wird über eine mit Streptameren beladene Biopolymermatrix geleitet. Selektionsmarker-positive Zellen binden an die Matrix während Marker-negative Zellen ungehindert die Matrix passieren. Spezifisch zurückgehaltene Zellen können durch die Zugabe von D-Biotin wieder von der Matrix gelöst werden.

12.6 Klinische Anwendungen in der Zelltherapie

Das breiteste (und älteste) Anwendungsgebiet der Zelltherapie war und bleibt die Transplantation hämatopoetischer Zellen aus dem Knochenmark bzw. dem peripheren Blut. Hier sind die Indikationsstellung, das Verfahren der Spender-Suche (u. a. HLA-Typisierung), die Wahl des Transplantates und die zu Grunde liegenden Risikoklassifikationen in den letzten Jahren hin zu einer höchst individualisierten Therapie verfeinert worden.

Die Überlegung, eine Stammzelltransplantation an das Risikoprofil eines Patienten individuell anzupassen, indem definierte Zellpopulationen angereichert, aus dem Transplantat entfernt und zu unterschiedlichen Zeitpunkten appliziert werden, ist bereits Anfang der 90er Jahre formuliert worden [34; 35], entwickelte sich aber aufgrund der erforderlichen technischen Voraussetzungen erst langsam. Neben physikalischen Verfahren, Komplement-vermittelter Lyse der Zellen oder der Konjugation der gegen T-Zellen gerichteten Antikörper mit Immunotoxinen haben sich vor allem immunmagnetische Verfahren zur Selektion oder Depletion bestimmter Zellpopulationen aus dem Transplantat durchgesetzt. Die Spezifität der eingesetzten Antikörper bestimmt dabei das Spektrum der Subpopulationen, die aus dem Transplantat depletiert werden.

Die Selektion minimal manipulierter Zellen mittels der Streptamertechnologie eröffnet dabei neue Wege für die Entwicklung individualisierter Zelltherapeutika. Durch diese Markierungsmethode werden Zellen erhalten, deren biologische Funktion nicht mehr durch Bindung des Markers beeinträchtigt ist. Auch mögliche klinische Nebenwirkungen des Markers können so ausgeschlossen werden. Somit erweitert die Streptamertechnologie das Spektrum innovativer Lösungen für eine moderne Zelltherapie. Erste klinische Erfahrungen mit über HLA-Streptamere aufgereinigte virusspezifische CD8-positive T-Zellen sind bereits veröffentlicht [35; 36]. Hier wurden Patienten nach allogener hämatopoetischer Stammzelltransplantation, die häufig an schweren Zytomegalievirus (CMV) Infektionen erkranken, mit Streptamer aufgereigten CMV-spezifische CD8-positive T-Zellen von Stammzellspender behandelt. Das besondere ist hierbei, dass die applizierten Zellen keine *In-vitro*-Expansion in Kultur durchgemacht haben, wie dies bei anderen Verfahren bisher üblich war. Obwohl zum Teil nur sehr geringe Zellzahlen an aufgereinigten CMV-spezifischen T-Zellen adoptiv transfieriert wurden, konnten sich auch aus diesen wenigen Zellen eindrucksvolle protektive T-Zellantworten entwickeln. Mehrere größere klinische Studien mit ähnlicher Anwendung werden aktuell in verschiedenen Ländern Europas durchgeführt.

Die rasante Entwicklung in Feldern wie der Immunologie und Zellbiologie verspricht einen weitreichenden Einsatz von Zellen in therapeutischen Gebieten von großer Bedeutung. Werden heute beispielsweise Stammzellen, Immunzellen oder Knorpelzellen nur in speziellen Indikationsgebieten eingesetzt, so arbeiten Wissenschaftler im präklinischen und klinischen Bereich zur Zeit schon an der Regeneration von Herzgewebe nach Herzinfarkt, der Therapie von Tumoren und Autoimmunerkrankungen wie Multiple Sklerose und Diabetes. Obwohl viele Experten überzeugt sind, dass die Zelltherapie einen wichtigen Beitrag zur Behandlung dieser Erkrankungen leisten kann, sind wichtige Fragen zur Wirkungsweise und Qualität zellbasierter Therapieverfahren noch offen. Die Charakterisierung und Isolierung spezifisch wirksamer Zellpopulationen erfordert dazu die genaue Kenntnis eines differenzierenden Markerprofils. Oftmals sind diese Marker noch nicht oder nicht ausreichend bekannt, so dass heterogene Zellgemische therapeutisch eingesetzt werden, deren Wirkungsweise nur unzureichend wissenschaftlich erklärt werden kann oder deren Nebenwirkungsprofile signifikant sind. Beispiele hierfür sind Stammzelltherapien bei Patienten nach Herzinfarkt oder Donorlymphozyteninfusionen bei malignen hämatologischen Erkrankungen. Auch die Standardisierung von Qualitätsmerkmalen oft patientenspezifischer Zellprodukte stellt ein noch nicht gelöstes Problem dar. Gerade hier kann die bessere Definition der therapeutisch applizierten Zellpopulationen durch schonende Aufreinigung mit reversiblen Multimer-Reagenzien einen wichtigen Beitrag leisten.

12.7 Internetadressen und weiterführende Literatur

Weiterführende Informationen, insbesondere zur Herstellung von MHC-Klasse-I-Reagenzien findet man im Internet über auf der Webseite des Institutes für Medizinische Mikrobiologie, Immunologie und Hygiene: http://www.mikrobio.med.tum.de.mwn.de/node/51.

12.8 Literatur

- Zelluläre Diagnostik
  - Grundlagen, Methoden und klinische Anwendungen der Durchflusszytometrie.
  - U Sack (Herausgeber), A Tárnok (Herausgeber), G Rothe (Herausgeber), Karger Verlag, 2006
- Methods in Cell Biology
  - Cytometry, 3rd Edition, Part B, Vol. 64
  - Zbigniew Darzynkiewicz, Harry A. Crissman, J. Paul Robinson, Academic Press, San Diego, October, 2000
- Flow Cytometry and Cell Sorting
  - Andreas Radbruch, Springer Verlag, 2008
- Adoptive Immunotherapy
  - Methods in Molecular Medicine, Vol. 109
  - Ludewig, Burkhard, Hoffmann, Matthias W. (Eds.), Springer Verlag, 2005

12.8.1 Reviews

- MHC multimer technology: current status and future prospects.
  - Bakker AH and Schumacher TN, Curr Opin Immunol. 2005 Aug; 17(4): 428–433.

- Interrogating the repertoire: broadening the scope of peptide–MHC multimer analysis
  - Mark M. Davis, John D. Altman, and Evan W. Newell, Nat Rev Immunol. Jul 15, 2011; 11(8): 551–558.
- Tricks with tetramers: how to get the most from multimeric peptide–MHC
  - Linda Wooldridge, Anna Lissina, David K Cole, Hugo A van den Berg, David A Price and Andrew K Sewell, Immunology. Feb 2009; 126(2): 147–164.

12.8.2 Referenzen

1. Hayakawa K, Ishii R, Yamasaki K, Kishimoto T, Hardy RR. 1987. Isolation of high-affinity memory B cells: phycoerythrin as a probe for antigen-binding cells. Proceedings of the National Academy of Sciences of the United States of America. 84(5): 1379–1383.
2. Altman JD, Moss PA, Goulder PJ, Barouch DH, McHeyzer-Williams MG, Bell JI, et al. 1996. Phenotypic analysis of antigen-specific T lymphocytes. Science. 274(5284): 94–96.
3. Schneck JP. 2000. Monitoring antigen-specific T cells using MHC-Ig dimers. Immunological investigations. 29(2): 163–169.
4. McMichael AJ, O'Callaghan CA. 199. A new look at T cells. The Journal of experimental medicine. 187(9): 1367–1371.
5. Ogg GS, King AS, Dunbar PR, McMichael AJ. 1999. Isolation of HIV-1–specific cytotoxic T lymphocytes using human leukocyte antigen-coated beads. Aids. 13(14): 1991–1993.
6. Luxembourg AT, Borrow P, Teyton L, Brunmark AB, Peterson PA, Jackson MR. 1998. Biomagnetic isolation of antigen-specific CD8+ T cells usable in immunotherapy. Nature biotechnology. 16(3): 281–285.
7. Xu XN, Purbhoo MA, Chen N, Mongkolsapaya J, Cox JH, Meier UC, et al. 2001. A novel approach to antigen-specific deletion of CTL with minimal cellular activation using alpha3 domain mutants of MHC class I/peptide complex. Immunity. 14(5): 591–602.
8. Whelan JA, Dunbar PR, Price DA, Purbhoo MA, Lechner F, Ogg GS, et al. 1999. Specificity of CTL interactions with peptide-MHC class I tetrameric complexes is temperature dependent. Journal of immunology. 163(8): 4342–4348.
9. Daniels MA, Jameson SC. 2000. Critical role for CD8 in T cell receptor binding and activation by peptide/major histocompatibility complex multimers. The Journal of experimental medicine. 191(2): 335–346.
10. Knabel M, Franz TJ, Schiemann M, Wulf A, Villmow B, Schmidt B, et al. 2002. Reversible MHC multimer staining for functional isolation of T-cell populations and effective adoptive transfer. Nature medicine. 8(6): 631–637.
11. Stemberger C, Dreher S, Tschulik C, Piossek C, Bet J, Yamamoto TN, et al. 2012. Novel serial positive enrichment technology enables clinical multiparameter cell sorting. PloS one. 7(4): e35798.
12. Janeway CA, Jr. 2001. How the immune system protects the host from infection. Microbes and infection / Institut Pasteur. 3(13): 1167–1171.
13. Kearney ER, Pape KA, Loh DY, Jenkins MK. 1994. Visualization of peptide-specific T cell immunity and peripheral tolerance induction in vivo. Immunity. 1(4): 327–339.
14. Casanova JL, Romero P, Widmann C, Kourilsky P, Maryanski JL. 1991. T cell receptor genes in a series of class I major histocompatibility complex-restricted cytotoxic T lymphocyte clones specific for a Plasmodium berghei nonapeptide: implications for T cell allelic exclusion and antigen-specific repertoire. The Journal of experimental medicine. 174(6): 1371–1383.

15. Cole GA, Hogg TL, Woodland DL. 1994. The MHC class I-restricted T cell response to Sendai virus infection in C57BL/6 mice: a single immunodominant epitope elicits an extremely diverse repertoire of T cells. International immunology. 6(11): 1767–1775.
16. Horwitz MA, Lee BW, Dillon BJ, Harth G. 1995. Protective immunity against tuberculosis induced by vaccination with major extracellular proteins of Mycobacterium tuberculosis. Proceedings of the National Academy of Sciences of the United States of America. 92(5): 1530–1534.
17. Cose SC, Kelly JM, Carbone FR. 1995. Characterization of diverse primary herpes simplex virus type 1 gB-specific cytotoxic T-cell response showing a preferential V beta bias. Journal of virology. 69(9): 5849–5852.
18. Busch DH, Pamer EG. 1998. MHC class I/peptide stability: implications for immunodominance, in vitro proliferation, and diversity of responding CTL. Journal of immunology. 160(9): 4441–4448.
19. Kern F, LiPira G, Gratama JW, Manca F, Roederer M. 2005. Measuring Ag-specific immune responses: understanding immunopathogenesis and improving diagnostics in infectious disease, autoimmunity and cancer. Trends in immunology. 26(9): 477–484.
20. Brosterhus H, Brings S, Leyendeckers H, Manz RA, Miltenyi S, Radbruch A, et al. 1999. Enrichment and detection of live antigen-specific CD4(+) and CD8(+) T cells based on cytokine secretion. European journal of immunology. 29(12): 4053–4059.
21. Day CL, Seth NP, Lucas M, Appel H, Gauthier L, Lauer GM, et al. 2003. Ex vivo analysis of human memory CD4 T cells specific for hepatitis C virus using MHC class II tetramers. The Journal of clinical investigation. 112(6): 831–842.
22. Leyendeckers H, Odendahl M, Lohndorf A, Irsch J, Spangfort M, Miltenyi S, et al. 1999. Correlation analysis between frequencies of circulating antigen-specific IgG-bearing memory B cells and serum titers of antigen-specific IgG. European journal of immunology. 29(4): 1406–1417.
23. Busch DH, Pilip IM, Vijh S, Pamer EG. 1998. Coordinate regulation of complex T cell populations responding to bacterial infection. Immunity. 8(3): 353–362.
24. Wooldridge L, Lissina A, Cole DK, van den Berg HA, Price DA, Sewell AK. 2009. Tricks with tetramers: how to get the most from multimeric peptide-MHC. Immunology. 126(2): 147–164.
25. Landais E, Romagnoli PA, Corper AL, Shires J, Altman JD, Wilson IA, et al. 2009. New design of MHC class II tetramers to accommodate fundamental principles of antigen presentation. Journal of immunology. 183(12): 7949–7957.
26. Selin LK, Lin MY, Kraemer KA, Pardoll DM, Schneck JP, Varga SM, et al. 1999. Attrition of T cell memory: selective loss of LCMV epitope-specific memory CD8 T cells following infections with heterologous viruses. Immunity. 11(6): 733–742.
27. Bakker AH, Schumacher TN. 2005. MHC multimer technology: current status and future prospects. Current opinion in immunology. 17(4): 428–433.
28. Toebes M, Coccoris M, Bins A, Rodenko B, Gomez R, Nieuwkoop NJ, et al. 2006. Design and use of conditional MHC class I ligands. Nature medicine. 12(2): 246–251.
29. Newell EW, Klein LO, Yu W, Davis MM. 2009. Simultaneous detection of many T-cell specificities using combinatorial tetramer staining. Nature methods. 6(7): 497–499.
30. Denkberg G, Cohen CJ, Reiter Y. 2001. Critical role for CD8 in binding of MHC tetramers to TCR: CD8 antibodies block specific binding of human tumor-specific MHC-peptide tetramers to TCR. Journal of immunology. 167(1): 270–276.
31. Maeurer MJ, Necker A, Salter RD, Castelli C, Hohn H, Karbach J, et al. 2002. Improved detection of melanoma antigen-specific T cells expressing low or high levels of CD8 by HLA-A2 tetramers presenting a Melan-A/Mart-1 peptide analogue. International journal of cancer Journal international du cancer. 97(1): 64–71.
32. Busch DH, Pamer EG. 1999. T cell affinity maturation by selective expansion during infection. The Journal of experimental medicine. 189(4): 701–710.

33. Nauerth M, Weissbrich B, Busch DH. 2013. The clinical potential for koff-rate measurement in adoptive immunotherapy. Expert review of clinical immunology. 9(12): 1151–1153.
34. Weissbrich B, Nauerth M, Busch DH. 2013. Adoptive immunotherapy: New assay for the identification of T cells with optimal avidity. Oncoimmunology. 2(10): e26199.
35. Neudorfer J, Schmidt B, Huster KM, Anderl F, Schiemann M, Holzapfel G, et al. 2007. Reversible HLA multimers (Streptamers) for the isolation of human cytotoxic T lymphocytes functionally active against tumor- and virus-derived antigens. Journal of immunological methods. 320(1–2): 119–131.
36. Stemberger C, Graef P, Odendahl M, Albrecht J, Dossinger G, Anderl F, et al. 2014. Lowest numbers of primary CD8+ T cells can reconstitute protective immunity upon adoptive immunotherapy. Blood. 124(4): 628–637.

Krasimira Aleksandrova, Stephan Klöß, Lubomir Arseniev und Ulrike Köhl

13 Quantifizierung von Leukozyten-Untergruppen in manipulierten Stammzell- und Immunzellpräparaten

13.1 Immunomagnetische Aufreinigung von Stammzellpräparaten

Als Stammzellquellen zur Stammzelltransplantation (SZT) dienen hämatopoetische Stammzellen aus dem Knochenmark (KM, Gewebe- bzw. Knochenmarkzubereitungen nach dem Gesetz über den Verkehr mit Arzneimitteln, AMG), Nabelschnurblut (NSB) und die periphere Blutstammzellen (PBSC, beide Blutstammzellzubereitungen nach AMG). Letztere werden nach Applikation hämatopoetischer Wachstumsfaktoren (z. B. G-CSF, *granulocyte-colony stimulating factor*) mittels Leukapherese gewonnen, da unter G-CSF die Stammzellen aus dem KM in die periphere Blutbahn mobilisieren [1; 2]. Stammzellen zur autologen oder allogenen SZT können ohne größere Manipulation oder nach immunomagnetischer Aufreinigung eingesetzt werden. Dazu werden als Medizinprodukt-CE-zertifizierte Antikörper genutzt, die an magnetische Mikropartikel, sog. „*Beads*“ gekoppelt sind und an die Zielzellen binden. Anschließend werden die markierten von den nicht markierten Zellen in einem starken Magnetfeld im geschlossenen, ebenso als Medizinprodukt-CE-zertifizierten, Schlauchsystem unter aseptischen Bedingungen getrennt. Das Prozessieren am CliniMACS® Plus Gerät (Miltenyi Biotec, Bergisch Gladbach, Deutschland) erfolgt nach den Vorgaben der guten Herstellungspraxis (*good manufacturing practice*, GMP) in einer Reinraumanlage.

In der Praxis stehen verschiedene Aufreinigung- (*Purging*)-Strategien zur Verfügung: Zum einen können CD34-positive oder CD133-positive Stammzellen direkt mittels monoklonaler Antikörper (anti-CD34- oder anti-CD133-Mikrobeads) positiv selektioniert werden [3; 4; 5; 6; 7]. Mittels dieser Selektionsverfahren wird eine mediane Reinheit von über 90 % CD34-positiven Stammzellen erreicht. Andererseits können verschiedene Lymphozyten-Untergruppen (z. B. CD3-positive T-Zellen, CD19-positive B-Zellen) aus dem Leukapheresat durch CD3/CD19-Depletion isoliert werden [8; 9; 10; 11]. Das Endprodukt enthält in diesem Fall außer den CD34-positiven Stammzellen verschiedene, wichtige immunkompotente Zellen wie Natürliche Killerzellen (NK), Dendritische Zellen (DZ) und Monozyten. Seit einigen Jahren steht mit der TCRαβ/CD19-Depletion ein weiteres Verfahren zur Herstellung von Stammzellpräparaten zur Verfügung [12]. Hierbei enthält das Endprodukt neben den Stammzellen und immunkompetenten Zellen (NK-Zellen, DZ und Monozyten) auch TCRγδ-positive T-Zellen [13].

Welche Art der Transplantation und Aufreinigung für einen Patienten angewandt wird, hängt unter anderem von der HLA-Kompatibilität des Spenders- und des Empfängers- und von der Grunderkrankung des Patienten ab. Die CD34-Selektion kann sowohl zur autologen als auch zur allogenen SZT eingesetzt werden. Dieses Aufreinigungsverfahren dient im Rahmen der autologen SZT indirekt der Depletion von zirkulierenden Tumorzellen, soweit diese den CD34-Oberflächenmarker nicht exprimieren. Bei der allogenen SZT wird die CD34-Selektion zur Minimierung von T-Zellen eingesetzt, da diese insbesondere bei der haploidenten SZT zu einer gefährlichen „Transplantat-gegen-Wirt-Reaktion" (*Graft versus Host Reaction*, GvHD) führen können. In der Regel wird bei der Positivselektion eine mediane T-Zell-Depletion von fast 5 Zehnerpotenzen erreicht [3; 4; 5; 6; 7]. Bei Applikation eines CD34-selektierten Blutstammzellpräparates wird durch die Depletion der T-Zellen und anderer immunkompetenter Zellen auf der anderen Seite der erwünschte Graft-versus-Leukämie-(GvL)-Effekt bzw. Graft-versus-Tumor-(GvT)-Effekt abgeschwächt, wodurch ein erhöhtes Risiko eines Rezidivs und eine gesteigerte Infektionsgefahr für den Patienten gegeben ist [8].

Dies soll durch andere Herstellungsverfahren zur Transplantation mit depletierten Stammzell-Präparaten vermieden werden. Bei der Applikation eines CD3/CD19- oder TCRαβ/CD19-depletierten Blutstammzellzubereitungen können die immunkompetente Zellen im Endprodukt (i) einen GvL/GvT-Effekt ausüben und (ii) eine rasche Regeneration der Hämatopoese aus den transplantierten Stammzellen fördern. Bei der CD3/CD19-Depletion wird aber nur eine mediane Entfernung der T- und B-Zellen von weniger als 4 Zehnerpotenzen erreicht, wodurch bei SZT das GvHD Risiko im Vergleich zur Transplantation mit einem CD34-selektierten Präparat erhöht ist. Erste Daten zum neuen Herstellungsverfahren über die TCRαβ-T-Zelldepletion zeigen eine effektive Depletion (4,5–5 Zehnerpotenzen) der TCRαβ-positiven T-Zellen, die für die GvHD maßgeblich verantwortlich gemacht werden. Zukünftige Daten sollten diese ersten, erfolgversprechenden Ergebnisse bestätigen und zeigen, ob mittels TCRαβ/CD19-Depletion ein Stammzellpräparat hergestellt werden kann, welches bei der der haploidenten, allogenen SZT aufgrund der niedrigen Anzahl an TCRαβ-positiven T-Zellen einerseits die GvHD-Rate senken und andererseits aufgrund der immunkompetenten Zellen den GvL/GvT-Effekt mit beschleunigter Immunrekonstitution verbessern kann.

13.2 Quantitative Bestimmung von Immunzellen in manipulierten Zellpräparaten

Die quantitative Bestimmung von Stammzellen nach den ISHAGE-Richtlinien (s. Kap. 14) liefert weltweit reproduzierbare Ergebnisse [14; 15; 16]. Diese Richtlinien haben Mitte der ersten Dekade des 21. Jahrhunderts den Eingang in einer Monographie der Pharmacopoea Europaea (Ph. Eur., Kapitel 2.7.23, http://www.edqm.eu/en/european-pharmacopoeia-8th-edition-1563.html, letzter Zugriff Juni 2014) gefunden und sind somit verpflichtend für pharmazeutische Unternehmen. In ähnlicher Weise gibt es etablierte durchflusszytometrische Panels zur Bestimmung verschiedener Immunzellen (T-Zellen, B-Zellen, NK-Zellen) im peripheren Blut, in Blutstammzell- (Leukapheresaten) oder Knochenmarkzubereitungen mittels Single- oder Dual-Plattform [17–20]. Dies gilt aber ausschließlich für Messungen von Immunzellen in nicht manipulierten Präparaten. Die Quantifizierung residualer Immunzellen, z. B. T-Zellen in immunomagnetischen, depletierten Stammzellprodukten stellt hinsichtlich der Analytik und der Validierung eine besondere Herausforderung dar [19; 21]. Möglichkeiten zur durchflusszytometrischen Bestimmung residualer T-Zellen werden daher im folgenden Kapitel besprochen.

Wie bereits dargestellt, umfasst die Qualitätskontrolle als Teil der Arzneimittelprüfung für Blutzell- und Knochenmarkzubereitungen zur klinischen Anwendung die durchflusszytometrische Analyse. Diese Methode erfasst die quantitative Bestimmung der nicht manipulierten oder durch verschiedene Immunselektionsverfahren verarbeiteten KM-Punktate und PBSCs oder Spenderlymphozyten für die sog. „*donor lymphocytes infusion*", DLI. Auch wenn eine umfassende Zellanalyse für jedes Zellpräparat wünschenswert ist, gibt es besonders nach einer Manipulation ein Minimum von kritischen Zellsubpopulationen, die z. T. von der Arzneimittelüberwachungsbehörde, dem Paul-Ehrlich-Institut (PEI) vorgegeben sind (lebende CD34/CD45-positive, CD133/CD45-positive, CD3/CD45-positive, CD20/CD45-positive sowie CD45-positive Zellen, s. Tabellenvorlagen auf http://www.pei.de/DE/infos/pu/genehmigungen/stammzellen-21a-amg/genehmigungsantrag/genehmigungsantrag-sc-node.html, letzter Zugriff Juni 2014), die auf jeden Fall zu bestimmen sind. Zudem erweist sich die Färbung von Monozyten (CD14/CD45-positive Zellen) sehr nützlich sowohl als Qualitätsparameter für die umfassende Charakterisierung der Ausgangs- und Endprodukte bzgl. z. B. des Anteils mononuklearer Zellen und im Umkehrschluss polymorphkerniger Zellen als auch die Diskrimination (*dump-channel*) beim sauberen Abgrenzen (*Gating*) der Zielzellpopulation. Die Quantifizierung verschiedener Leukozytensubpopulationen in manipulierten Zellpräparaten sollte darüberhinaus sinnvoll ergänzt werden in Abhängigkeit des jeweils durchgeführten Aufreinigungsverfahrens. Diese Parameter können wie folgt zusammengefasst werden:

- nicht manipulierte PBSC und KM sowie Stammzellpräparate nach einfacher Verarbeitung (Erythrozyten-/Plasmareduktion, Volumenreduktion bzw. -anpassung durch Zentrifugation usw.): WBC/µl (*white blood cells*, Leukozyten), CD34-positive Zellen/µl und in % sowie CD3-positive Zellen/µl und in %, ggf. Hämatokrit und Plättchengehalt;
- DLI: WBC/µl, CD3-positive Zellen/µl und in %, ggf. CD19-positive und/oder CD20-positive Zellen/µl und in %;
- Nach CD34- oder CD133-Immunselektion: WBC/µl, CD34-positive und/oder CD133-positive Zellen/µl und in % sowie CD3-positive Zellen/µl und in %;
- nach CD3/CD19-Immundepletion: CD34-positive Zellen/µl und in % sowie CD3-positive Zellen/µl und in %, CD20-positive Zellen/µl und in %; ggf. CD14-positive Zellen/µl und in %;

- nach TCRαβ/CD19-Immundepletion: WBC/µl, CD34-positive Zellen/µl und in % sowie CD3-positive Zellen/µl und in %, CD20-positive Zellen/µl und in %, TCRαβ-positive T-Zellen/µl und in %, und ggf. TCRγδ-positive T-Zellen/µl und in %; ggf. CD14 -positive Zellen/µl und in % nach T_{REG}-Immundepletion bzw. -selektion: WBC/µl, CD3-positive Zellen/µl und in %, CD4 -positive CD25-positive/CD127$^{dim/neg}$ Zellen und in %;
- nach Selektion von Ag-spezifischen T-Zellen: WBC/µl, CD3-positive Zellen/µl und in %, IFNγ-positive T-Zellen/µl und in %, ggf. CD20-positive Zellen/µl und in %.
- Zusätzlich wird zur Freigabe der manipulierten Zellpräparate die Bestimmung von Lymphozyten-Untergruppen wie z. B. NK-Zellen [22] (CD3/CD19 sowie TCRαβ/CD19-Immundepletion) oder die weitere Differenzierung der T-Zellen nach CD4-positive (Helfer)- und CD8-positive (Effektor)-Zellen (antigenspezifische T-Zellen sowie T_{REG}-Immundepletion) usw. herangezogen.

Für die oben ausgezählten Zellbestimmungen werden verschiedene Mehrfarbreagenzien in Form von gebrauchsfertigen Antikörpermischungen oder zusätzlich als Kit (inklusive Mikropartikel zur Zellzahlbestimmung, Vitalfarbstoff, Qualitätskontrollen, Software etc.) angeboten. Solche fertigen, bis zu 6-Farbkombinationen (z. B. BD Multitest 6-Farb TBNK Reagent) sind zum größten Teil an die Anforderungen der klinischen Routine angepasst und sind als CE-gekennzeichnete *In-vitro*-Diagnostika (IVD), wie z. B. zur Bestimmung von CD3/CD4/CD8-T-Lymphozyten (Beckman Coulter, BC, BD Biosciences, BD), erhältlich (s. Kap. 3). Solche Kits eignen sich für Labore mit großem Umsatz an einer bestimmten Zelltypisierung. Die entsprechenden Protokolle sind von den Herstellern etabliert, meistens validiert und in einem automatisierten Mess- und Auswertesystem implementiert, welches fertige Befunde liefert. Die Vorteile solcher Systeme sind die Vereinfachung des Tests, Schnelligkeit, höhere Robustheit durch Reduktion der Operatorfehler (z. B. bei Vorbereitung der Proben) und der deutlich reduzierte Aufwand für Etablierung und Validierung der Methode im eigenen Labor. Zusätzlich ist die Anwendung der Tests in den meisten Fällen sehr benutzerfreundlich und setzt keine langjährige Erfahrung des Anwenders voraus.

Der Nachteil von gebrauchsfertigen Kits ist z. B. die eingeschränkte Anwendbarkeit aufgrund des abweichenden Probenmaterials. Die meisten Kits sind für natives, nicht manipuliertes peripheres Blut, KM oder PBSC etabliert, bei denen die Zell- und Inhaltsstoffzusammensetzung mehr oder weniger Standard sind. Das gilt jedoch nicht für die manipulierten Zellzubereitungen. Die Verwendung von gebrauchsfertigen Kits bei solchen Präparaten benötigt ähnlich umfassende matrixspezifische Validierung wie die Verwendung von selbst hergestellten Reagenzmischungen. Ein anderer Nachteil bei spezifischen Verarbeitungen kann darin gesehen werden, dass die Kits meistens nur eine einfache Zellanalyse ermöglichen (um breitere Anwendung bei möglichst vielen Anwendern zu finden), sodaß die einzelnen Kits für die vollständige Charakterisierung der Blutzell- und Knochenmarkzubereitungen nicht ausreichend sind. Für die oben beschriebene Bestimmung der verschiedenen Zellpopulationen wären bei einigen Produkten zwei oder drei verschiedene Kits nötig, um alle vorgeschriebenen oder kritischen Zellsubpopulationen zu charakterisieren. Einige Zelltypen werden darüber hinaus mit jedem Kit wiederholt bestimmt, da einzelne Reagenzien Bestandteil mehrerer Kits sind. Das erhöht ungerechtfertigt die Kosten für die Qualitätskontrolle (bzw. für die Herstellung) und schränkt die Flexibilität bei spezifischen Fragestellungen ein.

Um die Qualitätskontrolle bei der Herstellung verschiedener Blutzell- und Knochenmarkzubereitungen effektiv zu gestalten, ist es empfehlenswert ebenso auf den Aufwand für Materialwirtschaft zu achten. Dazu zählen nicht nur die reinen Materialkosten, sondern vielmehr die Effektivität der Arbeitsabläufe in einem Labor, welches die Arzneimittelprüfungen nach AMG- und EU-GMP-Richtlinien durchführen soll. Eine Optimierungsmöglichkeit bietet die Auswahl desselben Reagenz für mehrere Anwendungen. Dies reduziert den Aufwand bei Wareneingangskontrolle, Lagerverwaltung, Transfer und Revalidierung von analytischen Methoden sowie die Häufigkeit von Operatorfehlern (keine Verwechselungsgefahr oder fehlerhafte Anwendung).

Moderne Durchflusszytometer bieten die Möglichkeit durch die parallele Detektion von mehreren Floreszenzen multiple Marker auf den Zellen zu bestimmen. Dadurch ergibt sich eine größere Flexibilität bei der Antikörperauswahl und somit die Erstellung von robusten und zu mehreren Zwecken dienenden Protokollen. Zum Beispiel können wiederholt die zu bestimmenden Marker immer mit den gleichen Farbstoffen detektiert werden. Für die oben aufgezählten Anwendungen ist es daher möglich ein **Basisprotokoll/-panel** zu etablieren, welches als Grundlage dienen kann und nur durch geringe Anpassungen für die jeweils spezifisch notwendigen Anwendungen erweitert werden muss. Das erhöht die Sicherheit bei der Bestimmung freigaberelevanter Parameter und reduziert die operatorbedingte Fehlerquote.

Bei der Erstellung eines **Basisprotokolls/-panels** finden folgende Kriterien Berücksichtigung:

- Nach Festlegung der zu bestimmenden Antigene für die einzelnen Anwendungen werden die wiederholt auftretenden Marker identifiziert (z. B. CD45, CD3 etc.);
- Für jeden Marker soll möglichst ein Klon gefunden werden, der in allen geplanten Anwendungen einsetzbar ist. Dabei ist es wichtig, die Bindung der ausgewählten Antikörperklone zu den korrespondierenden Zielantigenen, die bereits mit anderen Antikörpern vormarkiert sind (z. B. bei Immunselektion oder -depletion) im Voraus zu überprüfen und zu belegen.
- Als dritter Schritt wird, je nach Verfügbarkeit, nach passenden Fluorochromkonjugaten gesucht. Dabei soll berücksichtigt werden, dass die Fluorochrome für die Basismarker in ihren Emissionsoptima möglichst weit auseinanderliegen, damit unbelegte Kanäle für zusätzliche anwendungsspezifische Marker frei gelassen werden können. Bei Letzterem geht es um spezifische Marker (Antigene), die schwach exprimiert werden oder um solche bei Zellzahlen, die nach einer Immunselektion bzw. Immundepletion im unteren, residualen Bereich liegen. Daher empfiehlt es sich für die Basismarker keine hellen Fluoro-

chrome, wie z. B. Phycoerythrin (PE) einzusetzen. PE ist als ein sehr helles und stabiles Fluorochrom gut erhältlich als Bindung an den Antikörper für die meist untersuchten Antigene. Aus diesem Grund wird der PE-Kanal für die Quantifizierung besonders kritischer Zellsubpopulationen in der vorgeschlagenen Matrix verwendet (z. B. CD34-positive, TCRαβ-positive bzw. TCRγδ-positive oder CD25-positive Zellen nach Immundepletion). Sonstige allgemeine Regeln bei der Auswahl geeigneter Antikörper/Konjugatkombinationen sind ebenso zu berücksichtigen (z. B. bei der Wahl der flureszierenden Antikörper im „Treppenstufenprinzip hinsichtlich der Antigenexpression" vorgehen, d. h. Marker mit hoher Antigenexpression sollten nicht direkt neben solchen mit sehr niedriger Expression sitzen).
- Für austauschbare (anwendungsspezifische Marker) möglichst gewöhnliche (verbreitete) Fluorochrome „reservieren", um die Verfügbarkeit zu sichern.
- Alle Protokolle können in Single- (z. B. mit Flow Count Mikropartikel, Beckman Coulter) oder in Dual-Plattform verwendet werden. Bei der Auswahl eines DNA-interkalierenden Farbstoffs sollten die Zytometer-Eigenschaften und die Emissionsspektren der anderen Fluorochrome bedacht werden.

Die Beispielauswahl für Basisprotokoll für die oben aufgezählten Zelltypbestimmungen ist in der nachfolgenden Tab. 13.1 abgebildet:

Tab. 13.1: Zusammensetzung eines Basisprotokolls mit entsprechenden Erweiterungen für Arzneimittelprüfung nativer oder (immunoaffinitäts-) behandelter Blutstammzell- und Knochenmarkzubereitungen für den Navios (Beckman Coulter GmbH, Krefeld, Deutschland).

Bearbeitungsart	**Antikörper und Fluorochrom**					
Basisprotokoll	CD14-FITC		±7-AAD		CD3-APC	CD45-V500/CrO
PBSC, KM nativ oder bei CD34-Immunselektion	CD14-FITC	***CD34-PE***[a]	±7-AAD		CD3-APC	CD45-V500/CrO
bei CD133-Immunselektion	CD14-FITC	***CD34-PE***	±7-AAD		CD3-APC	CD45-V500/CrO
DLI	CD14-FITC		±7-AAD	***CD20-PC7***	CD3-APC	CD45-V500/CrO
bei CD3/CD19-Depletion	CD14-FITC	***CD34-PE***	±7-AAD	***CD20-PC7***	CD3-APC	CD45-V500/CrO
bei TCRαβ/CD19-Depletion	CD14-FITC	***CD34-PE***	±7-AAD		CD3-APC	CD45-V500/CrO
	CD14-FITC	***TCRαβ-PE***	±7-AAD	***CD20-PC7***	CD3-APC	CD45-V500/CrO
	CD14-FITC	***TCRγδ-PE***	±7-AAD	***CD20-PC7***	CD3-APC	CD45-V500/CrO

Tab. 13.1: fortgesetzt.

Bearbeitungsart	Antikörper und Fluorochrom					
bei T_{REG}-Depletion bzw. Selektion	***CD4-FITC***	***CD25-PE***	±7-AAD	***CD127-PC7***	CD3-APC	CD45-V500/CrO
bei Selektion antigen-spezifischer T-Zellen	CD14-FITC	***IFNγ-PE***	±7-AAD	***CD20-PC7***	CD3-APC	CD45-V500/CrO

[a] austauschbare Marker in fett und kursiv dargestellt

Vor der Messung muss das Zytometer betriebsbereit sein, tägliche Funktionskontrollen, sowie die anwendungsspezifischen Qualitätskontrollen durchgeführt werden. Während des Akquirierens müssen die Zytometereinstellungen entsprechend den Herstellerangaben und hinsichtlich Qualifizierzung/Validierung eingestellt werden. Die Überstrahlung einzelner Fluoreszenzen in anderen Kanälen muss ggf. kompensiert werden.

Bei allen oben vorgeschlagenen Protokollen wird eine gemeinsame „*Gating*“-Strategie verwendet (s. Abb. 13.1):

- In einer SSC- vs. CD45FL-Punktwolkenkorrelation („*dot-plot*“) werden die gesamte Ereignisse („*ungated*“) gezeigt. Um die CD45-positiven Ereignisse wird eine Region gebildet (R1 „CD45pos“).
- Auf dem FSC vs. SSC dot-plot („*ungated*“) werden die Leukozyten nach ihrer Streulichteigenschaften definiert (Region R2 „Leucos FSC SSC“).
- Durch die Schnittstelle von R1 und R2 wir die Zellpopulation Leukozyten (Gate „Gesamtleukozyten“) definiert. Das Gate „Gesamtleukozyten“ wird auf dem dot-plot 7-AAD vs. SSC dargestellt. Durch die Region R3 „7-AADneg“ werden die vitalen Leukozyten definiert. Die Schnittstelle von R1, R2 und R3 bildet die logische Verknüpfung „Lebendleukozyten“.

In den weiteren „*dot-plots*“ werden nur die Ereignisse aus der Schnittstelle „Lebendleukozyten“ gezeigt. Die Vitalität wird lediglich für die WBCs als ganze Zellpo-

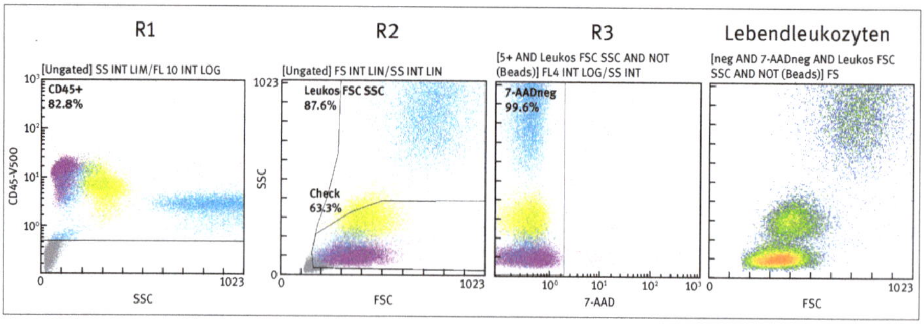

Abb. 13.1: 2-Parameter-Punktwolkendiagramme für die Qualitätskontrolle bei TCRα/β-Immundepletion: Definition von Gesamt- und Lebendleukozyten.

pulation angegeben, kann allerdings bei Bedarf weiter nach Zellsubpopulationen heruntergebrochen werden (s. Vitalitätsbestimmung im weiteren Text, Kap. 13.3).

Bei der Quantifizierung residualer Immunzellen in immunomagnetisch selektierten/depletierten Präparaten dient das Ansetzen eines „Spikes" aus der Positivfraktion (PF, *aufgereinigtes Präparat*) und der Negativfraktion (NF, *entfernte Immunzellen*) zum Setzen der Gates (Beschreibung siehe Abb. 13.6). Daher sind im Folgenden die flowzytometrischen Analysen des Ausgangspräparates, des PF/NF-Spikes, der PF und der NF im Vergleich dargestellt.

13.2.1 Bestimmung von T-Lymphozyten

Die T-Lymphozyten werden durch die Expression des Oberflächenmarkers CD3 definiert (s. Abb. 13.2). Bei der Wahl des passenden Antikörpers ist es u. a. auf die

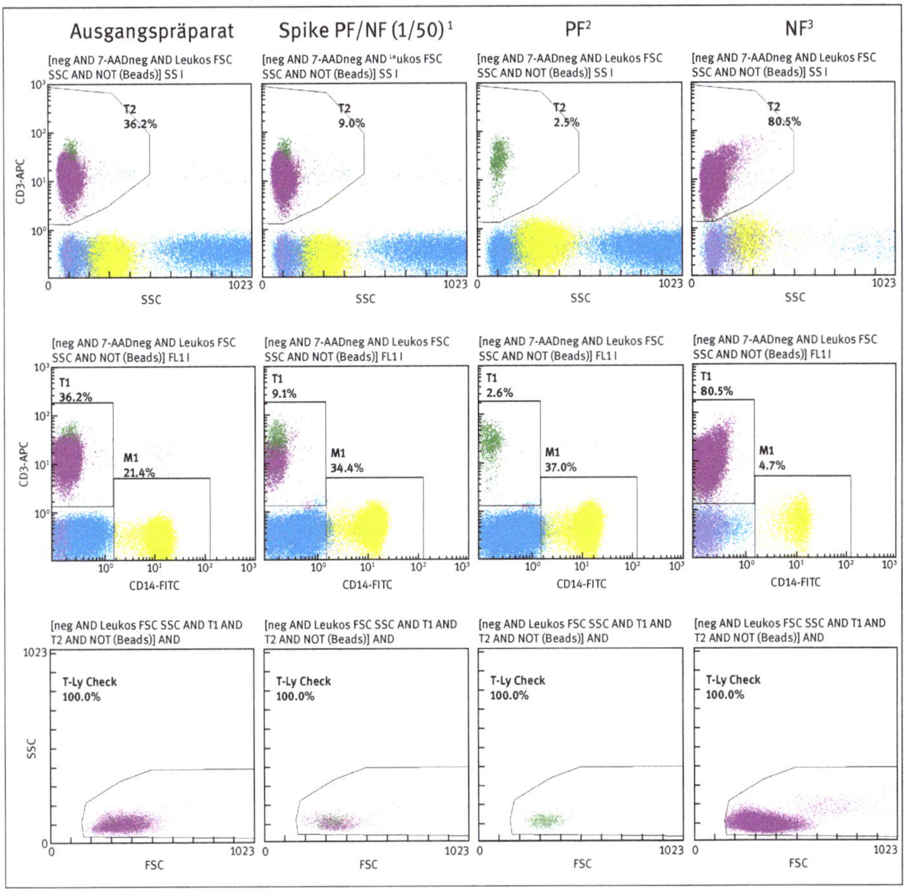

Abb. 13.2: 2-Parameter-Punktwolkendiagramme für die Qualitätskontrolle bei TCRα/β-Immundepletion: Definition von T-Lymphozyten; [1]Mischung aus der positiven und negativen Fraktionen im Verhältnis 1/50; [2] F – positive Fraktion (*„target fraction"*); [3]NF – negative (unerwünschte) Fraktion.

Kompatibilität der für die QC und für die Herstellung (z. B. bei CD3-Depletion) verwendete Klone zu achten, um bereits während der Herstellung markierte Zellen auch durchflusszytometrisch charakterisieren zu können. Innerhalb des Gates für die lebenden Leukozyten werden die CD3-positiven Zellen durch zwei zusätzliche Regionen definiert: T1 („dot-*plot*“ CD14 vs. CD3) und T2 („*dot-plot*“ SSC vs. CD3).

Die Schnittstelle von Lebendleukozyten, T1 und T2 bildet das Gate „T-Lymphozyten“. Zur Kontrolle wird das Gate „T-Lymphozyten“ auf einem FSC vs. SSC „*dot-plot*“ dargestellt auf dem das R2 kopiert/verbunden wird. Die T-Zellen müssen dort eine einheitliche Population mit charakteristischen FSC^{low}/SSC^{low}-Lymphozyten-Eigenschaften abbilden.

13.2.2 Bestimmung von B-Lymphozyten

B-Lymphozyten werden durch den Marker CD20 definiert (s. Abb. 13.3). Ein Grund zur Verwendung von CD20 (und nicht CD19) als B-Lymphozyten-Marker ist der Einsatz von CD19 in der Herstellung von z. B. CD19-depletierte Präparaten. Die bereits mit anti-CD19-AK gebundenen Zellen lassen sich mittels anti-CD20-AK problemlos markieren. Die Verwendung von CD20 auch bei anderen Anwendungen (nicht CD19-markierten B-Lymphozyten) kann zwecks Einheitlichkeit beibehalten werden.

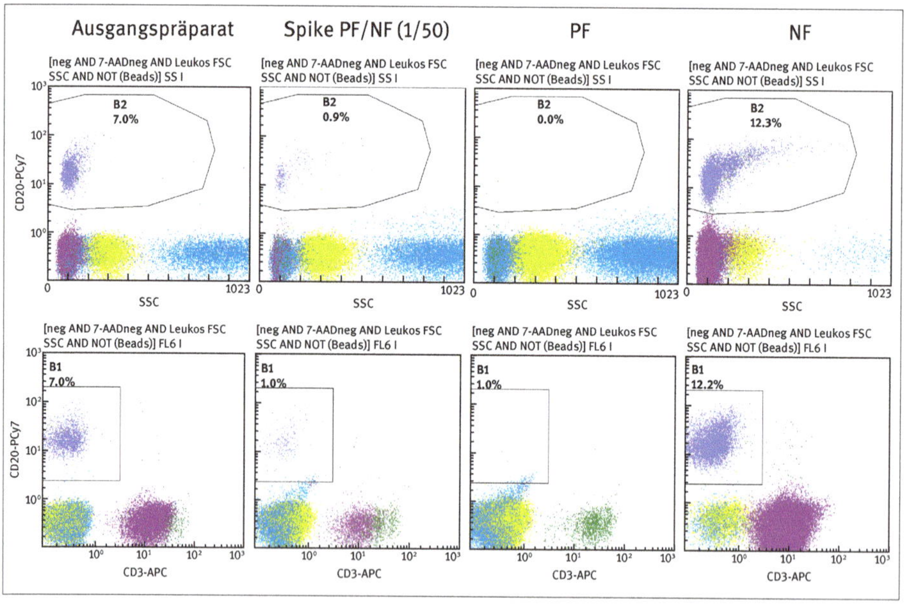

Abb. 13.3: 2-Parameter-Punktwolkendiagramme für die Qualitätskontrolle bei TCRα/β-Immundepletion: Definition von B-Lymphozyten.

13.2.3 Bestimmung von Monozyten

Wie oben dargestellt wird der Marker CD14 hauptsächlich als „*Diskriminator*" zur besseren Trennung der CD14-negativen Zellpopulationen verwendet (s. Abb. 13.4). Zusätzlich bietet er die Möglichkeit die Monozyten (CD14-positiv) zu quantifizieren. Die Schnittstellen von den Regionen M1 („*dot-plot*" CD14 vs. CD3) und M2 („*dot-plot*" SSC vs. CD14).

Die oben ausgezählten Zellsubpopulationen werden bei allen dargestellten Anwendungen bestimmt. Die Verwendung von CD3- und CD14-Zellmarkern als universale „*Diskriminatoren*" empfiehlt sich zur besseren Trennung (erhöhte Genauigkeit und Fehlerreduktion) von Zellen mit einer niedrigen Konzentration wie z. B. die CD34-positiven oder CD133-positiven Zellen. Je nach Fragestellung und Zielzellbestimmung kann auf einem von beiden (oder beiden) verzichtet werden. Das Gleiche gilt auch für CD20. Das würde die Kosten für die Einzelmessungen reduzieren. Wenn eine mehrfach-Antwort Analyse notwendig und technisch möglich ist, wäre die parallele Verwendung von mehreren Markern effektiver.

Bestimmung von weiteren Zellsubpopulationen (z. B. CD34-positive oder TCRα/β-positive oder TCRγ/δ-positive Zellen)

Im Gegensatz zu den oben beschriebenen Markern, die bei jeder Anwendung gleicherweise verwendet werden und dadurch die Grundanalyse mehrerer Zelltypen ermöglichen, ist in diesem Model der PE-Kanal für „austauschbare" Marker vorgesehen. Je nach der spezifischen Anwendung wird spätestens hier die *Gating*-Strategie getrennt umgesetzt.

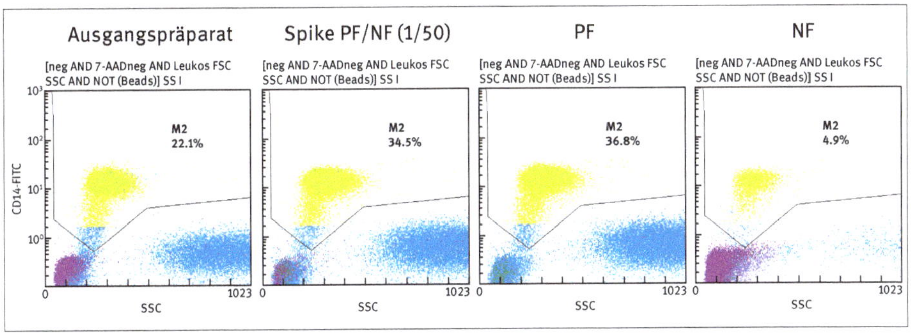

Abb. 13.4: 2-Parameter-Punktwolkendiagramme für die Qualitätskontrolle bei TCRα/β-Immundepletion: Definition von Monozyten.

13.2.4 Bestimmung CD34-positiver oder CD133-positiver Stammzellen

Die CD34-positiven (analog CD133-positiven) Zellen werden durch minestens zwei (vorzugsweise drei oder mehr) Regionen definiert:

CD34-positive/CD45-positive/dim; CD34-positive/SSC^{low}; CD34-positive/CD3-negative bzw. CD34-positive/CD14-negative oder CD34-positive/CD20-negative (je nach angesetzten Diskriminierungsmarker).

Für CD34-positive (analog für CD133-positive) immunselektierte Produkte ist es erforderlich, zusätzlich mindestens die Restmenge der T-Lymphozyten im Präparat zu bestimmen (s. Abb. 13.5).

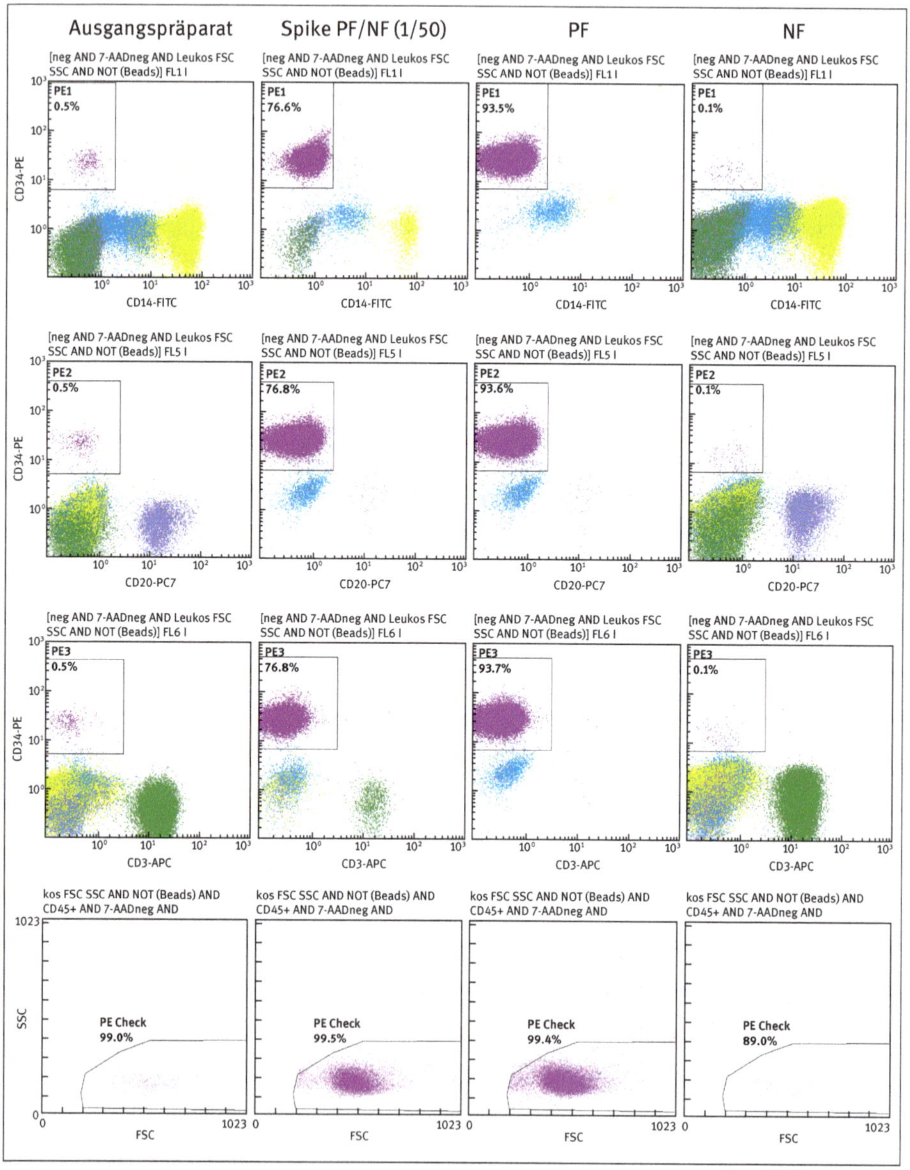

Abb. 13.5: 2-Parameter-Punktwolkendiagramme für die Bestimmung von CD34-positiven Zellen bei CD34-Immunselektion.

Farbenlegende und Zelltyp	Ausgangs-apherese	Spike PF/NF (1/50)	PF	NF
PE-positiv (CD34-positiv)	0,47 %	76,77 %	93,5 %	0,10 %
T-Lymphozyten	33,25 %	6,35 %	0,06 %	34,23 %
B-Lymphozyten	7,34 %	1,49 %	0,27 %	6,78 %
Monozyten	36,16 %	6,75 %	0,19 %	35,72 %
Lebend-Leukozyten	100 %	100 %	100 %	100 %

13.2.5 Bestimmung von TCRα/β-positiven und TCRγ/δ-positiven T-Zellen

Bei der Auswahl der Antikörper/Farbstoffe zur Bestimmung von TCRα/β-positiven Zellen muss besonders sorgsam vorgegangen werden. Folgende Faktoren müssen im Vorfeld geprüft und geklärt werden (s. Abb. 13.6):

- Kompatibilität der verwendeten Antikörper bzw. Antikörperklone gegen CD3- und TCRα/β-Antigene: Als Teil des T-Zellrezeptors sind beide Antigene in räumlicher Nähe auf der Zelloberfläche. Dadurch kann die Antikörperbindung, je nach der Lokalisierung der beiden Epitope sterisch gestört werden. Um mögliche Störfaktoren auszuschließen wird es empfohlen in der Etablierungsphase Vergleichsmessungen mit anderen, einfachen Antikörper-/Farbstoffkombinationen durchzuführen. Nach der Etablierung der gewünschten Antikörper-/Farbstoffmesspanel, sollten die kritischen Parameter (z. B. TCRα/β-positiv oder CD3-positiv) in Einzelfärbungen der gleichen Probe verifiziert werden.
- Zusätzlich wird die Analyse erschwert, wenn die Zellen im Rahmen eines Immunselektions- bzw. Immundepletionsprozesses mit dem anti-TCRα/β Selektionsantikörper markiert sind. Dabei soll sichergestellt werden, dass die Markierung mittels Herstellungsantikörper den Nachweis von TCRα/β-positiven Zellen und generell CD3-positiven Zellen (im Endprodukt nach Immundepletion im residualen Bereich) mit der anschließenden durchflusszytometrischen Analyse nicht oder nur sehr wenig interferiert. Die veränderten Eigenschaften der bereits mit den Se-

Farbenlegende und Zelltyp	Ausgangs-apherese	Spike PF/NF (1/50)	PF	NF
PE-positiv (TCRα/β-positiv)	34,86 %	6,61 %	0,06 %	80,13 %
T-Lymphozyten	36,06 %	8,96 %	2,47 %	80,40 %
B-Lymphozyten	6,94 %	0,87 %	0,01 %	12,17 %
Monozyten	21,31 %	33,83 %	36,05 %	4,71 %
Lebend-Leukozyten	100 %	100 %	100 %	100 %

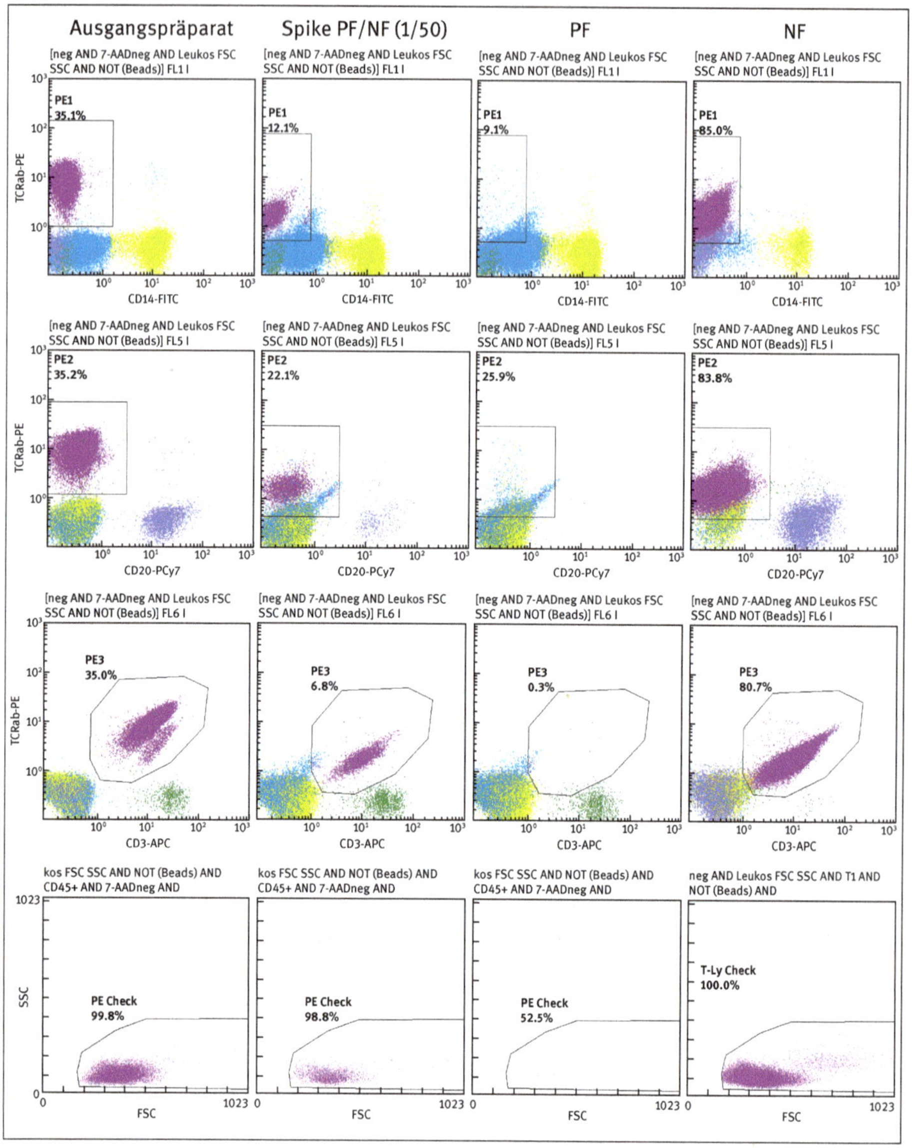

Abb. 13.6: Beispiel 2-Parameter-Punktwolkendiagramme für die Qualitätskontrolle bei TCRα/β-Depletion. Bestimmung von TCRα/β-positiven Zellen.

lektionsantikörpern markierten Zellen auf dem durchflusszytometrischen Bild kann visualisiert werden, wenn ein Gemisch („Spike") aus dem depletierten Produkt (Positiv-Fraktion, PF) und der Non-target-Fraktion (NF) im Verhältnis 1/50 oder 1/100 gemessen wird. Mittels dieses Gemisches sollen die Regionen für die Bestimmung der TCRα/β-positiv in der PF eingesetzt werden. Eine Kontrollmessung der NF bestätigt die korrekte Position der gewählten Regionen.

13.3 Vitalitätsbestimmung

Bei der oben beschriebenen Gating-Strategie wird die Vitalität der Gesamtpopulation durch Ausschluss der 7-AAD (7-Aminoactinomycin) positiven Leukozyten (definiert durch Seitwerts-Streulichteigenschaften, SSC- und CD45-Markierung) bestimmt. Bei diesem Vorgehen wird angenommen, dass die unterschiedliche Zellsubpopulationen in ähnlichen Verhältnissen 7-AAD aufnehmen und damit gleichmäßige Vitalitätsraten aufweisen. Diese Annahme ist im Fall von frischen, nicht manipulierten Präparaten zutreffend. Bei längerer Lagerung oder bei bestimmten Verarbeitungen kann die Vitalität verschiedener Zellsubpopulationen unterschiedlich beeinflusst werden. Für jede Art von Lagerung oder Manipulation der Zellpräparate soll diese im Rahmen der Prozessvalidierung überprüft werden. Wenn die Vitalität im Endprodukt eine stabile und akzeptable Verteilung zeigt, kann bei der Prüfung nur die Gesamtvitalität bestimmt werden und auf die Auswertung der spezifischen Vitalitäten verzichtet werden. Beides hat seine Vor- und Nachteile. In der oben dargestellten Gating-Srategie werden auf allen *„dot-plots“* zur Definierung der einzelnen Zellsubpopulationen nur die lebenden Leukozyten angezeigt. Das verbessert die Darstellung und erlaubt bessere Trennung der positiven Regionen. Sollte die Aufnahme von 7-AAD bei verschiedenen Zellsubpopulationen visualisiert werden, müssen zusätzliche *„dot-plots“* 7-AAD vs. SSC, jedes von den *„gegated“* auf die untersuchte Zellsubpopulation erstellt werden. Die Region „7-AADneg“ wird auf diese *„dot-plots“* „kopiert“ bzw. es werden neue Regionen mit „7-AADneg“ verlinkt. Die Prozente 7-AAD-negativer Zellen können direkt von den

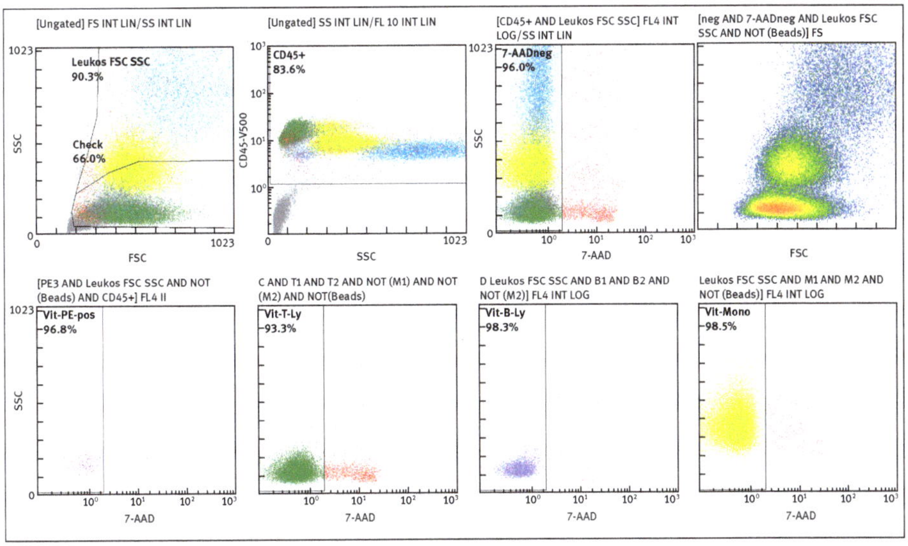

Abb. 13.7: 2-Parameter-Punktwolkendiagramme für die Bestimmung der Vitalität von Leukozyten und Leukozytenuntergruppen.

„dot-plots" oder von der Statistik-*„plots"* ebenso *„gegated"* auf die einzelnen Zellsubpopulationen abgelesen werden (s. Abb. 13.7)

Farbenlegende und Zelltyp	Anteil 7-AAD^{neg}	Farbenlegende und Zelltyp	Anteil 7-AAD^{neg}
WBC	96,02 %	Monozyten	98,50 %
PE-positive	96,83 %	B-Lymphozyten	98,35 %
T-Lymphozyten	93,26 %	7-AAD-positive Leukozyten	

13.4 Anzahl der zu akquirierende Ereignisse und Bestimmung der Zellzahl

Grundsätzlich liefern sowohl die Single- als auch die Dual-Plattform valide Ergebnisse bei der Bestimmung der Zellzahl in den Blutstammzellpräparaten [2; 23]. Für das Erreichen einer akzeptablen Präzision der Messung von hämatopoetischen Stammzellen schreibt die Ph. Eur. die Analyse von mindestens 60.000 CD45-positiven oder mindestens 100 CD34-positiven Ereignissen vor. Ähnliche Einweisungen sind in den Gebrauchsanleitungen der Hersteller von Partikeln für Bestimmung der absoluten Zellzahlen zu finden. Bei geringeren Zellkonzentrationen (z. B. in einem Produkt nach Bearbeitung) oder wenn der Anteil der zu bestimmenden Zellen gering ist (z. B. CD34-positive 0,1 % oder Anteil der CD3-positiven Zellen nach CD34-Immunselektion bzw. CD3/CD19 Immundepletion) kann es zu eine Überschreitung der empfohlenen Messzeit (üblich 5–7 Min.) kommen. Das führt zur Verminderung der Präzision der Zellzahlbestimmung mittels Partikeln. Bei solchen Produkten sollte die Zellzahl (unabhängig, ob in Single- oder Dual-Plattform) und der Anteil der Zellsubpopulationen in getrennten Messungen bestimmt werden. Dabei sollen die Stop-Kriterien für die Datenaufnahmen entsprechend nach Messzeit oder nach Mindestanzahl der Ereignisse gesetzt werden (s. Tab. 13.2).

Tab. 13.2: Benötigte Messzeitpunkte für die Aufnahme einer Mindestanzahl von Ereignissen.

%-Anteil Zielzellen	Gesamtereignisse	Anzahl analysierter Zielzellen	Messzeit [Min] bei 1000/s	Messzeit [Min] bei 500/s	Messzeit [Min] bei 250/s
0,01	1.000.000	100	17	33	67
0,02	500.000	100	8	17	33
0,03	333.333	100	6	11	22
0,04	250.000	100	4	8	17

Tab. 13.2: fortgesetzt.

%-Anteil Zielzellen	Gesamtereignisse	Anzahl analysierter Zielzellen	Messzeit [Min] bei 1000/s	Messzeit [Min] bei 500/s	Messzeit [Min] bei 250/s
0,05	200.000	100	3	7	13
0,06	166.667	100	3	6	11
0,07	142.857	100	2	5	10
0,08	125.000	100	2	4	8
0,09	111.111	100	2	4	7
0,1	100.000	100	2	3	7
0,2	60.000	120	1	2	4

13.5 Qualifizierung des Durchflusszytometers und der Methodenvalidierung

Wenn die durchflusszytometrische Analyse als Tool für die Freigabeprüfung von zellulären Arzneimitteln eingesetzt wird, dann sind zusätzlich die Regeln für die Qualifizierung der zu verwendeten Geräten sowie die Validierung und Revalidierung von analytischen Methoden zu berücksichtigen. Zunächst wird verlangt, dass jegliche Arzneimittelprüfungen Pharmakopöe konform durchzuführen sind (s. § 23 AMWHV, Verordnung über die Anwendung der Guten Herstellungspraxis bei der Herstellung von Arzneimitteln und Wirkstoffen und über die Anwendung der Guten fachlichen Praxis bei der Herstellung von Produkten menschlicher Herkunft, http://www.gesetze-im-internet.de/amwhv, letzter Zugriff Juni 2014). In dieser Hinsicht beinhaltet die Ph. Eur. folgende zum Thema relevante Monographien:

- Kapitel 2.7.23 – Numeration of CD34/45+ cells in haematopoietic products
- Kapitel 2.7.24 – Flow cytometry
- Kapitel 2.7.29 – Nucleated cell count und viability

Im 1. Kapitel wird die Bestimmung der CD34-positiven Zellen in einer relativ stringenten Anlehnung an die z. Zt. kommerziell erhältlichen Kits der Firmen BD Biosciences und Beckman-Coulter dargestellt. Historisch wiedergibt es das s. g. ISHAGE-Protokoll[14] und beschreibt die Vorgaben zur Quantifizierung hämatopoetischer Vorläufer- und Stammzellen im peripheren Blut, in Blutstammzell- und Knochenmarkzubereitungen sowie im Plazentarestblut (Nabelschnurblut). Vor Verwendung abweichender Analysen muss die Gleichwertigkeit zu der in dieser Monographie dargestellten Vorgehensweise belegt werden: Eignungsnachweis und anschließende Validierung.

Im Kapitel „*Flow cytometry*“ wird die Durchflusszytometrie allgemein als Methode zur Multiparameteranalyse von monodispersen Zellen oder Partikel bzgl. Volumen, morphologische Komplexität, Pigment-, DNS und/oder RNS-Gehalt, Oberflächen- oder intrazelluläre Marker, Enzymaktivität, pH usw. beschrieben. Somit hätte jede durchflusszytometrische Methode nach entsprechender Validierung ihre Gültigkeit.

Das letzte aus der Ph. Eur. zitierte Kapitel stellt die manuelle Zellzählung im Hämozytometer (mikroskopisch, Trypanblau, Erythrozin B usw.), die automatische Vitalität- und Zellzahlbestimmung in Partikelzählgeräten, inkl. Durchflusszytometer (Propidium Iodid, PI; 7-Aminoactinomycin D, 7-AAD) sowie die Vitalitätsbestimmung über digitale Bildgebungsverfahren vor. Alle diese Verfahren dürfen allein (z. B. im Rahmen der „single“ Plattform) oder in Kombination, wie z. B. in der „*dual*“-Plattform, nach entsprechender Validierung angewendet werden.

Unabhängig von der oben zitierten Regelung aus der AMWHV und abgeleitet von den Prämissen des AMG (http://www.gesetze-im-internet.de/amg_1976, letzter Zugriff Juni 2014) setzt der Leitfaden der Guten Herstellungspraxis in Teil I, Kapitel „Qualitätskontrolle“, § 1.4 und „Prüfung“, § 6.15 sowie Teil II im Abschnitt 12 „Validierungen“ fest, daß die Prüfmethoden validiert sein müssen (http://www.bmg.bund.de/fileadmin/redaktion/pdf_gesetze/bekanntmachungen/GMP-Leitfaden-1.pdf und http://www.bmg.bund.de/fileadmin/redaktion/pdf_gesetze/bekanntmachungen/GMP-Leitfaden2.pdf, letzter Zugriff Juni 2014). Als konkrete Vorgabe zur Validierung der Prüfmethoden dient das ICH-Dokument „Validation of Analytical Procedures“ (ICH – International Conference on Harmonisation, http://www.ich.org/products/guidelines/quality/quality-single/article/validation-of-analytical-procedures-text-and-methodology.html, letzter Zugriff Juni 2014). Bezüglich der verwendeten Ausrüstung und Geräte wird im Leitfaden der Guten Herstellungspraxis Teil II, Kapitel 12.3 Qualifizierung intensiv eingegangen (letzter Zugriff Juni 2014). Dort können die Vorgaben für Design- (DQ), Installations- (IQ), Funktions- (OQ) und Verfahrensqualifizierung (PQ) entnommen werden. Angesichts der Tatsache, dass Durchflusszytometer computergestützte Systeme im eigentlichen Sinne sind, müssen auch die Vorschriften zur Computervalidierung (s. GMP Leitfaden Teil II, § 5.4) berücksichtigt werden.

Zusammenfassend haben die gültigen Regelwerke gemein, dass alle Prüfmaterialien und -methoden vor dem Einsatz zu Qualifizieren und Validieren sind. Dazu geben die Arbeiten von Green und O’Hara eine hervorragende Einleitung [24; 25], obwohl diese explizit auf die nordamerikanische Gesetzgebung ausgerichtet sind.

13.6 Literatur

1. Fischer JC, Frick M, Wassmuth R, Platz A, Punzel M, Wernet P. 2005. Superior mobilisation of haematopoietic progenitor cells with glycosylated G-CSF in male but not female unrelated stem cell donors. Br J Haematol. 130: 740–746.

2. Bochennek K, Andreas C, Margraf C, et al. 2005. Hourly monitoring of circulating CD34+ cells to optimize timing of autologous apheresis in pediatric patients. Bone Marrow Transplant. 36: 481–489.
3. Lang P, Schumm M, Taylor G, et al. 1999. Clinical scale isolation of highly purified peripheral CD34+progenitors for autologous and allogeneic transplantation in children. Bone Marrow Transplant. 24: 583–589.
4. Despres D, Flohr T, Uppenkamp M, et al. 2000. CD34+ cell enrichment for autologous peripheral blood stem cell transplantation by use of the CliniMACs device. J Hematother Stem Cell Res. 9: 557–564.
5. Arpaci F, Cetin T, Ozet A, et al. 2004. The excessive numbers of total nucleated cells does not affect the performance of the CliniMACS. J Clin Apher. 19: 197–201.
6. Braakman E, Schuurhuis GJ, Preijers FW, et al. 2008. Evaluation of 'out-of-specification' CliniMACS CD34–selection procedures of hematopoietic progenitor cell-apheresis products. Cytotherapy. 10: 83–89.
7. Koehl U, Zimmermann S, Esser R, et al. 2002. Autologous transplantation of CD133 selected hematopoietic progenitor cells in a pediatric patient with relapsed leukemia. Bone Marrow Transplant. 29: 927–930.
8. Barfield RC, Otto M, Houston J, et al. 2004. A one-step large-scale method for T- and B-cell depletion of mobilized PBSC for allogeneic transplantation. Cytotherapy. 6: 1–6.
9. Bethge WA, Faul C, Bornhauser M, et al. 2008. Haploidentical allogeneic hematopoietic cell transplantation in adults using CD3/CD19 depletion and reduced intensity conditioning: an update. Blood Cells Mol Dis. 40: 13–19.
10. Federmann B, Bornhauser M, Meisner C, et al. 2012. Haploidentical allogeneic hematopoietic cell transplantation in adults using CD3/CD19 depletion and reduced intensity conditioning: a phase II study. Haematologica. 97: 1523–1531.
11. Lang P, Teltschik HM, Feuchtinger T, et al. 2014. Transplantation of CD3/CD19 depleted allografts from haploidentical family donors in paediatric leukaemia. Br J Haematol. 165: 688–698.
12. Schumm M, Lang P, Bethge W, et al. 2013. Depletion of T-cell receptor alpha/beta and CD19 positive cells from apheresis products with the CliniMACS device. Cytotherapy. 15: 1253–1258.
13. Handgretinger R. 2012. Negative depletion of CD3(+) and TcRalphabeta(+) T cells. Curr Opin Hematol. 19: 434–439.
14. Sutherland DR, Anderson L, Keeney M, Nayar R, Chin-Yee I. 1996. The ISHAGE guidelines for CD34+ cell determination by flow cytometry. International Society of Hematotherapy and Graft Engineering. J Hematother. 5: 213–226.
15. Keeney M, Chin-Yee I, Weir K, Popma J, Nayar R, Sutherland DR. 1998. Single platform flow cytometric absolute CD34+ cell counts based on the ISHAGE guidelines. International Society of Hematotherapy and Graft Engineering. Cytometry. 34: 61–70.
16. Gratama JW, Kraan J, Keeney M, Sutherland DR, Granger V, Barnett D. 2003. Validation of the single-platform ISHAGE method for CD34(+) hematopoietic stem and progenitor cell enumeration in an international multicenter study. Cytotherapy. 5: 55–65.
17. Barnett D, Granger V, Whitby L, Storie I, Reilly JT. 1999. Absolute CD4+ T-lymphocyte and CD34+ stem cell counts by single-platform flow cytometry: the way forward. Br J Haematol. 106: 1059–1062.
18. Brando B, Barnett D, Janossy G, et al. 2000. Cytofluorometric methods for assessing absolute numbers of cell subsets in blood. European Working Group on Clinical Cell Analysis. Cytometry. 42: 327–346.
19. Koehl U, Bochennek K, Esser R, et al. 2008. ISHAGE-based single-platform flowcytometric analysis for measurement of absolute viable T cells in fresh or cryopreserved products:

CD34/CD133 selected or CD3/CD19 depleted stem cells, DLI and purified CD56+CD3– NK cells. Int J Hematol. 87: 98–105.
20. Huenecke S, Behl M, Fadler C, et al. 2008. Age-matched lymphocyte subpopulation reference values in childhood and adolescence: application of exponential regression analysis. Eur J Haematol. 80: 532–539.
21. Schumm M, Handgretinger R, Pfeiffer M, et al. 2006. Determination of residual T- and B-cell content after immunomagnetic depletion: proposal for flow cytometric analysis and results from 103 separations. Cytotherapy. 8: 465–472.
22. Koehl U, Brehm C, Huenecke S, et al. 2013. Clinical grade purification and expansion of NK cell products for an optimized manufacturing protocol. Front Oncol. 3: 118.
23. Barbosa IL, Sousa ME, Godinho MI, Sousa F, Carvalhais A. 1999. Single- versus dual-platform assays for human CD34+ cell enumeration. Cytometry. 38: 274–279.
24. O'Hara DM, Xu Y, Liang Z, Reddy MP, Wu DY, Litwin V. 2011. Recommendations for the validation of flow cytometric testing during drug development: II assays. J Immunol Methods. 363: 120–134.
25. Green CL, Brown L, Stewart JJ, Xu Y, Litwin V, Mc Closkey TW. 2011. Recommendations for the validation of flow cytometric testing during drug development: I instrumentation. J Immunol Methods. 363: 104–119.

Marcus Odendahl, Sarah Matko, Julia Riewaldt und Torsten Tonn

14 Qualitätskontrolle von hämatopoetischen Stamm- und Vorläuferzellen

14.1 Einleitung

Die hämatopoetische Stammzelltransplantation (HSZT) ist ein essentieller Bestandteil und wesentliche Voraussetzung für die erfolgreiche Behandlung vieler maligner Erkrankungen und genetisch- oder umweltbedingter Defekte des blutbildenden Systems. Nach Chemo-und/oder Bestrahlungstherapie dient die HSZT der schnellen Rekonstitution eines gesunden hämatopoetischen Systems. Der Therapieerfolg hängt im Wesentlichen von der Gesamtzahl der transplantierten hämatopoetischen Stammzellen ab. Dabei beschleunigte die Entdeckung, dass die Mehrheit der hämatopoetischen Stammzellen aus dem Knochenmark das Oberflächenantigen CD34 exprimieren [1], den Erfolg der HSZT in vielfacher Weise. Durch die Verdrängung von Knochenmark als primäre Stammzellquelle für autologe und allogene Transplantationen durch periphere Blutstammzellen in den vergangenen zwei Dekaden, nahm die Bedeutung und Verbreitung der durchflusszytometrischen Quantifizierung von CD34 exprimierenden Stammzellen weiter zu.

Gegenüber anderen Verfahren, wie z. B. dem Colony Forming Unit (CFU)-Assay, lassen sich mittels des durchflusszytometrischen Nachweises des Oberflächenantigens CD34 neben dem optimalen Zeitpunkt für die Apherese mobilisierter peripherer Blutstammzellen, auch der Gehalt von CD34-positiven Zellen in Stammzelltransplantaten unterschiedlicher Herkunft akkurat, mit hoher Sensitivität und reproduzierbar innerhalb einer Stunde bestimmen.

Die Bestimmung der Vitalität ermöglicht die Qualitätskontrolle und Validierung von Prozessen zur Gewinnung und Lagerung von Stammzellprodukten [2]. Weitere Kontrolluntersuchungen sind in der Europäischen Pharmakopöe aufgeführt. Sie umfassen neben der Quantifizierung von CD34-positiven CD45-positiven Stammzellen und der Bestimmung der koloniebildenden hämatopoetischen Vorläuferzellen [3] auch die Bestimmung von Zellzahlen und Vitalität kernhaltiger Zellen [4], sowie die mikrobiologische Kontrolle zellulärer Produkte [5].

Die Einführung der *Ein-Plattform-Methode*, bei der die Zellzahl mittels einer bekannten Konzentration von Zählpartikeln als Referenzgröße direkt volumetrisch bestimmt werden kann, hat deutlich zur Vereinfachung der durchflusszytometrischen Quantifizierung von CD34 exprimierenden Stammzellen beigetragen. Zusätzlich zur Frequenz von CD34-positiven hämatopoetischen Stammzellen können in derselben Messung auch die absolute Anzahl von CD45-positiven Leukozyten und CD34-positiven Stammzellen untersucht werden. Dadurch entfällt die bei einer *Zwei-Plattform-Methode* notwendige Umrechnung des prozentualen Anteils der CD34-positiven Stammzellen an den Gesamtleukozyten, deren Zahl mit einem automatischen Differentialblutbild bestimmt wurde. Bei letzterer Methode führt ein stark variierender Gehalt kernhaltiger Erythrozytenvorstufen – insbesondere bei Knochenmark und Nabelschnurblutproben – zu fehlerhaften Werten. Zudem können sich bei der *Zwei-Plattform-Methode* aus den sich addierenden Messfehlern der verschiedenen Methoden zur Zellzahlbestimmung erhebliche Messunsicherheiten ergeben [6].

Der Einfluss der Verwendung unterschiedlicher Geräte für die automatisierten Differentialblutbilder in den verschiedenen Laboren erschwert darüber hinaus eine Standardisierung der CD34-Messung. Daher ist die Zwei-Plattform-Methode gegenüber der Ein-Plattform-Methode mit einer geringeren Präzision (größere Inter-Labor-Abweichung) behaftet [7].

14.2 Präanalytik

14.2.1 Blutentnahme und Lagerung

Als Antikoagulans enthalten Apherese-Produkte Acid-Citrate-Dextrose (ACD), was sowohl die Durchführung automatischer Differentialblutbilder als auch durchflusszytometrischer Messungen erlaubt. Venöses Blut sollte in Röhrchen mit 0,34 M Di- oder Tri-Kalium-Ethylendiamintetraessigsäure (K_2EDTA oder K_3EDTA) als Antikoagulans gesammelt werden. Die Verwendung weiterer Antikoagulanzien, wie beispielsweise Heparin bzw. eine Kombination verschiedener Antikoagulanzien, ist möglich, sollte aber in Hinblick auf den zu untersuchenden Probentyp zuvor validiert werden. Die Lagerung und Handhabung der Proben sollte den internationalen Standards [8] entsprechen. Die optimale Lagerungstemperatur der Proben, die innerhalb von 24 Stunden nach ihrer Entnahme gefärbt und analysiert werden sollten, liegt zwischen 2–8 °C [9; 10].

14.2.2 Probenvorbereitung

Manipulationen der zu analysierenden Proben, wie z. B. Wasch- und Zentrifugationsschritte, bergen das Risiko, dass Leukozytensubpopulationen verloren gehen. Der Gebrauch von fixierenden Lyse-Puffern kann zu weiteren Zellverlusten führen und Veränderungen der Fluoreszenz- und Streulichteigenschaften gefärbter Zellen bewirken [11]. Darüber hinaus haben paraformaldehydhaltige Lysereagenzien Auswirkungen auf das CD34-Antigen und können dessen Epitopstärke, sowie die Affinität von anti-CD34-Antikörpern negativ beeinflussen [12; 13]. Auch eine Vitalitätsbestimmung fixierter Zellen ist nicht mehr möglich. Zur Bestimmung der Zellzahl von vitalen CD34-positiven Stammzellen mittels Durchflusszytometrie kommen daher präferentiell nicht-fixierende sogenannte „*Lyse/No-Wash*“-Puffer auf Basis von Ammoniumchlorid (NH_4Cl) zum Einsatz. Die Färbung und Analyse der so behandelten Proben sollte allerdings innerhalb einer Stunde abgeschlossen sein. Die Zellen sind bis zur Messung permanent auf Eis aufzubewahren.

14.2.3 Probenverdünnung

Akkurates, reverses Pipettieren von Proben und gegebenenfalls Mikropartikeln, die zur Volumenbestimmung dienen, ist für eine präzise Zellzahlbestimmung elementar. Für die optimale durchflusszytometrische Unterscheidung von gefärbten und ungefärbten Zellen sollten die verwendeten Antikörper vor Gebrauch titriert werden, sofern bei kommerziell erhältlichen Reagenzien keine Herstellerangaben vorliegen. Bevor die Probe mit Antikörpern markiert wird, muss die Leukozytenkonzentration bestimmt und bei Bedarf durch Verdünnen so eingestellt werden, dass eine ausreichende Färbung mit den Färbereagenzien gewährleistet ist [14].

14.2.4 Klassifizierung anti-CD34 spezifischer monoklonalen Antikörper

Die Klassifizierung der CD34-Epitope wird entsprechend ihrer Sensitivität gegenüber Neuraminidasen und Gykoproteasen vorgenommen. Epitope, die von Klasse-I-Antikörpern erkannt werden, sind sensitiv gegenüber der Aktivität beider Enzyme. Epitope, die von Klasse-II-Antikörpern detektiert werden, sind ausschließlich sensitiv gegenüber einem enzymatischen Abbau durch Glykoproteasen. Klasse-III-Antikörper hingegen erkennen Epitope, die weder durch die Enzymaktivität von Glykoproteasen noch Neuraminidasen abgebaut werden. Aus diesem Grund sollten nur Antikörper der Klasse III für den Nachweis von CD34-positiven Stammzellen verwendet werden [14].

Da die Expression von CD34 auf hämatopoetischen Stammzellen relativ schwach ist, sollten Antikörper mit hoher Affinität verwendet werden. Außerdem sollten Antikörper-Fluorochrom-Konjugate bevorzugt werden, die eine größtmögliche Auftrennung von CD34-negativen und CD34-positiven Zellen ermöglichen. Der Fluoreszenzfarbstoff Phycoerythrin eignet sich hierfür am besten, da er unter den gebräuchlichen Fluoreszenzfarbstoffen die höchste Quantenausbeute aufweist und keine elektrische Ladung besitzt, die die Bindungseigenschaften von Klasse II Antikörpern mit ihrem Epitop beinträchtigen. Die Verwendung von Antikörpern spezifisch für das Pan-Leukozyten-Antigen CD45 in Kombination mit anti-CD34-Antikörpern erlaubt die Detektion von Leukozyten. Damit lässt sich sowohl die Effektivität der Lyse als auch die Identifizierung „echter" CD34-positiver Zellen erreichen, da es die Abgrenzung von Thrombozyten, Thrombozyten-Aggregaten und weiteren Zelltrümmern erleichtert, die den CD34-Antikörper schwach und unspezifisch binden können [15]. Auch bei der Verwendung monoklonaler Antikörper gegen CD45 sollte darauf geachtet werden, dass der Antikörper nicht nur alle Isoformen, sondern auch alle Glykoformen erkennt [14].

14.3 Analytik

14.3.1 Durchflusszytometrische Analyse

In den zu analysierenden Proben kann die Frequenz und absolute Zellzahl von CD34-positiven Stammzellen stark schwanken (< 0,05–7,70 % vitale CD34-positive Zellen bezogen auf vitale CD45-positive Leukozyten und < 1–5468 vitale CD34-positive Zellen/µl) [16; 17]. Frequenzen von CD34-positiven Stammzellen deutlich unter 1 % sind häufig, was die Analysen in den Bereich der sogenannten Detektion von seltenen Zellen (rare cell detection) rückt. Um statistisch aussagekräftige Messungen mit einem Intra-Assay-Variationskoeffizienten (CV) von weniger als 10 % zu erzielen, sollten daher mindestens 75.000 CD45-positive Leukozyten und 100 CD34-positive Zellen akquiriert werden [14; 15].

In der Multiparameter-Durchflusszytometrie hat die verwendete Gating-Strategie einen entscheidenden Einfluss auf die Richtigkeit (accuracy) und Präzision der Zellzahlbestimung. Bei der durchflusszytometrische Quantifizierung von CD34-positiven-hämatopoetischen Stammzellen hat sich die „ISHAGE" Gating-Strategie durchgesetzt, die sowohl Streulichteigenschaften als auch die relative Expressionsdichte der Oberflächenantigene CD45 und CD34 berücksichtigt. Zusätzlich wird die Vitalität durch Verwendung von Lebendfarbstoffen, wie z. B. Propidiumiodid oder 7-AAD, bestimmt.

Es hat sich gezeigt, dass mit der konsequenten Umsetzung dieser Gating-Strategie, entsprechend der Richtlinien der *„International Society for Hemotherapy and Graft Engineering"* (ISCT) – ehemals *„ISHAGE"* – die höchste Präzision bei der Zellzahlbestimmung von CD34-positiven Stammzellen erzielt wird [6; 18; 19].

Das ISHAGE Protokoll folgt einer sequentiellen und kumulativen Gating-Strategie, wie sie in den *„ISHAGE Guidelines for CD34+ cell determination by flow cytometry"* von Sutherland 1996 empfohlen wurde [15]. Mit Hilfe dieser Gating-Strategie kann der Färbehintergrund von unspezifisch anti-CD34-Antikörper bindenden Zellbruchstücken, Thrombozyten-Aggregaten und Fc-γ-Rezeptor-exprimierenden Zellen – z. B. Granulozyten und Monozyten – auf ein Minimum reduziert werden.

Dadurch wird die Identifizierung von „echten" CD34-positiven hämatopoetischen Stammzellen, die in Bezug auf die untersuchten Parameter CD34, CD45, sowie Vorwärts- und Seitwärtsstreulicht ein charakteristisches „Cluster" bilden [6; 15; 20], deutlich erleichtert. Die Identifizierung von Zellbruchstücken verbessert zusätzlich die Genauigkeit der Quantifizierung von CD45-positiven Leukozyten. Die Zugabe einer genau definierten Zahl fluoreszierender Mikropartikel und des Vitalitätsfarbstoffs 7-AAD ermöglicht zudem die Quantifizierung vitaler CD34-positiver Zellen pro Volumeneinheit.

Anhand der Analyse von Stammzellen aus frischem Nabelschnurblut wird die verwendete sequentielle ISHAGE-Gating-Strategie demonstriert (Abb. 14.1). Die in den Abb. 14.1 A.5–A.9 gezeigten Dotplots dienen der Identifizierung von CD34-positiven hämatopoetischen Stammzellen entsprechend der ISHAGE-Gating-

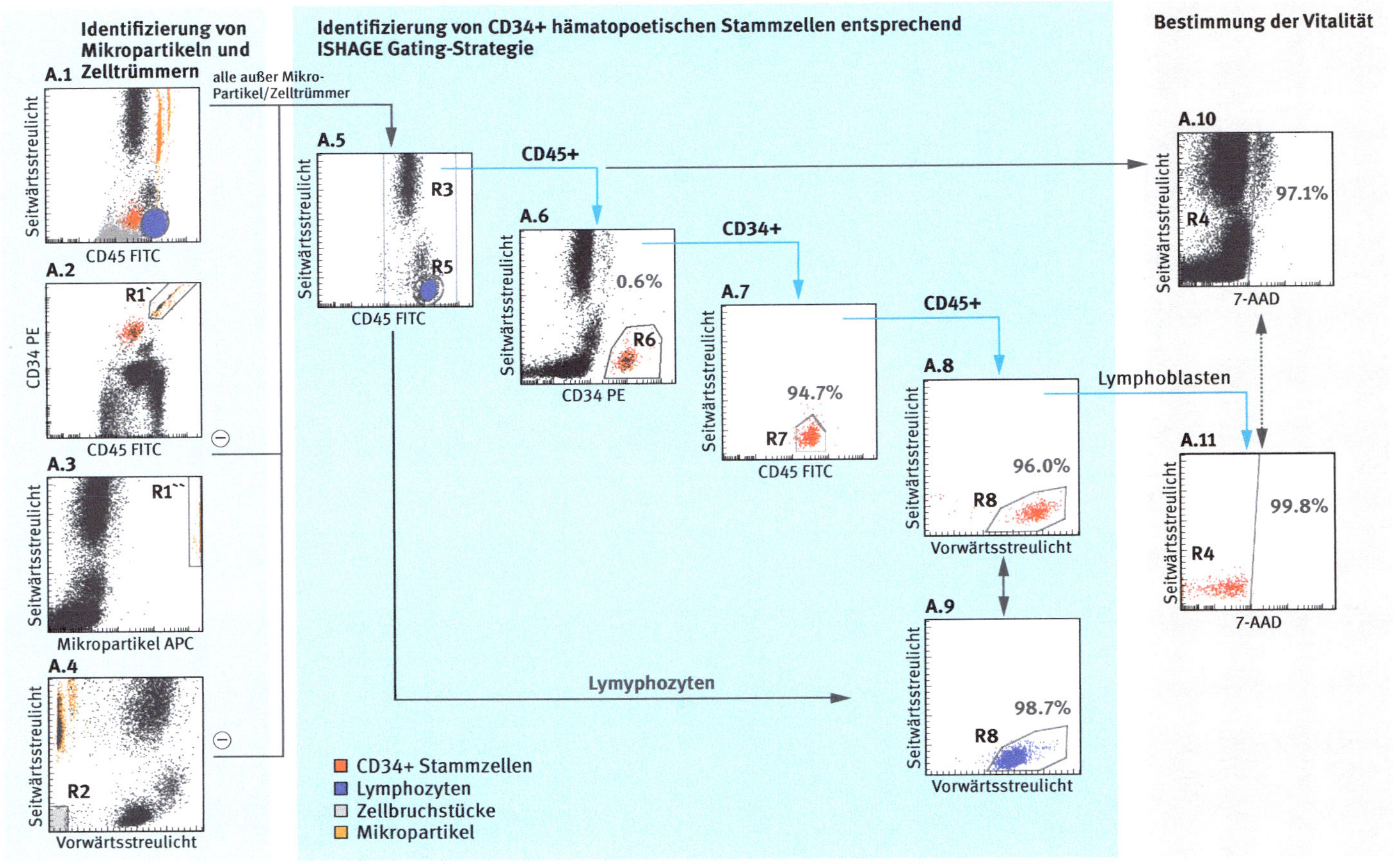

Abb. 14.1: Qualitätskontrolle CD34-positiver hämatopoetischen Stammzellen.

Strategie. Gate R4 in Dotplots (Abb. 14.1 A.10 und A.11) dient der Bestimmung der Vitalität der untersuchten Zellen.

14.3.1.1 Volumenbestimmung mittels Mikropartikel (Ein-Plattform-Methode)

Die für die Zellzahlbestimmung verwendeten fluoreszierenden Mikropartikel können über die in den Dotplots (Abb. 14.1 A.2 bzw. A.3) verwendeten Gates R1′ oder Gate R1″ identifiziert werden. Bei der Verwendung von Durchflusszytometern, die über mehrere Laser verfügen, können die stark fluoreszierenden Eigenschaften der Mikropartikel (hier Trucount, Becton Dickinson) genutzt werden, um ihre Identifizierung in dem für den Farbstoff APC vorgesehenen Kanal vorzunehmen (Abb. 14.1 A.3). Die Abtrennung der Mikropartikel im APC Kanal ist deutlich einfacher als die Identifizierung mit den für die Fluoreszenzfarbstoffe FITC/PE vorgesehenen Kanälen (Abb. 14.1 A.3). In Proben mit hohem Thrombozytenanteil (z. B. frisches Knochenmark) ist diese Abgrenzung aber oft nicht eindeutig möglich (siehe Abb. 14.1 A.3). Im Zweifel lässt sich die genaue Position der Mikropartikel bestimmen, indem eine Probe nur mit Mikropartikeln akquiriert wird. In jedem Fall müssen die Gates R1′ bzw. R1″ auch die letzten Kanäle der entsprechenden Parameter einschließen. Das bedeutet, dass die Gates R1′ bzw. R1″ bis zur oberen rechten Begrenzung des jeweiligen Dotplots (siehe Abb. 14.1 A.2 und A.3) gezogen werden. Die Verwendung bestimmter Mikropartikel (z. B. *Stem-Count Beads*, Beckmann Coulter) bedingt zudem noch ein weiteres Gate, mit dem Einzelpartikel von Partikelaggregaten (Dubletten usw.) unterschieden werden können (nicht gezeigt).

14.3.1.2 Identifizierung von Zelltrümmern und licht-lysierten Erythrozyten

Die Identifizierung von CD34-positiven Stammzellen und die korrekte Quantifizierung von CD45-positiven Leukozyten werden in vielen Fällen durch die Präsenz von Zellbruchstücken und nicht-lysierten Erythrozyten erheblich erschwert. Daher sollten diese vor der eigentlichen Identifizierung der CD34-positiven Stammzellen über eine Gating-Strategie entfernt werden. Zellbruchstücke und nicht-lysierte Erythrozyten können entsprechend ihrer Streulichteigenschaften relativ einfach von Mikropartikeln und Leukozyten abgegrenzt werden (siehe Gate R2, Abb. 14.1 A.4). Beim Setzen von Gate R2 sollte aber auch die Position der Mikropartikel (orange Punktwolke) berücksichtigt werden, da sie sich von den Zelltrümmern lediglich durch ihre stärkeren Seitwärtsstreulichteigenschaften unterscheidet. Die für die Volumenbestimmung (Zellzahlbestimmung) verwendeten Mikropartikel dürfen keinesfalls durch Gaten ausgeschlossen werden!

14.3.1.3 Identifizierung von CD34-positiven hämatopoetischen Stammzellen mittels ISHAGE-Gating Strategie

Im ersten Analyseschritt zur Identifizierung von CD34-positiven Stammzellen (Abb. 14.1 A.5) werden zunächst CD45-positive Leukozyten mit Hilfe von Gate R3 markiert. Es ist wichtig, die CD45 relativ schwach exprimierende CD34-positive Stammzellpopulation (rote Punktwolke), die in dem nächsten Analysefenster (Abb. 14.1 A.6) durch Gate R6 identifiziert wird, nicht zu durchschneiden. Im Vergleich dazu, kann die Auswirkung des absichtlich falsch positionierten Gate R3 (Abb. 14.1 A.4) auf die Identifizierung der CD34-positiven Stammzellen beobachtet werden! Es ist sehr empfehlenswert, über „Backgating“ bzw. der farblichen Markierung die Position der verschiedenen Populationen – insbesondere die der CD34-positiven Stammzellen (rot dargestellt) – in den entsprechenden Dotplots zu charakterisieren (siehe Abb. 14.1 A.1).

Zusätzlich werden im diesem Dotplot (Abb. 14.1 A.5) Lymphozyten mittels Gate R5 markiert (blaue Punktwolken). Dabei sollte Gate R5 lediglich CD45-positive Lymphozyten einschließen. Monozyten besitzen eine vergleichbare CD45-Expression, unterscheiden sich aber von Lymphozyten durch ihre größeren Seitwärtsstreulichteigenschaften. Um beide Populationen voneinander unterscheiden zu können, sollten in diesem Dotplot nur eine begrenzte Anzahl von Messereignissen (circa 3.000–5.000 Messereignisse) dargestellt werden.

Die Abb. 14.1 A.6 zeigt die Färbung von Stammzellen mittels anti-CD34-PE gegen die Seitwärtsstreulichteigenschaften aller CD45-positiven Leukozyten (R3) aus Abb. 14.1 A.5. „Bona fide“ CD34-positive Stammzellen werden mit Hilfe von Gate R6 eingegrenzt. Da die Seitwärtsstreulichteigenschaften und die Färbung mittels anti-CD34-PE von Progenitor- und Stammzellen in Proben unterschiedlicher Herkunft deutlich variieren kann (vergleiche Abb. 14.1 A.6 mit Abb. 14.3 C.5), sollte Gate R6 auch CD34-schwach positive Stammzellen mit intermediären Seitwärtsstreulichteigenschaften einschließen (Abb. 14.3 C.5).

In der Abb. 14.1 A.7 werden Messereignisse aus Gate R3 und R6 dargestellt. CD34-positive Stammzellen bilden ein Cluster von Messereignissen, die charakteristische geringe Seitwärtsstreulichteigenschaften und eine relativ schwache CD45-Färbung besitzen [20]. Dieses Zellcluster wird mit Gate R7 markiert. Unspezifisch gefärbte, apoptotische oder tote Zellen und Zell-Aggregate besitzen davon abweichende Fluoreszenz- und Streulichteigenschaften (siehe Abb. 14.4 D.3, D.7 und D.12). Für die weitere Analyse werden diese Messereignisse daher ausgeschlossen. Stammzellen aus Knochenmark verfügen gegenüber Stammzellen aus mobilisiertem Blut und Nabelschnurblut typischerweise über höhere Seitwärtsstreulichteigenschaften (vergleiche Abb. 14.1 A.6 mit 14.2 B.5 bzw. 14.3 C.5). Diese Eigenschaften sollten bei der Analyse von CD34-positiven Stammzellen in Knochenmarkproben – insbesondere nach Kryokonservierung – bezüglich der Ausrichtung von Gate R6 und R7 berücksichtigt werden.

In den folgenden Analysefenstern (Abb. 14.1 A.8/A.9) werden CD34-positive Stammzellen und CD45-positive Lymphozyten hinsichtlich ihrer Streulichteigenschaften charakterisiert. Ziel ist es, apoptotische und tote Zellen von der weiteren Analyse auszuschließen.

Im Vergleich zu CD45-positiven Lymphozyten sind CD34-positive Stammzellen größer und besitzen daher deutlich größere Vorwärtsstreulichteigenschaften, aber auch geringfügig höhere Seitwärtsstreulichteigenschaften. Tote und apoptotische Zellen hingegen besitzen deutlich geringere Vorwärtsstreulichteigenschaften als

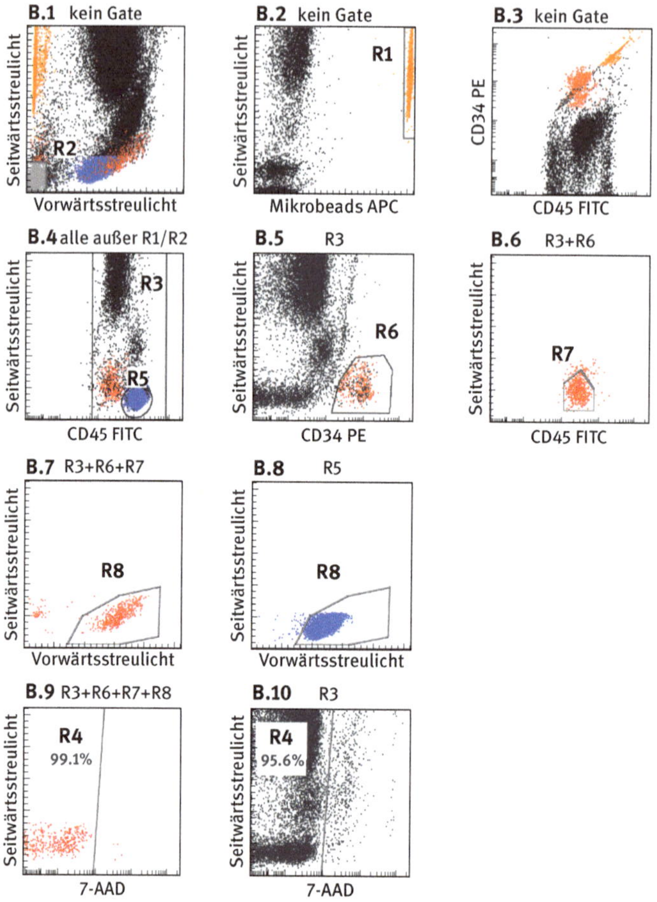

Abb. 14.2: Durchflusszytometrische Analyse von CD34-positiven hämatopoetischen Stammzellen aus frischen Knochenmarkproben. Sequentielle Gating-Strategie nach ISHAGE (Abb. 14.2 B.4–B.8), Bestimmung der Vitalität (Abb. 14.2 B.9 und B.10), und Zellzahlbestimmung mittels Mikropartikeln (Abb. 14.2/3 B.2 und B.3). CD34-positive Zellen aus Gate R6 erscheinen als rote Punktwolke, CD45-positive Lymphozyten aus Gate R5 als blaue Punktwolke, Mikropartikel (Trucount Beads) (Gate R1) erscheinen als orangefarbene Punktwolke, Zelltrümmer als hellgraue Punktwolke (R2). Alle anderen Messereignisse werden dunkelgrau dargestellt.

Lymphozyten (siehe Abb. 14.3 C.7/C.8 und Abb. 14.4 D.10/D.13). Die Orientierung des sogenannten „Lymphoblasten-Gates“ R8 sollte sich an den Vorwärtsstreulichteigenschaften vitaler Lymphozyten ausrichten, und ist daher in Abb. 14.1 A.8 so zu wählen, dass CD45-positive Lymphozyten aus Gate R5 aus Abb. 14.1 A.5 gerade noch innerhalb von Gate R8 liegen bzw. die linke Begrenzung von Gate R8 definieren.

Es kann hierbei hilfreich sein, frisches peripheres Vollblut als Kontrolle für die Position vitaler Lymphozyten zu verwenden. In frischen, wenige Stunden alten Blutproben bilden die Lymphozyten hinsichtlich ihrer Streulichteigenschaften eine

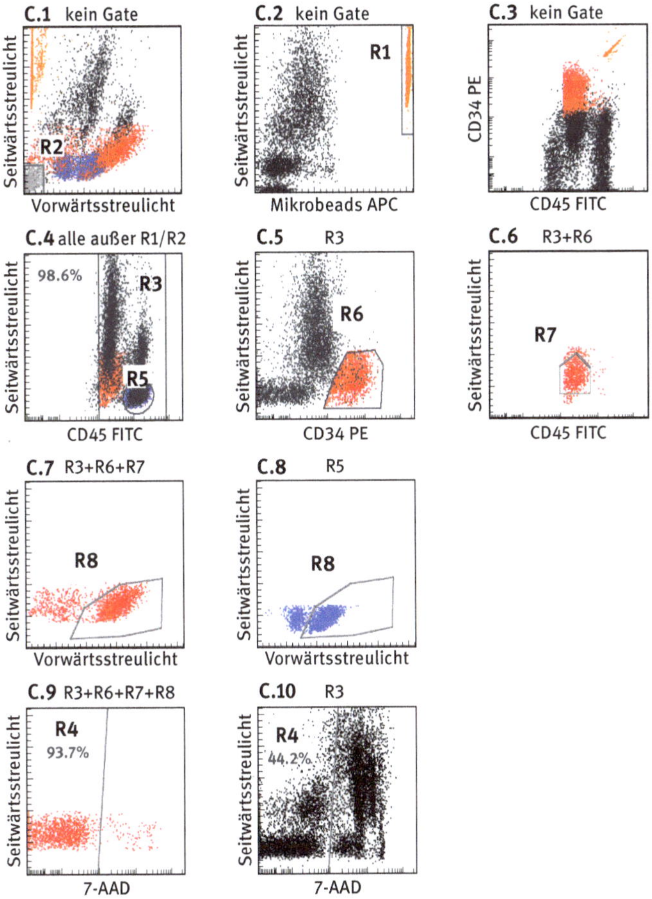

Abb. 14.3: Durchflusszytometrische Analyse von CD34-positiven hämatopoetischen Stammzellen aus aufgetauten Knochenmarkproben. Sequentielle Gating-Strategie nach ISHAGE (Abb. 14.2 C.4–C.8), Bestimmung der Vitalität (Abb. 14.2 C.9 und C.10), und Zellzahlbestimmung mittels Mikropartikeln (Abb. 14.2 C.2 und C.3). CD34-positive Zellen aus Gate R6 erscheinen als rote Punktwolke, CD45-positive Lymphozyten aus Gate R5 als blaue Punktwolke, Mikropartikel (Trucount Beads) (Gate R1) erscheinen als orangefarbene Punktwolke, Zelltrümmer als hellgraue Punktwolke (R2). Alle anderen Messereignisse werden dunkelgrau dargestellt.

uniforme Population, die sich in der Regel eindeutig eingrenzen lässt (siehe Abb. 14.1 A.9 oder Abb. 14.2 B.8). Eine Aneinanderreihung von mehreren Populationen – wie bei einer Perlenkette – deutet hier in aller Regel auf die Präsenz einer großen Anzahl toter und apoptotischer Zellen hin, die unbedingt aus der Analyse zu eliminieren sind (siehe Abb. 14.3 C.7/C.8 bzw. Abb. 14.4 D.13).

Messereignisse mit größeren Vorwärtsstreulichtwerten (z. B. Blasten) dürfen nicht aus der weiteren Analyse ausgeschlossen werden [21]. Daher sollte Gate R8 nicht zu klein sein und sich fast bis zur rechten Begrenzung des Dotplots ausdehnen.

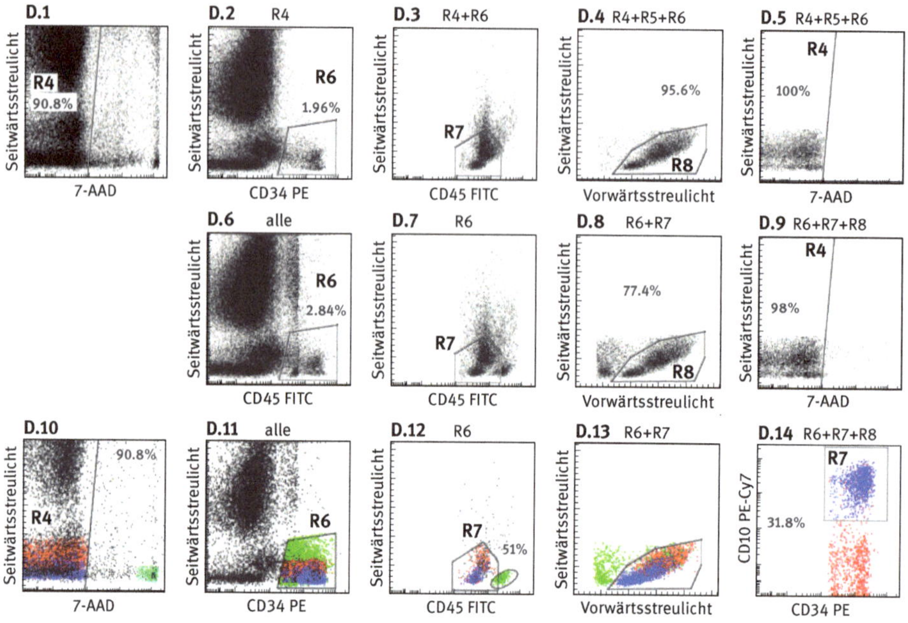

Abb. 14.4: Durchflusszytometrische Analyse von CD34-positiven hämatopoetischen Stammzellen aus Knochenmark. Dargestellt sind ausschließlich CD45-positive Messereignisse ohne Zelltrümmer und Mikropartikel. D.1–D.5: Sequentielles ISHAGE-Gating von 7-AAD- (R4) CD45-positiven Zellen. D.6–D.9: Sequentielles ISHAGE-Gating ohne vorherige Eliminierung von 7-AAD-positiven CD45-positiven Leukozyten. D.10–D.14: siehe oben. Farbliche Darstellung von 7-AAD-positiven (grün) bzw. CD34-positiven/CD10-positiven (blau) (aus R9 Abb. 14.4) und CD34-positiven/ CD10-negativen (rot) Leukozyten in den für das ISHAGE Gating verwendeten Dotplots.

Falls die Einstellung der Geräteverstärkung („PMT voltages") manuell erfolgt, müssen die charakteristischen Vorwärts- und die Seitwärtsstreulichteigenschaften von vitalen Lymphozyten und CD34-positiven Stammzellen berücksichtigt werden. Das heißt, dass sowohl CD45-positiven Lymphozyten als auch CD34-positiven Stammzellen als definierte Populationen in Gate R8 voll sichtbar sein sollten. Position, Form und Größe von Gate R8 ist in Abb. 14.1 A.8 und A.9 identisch. Da die Position vitaler Lymphozyten in aufgetauten Proben mit hohem Anteil apoptotischer und toter Zellen schwierig zu definieren ist (siehe Abb. 14.3 C.7 und C.8), ist es sinnvoll, vor der Positionierung des Lymphozytengates tote, 7-AAD-positive Messereignisse auszugaten (vergleiche Abb. 14.4 D.2 und D.6!). Da eine Unterscheidung von unspezifisch gefärbten Messereignissen von toten bzw. apoptotischen „realen" CD34-positive Stammzellen nicht möglich ist, ist die Bestimmung der Frequenz – im Gegensatz zur Bestimmung der absoluten Anzahl vitaler CD34-positive Stammzellen – nicht zweifelsfrei möglich!

Alle Messereignisse außerhalb von Gate R8 werden nicht weiter für die Berechnung der Anzahl und Frequenz von CD34-positive Zellen berücksichtigt. Gate R8 sollte sich auf Zellen mit geringen Seitwärtsstreulichteigenschaften beschränken, da Monozyten und Granulozyten, die den anti-CD34 monoklonalen Antikörper unspezifisch binden, höhere Seitwärtsstreulichtwerte besitzen [20]. Eine Ausnahme bilden CD34-positive Stammzellen im Knochenmark, die im Vergleich zu Stammzellen aus mobilisierten peripheren Blut und Nabelschnurblut über höhere Seitwärtsstreulichtwerte verfügen [20; 22] (vergleiche Abb. 14.1 A.6 mit Abb. 14.2 B.5 bzw. Abb. 14.3 C.5).

14.3.1.4 Bestimmung der Vitalität mittels Lebend-Tot-Farbstoffen

Die Vitalität der mit Hilfe von Gate R3, R6, R7 und R8 identifizierten CD34-positiven Stammzellen wird unter Verwendung von Gate R4 bestimmt (siehe Abb. 14.1 A.11 und der mit Gate R3 definierten CD45-positiven Leukozyten in Abb. 14.1 A.10 dargestellt). Als Hilfe für die richtige Positionierung von Gate R4 können CD45-positive Leukozyten dienen (insbesondere Lymphozyten und Monozyten), die eine vergleichbare Größe und Granularität besitzen.

Gate R4 kann die korrekte Identifizierung von CD34-positiven Stammzellen und – wie schon erwähnt – das richtige Positionieren des sogenannten „Lymphoblastengates" R8 erleichtern. Als Beispiel dient hier die Identifizierung von CD34-positiven Stammzellen im aufgetauten Knochenmark, in dem sich typischerweise eine hohe Anzahl von Zelltrümmern und toten Zellen befinden. Nach Gaten unter Ausschluss der 7-AAD-positiven Messereignisse erscheinen CD34-positive Stamm-

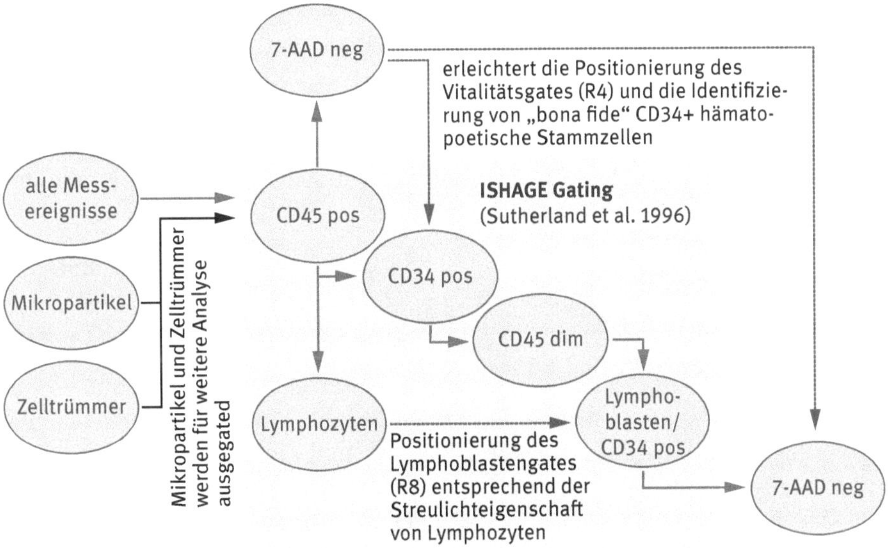

Abb. 14.5: Schematische Darstellung der durchflusszytometrischen Analyse CD34-positiver hämatopoetischer Stammzellen.

zellen als eine deutlich abzugrenzende Population, deren Identifizierung wesentlich einfacher ist (vergleiche Abb. 14.4 D.2 und D.6). An diesem Beispiel wird die Position der toten Zellen in den für das ISHAGE-Gating-Strategie verwendeten Dotplots sichtbar (Messereignisse im vorderen Bereich des FSC/SSC; vergleiche Abb. 14.4 D.4 mit D.7/D.13). Es zeigt, dass durch die korrekte Verwendung der ISHAGE-Gating-Strategie, insbesondere des Lymphoblastengates R8, der Großteil der toten Zellen aus der weiteren Analyse eliminiert wird (siehe Abb. 14.1 A.5). Bei der Verknüpfung der für die Berechnung der Vitalität verwendeten Gating-Strategie ist die Reihenfolge der Gates zu beachten. In Abb. 14.5 werden die einzelnen Schritte der Gating-Strategie nochmals schematisch dargestellt. Aufgrund der Komplexität der sequentiellen Gating-Strategie ist die Verwendung kommerziell erhältlicher Systemlösungen zu empfehlen.

14.3.2 Berechnung der Zellzahl CD34-positiver hämatopoetischer Stammzellen

Die absolute Anzahl CD34-positiver Stammzellen errechnet sich aus dem Verhältnis der gemessenen CD34-positiven Stammzellen und der Konzentration der Mikropartikel unter Berücksichtigung des Probenvolumens, sowie des Verdünnungsfaktors nach folgender Formel:

$$\text{Absolute Anzahl} = \frac{\text{Mikropartikel}}{\text{Mikropartikel Messereignisse} \times \text{Probenvolumen}} \times \text{Verdünnungsfaktor}$$

Die Berechnung der vitalen CD34-positiven Stammzellen sowie der Anzahl aller bzw. der vitalen CD45-positiven Leukozyten erfolgt analog zu dieser Formel. Das Probenvolumen umfasst dabei ausschließlich das Volumen der in das Messröhrchen gegebenen stammzellhaltigen Probe (= 100 µl; siehe Färbeprotokoll). Die Gesamtzahl der Mikropartikel bezieht sich auf die vom Hersteller vorgegebene absolute Konzentration der im Messröhrchen enthaltenen Mikropartikel und ist auf der jeweiligen Verpackung vom Hersteller verzeichnet.

CD45-positive Messereignisse = Messereignisse aus R1 + R6, ohne R7 und R8
CD34-positive = Messereignisse aus R1 + R2 + R3 + R4, ohne R7 und R8
Vitale CD34-positive Stamm-/Progenitorzellen = Messereignisse aus R1 + R2 + R3 + R4 + R6, ohne R7 und R8

Die Bestimmung der Frequenz und der absoluten Zahl der CD34-positiven Stammzellen kann durch eine Doppelmessung erfolgen und der Mittelwert zur Berechnung der Anzahl bzw. Frequenz von CD34-positiven Zellen verwendet werden. Eine Doppelbestimmung ist jedoch nicht zwingend vorgeschrieben [8]. Jedes Labor sollte seine eigenen Akzeptanzkriterien festlegen (z. B. Variationskoeffizient (CV) < 10 %), so dass bei zu großen Abweichungen eine erneute Färbung und Messung der Probe erfolgen kann [23].

14.4 Qualitätssicherung

Die für die Qualitätskontrolle zuständigen Laboratorien arbeiten nach den Vorgaben der guten Herstellungspraxis (GMP) [24], dem Arzneimittelgesetz (AMG) [25] und bei Abgabe an andere gemäß der Betriebsverordnung für pharmazeutische Unternehmer (PharmBetr.V) [26; 27]. Da die Gewinnung und Herstellung hämatopoetischer Stammzellen unter das Arzneimittelgesetz (AMG) [24] fällt, unterliegt die CD34-Messung den Vorgaben der Arzneimittel- und Wirkstoffherstellungsverordnung (AMWHV) in seiner jeweils gültigen Fassung [25] und somit letztlich auch der Europäischen Pharmakopöe, welche dezidierte Vorgaben zur durchflusszytometrischen Zählung der CD34-positiven, CD45-positiven Zellen in hämatopoetischen Produkten erlässt [14].

14.4.1 Interne/Externe Qualitätskontrollen

Die Messung sollte gemäß validierter und standardisierter Arbeitsanweisungen (SOPs) durch geschultes Personal erfolgen. Interne Qualitätskontrollen sollten versuchstäglich oder zumindest wöchentlich durchgeführt werden. Sie dienen der Überprüfung der verwendeten Geräte und als Prozesskontrolle. Auch Inprozesskontrollen sollten routinemäßig durchgeführt werden, um die Qualität der Färbung, der Probenverarbeitung (Erythrozyten-Lyse, akkurates reverses Pipettieren, usw.) und der Analyse (Richtige Positionierung der Gates, Berechnung der CD34-Werte etc.) zu überprüfen. Das Verfahren ist durch eine regelmäßige und erfolgreiche Teilnahme an externen Ringversuchen (z. B. INSTAND e. V.) zu überprüfen [27].

14.4.2 Gebrauch von Isotyp-/Isoklonischen Kontrollen

Zur Bestimmung der unspezifischen Hintergrundfärbung wird die Verwendung von Isotyp- und Isoklon-Kontrollen als Negativkontrollen empfohlen [14]. Isotyp-Kontrollen unterscheiden sich häufig hinsichtlich Struktur, Konzentration und Fluorochrom-Kopplungs-Verhältnis so stark von den verwendeten anti-CD34-Fluorochrom-Konjugaten, so dass ein Rückschluss auf das Ausmaß von unspezifischen Färbungen mit Hilfe von Isotyp-Kontrollen nicht repräsentativ ist [22; 28].

Alternativ können isoklonische Kontrollen verwendet werden, bei denen ein Überschuss unkonjugierter isoklonischer, d. h. dem verwendeten CD34-Antikörper identischer Antikörper, eingesetzt wird, um das Epitop des CD34-Antigens zu maskieren. Auf diese Weise lässt sich der Färbehintergrund bestimmen, der aus der unspezifischen Bindung des Fluorochrom-konjugierten Antikörpers resultiert. Typischerweise liegt bei der Verwendung des ISHAGE-Gating-Protokolls der Anteil unspezifisch gefärbter Zellen unterhalb der Detektionsgrenze von 1 Zelle/µl [6; 16]. Daher ist die Verwendung von isoklonischen Kontrollen für die Überprüfung neuer

Chargen von CD34-Antikörpern oder zur Analyse von kryokonservierten Knochenmarksproben mit hohem Anteil toter Zellen empfehlenswert.

Die richtige Verwendung der ISHAGE-Gating-Strategie stellt in der Regel sicher, dass Zellen und Zelltrümmer, die unspezifisch Antikörper binden können, von der Analyse ausgeschlossen werden [6; 23].

14.4.3 Qualitätskontrollen Durchflusszytometer

Die verwendeten Durchflusszytometer sollten hinsichtlich ihrer Leistungsmerkmale regelmäßig überprüft werden. Dies sollte durch Verwendung handelsüblicher Testkits durch automatisierte Einstellung der Verstärkung der lichtempfindlichen Photomultiplier-Zelle (PMT) mittels Fluoreszenzpartikeln auf vorgegebene Zielwerte geschehen [14]. Veränderungen der Sensitivität des Geräts können so quantifiziert und gegebenenfalls kompensiert bzw. korrigiert werden. Die Verwendung optimaler Geräteeinstellungen (PMT-Verstärkung, Kompensation, usw.) wird dadurch sichergestellt.

14.5 Phänotypisierung CD34-positiver hämatopoetischer Stammzellen

Der Gebrauch von Durchflusszytometern, die mit mehreren Lasern ausgestattet sind und über eine entsprechende Anzahl von Detektoren für den Nachweis von mehr als drei Fluoreszenzfarbstoffen verfügen, ermöglicht eine weitergehende Charakterisierung der CD34-positiven Progenitor- bzw. Stammzellen.

Im Knochenmark findet sich eine große Anzahl von CD34-positiven Stammzellen, die im Verlauf ihrer Differenzierung zu lymphoiden Progenitorzellen eine Anzahl spezifischer Oberflächenantigene exprimieren und so von CD34-positiven Stammzellen unterschieden werden. Zu diesen gehören z. B. CD10 und CD19. Die zusätzliche Färbung von CD34-positiven Stammzellen aus dem Knochenmark mit für diese Oberflächenantigene spezifischen Antikörpern erlaubt daher eine Differenzierung zwischen pluripotenten hämatopoetischen Stammzellen und Progenitorzellen. Ein Backgating der CD10-exprimierenden CD34-positiven Progenitorzellen zeigt, dass sie sich in ihren Streulichteigenschaften gegenüber CD10-CD34-positiven Stammzellen unterscheiden. Ein großer Teil der CD34-positiven Progenitorzellen im Knochenmark zeigen bereits Streulichteigenschaften von Lymphozyten. Eine zusätzliche Bestimmung weiterer Marker kann also der besseren Vorhersage des hämatopoetischen Potentials von CD34-exprimierenden Progenitor- bzw. Stammzellen aus dem Knochenmark dienen [29; 30]. Die Verwendung zusätzlicher Antikörper zusammen mit den routinemäßig eingesetzten CD45 FITC/CD34-PE-Antikörpergemischen stellt in der Regel kein Problem dar. Dies ist ohne Veränderung der Einstellungen des Durchflusszytometersettings möglich. Es sollte allerdings beachtet werden, dass durch eine geeignete Auswahl von monoklonalen Antikörper (mAK)-Fluorochrom-Konjugaten nach entsprechender Kompensation die Unterscheidung der Marker möglich ist und die Bestimmung der CD34-positiven Stammzellen durch spektrale Überlappung in den FITC- bzw. PE-Kanal nicht beeinträchtigt wird. Mittels sogenannter *FMO*-Kontrollen („fluorescence minus one") kann die korrekte Kompensation überprüft werden.

Für eine zusätzliche phänotypische Charakterisierung eignen sich bei der Verwendung von Durchflusszytometern mit einem roten (635nm) Laser besonders APC- und APC-Cy7/A750-Konjugate, deren typischen Fluoreszenz-Emissionsspektra in der Regel eine Kompensation gegenüber den verwendeten Färbereagenzien anti-CD45 FITC, anti-CD34 PE und 7-AAD erübrigen.

14.5.1 Zusammenfassung: Qualitätskontrolle CD34-positiver hämatopoetischer Stammzellen

Die durchflusszytometrische Bestimmung der Anzahl vitaler CD34-positiver Vorläufer- und Stammzellen ist in vielen Laboratorien zu einer Routineuntersuchung geworden und ihre Genauigkeit ist entscheidend für die Bestimmung der Qualität von stammzellhaltigen Produkten, sowie für die Optimierung des Sammelns von Stammzellen nach Mobilisierung. Die Komplexität von Messung und Analyse ist allerdings noch immer eine der Hauptursachen für die fehlerhafte Bestimmung der Anzahl vitaler CD34-positiver Stammzellen, was zum Misserfolg der Stammzelltherapie mit gravierenden Konsequenzen für den Patienten führen kann. Neben dem Einsatz verschiedener Reagenzien und Protokolle zur Probenlagerung, Probenaufarbeitung und Färbung ist das Verständnis und die korrekte Anwendung der Gating-Strategie zur Identifizierung von CD34-positiven hämatopoetischen Stammzellen entsprechend den ISHAGE Richtlinien für eine verlässliche, reproduzierbare und akkurate Quantifizierung von vitalen CD34-positiven Stammzellen von zentraler Bedeutung.

14.5.2 Zusammenfassung: Analytik, Färbeprotokolle und Qualitätssicherung

14.5.2.1 Präanalytik

- Hämolysierte, geronnene bzw. verklumpte Proben nicht bearbeiten
- Gebrauch geeigneter Antikoagulanzien [8; 14]
- Lagerung der Proben bei 2–8 °C, innerhalb von 24 Stunden analysieren, Verwendung eines Vitalitätsfarbstoffes bei Proben älter als 24 Stunden [9; 10; 23] bzw. nach Kryokonservierung [14]

- Verwendung nicht fixierender NH_4Cl basierter Erythrozyten-Lysereagenzien [11–13; 23]
- Dichte der Leukozyten muss auf Antikörper-Färbebedingungen eingestellt werden [14]

14.5.2.2 Analytik

- Verwendung direkt gekoppelter anti-CD34 PE (Klasse III)/anti-CD45 FITC monoklonaler Antikörper [23]
- Verwendung eines Vitalitätsfarbstoffes (z. B. 7-AAD) [14]
- Zellzahlbestimmung von CD34-positiven, CD45-positiven Zellen mittels Ein-*Plattform*-Methode [6; 7; 23]
- Verwendung einer sequentiellen Gating-Strategie [14] (*ISHAGE Gating-Strategie* empfohlen) [18; 21]
- Akquisition von mindestens 100 CD34-positiven [8; 9; 18] bzw. 75.000 CD45-positiven Messereignissen [15]
- Angabe von absoluten und vitalen CD34-positiven, CD45-positiven Zellen pro µl [14]
- Berechnung der Zelldosis im Präparat (optional) [23]

14.5.2.3 Färbeprotokoll zur Quantifizierung von CD34-positiven hämatopoetischen Stammzellen mittels SCE Kit (Becton Dickinson)

- Leukozytenkonzentration auf $< 4 \times 10^4$ Zellen/µl einstellen (Probe mit PBS 0.5 % BSA) mittels akkuraten reversen Pipettierens verdünnen. Achtung: Der Verdünnungsfaktor muss bei der Berechnung der absoluten Zellzahl berücksichtigt werden!
- BD-Trucount-Röhrchen mit Proben-ID beschriften oder etikettieren (für die Zellzahlbestimmung muss die variierende Partikelzahl der verwendeten Charge entsprechend berücksichtigt werden)
- Alle Pipettierschritte mit frischen Pipettenspitzen, die für Pipettieren von 20–100 µl Volumen geeignet sind, durch reverses Pipettieren mittels einer geeigneten kalibrierten Pipette (z. B. 10–100 µl Pipette) durchführen
- Pipettieren von 20 µl BD Stammzellreagenz auf den Boden des Röhrchen (Achtung: beim Pipettieren nicht das Mikropartikelsediment berühren!)
- Zugabe von 20 µl 7-AAD
- Pipettieren von 100 µl einer gut durchmischten Probe oberhalb des Metallgitters in Trucount Röhrchen
- Röhrchen ca. 3–5 Sekunden bei mittlerer Intensität vortexen (Vorsicht: Probe sollte sich nach Vortexen wieder unter dem Metallgitter befinden, also zu starke Benetzung der Röhrchenwände oder gar Röhrchendeckel vermeiden!)
- Inkubation für 20 Minuten bei Raumtemperatur (20–25 °C) im Dunkeln

- Zugabe von 2 ml einer 1 × konzentrierten Ammoniumchlorid-Lysierlösung (1 × konzentrierte NH_4Cl-Lysierlösung täglich frisch aus dem 10 × Konzentrat durch Verdünnung mit destilliertem Wasser ansetzen)
- Probe vorsichtig mittels Vortexen gut durchmischen
- Inkubation für 10 Minuten bei Raumtemperatur im Dunkeln
- Danach Röhrchen bis zur durchflusszytometrischen Analyse im Eiswasserbad lagern
- Unmittelbar vor Messung Röhrchen vortexen
- Durchflusszytometrische Analyse innerhalb 1 Stunde nach Beginn der Färbung

14.5.2.4 Qualitätssicherung

- Testungen nach standardisierten Arbeitsanweisungen (SOPs) durch geschultes Personal [31]
- Verwendung von Isoklon-Kontrollen (Zur Überprüfung und Freigabe neuer anti-CD34 mAk Chargen) [14; 16; 28]
- Nutzung von automatischen Kalibrierungssystemen des Herstellers bei Verwendung kommerzieller Systemlösungen für die Durchflusszytometrie [14]
- Durchführung von Prozesskontrollen
- Nachweis der erfolgreichen Teilnahme an akkreditierten externen Ringversuchen (z. B. Instand e. V.) [23; 27]

14.6 Literatur

1. Berenson RJ, Bensinger WI, Hill RS, Andrews RG, Garcia-Lopez J, Kalamasz DF, et al. 1991. Engraftment after infusion of CD34+ marrow cells in patients with breast cancer or neuroblastoma. Blood. 77(8): 1717–1722.
2. Humpe A, Beck C, Schoch R, Kneba M, Horst HA. 2005. Establishment and optimization of a flow cytometric method for evaluation of viability of CD34+ cells after cryopreservation and comparison with trypan blue exclusion staining. Transfusion. 45(7): 1208–1213.
3. Bestimmung der koloniebildenden hämatopoetischen Vorläuferzellen vom Menschen. Europäische Pharmakopöe. 7. Ausgabe Band 1 (Grundwerk 2011): 331–333.
4. Zellzählung und Vitalität von kernhaltigen Zellen Europäische Pharmakopöe.7. Ausgabe Band 1(Grundwerk 2011): 333–335.
5. Schachinger V, Assmus B, Erbs S, Elsasser A, Haberbosch W, Hambrecht R, et al. 2009. Intracoronary infusion of bone marrow-derived mononuclear cells abrogates adverse left ventricular remodelling post-acute myocardial infarction: insights from the reinfusion of enriched progenitor cells and infarct remodelling in acute myocardial infarction (REPAIR-AMI) trial. Eur J Heart Fail.11(10): 973–979.
6. Keeney M, Chin-Yee I, Weir K, Popma J, Nayar R, Sutherland DR. 1998. Single platform flow cytometric absolute CD34+ cell counts based on the ISHAGE guidelines. International Society of Hematotherapy and Graft Engineering. Cytometry. 34(2): 61–70.
7. Barnett D, Granger V, Whitby L, Storie I, Reilly JT. 1999. Absolute CD4+ T-lymphocyte and CD34+ stem cell counts by single-platform flow cytometry: the way forward. Br J Haematol. 106(4): 1059–1062.

8. Wayne PA. 2007. Enumeration of Immunologically Defined Cell Populations by Flow Cytometry. (Clinical and Laboratory Standards Institute Approved Guideline-Second Edition).
9. Keeney M, Brown W, Gratama J, Papa S, Lanza F, Sutherland DR. 2003. Single platform enumeration of viable CD34(pos) cells. J Biol Regul Homeost Agents. 17(3): 247–253.
10. Antonenas V, Garvin F, Webb M, Sartor M, Bradstock KF, Gottlieb D. 2006. Fresh PBSC harvests, but not BM, show temperature-related loss of CD34 viability during storage and transport. Cytotherapy. 8(2): 158–165.
11. Brecher ME, Sims L, Schmitz J, Shea T, Bentley SA. 1996. North American Multicenter Study on flow cytometric enumeration of CD34+ hematopoietic stem cells. J Hematother. 5(3): 227–236.
12. Bossuyt X, Marti GE, Fleisher TA. 1997. Comparative analysis of whole blood lysis methods for flow cytometry. Cytometry. 30(3): 124–133.
13. Macey MG, McCarthy DA, van Agthoven A, Newland AC. 1997. How should CD34+ cells be analysed? A study of three classes of antibody and five leucocyte preparation procedures. J Immunol Methods. 204(2): 175–188.
14. 2.7.23 Zählung der CD34/CD45+-Zellen in hämatopoietischen Produkten. Europäische Pharmakopöe. 7. Ausgabe Band 1 (Grundwerk 2011): 325–326.
15. Sutherland DR, Anderson L, Keeney M, Nayar R, Chin-Yee I. 1996. The ISHAGE guidelines for CD34+ cell determination by flow cytometry. International Society of Hematotherapy and Graft Engineering. J Hematother. 5(3): 213–226.
16. Dauber K, Becker D, Odendahl M, Seifried E, Bonig H, Tonn T. 2011. Enumeration of viable CD34(+) cells by flow cytometry in blood, bone marrow and cord blood: results of a study of the novel BD stem cell enumeration kit. Cytotherapy. 13(4): 449–458.
17. Preti RA, Chan WS, Kurtzberg J, Dornsife RE, Wallace PK, Furlage R, Lin A, Omana-Zapata I, Bonig H, Tonn T. 2014. Multi-site evaluation of the BD Stem Cell Enumeration Kit for CD34+ cell enumeration on the BD FACSCanto II and BD FACSCalibur flow cytometers. Cytotherapy. epub ahead of print.
18. Chang A, Ma DD. 1996. The influence of flow cytometric gating strategy on the standardization of CD34+ cell quantitation: an Australian multicenter study. Australasian BMT Scientists Study Group. J Hematother. 5(6): 605–616.
19. Walker EB, Disis ML. 2003. Monitoring immune responses in cancer patients receiving tumor vaccines. International reviews of immunology. 22(3–4): 283–319.
20. Borowitz MJ, Guenther KL, Shults KE, Stelzer GT. 1993. Immunophenotyping of acute leukemia by flow cytometric analysis. Use of CD45 and right-angle light scatter to gate on leukemic blasts in three-color analysis. Am J Clin Pathol. 100(5): 534–40.
21. Whitby A, Whitby L, Fletcher M, Reilly JT, Sutherland DR, Keeney M, et al. 2012. ISHAGE protocol: are we doing it correctly? Cytometry B Clin Cytom. 82(1): 9–17.
22. Gratama JW, Orfao A, Barnett D, Brando B, Huber A, Janossy G, et al. 1998. Flow cytometric enumeration of CD34+ hematopoietic stem and progenitor cells. European Working Group on Clinical Cell Analysis. Cytometry. 34(3): 128–142.
23. Barnett D, Janossy G, Lubenko A, Matutes E, Newland A, Reilly JT. Guideline for the flow cytometric enumeration of CD34+ haematopoietic stem cells. Prepared by the CD34+ haematopoietic stem cell working party. General Haematology Task Force of the British Committee for Standards in Haematology. Clin Lab Haematol. 1999; 21(5): 301–8.
24. Richtlinie der Kommission zur Festlegung der Grundsätze und Leitlinien der Guten Herstellungspraxis (GMP) für zur Anwendung beim Menschen bestimmten Arzneimittel. (91(/356/EWG) vom 13. 06. 1991.
25. Bug G, Anargyrou K, Tonn T, Bialleck H, Seifried E, Hoelzer D, et al. 2007. Impact of leukapheresis on early death rate in adult acute myeloid leukemia presenting with hyperleukocytosis. Transfusion. 47(10): 1843–1850.

26. Schmidt M, Spengler HP, Lambrecht B, Hourfar MK, Seifried E, Tonn T. 2009. A new one-platform flow cytometric method for residual cell counting in platelet concentrates. Transfusion. 49(12): 2604–2611.
27. Richtlinien zur Transplantation peripherer Blutstammzellen. 1997. Erarbeitet vom Wissenschaftlischen Beirat der Bundesärztekammer unter Mitwirkung des Paul-Ehrlich-Institutes, Deutsches Ärzteblatt. 94(23): A-1589.
28. Keeney M, Gratama JW, Chin-Yee IH, Sutherland DR. 1998. Isotype controls in the analysis of lymphocytes and CD34+ stem and progenitor cells by flow cytometry--time to let go! Cytometry. 34(6): 280–3.
29. Fritsch G, Witt V, Spengler HP, Pichler J, Scharner D, Zipperer E, et al. 2012. Robust multi-parameter single-platform quantification of myeloid and B-lymphoid CD34 progenitor cells in all clinical CD34 cell sources and in thawed PBSC. Pediatric hematology and oncology. 29(7): 595–610.
30. Gorgens A, Radtke S, Mollmann M, Cross M, Durig J, Horn PA, et al. 2013. Revision of the human hematopoietic tree: granulocyte subtypes derive from distinct hematopoietic lineages. Cell reports. 3(5): 1539–1552.
31. EU-Leitfaden der Guten Herstellungspraxis Humanarzneimittel und Tierarzneimittel (EU-GMP). Europäische Kommission: EudraLex, Vol. 4 eceuropaeu/health/documents/eudralex/vol-4/index_enhtm.

15 Sach-Register

7-AAD (7-Aminoactinomycin) 397
Ablösbarkeit von der Zelloberfläche 377
Acid citrate dextrose 219
adaptives Immunsystem 281
Adenosin-Desaminasemangel 283
adoptiver Transfer 372
Agranulozytose 133
Akkreditierung 31
Aktivierung 375
akustische Fokussierung 3
akute Leukämie 212
Allergien 76, 285
allergisches Asthma 285
Alloimmunthrombozytopenie 175
AMG 400
AMWHV 399
Analog-Digital-Wandler 9
Anämiediagnostik 146
Anämieformen 139, 146
Anämien 135
anemia of chronic disease 150
angeborenes Immunsystem 280
angioimmunoblastisches Lymphom 198
Anisopoikilozytose 144
Anisozytose 143
Antigenpräsentation 77
Antigenspezifität 281
anti-HLA-Antikörper 78
Antikoagulantien 218
Antikörper 280, 282
Antikörperpanel 242
anti-TCRα/β Selektionsantikörper 395
Apoptose 74
Array-CGH 260
Arzneimittelprüfungen 388
Asthma 285
Aufreinigungsmethode 370

B1-Analyte 34
Basisprotokoll/-panel 388
basophile Granulozyten 187
Bildanalysesystem 227
Bindungsaffinität 371
Bindungsavidität 371
Biomarker 286
Blasten 227
Blastenfenster 240
Blutausstrich 140
Blutbildveränderungen 267
Blutzelldifferenzierung 225
B-lymphatische Differenzierung 182
B-Lymphozyten 392
B-Non-Hodgkin-Lymphome 204
B-Prolymphozytenleukämie 208
Bröckelausstrich 231
B-Zellen 191, 280
B-Zell-Lymphome 204

Calretikulin 179
CD133-positive Stammzellen 393
CD19-depletierte Präparate 392
CD34 403
CD34-Immunselektion 394
CD34-positive Stammzellen 393
CD34-Zellen 183
CD3-Depletion 392
CD-Marker 248–249
CD-Nomenklatur 248
Checkliste 35
chronische Infektion 280
chronisch lymphatische Leukämie 205
Citrat 219
CLSI Document guidelines 36
Cluster of Differentiation 248
CMV 280
CMV-spezifische T-Zellen 75
Common Variable Immunodeficiency Syndrome 284
Complement 280
computerassistierte Mikroskopie 228
Coombs-Test 154

D-Biotin 376
dendritische Zellen 192, 343–346
Detektion geringer Frequenzen 372
Detektionsintensität 374
Deutsche Gesellschaft für Hämatologie und Onkologie (DGHO) 30
dicker Tropfen 158
DIN 15189 31
DIN EN ISO 9000 30
Diskriminator 393
disseminierte intravasaler Gerinnung (DIC) 175
Dokumentationspflicht 36

Doppelfärbung 374
Dublettendiskriminierung 12
dump-channel 375, 386
Durchflusszytometrie 236
Durchflusszytometrie-Diagramme 10
Dysplasiekriterien 164

EBV 280
EGIL-Klassifikation 233
EGIL Scoring-System 259
Ein-Plattform-Methode 403
Eisenfärbung 233
Eisenmangel 150
Eisenmangelanämie 148
Eisenspeicher 233
EMA-Test 157
Environment 303
eosinophile Granulozyten 186
Eosinophile im Sputum 286
erworbener Immundefekt 280
Erythroblasten 137
Erythropoese 136
erythropoetische Differenzierung 182
Erythrozyten 135
Erythrozytenfragmentationssyndrome 159
Erythrozytenindices 138
Erythrozytenlyse 222
Erythrozytenmorphologie 140
Esterase-Färbung 233
Ethylendiamintetraessigsäure 218
Expressionsmuster 247
extramedulläre Blutbildung 137

FAB-Klassifikation 213, 231
Fab-Streptamere 371
Familiarisierung 43
Ferritin 148
Filter und Spiegel 7
FLAER 160
FLT3-Mutationen 263
Fluoreszenz 14
Fluoreszenzresonanzenergietransfer 257
follikuläres Lymphom 210
Folsäuremangel 153
FSC 6
funktionsunabhängige Detektion 373

Gating-Strategien 239, 390
Gedächtnisfunktion 281
GLP 31
good manufacturing practice 384
Granulozytenfenster 240
Grundhandwerkszeug 373
GvL/GvT-Effekt 385

Haarzellen-Leukämie 211
Hämatogone 206
Hämatokrit 138
hämatologische Stufendiagnostik 266
hämatopoetische Stammzellen 403
Hämochromatose 153
Hämoglobinbestimmung 221
Hämoglobinkonzentration 138
hämolytische Anämie 154
Harmonisierung 41
Heatshock-Protein 164
Helfer-Zellen 280
HELLP-Syndrom 159
Heparinschleier 219
HIPA-Test 176
Histologie 235
HIT 176
Holdrinet-Formel 164
human leukocyte differentiation antigen 247
hydrodynamische Fokussierung 2
Hyper-Eosinophilie-Syndromen 187
Hypersplenismus 178

ICH – International Conference on Harmonisation 400
IgA-Subklassen 282
IgG-Subklassen 282
IgG-Subklassendefekte 284
immature reticulocyte fraction 139
Immundefekte 74
Immundefizienz 279
Immunhistologie 234
immunomagnetische Aufreinigung 384
Immunozytom 207
Immunphänotypisierung 236, 247
Immunstatus 73
Immunthrombozytopenie 172
Immunzytometrie 257
Impedanzmessung 221
induziertes Sputum 286
Infektneigung 280
Inkubationszeit und -temperatur 375
Internalisierung 375
International Society for Hemotherapy and Graft Engineering (ISCT) 406
interne Qualitätssicherung 33

Interphase 260
In-vitro-Diagnostika (IVD) 387
IPSS score 260
„ISHAGE“ Gating-Strategie 406
IVD-Markierung 43

Jablonski-Diagramm 14
Januskinase 179

K3-EDTA 218
K562-Zelle 76
Kälteantikörper 178
K2-EDTA 218
Kernschatten 209
Killer-Inhibitory-Rezeptoren 192
Klassifizierung der CD34-Epitope 405
kleines Blutbild 221
klinischer Transfer 377
Knochenmark-Blut-Schranke 135
Knochenmarkhistologie 230
Knochenmarkpunktion 230
Knochenmarkzytologie 229
Kompensation 15, 257
Kontrollfärbungen 17
Kontrollpräparationen 34
Kontrollprobeneinzelmessung (KPEM) 34
Kontrollprobenmaterial 220
Krebs 342
Krebsimmuntherapie 342
kritische Zellsubpopulationen 386
Kryofibrinogenämie 178

laborinterne Fehlergrenze (LIF) 34
large granular lymphocytes 133
Laser 4
Leukozytenzahl 180
LGL-Zellen (large granular lymphocytes) 210
Linksverschiebung 184, 237
Liquorzytologie 236
Lymphfollikel 204
lymphoblastische Lymphome 212
Lymphomdiagnostik 193
Lymphomklassifikation 258
lymphoplasmozytoides Lymphom 207
Lymphozyten 188
Lymphozytenfester 240
Lyse 77
Lyse-no-wash-Strategie 244

magnetfreie Isolation 378
Makrophagen 280
Malaria 158
Malariadiagnostik 158
MALT-Lymphom 210, 212
manipulierte Zellpräparate 386
Mantelzell-Lymphom 207
Marginalzonen-Lymphom 210
Markerpanel 242
Markierungstechniken 244
Maschinelles Differentialblutbild 222
Mastzellaktivierung 76
Mastzelldifferenzierung 182
Matrix 378
matrixspezifische Validierung 387
Matutes-Score 206
May-Grünwald-Giemsa 225
MDS 247
mean corpuscular hemoglobin concentration 138
mean corpuscular volume 138
Megakaryopoese 166
Membranpotential 74
metabolischer Marker 74
MHC-Streptamere 371
MHC-Streptamerreagenzien 377
MiFlowCyte 31
Migration 74, 77
Mikroangiopathie 175
Mikroskop 224
Mindestanzahl von Ereignissen 398
molekulares *Mimikry* 189
monoklonale B-Zell-Lymphozytose 209
Monozyten 393
Monozytenfenster 240
Morbus Hodgkin 204
Morbus Moschcowitz 159
Morphologie 223
MPBetreibV 32
Multimere 370
Multimerisierung 373
Multiparameterstrategie 242
Mutationen 263
M. Werlhof 172
Myelodysplastisches Syndrom 160
Myelogramms 231
Myeloperoxidase-Färbung 233

Natürliche Killerzellen 343, 350
Nekrose 74
Neugeborenenscreening 283
Neutropenie 186
Neutrophile 280

Neutrophile Granulozyten 184
Neutrophilenkonzentration 181
Next-Generation Sequencing 262
nicht allergisches Asthma 285
nicht B1-Analyte 34
NK-Zellen 192, 280, 351
NK-Zell-Proliferationen 199
Non-Hodgkin-Lymphome 193
Normen 35
Nozzle 4
Nukleinsäurefarbstoff 241

Pappenheim-Färbung 145, 226
paroxysmale nächtliche Hämoglobinurie (PNH) 160
Periostin 287–288
perniziöse Anämie 153
Phagozytose 77
Ph. Eur. 399
Philadelphia-Chromosom 259
Phosphorylierungen 74
plasmazelluläres Myelom 211
Plasmodium falciparum 158
Plausibilitätskontrolle 245
Poikilozytose 143
Polyglobulie 160
Polymerase-Kettenreaktion (PCR) 260
Präzision 398
Progenitorzellen 134
Proliferation 74
Prolymphozyten 208
Pseudothrombozytopenie 170
Punktatzytologie 235

quadratischer Mittelwert der Messabweichung (QMM) 34
Qualität 30
qualitativer Assay 33
Qualitätskontrolle 388
Qualitätsmanagementsystem 31
quantitative PCR 262
quantitativer Assay 33

R848 76
Raucherleukozytose 185
REAL-Klassifikation 193, 232
red cell distribution width 138
Referenzmethode 33
refraktären Anämie 162
reticulocyte maturation index 139
retikulierte Thrombozyten 167, 171
Retikulozyten 136
Retikulozytenproduktionsindex 137
Reversibilität der Streptamer-Reagenzien 377
reversible Reagenzien 370
Richtlinie 35
RiliBÄK 32
Ringsiderolasten 233
Ringversuche 33, 79

Satellitenphänome 175, 218
Schwellenwert 241
Schwellenwert/Threshold 13
Scoring-Systeme 259
Selektion der Zielzellen 378
semiquantitativer Assay 33
Serumparametern 265
Severe Combined Immunodeficiency Syndrome 282
Sézary-Syndrom 197
Sichelzellanämie 155
Sideroblasten 233
Siderozyten 233
Signaltransduktion 74
single nucleotide polymorphism 263
Software 246
Sortierung von Zellen 3
spezifische Antikörpertiter 284
Sphärozytose 157
Spike 396
SSC 7
Stain Index 17
Stamm- und Progenitorzellen 181
Stammzellkompartment 131
Stammzelltransplantation 379
Standardisierung 41, 241
Stokes-Shift 14, 238
storage pool 133
Stream-in-Air-Sortiergerät 5
Strep-tag 376
Streptamer 376
Streptamertechnologie 376
Streulichtanalyse 238
Streulichtgating 246
Streulichtsignal 6, 237

Tandemkonjugat 238
T-CATCH-Technologie 378
TCRα/β-Depletion 396

TCRα/β-positive und TCRγ/δ-positive T-Zellen 395
temperaturabhängige Stimulation 374
Temperaturlogger 221
Thalassämien 155
TH2-Phänotyp 288
Thrombopoietin 166
Thrombozyenanisozytose 178
Thrombozytenfunktion 179
Thrombozytenmikropartikel 245
Thrombozytopenie 170, 176
Thrombozytose 178
Time Delay, Laser Delay 8
Tip based Cell AffiniTy Chromatography 378
T-Lymphozyten 343–350, 391
T-Prolymphozytenleukämie 198
Transplantat-gegen-Wirt-Reaktion (Graft versus Host Reaction, GvHD) 385
Triggerparameter 241
Tumor 342
T-Zell-Aktivierung 375
T-Zellen 189, 280
T-Zell-Lymphome 197
T-Zellrezeptor 189
T-Zell-Rezeptor-Exzisionszirkel 283

Überstimulation 375
Untersuchungstechniken 372

Validierung 43
Validierung und Revalidierung von analytischen Methoden 399
Veränderungen 375
Verifizierung 43
Vitalität von Leukozyten und Leukozyten-untergruppen 397
Vitamin-B12-Mangel 153
Vitamin H 376
Volumenbestimmung mittels Mikropartikel 408
Vorläuferzellen 181

Wartung 44
WHO-Klassifikation 213, 232
Wright-Färbung 225

Zellaufreinigung 377
zellbasierte Therapieverfahren 380
Zellbindungsverhalten 378
Zellprozessierungszeiten 378
Zellsubpopulation 397
Zellsysteme 135
Zelltherapeutika 379
Zelltod 375
Zellzahl 398
zentroblastisch-zentrozytisches Lymphom 210
Zwei-Plattform-Methode 404
Zytogenetik 259
Zytokin induzierten Killerzellen 352
Zytopenien 133
zytotoxische T-Zellen 280

FSC
www.fsc.org
MIX
Papier | Fördert
gute Waldnutzung
FSC® C083411

Kolibri 360 GmbH
Ferdinand-Jühlke-Straße 7
99095 Erfurt, Deutschland
produktsicherheit@kolibri360.de